浙江文化艺术发展基金资助项目

"十三五"国家重点出版物出版规划项目

中国手外科全书

丛书主编　劳　杰　徐建光　田光磊
　　　　　徐文东　田　文　高伟阳

手外科全书

骨与关节卷

主编　田光磊　田　文
　　　劳　杰　徐文东

浙江科学技术出版社

图书在版编目（CIP）数据

手外科全书.骨与关节卷 / 田光磊等主编. — 杭州:浙
江科学技术出版社,2021.12
（中国手外科全书 / 劳杰等主编）
ISBN 978-7-5341-9243-2

Ⅰ.①手… Ⅱ.①田… Ⅲ.①手-外科学 ②手-关
节-外科学 Ⅳ.①R658.2

中国版本图书馆CIP数据核字（2021）第268939号

丛 书 名	中国手外科全书	
书　　名	手外科全书:骨与关节卷	
丛书主编	劳　杰　徐建光　田光磊　徐文东　田　文　高伟阳	
主　　编	田光磊　田　文　劳　杰　徐文东	

出版发行	浙江科学技术出版社
	杭州市体育场路347号　邮政编码:310006
	办公室电话:0571-85176593
	销售部电话:0571-85062597
	网　址:www.zkpress.com
	E-mail:zkpress@zkpress.com
排　　版	杭州兴邦电子印务有限公司
印　　刷	浙江新华印刷技术有限公司

开　　本	889×1194　1/16	印　张	35.25
字　　数	870 000		
版　　次	2021年12月第1版	印　次	2021年12月第1次印刷
书　　号	ISBN 978-7-5341-9243-2	定　价	530.00元

责任编辑	王　群　梁　峥	**责任美编**	金　晖
责任校对	赵　艳　李亚学	**责任印务**	田　文

"中国手外科全书" 编委会

丛书顾问

顾玉东

丛书主编

劳 杰　徐建光　田光磊　徐文东　田 文　高伟阳

丛书编委（按姓氏笔画排序）

于亚东　王 健　王艳生　方有生　付中国　丛 锐
庄永青　关德宏　许玉本　芮永军　李 军　李宗哲
沙 轲　沈云东　张友乐　张哲敏　陈山林　陈振兵
邵新中　范存义　赵 飞　赵 新　赵世伟　侯书健
宫 旭　宫可同　徐 杰　徐永清　翁雨雄　唐举玉
黄启顺　戚 剑　龚炎培　崔树森　梁炳生　温树正
谢振军　路来金　阚世廉　戴 闽　糜菁熠

丛书顾问

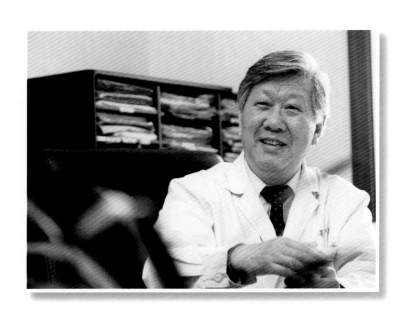

✽ 顾玉东

中国工程院院士，我国著名手外科专家、显微外科专家，复旦大学教授、博士生导师。国务院学位委员会委员，中华医学会副会长，国家卫健委手功能重建重点实验室主任，中华医学会手外科学分会第二、三届委员会主任委员，复旦大学附属华山医院手外科主任。《中华手外科杂志》总编辑。长期从事手外科、显微外科临床研究和理论工作。曾参加世界第一例足趾移植再造拇指，首创膈神经移位，首创用多组神经移位治疗臂丛神经根性撕脱伤，首创对无法利用多组神经移位的病例进行健侧颈七神经移位，首创静脉蒂动脉化游离腓肠神经移植，设计的"二套血供手术方法"使我国首创的足趾移植术保持国际领先地位。主编《手外科学》《手外科手术学》《手的修复与再造》《手外科手术图谱》《显微外科手术图解》等10余部著作。

丛书主编

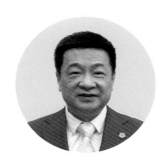

✻ 劳 杰

主任医师，教授，博士生导师。中国医师协会手外科医师分会会长，中华医学会手外科学分会第七届委员会主任委员，上海市医师协会手外科医师分会会长，上海市手外科学会第六届委员会主任委员，国际内固定研究学会上海培训中心主任，复旦大学附属华山医院手外科副主任。《中华手外科杂志》编辑部主任、副总编辑。长期从事周围神经和上肢疾病的诊疗及科研工作，擅长臂丛神经损伤和小儿产瘫、上肢皮肤及骨缺损、先天性畸形的诊治，以及应用内镜治疗上肢关节疼痛和腕管综合征。在国内率先提出开展手部骨折内固定技术，并在手内肌萎缩、神经病理性疼痛、神经损伤的人工智能替代治疗等方面开创了新的思路。建立了全国手外科各大区分会，促进了区域性手外科传统技术的推广以及新技术和新理念的传播，从而推动了整个学科的发展。

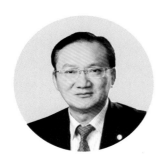

✻ 徐建光

主任医师，教授，博士生导师。中华医学会副会长，中华医学会手外科学分会第四、五届委员会主任委员，中华医学会显微外科学分会副主任委员，上海市医学会会长，上海市医师协会会长，上海市手外科研究所副所长，复旦大学附属华山医院手外科副主任。《中华手外科杂志》《中华显微外科杂志》副总编辑，《中国修复重建外科杂志》《中华创伤骨科杂志》编委和审稿人。擅长臂丛神经损伤的诊治、手外伤后的功能重建、游离组织移植及提高其成活率的基础与临床研究。

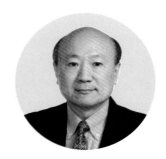

✻ 田光磊

主任医师，教授，博士生导师。中华医学会手外科学分会第六届委员会主任委员，中华医学会手外科学分会华北地区第十二届学术委员会、北京医学会手外科学分会名誉主任委员。曾任北京积水潭医院手外科主任。《中华手外科杂志》《中华创伤骨科杂志》常务编委。擅长手部损伤的修复及功能重建、骨关节疾病的诊治。在国内率先开展尺骨短缩术、三角纤维软骨部分切除术、局限性腕关节融合术、桡尺远侧关节韧带重建术，并采用腕关节三腔造影术诊断腕部疾病。

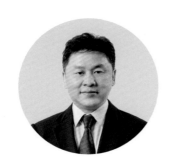

✿ 徐文东

主任医师，二级教授，博士生导师。中华医学会手外科学分会第八届委员会主任委员，中国医师协会手外科医师分会副会长及总干事长，国际腕关节镜协会（IWAS）主席，亚太腕关节协会（APWA）候任主席，复旦大学附属华山医院副院长，上海市肢体功能重建重中之重临床医学中心主任。擅长以微创技术治疗疑难性腕肘关节痛、臂丛神经损伤等。在国际上首创胸腔镜下全长膈神经移位术及内镜下全长尺神经移位术；在国内领先推广胸腔镜下交感神经干切断治疗手汗症和顽固性神经痛、腕关节镜下治疗慢性腕关节疼痛；在国际上首次提出通过对侧神经交叉改变外周神经通路的创新方法以恢复中枢神经损伤后的肢体功能，并在临床推广，获国际神经科学权威的高度评价。

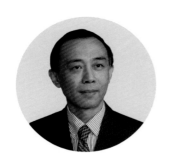

✿ 田　文

主任医师，教授，博士生导师。中华医学会手外科学分会第九届委员会（现任）主任委员兼手部先天畸形学组组长，中国医师协会手外科医师分会候任会长，北京医学会手外科学分会主任委员，中国医师协会手外科医师分会骨关节专业委员会主任委员，北京医学会理事，中国康复医学会修复重建外科专业委员会副主任委员，中华医学会手外科学分会华北地区学术委员会副主任委员，北京积水潭医院手外科副主任。《中华手外科杂志》《实用手外科杂志》《中华骨与关节外科杂志》《中国骨与关节杂志》《中国修复重建外科杂志》《中华医学杂志》（英文版）编委。擅长先天性手部畸形、腕关节损伤与疾病、手部肿瘤的诊断与治疗。在国内改良和制定了一系列与手部畸形有关的先天性疾病的形态学诊断标准；应用基因测序及细胞学分析等先进技术，发现了众多在国内甚至国际上认知度仍不高的先天性疾病，对部分罕见病的病因学研究目前处于国内及国际领先水平。

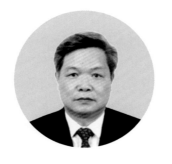

✿ 高伟阳

主任医师，教授，博士生导师。中华医学会手外科学分会第七、八届委员会副主任委员，中国医师协会手外科医师分会副会长，中国康复医学会修复重建外科专业委员会副主任委员兼四肢先天畸形学组组长，中国医师协会美容与整形医师分会手部整形亚专业委员会副主任委员，温州医科大学附属第二医院骨科学系主任。对跨越掌指关节的手背部创面提出采用分叶皮瓣进行一期分指修复以及皮瓣任意分叶的基本原则；对一些复杂的断肢（指）提出寄生再植的概念；率先在国际上提出前臂桡背侧皮瓣供区，在临床上应用并获得成功。

主编简介

田光磊 主任医师，教授，博士生导师。曾任北京积水潭医院手外科主任、北京大学医学部教授，2011年任清华大学积水潭骨科学院兼职教授。

他的名片

中华医学会手外科学分会第六届委员会主任委员
中华医学会手外科学分会华北地区第十二届学术委员会
　名誉主任委员
北京医学会手外科学分会名誉主任委员
《中华手外科杂志》常务编委
《中华创伤骨科杂志》常务编委
《实用手外科杂志》副总编辑
《中国骨科临床与基础研究杂志》编委
《中国临床解剖学杂志》编委

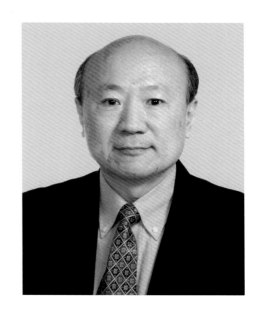

　　1982年毕业于北京医学院医疗系。在长期的医疗工作中积累了丰富的临床经验，在手部损伤与腕关节损伤、手部晚期功能重建方面有独到的诊治方法。在国内率先开展尺骨短缩术、三角纤维软骨部分切除术、局限性腕关节融合术、桡尺远侧关节韧带重建术，并采用腕关节三腔造影术诊断腕部疾病。近几年来在巨指症的治疗上取得了新的进展。在临床工作的同时，参与北京大学医学部研究生的培养及科研工作，培养硕士研究生、博士研究生10余名。

　　参与了《手部创伤的修复》《手外科学》《骨科学》《手外科手术图谱》《手外科诊断学》《手外科手术学》《积水潭实用骨科学》《临床技术操作规范：手外科分册》《临床诊疗指南：手外科学分册》《实用腕关节镜学》《手和腕关节手术技术》《腕关节外科学——高级理论与手术技巧》《格林手外科手术学》《骨科临床特殊病例大讨论：手外科》等10余部专著的撰写与翻译工作。先后获得卫生部及国家"十五"科技攻关计划项目基金、首都医学发展科研基金、北京市"十百千"卫生人才培养专项经费资助等多个科研项目的资助。

田文 骨外科学硕士，主任医师，教授，博士生导师，北京积水潭医院手外科副主任，北京大学医学部教授。

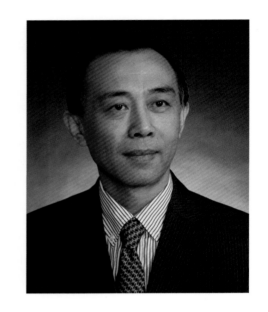

1986年毕业于北京医科大学医学系。1995—1999年，先后在美国路易斯安那州杜兰大学（Tulane University）医学院外科系显微外科实验室任访问学者，在美国俄克拉荷马州骨科与重建外科中心任临床及研究访问学者兼实验室主任，为美国路易斯安那州奥克斯纳医学中心（Ochsner Medical Center）血管外科博士后研究员（postdoctor fellow）。

长期从事先天性手部畸形、腕关节疾病和手部肿瘤的诊断与治疗。在先天性手部畸形的形态学及病因学方面做了大量研究工作，在国内改良和制定了一系列与手部畸形有关的先天性疾病的形态学诊断标准；应用基因测序及细胞学分析等先进技术，对先天性手部畸形，特别是罕见病的病因进行了严谨、科学的探索，发现了众多在国内甚至国际上认知度仍不高的先天性疾病，为未来先天性手部畸形及相关疾病的病因学治疗创造了条件，对部分罕见病的病因学研究目前处于国内及国际领先水平。

为国家重点研发计划项目"罕见病临床队列研究"子课题"先天性手与肢体畸形罕见病队列研究"项目负责人、北京市"十百千"卫生人才"十"层次人才获得者。参与撰写各种学术专著及教材40余部，其中主编、副主编、主译10部。在国内外发表论文80余篇，获各种学术和社会奖励20余项。

劳杰　主任医师，教授，博士生导师，复旦大学附属华山医院手外科副主任。

✽
他
的
名
片

中国医师协会手外科医师分会会长
中华医学会手外科学分会第七届委员会主任委员
上海市医师协会手外科医师分会会长
上海市手外科学会第六届委员会主任委员
国际内固定研究学会上海培训中心主任
《中华手外科杂志》编辑部主任、副总编辑

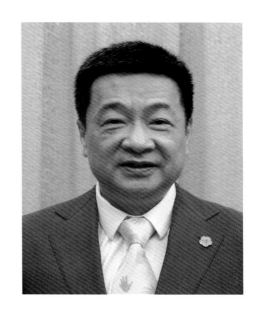

　　1987年毕业于上海医科大学医学系。1995—1999年公派至中国香港中文大学医学院矫形与创伤系（骨科）学习并获得外科博士学位，并先后赴美国加利福尼亚州斯坦福大学（Stanford University）手外科、美国伊利诺伊州芝加哥洛约拉大学（Loyola University Chicago）手外科、美国肯塔基州路易斯维尔大学（University of Louisville）手外科中心访问、学习、交流。

　　长期从事周围神经再生理论的基础研究，擅长臂丛神经损伤和小儿产瘫、上肢功能重建、组织移植再植再造和先天性畸形的诊治，以及应用内镜治疗上肢关节疼痛和腕管综合征。在国内率先提出开展手部骨折内固定技术，并在手内肌萎缩、神经病理性疼痛、神经损伤的人工智能替代治疗等方面开创了新的思路。

　　在国内外发表论文110余篇，其中在第八届国际手外科学会联合会（IFSSH）年会获优秀论文奖，在第十二届国际重建再造显微外科学术年会获优秀论文奖，在全国显微外科学术年会获优秀论文一等奖。先后获得国家教委科学技术进步奖一等奖和二等奖、国家科学技术进步奖二等奖2项，以及上海市科技进步奖二等奖、上海医学科技奖一等奖等奖励。

徐文东 主任医师，二级教授，博士生导师，复旦大学附属华山医院副院长，复旦大学附属静安区中心医院院长，上海市肢体功能重建重中之重临床医学中心主任。

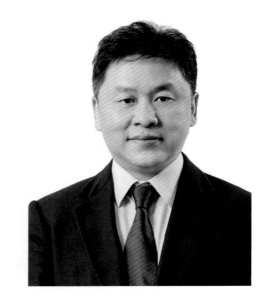

他的名片

✤ 中华医学会手外科学分会第八届委员会主任委员
中国医师协会手外科医师分会副会长及总干事长
国际腕关节镜协会（IWAS）主席
亚太腕关节协会（APWA）候任主席
上海市"银蛇奖"联合会主任委员

长期从事手外科、显微外科疾病的诊治，擅长中枢瘫（脑卒中、脑外伤、脑瘫等造成的一侧肢体偏瘫）的瘫痪手的功能重建，特别是臂丛神经损伤、周围神经卡压、手麻肌萎、复杂上肢外伤后的功能重建等；采用微创技术，如腕关节镜、胸腔镜等内镜新技术治疗疑难性腕肘关节痛、臂丛神经损伤、手汗症等，并开展创新方法治疗。在国际上首创颈七神经交叉移位术治疗中枢性偏瘫，开创了手外科与脑功能联合研究的新领域。其标志性成果发表在2018年影响因子72的《新英格兰医学杂志》（*The New England Journal of Medicine*，简称*NEJM*）上，入选该杂志评选的"颠覆性的最受瞩目研究第一名"，为中国首个原创成果入榜。在国内率先研究腕关节疾病的病因和治疗，并开展腕关节镜治疗手术，是国内在这一领域的代表人物。在国际上首创胸腔镜下全长膈神经移位治疗臂丛神经损伤的新术式，可较传统方法提前一年恢复患肢功能。

为国家杰出青年科学基金获得者、国家创新研究群体学术带头人、"万人计划"百千万工程领军人才、国家卫生健康突出贡献中青年专家、科技部中青年科技创新领军人才，享受国务院政府特殊津贴。先后获得国家科学技术进步奖二等奖、上海市科技进步奖特等奖、中华医学科技奖一等奖，以及"全国优秀医院院长""国之名医""上海工匠"等奖励和荣誉称号。

序 |

"玉不琢，不成器；人不学，不知道。"手，是人体最具特色的器官之一，也是人们使用最为频繁的器官之一。其复杂的解剖结构、丰富的血管神经，使得手外科手术成为骨科手术中精细度最高的手术。

"问渠那得清如许？为有源头活水来。"1958年，王澍寰在北京积水潭医院创建了我国第一个手外科，培养了一大批手外科人才。之后，天津、上海相继建立手外科。此后，陈中伟等实施了世界上首例前臂离断再植，杨东岳等首创第2足趾游离移植再造拇指，顾玉东首创膈神经移位治疗臂丛神经根性撕脱伤。这些成就，初步奠定了我国在国际手外科领域的领先地位。

"请君莫奏前朝曲，听唱新翻杨柳枝。"20世纪80年代，我国在手外科技术方面取得了快速发展。以桡动静脉为血管蒂的前臂桡侧皮瓣及其逆行岛状皮瓣被国外学者称为"中国皮瓣"，踇甲皮瓣游离移植再造拇指、双手足趾组合再造"中国手"、小儿断指再植、指尖再植等技术相继成功，断肢（指）再植成活率不断提高。肌腱和软骨等组织工程的研究与应用、腕关节镜的应用与研究、肌腱分区及愈合机制的研究等方面也都达到了国际先进水平。

"碧海无波，瑶台有路。"进入21世纪后，我国手外科技术不断提高，断指再植的目标已经转向外观美化和功能改善。针对每个患者进行个性化的皮瓣筛选和改进，成为手外科医生不懈的追求。新技术、新设备不断地被引入临床，治疗理念不断改进，闭合固定、关节镜、内镜、计算机辅助技术、康复综合治疗等新技术和新手段如雨后春笋，层出不穷。手外科事业进入了"数字人"、胎儿外科、克隆技术、组织工程等高科技成果研发应用的时代，继续保持着世界领先地位。

"新竹高于旧竹枝，全凭老干为扶持。"欣闻以劳杰教授等为首的中青年手外科行业翘楚，在老一辈手外科专家的指导下，肩负着承前启后的学科重任，建立起一套科学严谨、分工明确的临床指导体系，制定了一系列标准化的诊断治疗模式；并且为了培养和提高临床医生的专业水平、造就训练有素的手外科专业队伍，精心组织国内手外科领域各分支学科造诣深厚的一流专家学者，编写了国内第一套以手外科学组分类为构架的手外科学术专著"中国手外科全书"（以下简称"全书"）。

"长风破浪会有时，直挂云帆济沧海。""全书"汇集了全国手外科领域顶尖专家学者的宝贵经验和研究成果，以规范手外科各分支学科临床工作的原则与实践为目标，涵盖了中国手外科领域最新进展和当今世界手外科学界发展现状，融入了各专科的成熟理念和各著者丰富的临床经验，代表了我国手外科的规范化诊治水平。"全书"的出版，为国内手外科医生提供了一部完整的手外科学综合性著作，反映了我国手外科在世界手外科领域的领先地位，有助于提升我国手外科从业人员的理论水平和技术水平，是具有远见和着眼于培育人才的伟大实践，故欣然为之作序。

中国工程院资深院士

南方医科大学教授 锺世镇

2020年12月

前言

  骨与关节损伤和疾病的诊断与治疗是手外科临床工作的重要组成部分。近十余年来，与手外科专业有关的创伤和疾病的种类、原因发生了较大的变化，诊断和治疗手段也有了长足的发展。作为"中国手外科全书"的分卷之一，本书的主要目的是尽可能地把与手外科专业相关的骨与关节方面的内容详尽、系统地向读者进行介绍。其内容具有以下三个特点：首先，覆盖面广泛。本书不但介绍了骨与关节损伤和疾病的诊治，还从基础的解剖、生物力学和运动学方面，以及康复和肢体功能评价标准方面进行了全面的阐述。其次，突出新技术、新理念。书中对于近年来在骨与关节领域的新技术和新理念进行了充分的论述，例如关节镜技术的应用、无头加压螺钉技术的应用等。最后，强调诊治的规范性。骨与关节的诊断和治疗需要依据规范的流程，例如在复杂腕关节疾病的诊断中，强调应当按照病史采集、查体、影像学检查和关节镜检查依次进行；在内固定物的选择中，强调使用微创、有效、性价比高的固定方式，避免过度治疗而造成不必要的创伤和医疗资源浪费等。希望读者通过本书的阅读，能够全面掌握和了解在手外科骨与关节领域中新的、规范的诊断和治疗方式。

  感谢多位专家参与本书的撰写，但错漏、不当之处难免存在，恳请读者批评指正，以便日后修订完善。

编　者

2021 年 5 月

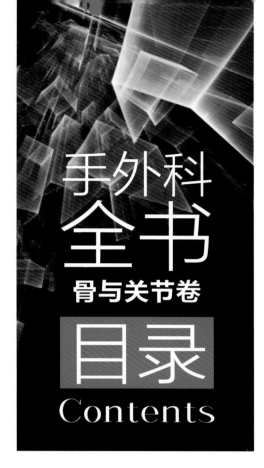

手外科全书
骨与关节卷

目录
Contents

第一章 · 总论

第二章 · 骨与关节损伤

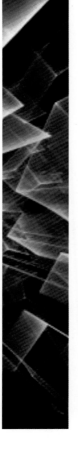

第三章 · 关节脱位及韧带损伤

第四章 · 关节僵直及屈曲挛缩

第五章 · 腕关节不稳定及韧带损伤

第六章　·　三角纤维软骨复合体损伤

第七章　·　桡尺远侧关节不稳定

第八章 · 退行性骨关节炎

第九章 · 非退行性骨关节炎

第十章 · 骨坏死

第十一章 · 关节镜的应用

第十二章 · 关节融合术

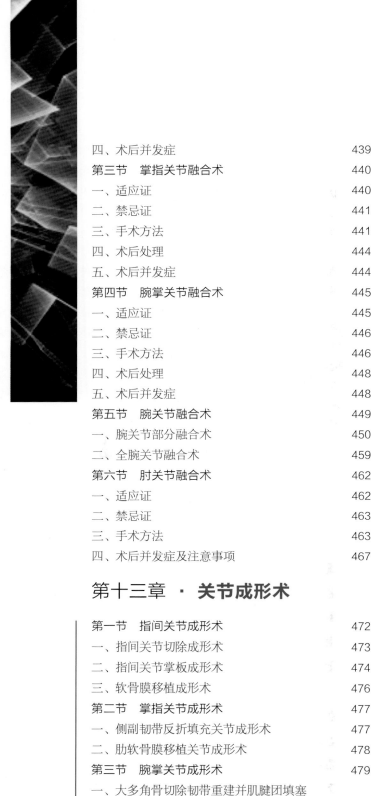

第十三章 · 关节成形术

第 一 章

总论

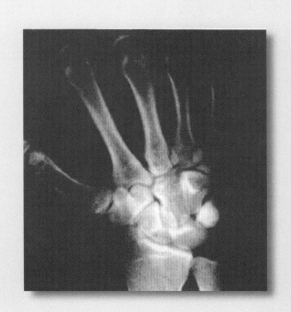

第一节
骨与关节的功能解剖

一、手部功能解剖

从功能学角度来讲，手不仅是运动器官，也是灵敏而准确的感受器，可以反馈它在运动过程中获得的重要信息。大脑皮质通过手的触摸感知物体的大小、与手的距离，并负责视觉感知。手更重要的功能是与脑的协调配合。大脑指挥手的运动，手也可以调整大脑发出的指令。因此，手与大脑是不可分割的、相互作用的功能联合体。

（一）手的结构

手可以通过改变其形态来实现抓握物体。

在一个平面上，例如一块玻璃上，手可以伸展开并展平，其中鱼际肌、小鱼际肌、掌骨头和手指掌面与玻璃相接触（图1-1-1）。只有手掌的下外侧面不与玻璃接触。当手需要抓握大的物体时，随着3个不同方向的弓的形成，手掌变得凹陷。

1. **横弓** 腕横弓XOY与腕的凹面相对应，始终远离由掌骨头形成的掌骨弓。腕沟的长轴与月骨、头状骨和第3掌骨相交。

2. **纵弓** 腕掌指弓从腕部呈扇形展开，由各手指的掌骨和指骨组成。这些弓掌面呈凹形，每个弓的中心与掌指关节处于同一水平面，因此位于中心点的任何肌肉失稳都会影响弓的凹度。纵弓中最重要的两个弓是：

（1）中指纵弓OD_3，与腕沟轴在同一条直线上。

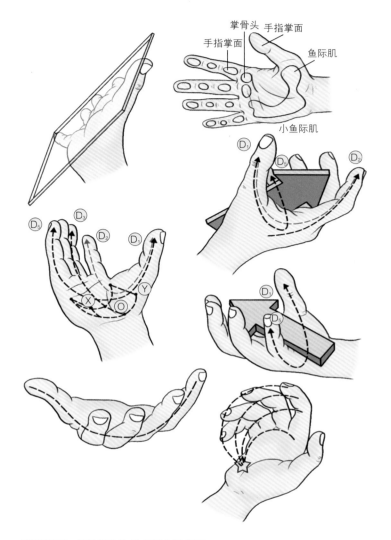

图 1-1-1 手的结构和体表标志示意图

（2）示指纵弓OD$_2$，通常与拇指纵弓相互作用。

3. 斜行弓 即抵抗弓，有4条。最重要的是连接拇指和示指的弓（D$_1$—D$_2$），呈极端斜行的是连接拇指和小指的弓（D$_1$—D$_5$）。

当手心凹陷时，手的前部形成一条凹沟，这条呈完全倾斜走行的掌沟与抵抗弓相交。它从小鱼际肌的基底延伸到第2掌骨头，与称为"生命线"的掌横纹位置相当。该掌沟走向与手抓握圆柱状物体，如抓握工具时的方向一致。相反的，当手指尽量分开时，手掌是平的，拇指和小指指腹之间的最大距离称为指距。

健康正常的手在休息位时，相应关节呈螺旋状，集中到一点（星形标记）。

总之，正常手在结构和功能方面具有美学上的完美与统一。

当手指随意展开时，五指的中轴线向鱼际肌基底部集中，指向手舟骨结节（图1-1-2A）。手指在冠状面上做诸如内收和外展的运动时，是以手的长轴（通过第3掌骨和中指的长轴）而不是以身体的轴线作为参照。因此，对手指的外展和内收都是相对手的长轴来进行描述的。在这些运动过程中，中指几乎是不动的，但就体轴而言，中指也会随意地外展和内收。

当手指随意聚拢时，各指的长轴不是平行的，而是汇聚到手掌远侧的一点（图1-1-2B）。这是因为手指不是圆柱状的，而是朝指腹方向逐渐变细。

当手指处于自然姿势时，例如处于它们可以相互靠近和分离的位置，各指间距离很近，但它们的纵轴并不汇聚在一点上。如图1-1-2C所示，后三个手指是平行的，前三个手指彼此不平行，中指代表手的轴，即过渡区。

握拳时，尽管远指间关节仍然伸展，四指的两个远节指骨长轴和拇指长轴（不考虑末节指骨）汇聚于一点，相当于桡动脉搏动点（图1-1-2D）。此时，示指的长轴与手的长轴平行，而其他四指的长轴逐渐变得倾斜，离示指越远，倾斜度越大。

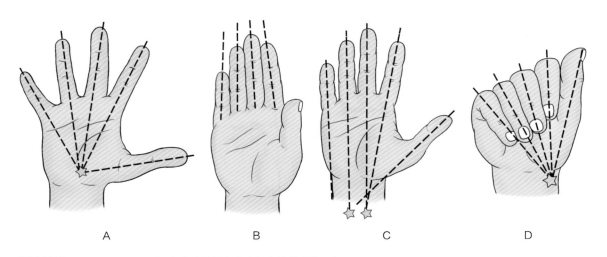

图 1-1-2 手指呈各种状态时，各指中轴线与体表标志的关联性示意图

A. 手指随意展开时　B. 手指随意聚拢时　C. 手指处于自然姿势时　D. 握拳时

（二）手掌的凹陷

手掌的凹陷实质上由第2~5掌骨的运动（第1掌骨的运动可以忽略）引起。发生在腕掌关节的运动由短距离的屈伸运动组成，属平面关节运动类型，但它们的运动范围从第2~5掌骨逐渐增加：当手放平时（正面观），第2~5掌骨头位于同一平面上（AB）。当手掌凹陷时，第3~5掌骨头向前运动到A'，即处于屈曲位（侧视图），移动幅度越大，小指越接近掌面，此时掌骨头位于曲线A'B上，相当于掌横弓水平（图1-1-3）。

需要注意的两点是：第2掌骨头没有明显移动，处于大多角骨与第2掌骨关节的屈伸运动也可以忽略不计；第5掌骨头的移动度最大，它不仅有向前运动，而且还略微地有侧向运动。

位于钩骨和第5掌骨之间的第5腕掌关节属于具圆柱状表面的鞍状关节，在两个平面上的关节轴都是倾斜的，这就解释了为什么第5掌骨头可以发生侧向运动：经过钩骨内侧面的轴XX'在侧位和正位都是明显倾斜的。因此，任何与这个轴有关的运动都需要使第5掌骨头向前外侧运动。轴

XX′并不与掌骨长轴OA垂直，而是与其成锐角XOA。根据以下几何学原理，这条轴的方向也解释了为什么第5掌骨头发生侧向运动：当直线OZ的OA段沿着与其垂直的轴YY′旋转时，将会在平面P上描绘出环形轨迹，并能与OA″重合。如果同样的OA段沿着倾斜轴XX′旋转，它将不会沿原平面运动，而是形成一个顶点为O、与平面P正切的圆锥状轨迹。经过上述旋转后，A点会位于圆锥基底的A′位置。A′点不再位于平面P上，而是位于其前面。第5掌骨头A离开矢状面P，并发生略微侧向运动（图1-1-4）。

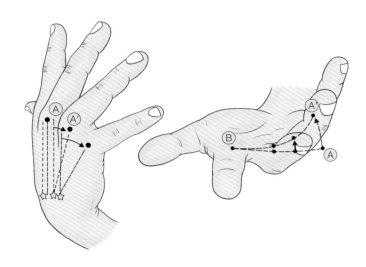

图1-1-3 手掌凹陷与各掌骨头移动幅度的关系示意图

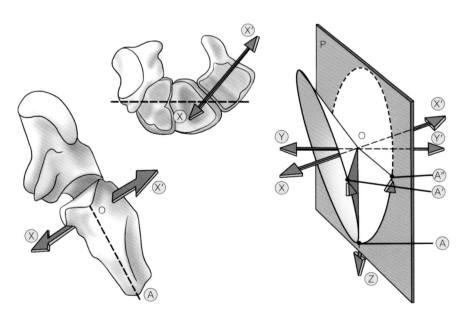

图1-1-4 第5腕掌关节的运动示意图

（三）掌指关节

掌指关节属于两个自由度的髁状关节：在矢状面上沿着横轴YY′做屈伸运动，在冠状面上沿着纵轴XX′做侧方运动（图1-1-5A）。

掌指关节具有两个关节面：掌骨头为双凸状关节面，其前侧较后侧更宽。近节指骨的基底内含一个双凹状关节面，其关节面比掌骨头小得多。这个凹状关节面向前延伸到纤维软骨样的掌板，作为该关节面的支撑。它与指骨基底的前表面以小间隙相接触，发挥类似铰链的功能。

事实上，如图1-1-5B（伸直位纵切面）显示，掌板深层软骨面与掌骨头相接触。屈曲时，掌板发生移动，经过掌骨头，顺着铰链样间隙，沿着掌骨掌面滑动。如果纤维软骨样的掌板被与指骨基底紧密辅助的骨性掌板所替代，屈曲运动将因骨性接触而提前终止。因此，掌板把两个看似矛盾的要求统一起来：既增加了关节面的面积，又避免了两骨间发生任何移动受限。

然而，还有其他重要因素影响关节运动，例如关节囊和滑膜一定程度的松弛，这由关节囊的前、后隐窝实现。其中，指骨基底前隐窝的深度对于掌板的滑行运动尤为重要。在指骨基底的后表面有伸肌腱的深束插入。

关节两侧有两种类型的韧带：连接掌骨与掌板的韧带，它还控制掌板的运动；侧副韧带，它具有防止关节面分离并限制其运动的作用。掌骨附着点并不在掌骨曲率的中心，而是略微偏后。这些韧带在关节伸展时松弛，在关节屈曲时拉紧。图1-1-5C中用双箭头表示韧带张力变化的程度。这些结构使得关节做侧向运动比较困难，当然也不是不可能，例如在掌指关节屈曲时可做一定的侧向运动。相反，在掌指关节伸展过程中，关节可以向两侧做20°～30°的侧向运动。当一条侧副韧带拉紧时，另一条韧带则松弛。

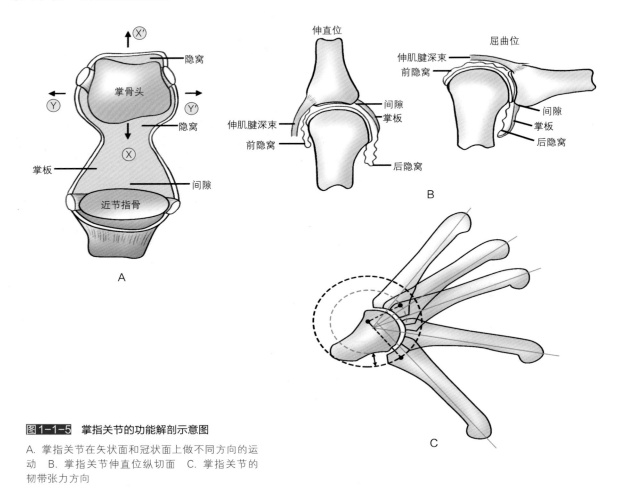

图1-1-5 掌指关节的功能解剖示意图

A. 掌指关节在矢状面和冠状面上做不同方向的运动　B. 掌指关节伸直位纵切面　C. 掌指关节的韧带张力方向

手指的伸直范围存在个体差异。当把掌骨和3个指骨作为一个复合体，研究这4个节段的屈曲运动时，其屈曲运动轨迹呈对数螺旋状。

在掌指关节伸直过程中，侧副韧带会松弛，允许掌指关节做侧向运动。当一条韧带拉紧时，为了平衡，对侧另一条韧带会松弛。这些运动由骨间肌主导。相反，在屈曲过程中，侧副韧带产生的张力起稳定关节的作用。掌指关节在伸直过程中必然是不能固定不动的，以防其发生不可逆的僵直。侧副韧带的松弛度在伸直过程中可以缩小，但在屈曲过程中不仅不会缩小，反而处于最大拉紧状态（图1-1-6A）。

在临床上，掌骨头的形状、韧带的长度及走向是影响类风湿性关节炎手指屈曲倾斜度和尺偏畸形的关键。

第2掌骨头明显不对称，后内侧明显增大，外侧平坦。内侧韧带比外侧韧带厚且长，其附着点更靠后。

第3掌骨头同样也不对称，但程度不明显。其韧带与第2掌骨头的韧带相似。

第4掌骨头较对称，其两侧向后方均等膨出。其韧带厚度相近，外侧倾斜度略大。

第5掌骨头的不对称与第2掌骨头和第3掌骨头不同。其韧带与第4掌骨头的韧带相似（图1-1-6B）。

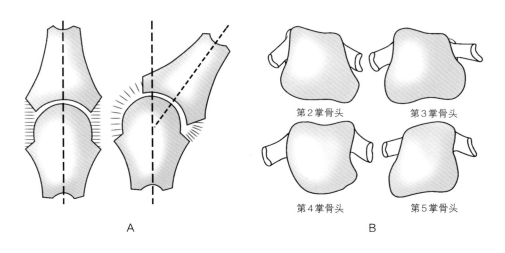

第2掌骨头　　　第3掌骨头

第4掌骨头　　　第5掌骨头

A　　　　　　　　　　　B

图1-1-6 掌指关节侧副韧带的功能解剖示意图

（四）掌指关节韧带复合体

掌指关节侧副韧带属于韧带复合体的一部分，控制伸肌和屈肌的中心腱。图1-1-7显示了位于掌骨和近节指骨之间前后包绕掌指关节的肌腱。

指伸肌腱位于关节囊背侧面，发出的深在膨大束附着在近节指骨的基底。其后又分为中央腱束和两个侧束，接受骨间肌的附着。在深在膨大束离开肌腱前，小的矢状带从肌肉的外侧缘分出，在接受掌骨深横韧带前越过关节的外侧面。因此，在关节屈曲过程中，伸肌腱由于越过掌骨头背侧凸面而保持轴向运动，这是一种非稳定的姿势。

指深屈肌腱和指浅屈肌腱通过掌骨滑车。掌骨滑车起于掌板水平，延伸至近节指骨掌面，此处浅肌腱与深肌腱结合前分成两束。

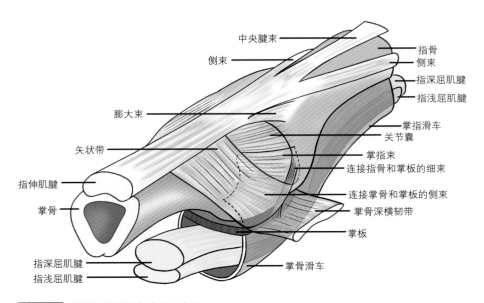

图 1-1-7 掌指关节韧带复合体示意图

关节囊由侧副韧带加强，附着在掌骨头的外侧结节，位于曲率中心线的后方，由以下三部分组成：掌指束向远端倾斜走行，并向前朝向近节指骨基底。连接掌骨和掌板的侧束向前走行，止于掌板侧缘，由此稳定掌骨头。连接指骨和掌板的细束帮助伸直过程中掌板的复位。

掌骨深横韧带附着在掌指关节掌板的邻近缘，因此其纤维广泛分布在与这些关节水平的位置。它协助形成容纳骨间肌的纤维通道，并位于蚓状肌肌腱后方。

掌骨滑车附着在掌板的外侧缘，通过连接掌骨至掌板的韧带以及掌板自身实现外侧方向的悬吊固定。这一滑车韧带在掌指关节屈曲过程中发挥重要的作用。

当韧带完整时（图 1-1-8A），韧带纤维向远侧卷起，使背离掌骨头的力重新分布。因此，屈肌腱保持贴近关节，指骨头也保持稳定。

在疾病状态，例如类风湿性关节炎，当韧带肿胀并最终断裂时，这种力量不是朝向掌骨头而是朝向第 1 掌骨基底，由此导致掌骨头脱位，使掌骨头更为突出（图 1-1-8B）。这种情况可以通过部分切除近侧掌骨滑车得以矫正（图 1-1-8C），但会导致屈肌的效率下降。

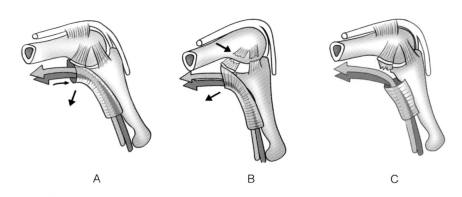

A   B   C

图 1-1-8 正常状态与疾病状态时掌指关节韧带与关节活动的关系示意图

A. 韧带正常状态时　B. 韧带断裂时，掌骨头脱位　C. 切除近侧掌骨滑车

指总伸肌腱在腕的背侧面汇聚，由于掌骨长轴和近节指骨之间形成夹角，其在尺侧受张力作用（图1-1-9A），示指和中指形成的这个角度（分别为14°和13°）大于环指和小指形成的这个角度（分别为4°和8°）。只有位于桡侧缘的伸肌腱桡侧矢状带与这一趋势相反，其伸肌腱在掌骨头背侧凸面向内侧移位。

对类风湿性关节炎患者而言（图1-1-9B，掌骨头水平），侧副韧带退化，使掌板脱离，并使掌板与掌骨滑车相接触，限制了指深屈肌腱和指浅屈肌腱。矢状带桡侧也是松弛或断裂的，导致掌骨沟内伸肌腱的尺侧移位。掌骨沟内的结构还包括骨间肌肌腱和蚓状肌肌腱，它们分别位于掌骨深横韧带的前后方。

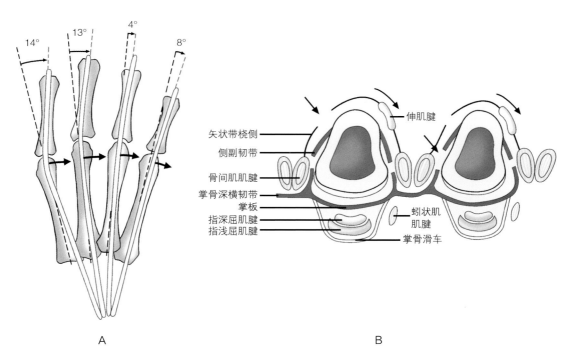

A   B

图1-1-9 指伸肌腱的功能解剖示意图

（五）掌指关节的活动范围

掌指关节的屈曲角度可达90°左右，示指的屈曲范围在90°以内，其余手指的屈曲范围则逐渐增大（图1-1-10A）。另外，单手指的屈曲（这里以中指为例）受到掌指间韧带张力的限制（图1-1-10B）。

手指主动伸直的范围因人而异，一般在30°～40°（图1-1-10C）。有些人韧带松弛，其手指的被动伸直角度甚至可达90°（图1-1-10D）。在所有的手指中（拇指除外），示指侧方运动的幅度最大，可达30°（图1-1-10E）。由于手指可以自如地活动，我们可以应用外展和内收来描述其活动度。

将各角度的外展、内收、伸直和屈曲动作组合起来（图1-1-10F），示指可以做圆锥面内的环形动作，幅度范围由圆锥的基底和顶点（掌指关节）所确定。由于屈伸运动幅度更大，这个圆锥横向趋扁，其轴（箭头）相当于平衡位或功能位。

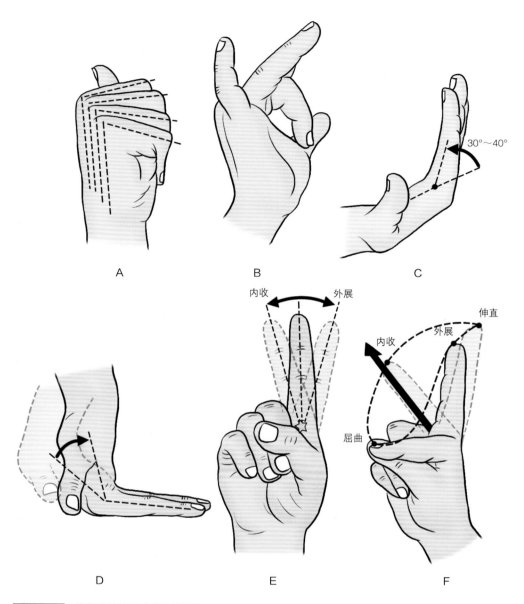

图 1-1-10 掌指关节的活动范围示意图

髁状关节通常不具备第三自由活动度，且不能做轴向旋转。四指的掌指关节同样不能做灵活的轴向旋转。然而，由于韧带松弛，某些关节的被动旋转可以达到 60°。需要注意的是，示指被动内旋或旋前的范围（可达 45°）要比外旋或旋后的范围大得多，后者几乎为 0°。

即使掌指关节不能做灵活的轴向旋转，由于掌骨头不对称及侧副韧带长度和张力不平衡，其在旋后方向仍然有自发的旋转。这种运动与发生在拇指指骨间关节中的运动相似，即越往内侧方向，手指运动幅度越大，其中小指幅度最大。这有利于四指与拇指的对掌运动。

（六）指骨间关节

铰链关节仅有一个自由活动度：指骨头为滑车结构，只有一个横轴 XX'（图 1-1-11A、B），指骨沿此轴在矢状面上做屈伸动作。在远节指骨基底有两个浅的骨面，与近节指骨头滑车相接触。分隔这两个面的浅嵴靠在滑车的中央沟上。在掌指关节中，由于同样的机械因素，掌板使关节面变宽了。

在屈曲过程中（图1-1-11C），掌板沿第1掌骨掌面滑动。侧面观（图1-1-11D）显示侧副韧带、伸肌腱膨大和韧带前关节囊。在屈曲过程中，指间关节侧副韧带的拉伸力比掌指关节大得多。指骨的滑车在前方更宽，以至于韧带张力增大，远节指骨关节面更大。因此，在屈曲过程中不会发生侧方运动。

在指间关节完全伸直，即处于完全侧方稳定位时，上述韧带也被牵拉。相反，在半屈曲位，这些韧带是松弛的。因此为了避免韧带短缩和关节僵硬的风险，在固定时不能采用半屈位。

屈曲位的关节僵硬也可能是伸直刹车装置被缩短造成的，最近有学者在描述近指间关节位置的结构时，称其为缰绳韧带（图1-1-11E）。该韧带由纵行的纤维束组成，在指深屈肌腱和指浅屈肌腱的一侧经过掌板掌面，连接第2指骨和第1指骨（未显示）之间的韧带样滑车，并构成近指间关节交叉纤维的外侧缘。这些缰绳韧带防止近指间关节过伸，如果它们发生短缩，将导致关节屈曲位僵硬，必须手术将其切断，予以纠正。

总之，指间关节，尤其是近指间关节，要在接近完全伸直位时固定。

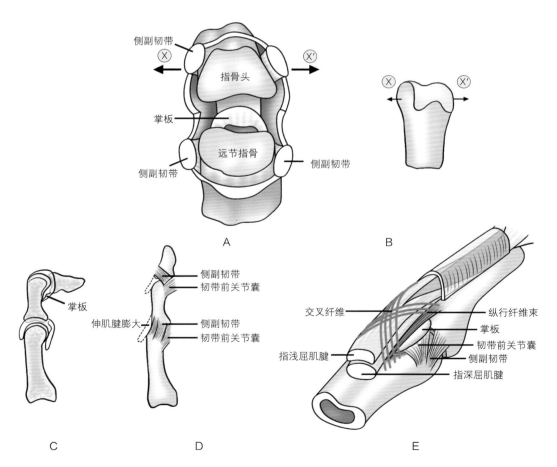

图1-1-11 指间关节活动和韧带构成示意图

近指间关节的屈曲最大角度（图1-1-12A）可以超过90°（以至于屈曲位图1-1-12G纸板条的P_1和P_2可以形成锐角）。在掌指关节中，屈曲范围从第2~5指逐渐增加，在第5指达到最大角度，即135°。远指间关节的屈曲最大角度（图1-1-12B）略微小于90°（这样图1-1-12G纸板条的P_2和P_3之间的角度保持钝角）。类似于近指间关节，它们的屈曲范围从第2指到第5指逐渐增大，第5指的屈曲最大角度可达90°。

近指间关节主动伸直为0°，远指间关节主动伸直为0°或极其微小（图1-1-12C）。

近指间关节被动伸直为0°，远指间关节可以做明显的（约30°）被动伸直（图1-1-12D）。

由于指间关节仅具有一个自由活动度，因此它不能做主动侧方运动，而远指间关节可以做被动侧方运动（图1-1-12E）。近指间关节的侧方非常稳定，这解释了为什么侧副韧带撕裂后会产生问题。

需要特别注意在第2~5指屈曲运动时所在的平面（图1-1-12F）：示指在一个经严格定义的经过大鱼际基底的矢状面（P）上做屈曲运动。如前所示，屈曲过程中手指的长轴皆汇聚于一点，该

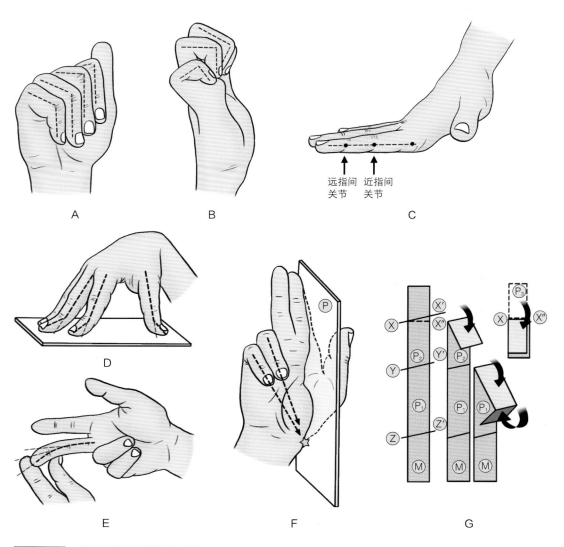

A   B   C

远指间关节 近指间关节

D

E   F   G

图1-1-12 指间关节的活动范围示意图

点对应于桡动脉搏动点远侧缘。只要中指、环指和小指不像示指那样在矢状面上屈曲，而是在一个逐渐向侧方倾斜的平面上屈曲，这种汇聚就会发生。

小指和环指的倾斜轴方向指向星形标记（图1-1-12F）。由于小指和环指屈曲轴的倾斜，更多偏内侧的手指可以如示指一样与拇指做对掌动作。

在图1-1-12G中，我们用纸板条解释这种屈曲是怎么发生的：窄条纸板代表手指掌骨（M）和3个指骨（P）之间的关节。如果代表指间关节屈曲轴的纸板折叠线是一条与纸板长轴垂直的XX′线，那么指骨可在矢状面上弯曲，并可覆盖其相邻的指骨。如果代表指间关节屈曲轴的纸板折叠线稍微往XX′内侧倾斜，那么指骨在矢状面上将不会发生屈曲，而屈曲的其他指骨会从侧方越过邻近骨。这种情况下仅允许屈曲轴有微小的倾斜，因为3个轴（XX′、YY′和ZZ′）的倾斜可以叠加。因此当小指完全屈曲时，屈曲轴的倾斜使其可以与拇指相接触。

这种解释同样适用于环指和中指，只是它们倾斜的角度小一些。实际上，掌指关节和指间关节的屈曲轴并非固定不变。它们在关节完全伸直时与手指长轴垂直，而在屈曲过程中会逐渐倾斜。这种屈曲轴方向的变化既是由于掌指关节（如前所述）和指间关节关节面的不对称导致，也是因侧副韧带的牵拉有别引起。

二、腕关节功能解剖

（一）骨骼及软骨

人体腕骨共有8块，横向分远、近两排，纵向分内、中、外三列。前者以解剖学为基础，后者以关节生物力学为依据。近排腕骨有舟骨、月骨、三角骨和豌豆骨，远排腕骨有大多角骨、小多角骨、头状骨和钩骨。远、近两排腕骨借腕中关节相连，近排腕骨、桡骨远端与三角纤维软骨复合体形成桡腕关节。内侧列腕骨有三角骨和豌豆骨，参与手的旋转活动；中央列腕骨由远排4块腕骨和月骨构成，与腕关节的屈伸活动有关联；外侧列腕骨是单一的舟骨，与腕关节的稳定及各方向的运动有关联（图1-1-13）。

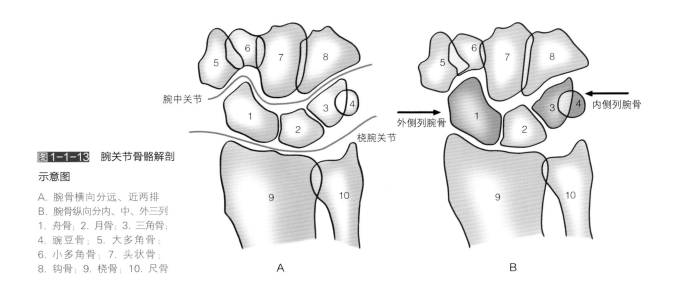

图1-1-13 腕关节骨骼解剖示意图

A. 腕骨横向分远、近两排
B. 腕骨纵向分内、中、外三列
1. 舟骨；2. 月骨；3. 三角骨；
4. 豌豆骨；5. 大多角骨；
6. 小多角骨；7. 头状骨；
8. 钩骨；9. 桡骨；10. 尺骨

诸多腕骨中,以舟骨和月骨的作用较为重要。

1. **舟骨**　舟骨位于腕关节的外侧部,跨越腕中关节,是远、近两排腕骨活动的连杆,8块腕骨形成一个功能整体。当腕关节背伸和尺偏时,舟骨呈背伸态,限制了腕中关节的活动,腕关节的背伸和尺偏主要由桡腕关节完成;当腕关节掌屈和桡偏时,舟骨呈屈曲态,远、近两排腕骨之间联系松弛,腕关节的掌屈和桡偏主要由腕中关节完成。

舟骨大部被软骨覆盖,只有掌侧的舟骨结节和背外侧的腰部无软骨,滋养血管由此进入。舟骨近侧2/3～3/4由从腰部进入的血管供血,远侧1/4～1/3由从舟骨结节进入的血管供血。当腰部骨折后,从腰部进入的血管中断,舟骨近侧端易发生缺血性坏死。

2. **月骨**　月骨为半圆形,近侧凸,远侧凹。前掌侧角宽大,后背侧角窄小,所以它总是处于一种背伸的趋势,是腕关节中最不稳定的腕骨(图1-1-14)。

正常情况下,由腕屈肌和腕伸肌收缩而产生的纵向应力,经大、小多角骨作用在舟骨远端,使舟骨总是处于掌屈状态。舟骨和月骨借两骨之间的韧带紧密相连,舟骨的掌屈状态限制了月骨的背伸趋势,使之处于一种动态的平衡之中。如舟骨发生骨折或舟月韧带损伤,月骨失去掌屈力的束缚,便可能出现背伸,引起腕骨间组合的变化和腕关节不适感,临床上称之为背伸型腕关节不稳定。

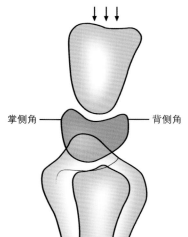

掌侧角————————背侧角

图 1-1-14　月骨侧面观示意图

前掌侧角宽大,后背侧角窄小,在纵向应力下有背伸趋势

月骨前、后角均有血管进入,当月骨脱位或周围脱位时,易发生月骨缺血性坏死,其原因是骨外血管受损。有时无明确外伤史,月骨也可出现缺血性坏死,其原因尚不清楚。有人认为月骨位于腕关节的活动中心,在纵向应力和横向应力的反复作用下,易出现微小的骨折,引起骨内血管网的破坏,最终导致骨的缺血性坏死。

3. **桡骨远端**　桡骨远端关节面分为两部分,桡侧部分略呈三角形,与舟骨近端接触;尺侧部分呈方形,与月骨近端凸面相关联。桡骨远端关节面的尺侧缘呈C形,是三角纤维软骨(又称关节盘)的附着处;桡骨远端尺侧面与尺骨头桡侧面相对,构成桡尺远侧关节。

桡骨远端关节面承受腕关节纵向负荷的81.6%。任何引起桡骨远端关节面形态变化的损伤,如科利斯骨折（Colles 骨折），必将导致腕关节力学特性的变化，产生多种类型的腕关节不稳定。所以桡骨远端骨折治疗时要力争做到解剖复位。

4. 三角纤维软骨复合体 腕关节盘呈三角形，是由三角纤维软骨及其周围韧带结构组成，所以又称三角纤维软骨复合体（triangular fibrocartilage complex，TFCC，图1-1-15）。1981年，Palmer 首次详细描述了它的复杂结构，包括三角纤维软骨（关节盘）、半月板同系物（尺侧半月板）、腕尺侧副韧带、尺侧腕伸肌腱鞘，以及桡尺远侧关节掌、背侧韧带。其基底附着在桡骨远端关节面尺侧缘，尖端止于尺骨茎突尖和根部，再向远端止于三角骨、钩骨和第5掌骨基底。它位于尺骨头和月骨、三角骨之间，具有传导纵向负荷、缓冲应力和稳定桡尺远侧关节的作用。正常情况下，尺骨远端承受腕关节纵向负荷的18.4%，切除三角纤维软骨后，负荷比则大为降低。

三角纤维软骨中央薄，前后缘厚，呈双凹面，以便和月骨、三角骨及尺骨头关节面相适应。有时三角纤维软骨可有穿孔。先天性穿孔，其边缘光滑、锐利；后天性穿孔，其边缘欠光滑，形态各异，常伴有尺骨正向变异和月骨近侧关节软骨、尺骨头关节软骨磨损。

三角纤维软骨是人类与其他灵长类动物的不同点之一，是人类进化、手部活动增加的结果，其功用远未被我们所认识，手术时应尽可能保留完整。

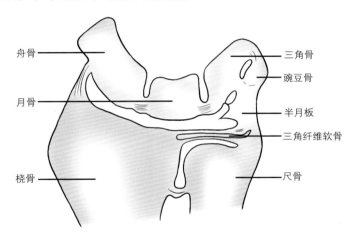

图1-1-15 三角纤维软骨复合体示意图

（二）韧带

1. 桡侧副韧带 起自桡骨茎突尖的掌侧，止于舟骨结节和桡侧腕屈肌腱鞘上。由于此韧带实际位于腕关节的掌侧而不是桡侧，与传统的侧副韧带概念不一致，其功用目前尚无定论（图1-1-16）。

2. 桡舟头韧带 起自桡骨茎突掌侧面，止于头状骨上，但在行经舟骨中部时，韧带深面有少许纤维止于舟骨中部（图1-1-16）。由于此韧带行经舟骨中部，并在此有一纤小的止点，舟骨屈曲运动恰好以此韧带为支点，故有人称此韧带为悬吊韧带。舟骨骨折后，其远端在大、小多角骨作用下仍呈掌屈位，近端受三角骨和月骨的影响呈背伸位，再加上悬吊韧带的支点分离作用，如无适当的制动，骨折很难愈合。有时即使愈合，也多是驼背样的畸形愈合。

3. 桡月三角韧带 实际上是由桡月韧带和月三角韧带两条韧带构成。它起自桡舟头韧带内侧，止于月骨前角上，再由此处发出纤维至三角骨上，具有稳定桡月关节和月三角关节的作用（图

1-1-16）。

4. **桡舟月韧带** 起自桡月三角韧带的深面，止于舟骨和月骨近端相邻关节面上的小凹内，防止两骨近端远离桡骨远端关节面的掌侧缘，但其在舟骨上的止点较薄弱（图1-1-16）。

5. **尺腕关节复合体** 由三角纤维软骨、尺月韧带、腕关节半月板同系物和腕尺侧副韧带组成（图1-1-16）。

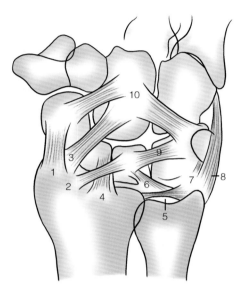

图 1-1-16 腕关节掌侧韧带示意图

1. 桡舟月韧带；2. 桡月韧带；3. 桡舟头韧带；4. 桡侧副韧带；5.三角纤维软骨；6. 尺月韧带；7.半月板同系物；8. 尺侧副韧带；9. 月三角韧带；10. V形韧带（腕骨间掌侧韧带）

尺月韧带起自三角纤维软骨的掌侧缘，止于月骨的掌侧面。

尺侧副韧带实际上是关节囊增厚的部分，位于腕关节的尺侧，其功用及起止点争论较大。

腕关节半月板同系物起自桡骨远端关节面的尺背侧，与尺侧副韧带会合后向远端走行，止于三角骨上。目前有关半月板同系物的描述不尽一致，其功用尚不清楚（图1-1-17）。

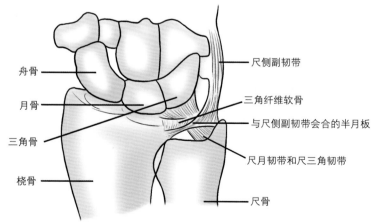

舟骨
月骨
三角骨
桡骨

尺侧副韧带
三角纤维软骨
与尺侧副韧带会合的半月板
尺月韧带和尺三角韧带
尺骨

图 1-1-17 尺腕关节复合体中各结构间的关系示意图

6. **桡腕背侧韧带** 桡腕背侧韧带比桡腕掌侧韧带薄。它们均起自桡骨远端关节面的背侧缘，分别止于舟骨、月骨和三角骨上（图1-1-18）。当腕关节背伸和尺偏时，舟骨均呈背伸位，限制了腕中关节的活动。

7. **腕骨间掌侧韧带（V形韧带）** 腕骨间掌侧韧带呈倒V形，起自头状骨掌侧，发出的两束纤维分别止于舟骨远端和三角骨上，是稳定舟骨远端和腕中关节的重要结构（图1-1-16）。若此韧带损伤，可出现腕关节内侧或外侧不稳定。

8. **腕骨间背侧韧带** 腕骨间背侧韧带起自三角骨，行经头状骨颈部，止于舟骨和大多角骨上（图1-1-18）。

目前有关腕关节韧带解剖的描述出入较大，有些韧带的组合也不尽一致，本文只做一般介绍，以便于了解腕关节不稳定的病理机制。

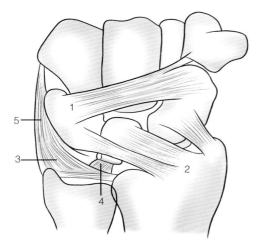

图 1-1-18 腕关节背侧韧带示意图

1. 腕骨间背侧韧带；2. 桡腕背侧韧带；
3. 半月板同系物；4. 尺月韧带（背面可见）；5. 尺侧副韧带

（三）腕关节运动

腕关节位于上肢的远端，具有两个自由活动度。当这两个自由活动度与围绕前臂长轴进行的旋前和旋后运动相结合后，就使腕关节增加了一个第三自由活动度，这样手就可以定位在任何角度，完成抓握物体的动作，腕关节使手处于抓握的最佳位置。

腕关节复合体实际上是由3个关节组成的，包括具有相同功能单位的桡尺远侧关节、桡腕关节和腕中关节。

在完全旋后位，腕关节的运动是围绕着手处于解剖位置时的两根轴来实现的。横轴位于冠状面上，控制着腕关节在矢状面上的屈曲和伸展运动。前后轴位于矢状面上，控制着冠状面上腕关节的内收和外展动作，该运动也被称为尺偏和桡偏。

事实上，腕关节的自然运动一般围绕着斜向的轴进行，即产生如下运动：联合的屈曲和内收，联合的伸展和外展。

1. **内收和外展运动** 这些运动的范围是通过参考位置来测量的，即中指、第3掌骨和前臂轴线在一条直线上的参考位置。外展运动（桡偏）的范围不超过15°，内收运动（尺偏）的范围不超过45°。通过测量参考位置和腕关节中点与中指指尖连线的夹角即可得到内收范围。

内收运动的范围是可变的，当以手的轴线为基准进行测量时，运动范围可达30°；当以中指线为基准进行测量时，运动范围可达55°。这是因为手掌的内收和手指的内收是联合在一起的，从实用角度出发，内收运动的范围可达45°。

需要强调以下几点：

（1）内收（或者尺偏）范围是外展（或者桡偏）范围的2～3倍。

（2）旋后位时的内收范围比旋前位时更大，旋前位时的内收范围会减小25°～30°。

总体而言，当腕关节处于完全屈曲和伸展位置的时候，内收和外展的范围是缩小的，因为此时腕关节韧带被拉紧了；当手部处于参考位置或者轻度屈曲的时候，内收和外展的范围会变大，因为此时腕关节韧带是放松的。

2. 屈曲和伸展运动　屈曲和伸展的运动范围也是通过参考位置来测量的，即当腕关节呈伸直位时，手的背面和前臂的后表面是在同一条直线上的参考位置。屈曲运动、伸展运动都可以达到85°，比直角略小一点。

在有内收和外展运动时，屈曲和伸展的运动范围取决于腕关节韧带的放松程度。当手部既不内收也不外展时，屈曲和伸展的范围最大。

3. 被动屈曲和伸展运动　在旋前位时，被动屈曲可以超过90°，甚至达到100°；在旋前和旋后位时，被动伸展可以达到95°。

（陈振兵　郑怀远）

第二节
骨与关节损伤的诊断

一、询问病史

骨折、脱位的患者，如果医生不询问病情，只凭X线片就做出诊断，很可能造成漏诊、误诊。只有先从病史中了解其复杂的受伤情况，再结合体检、X线检查等全面分析，才能及时做出较正确的诊断，否则很容易把较隐蔽或是较轻微的损伤遗漏掉。

有些骨折患者在病史上有其特点。病理性骨折的患者在伤前可能已存在疼痛，外伤也往往十分轻微；疲劳性骨折的患者其致伤外力大多很轻微，在职业上也有某些特点，这些对明确诊断会有所帮助。询问外伤病史涉及的方面虽然很多，但为了能及时准确地做出诊断，应该抓住三个方面的问题：受伤情况、疼痛和功能障碍，只有这样才能把检查的重点放在一定的范围内。

二、主要体征和典型体征

根据一些明显的体征来诊断一种外伤并不困难，但我们不可能依靠这种明显的体征去发现和诊断较轻微、较隐蔽的损伤。这就需要借助于系统的检查，尤其要注意在各类损伤中所共同具有的主要体征，以做出准确的判断。

在骨折时，主要体征就是压痛，即固定而局限的压痛。压痛是各种骨折共有的体征。所谓固定，就是位置不变；所谓局限，就是集中在一个小范围内，一点或是一条线上。例如，腕舟骨骨折有时局部既无畸形，又无肿胀，甚至腕关节活动也不受限，但在鼻烟壶部（即拇长、短伸肌腱之

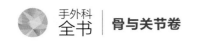
间）必定存在一个压痛点。存在压痛点并不一定就是骨折，还需结合其他检查加以肯定或排除。但任何一种骨折，即使所有体征都不存在，也会找到其相应的压痛点。抓住这个主要体征，不仅有利于发现较隐蔽的骨折，而且在检查一个不合作的受伤儿童或是婴儿时，也往往是诊断的突破点，甚至是唯一的临床依据。手指可以顺其轴线纵向挤压，诱发其痛点，即向轴心挤压痛。大多数脱位都具有一组典型体征，只有少数骨折（主要是近关节部位的骨折）才具备某些典型体征，例如Colles骨折的桡骨远端枪刺样畸形等典型体征。

三、辅助 X 线检查

X线检查不仅有助于对骨与关节损伤的进一步诊断，对治疗也有具体的指导意义。但单单依靠透视是不足的，许多骨与关节损伤只有在X线下才能显示出真实的影像。

一张标准的X线片必须具体指明投照中心和范围，避免出现偏离损伤中心的投影，或者投照范围不足的X线片，以免漏掉病变部位，得出阴性的结论。

现代影像学检查如计算机断层扫描、磁共振成像等，不仅弥补了X线检查的不足，而且大大深化了对病变的认识。

尽管X线检查对骨与关节损伤的诊断非常重要，但必须强调的是：就诊断而言，只是借助X线检查来帮助确定骨与关节损伤的存在与否，而决不能依赖它去发现损伤。

四、了解损伤形成的全过程

外力是作用于人体，导致骨与关节损伤的原因。根据病史、体检及X线片所见进行全面分析，进一步了解损伤形成的创伤机制。通常把外力分为直接暴力和间接暴力。直接暴力包括撞击暴力、压砸暴力和穿凿暴力，间接暴力包括成角（杠杆）暴力、扭转暴力、传导暴力及撕脱暴力。同一种受伤情况可以诱发不同的创伤机制，同一种创伤机制也可以由不同的受伤情况或原因所引起。了解损伤形成的全过程是为了正确指导治疗，不认识损伤形成的规律就不可能进行正确的治疗。

五、注意合并损伤及损伤并发症

对受伤情况较复杂的患者，既要在急诊时通过周密的系统检查发现问题，还需要在一定时间内进行严密细致的观察，以防漏诊。

在同一部位或相邻部位，往往是由于一次外伤而造成多种组织损伤。这些损伤彼此之间的关系十分密切，其中大部分是因果关系，例如肱骨干下1/3骨折引起桡神经损伤、肱骨髁上骨折引起动脉断裂等，这些都称为合并损伤；还有一部分则无因果关系，只是由于同一外力直接作用造成的，例如锐器砍伤造成的皮肤裂伤，肌腱、神经、血管断裂和骨折，机器碾压造成的骨折和同部位的皮肤碾挫伤等，这些也称为合并损伤，是以骨与关节损伤为主的合并损伤，即骨与关节损伤合并其他损伤。

六、逐步确立诊断

对骨与关节损伤要尽早做出全面而确切的诊断，但有些损伤的诊断需要一个逐渐确立的过程。

昏迷、休克等伤情严重的患者，如一时无法了解其受伤情况，又不允许进行详细检查时，应首先设法及时查清造成其昏迷或休克的原因，次要的损伤可以在情况好转后逐步查明。有些局部情况一时不能得到详细检查的，也可以等待以后确诊。

有疑点而一时不能肯定的损伤，可以观察一段时期，暂时给予保护，等待其损伤的迹象发展明确。例如无移位的舟骨骨折，有时在最初的X线片上可能难以做出判断，而2周后重拍X线片时，由于骨折部位骨质开始吸收，迹象终于显示出来。

七、降低误诊和漏诊的发生率

误诊和漏诊最容易发生于以下两种情况：①二分舟骨骨折误诊为舟骨骨折；②指骨骨骺影像由于骨骺软骨不显影，往往造成漏诊。

为了避免发生误诊和漏诊，应该十分重视病史和临床检查。有怀疑时，可通过拍摄健侧X线片作对比来鉴别。在X线片上，骨折影像和正常影像的区别一般为：前者的裂纹不平整、不规则，而后者则较光滑、整齐。

八、影像学检查

（一）X线检查

X线检查分为透视和照相两种方法，透视多用于骨折整复观察和肢体内异物定位取出，本节只介绍X线照相术。

X线照相术作为骨与关节损伤影像学中经典的成像方式，虽然存在影像重叠、成像分辨率不够的缺点，但目前仍是手外科最为常用的检查方法之一。通过各种不同的拍摄体位，仍能获得丰富的临床资料。

1. 常规投照体位

（1）后前位：患者取坐位，肩关节外展90°，肘关节屈曲90°，前臂和手取中立位，手掌贴放在暗盒上，五指稍分开。射线与暗盒垂直，中心线对准尺骨茎突和桡骨茎突连线的中点（图1-2-1，图1-2-2）。腕关节后前位是临床上最常用的体位。

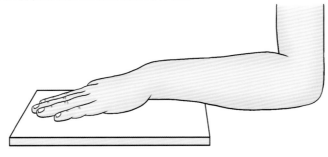

图1-2-1　腕关节后前位X线投照体位示意图

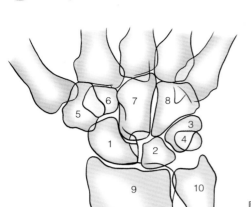

图1-2-2 腕关节后前位X线投射结构示意图

1. 舟骨；2. 月骨；3. 三角骨；4. 豌豆骨；
5. 大多角骨；6. 小多角骨；7. 头状骨；8. 钩
骨；9. 桡骨；10. 尺骨

（2）前后位：患者取坐位，前臂伸直，旋后，手指屈曲握拳，手背贴放在暗盒上。前臂可放一沙袋制动。射线与暗盒垂直，中心线对准尺骨茎突和桡骨茎突连线的中点（图1-2-3）。

前臂和手旋后，可使舟骨掌屈角度加大，舟月关节呈分离趋势。若有舟月关节分离不稳定，则可在X线片上显示舟月关节间隙加宽。另外，在此体位，射线与各骨关节间隙平行，X线片上可清晰地显示各骨间关节。这是腕关节后前位所不及的，所以此体位常用于诊断腕骨间关节疾病。

（3）侧位：患者取坐位，肩关节外展90°，肘关节屈曲90°，手和前臂旋后90°，其尺侧面贴放在暗盒上。射线与暗盒垂直，中心线对准桡骨茎突处（图1-2-4）。

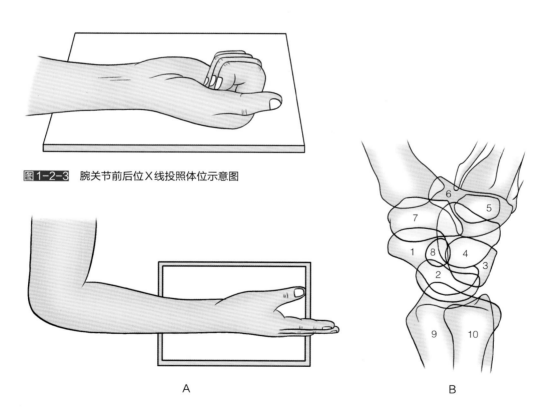

图1-2-3 腕关节前后位X线投照体位示意图

A

B

图1-2-4 腕关节侧位X线投照体位和X线投射结构示意图

A. 腕关节侧位X线投照体位示意图　B. X线投射结构示意图

1. 舟骨；2. 月骨；3. 三角骨；4. 头状骨；5. 小多角骨；6. 钩骨；7. 大多角骨；8. 豌豆骨；9. 桡骨；10. 尺骨

（4）前后斜位：患者取坐位，肘关节半屈曲位，手和前臂旋后45°，与暗盒成45°夹角。射线与暗盒垂直，中心线对准腕关节尺侧部（图1-2-5，图1-2-6）。此体位可清晰地显示豌豆骨、三角骨和第4、5掌骨。

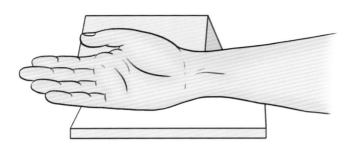

图1-2-5 腕关节前后斜位X线投照体位示意图

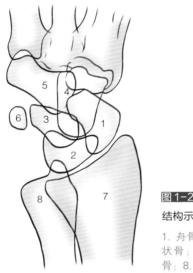

图1-2-6 腕关节前后斜位X线投射结构示意图

1. 舟骨；2. 月骨；3. 三角骨；4. 头状骨；5. 钩骨；6. 豌豆骨；7. 桡骨；8. 尺骨

（5）后前斜位：患者取坐位，肘关节半屈曲位，手和前臂旋前45°。射线与暗盒垂直，中心线对准腕关节中点（图1-2-7，图1-2-8）。此体位可清楚地显示第1腕掌关节、舟骨和第2、3掌骨。

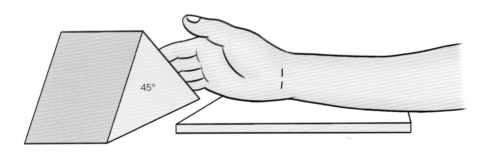

图1-2-7 腕关节后前斜位X线投照体位示意图

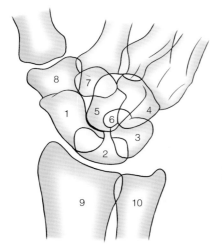

图 1-2-8　腕关节后前斜位X线投射结构示意图

1. 舟骨；2. 月骨；3. 三角骨；4. 头状骨；5. 钩骨；6. 豌豆骨；7. 小多角骨；8. 大多角骨；9. 桡骨；10. 尺骨

（6）极度桡偏位和极度尺偏位（图1-2-9，图1-2-10）。

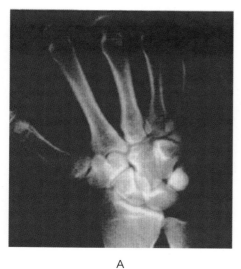

A

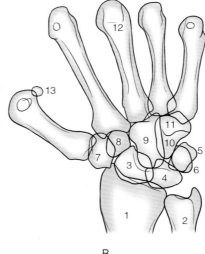

B

图 1-2-9　腕关节极度桡偏位X线表现及其投射结构示意图

A. X线表现　B. X线投射结构示意图

1. 桡骨；2. 尺骨；3. 舟骨；4. 月骨；5. 三角骨；6. 豌豆骨；7. 大多角骨；8. 小多角骨；9. 头状骨；10. 钩骨；11. 钩骨钩；12. 第3掌骨；13. 籽骨

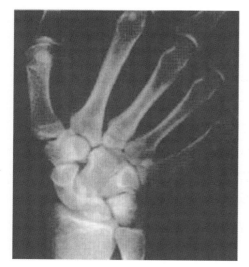

A

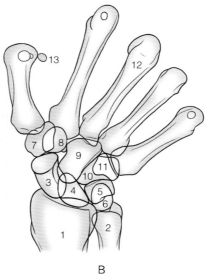

B

图 1-2-10　腕关节极度尺偏位X线表现及其投射结构示意图

A. X线表现　B. X线投射结构示意图

1. 桡骨；2. 尺骨；3. 舟骨；4. 月骨；5. 三角骨；6. 豌豆骨；7. 大多角骨；8. 小多角骨；9. 头状骨；10. 钩骨；11. 钩骨钩；12. 第3掌骨；13. 籽骨

（7）极度背伸位和极度屈曲位（图1-2-11，图1-2-12）。

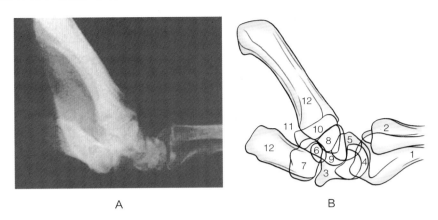

A   B

图1-2-11 腕关节极度背伸位X线表现及其投射结构示意图

A. X线表现 B. X线投射结构示意图
1. 桡骨；2. 尺骨；3. 舟骨；4. 月骨；5. 三角骨；6. 豌豆骨；7. 大多角骨；8. 小多角骨；9. 头状骨；10. 钩骨；11. 钩骨钩；12. 掌骨

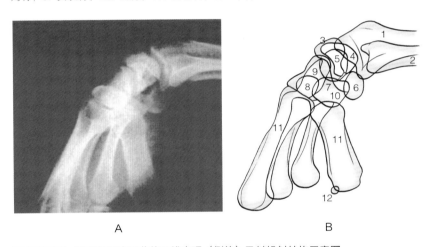

A   B

图1-2-12 腕关节极度屈曲位X线表现（侧位）及其投射结构示意图

A. X线表现 B. X线投射结构示意图
1. 桡骨；2. 尺骨；3. 舟骨；4. 月骨；5. 三角骨；6. 豌豆骨；7. 大多角骨；8. 小多角骨；9. 钩骨；10. 钩骨钩；11. 掌骨；12. 籽骨

2. 特殊投照体位

（1）舟骨位：患者取坐位，前臂旋前，腕关节背伸17°～23°和尺偏，手指屈曲握拳。射线与暗盒垂直，中心线对准尺骨茎突和桡骨茎突连线的中点（图1-2-13，图1-2-14）。在此体位，舟骨长轴近乎与暗盒平面平行，可以尽最大可能显示舟骨的全长影，是诊断舟骨骨折最常用的体位。

（2）腕管位：即轴位。患者取坐位，前臂伸直旋前，掌侧贴放在暗盒上，腕关节极度背伸，并用3cm厚的垫子垫高，手指被健手牵拉呈过伸位。射线向肘侧倾斜25°～30°，中心线对准第3掌骨基底上方约2cm处（图1-2-15，图1-2-16）。此体位可清楚地显示钩骨和舟骨结节。

（3）后前切线位：患者取坐位，肘关节屈曲近90°，手和前臂旋前，手掌贴放在暗盒上，腕关节尺侧垫高20°，射线中心线对准尺骨茎突和桡骨茎突连线的中点（图1-2-17，图1-2-18）。在后前切线位照片上，舟月关节间隙显示比常规后前位清晰，当舟月间隙大于2mm时，即可诊断为舟月分离。

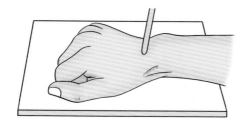

图 1-2-13 腕关节舟骨位X线投照体位示意图

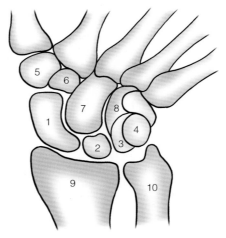

图 1-2-14 腕关节舟骨位X线投射结构示意图

1. 舟骨；2. 月骨；3. 三角骨；4. 豌豆骨；
5. 大多角骨；6. 小多角骨；7. 头状骨；
8. 钩骨；9. 桡骨；10. 尺骨

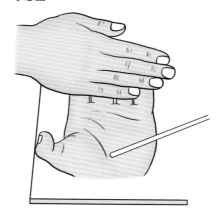

图 1-2-15 腕关节腕管位X线投照体位示意图

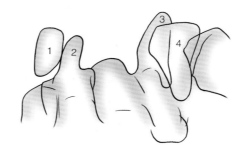

图 1-2-16 腕关节腕管位X线投射结构示意图

1. 豌豆骨；2. 钩骨；3. 舟骨；4. 大多角骨

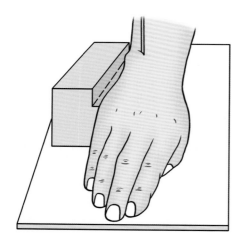

图 1-2-17 腕关节后前切线位X线投照体位示意图

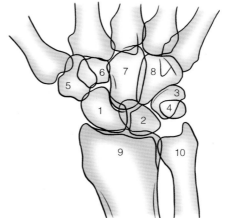

图 1-2-18 腕关节后前切线位X线投射结构示意图

1. 舟骨；2. 月骨；3. 三角骨；4. 豌豆骨；
5. 大多角骨；6. 小多角骨；7. 头状骨；8. 钩骨；9. 桡骨；10. 尺骨

（二）计算机断层扫描

计算机断层扫描（computed tomography，CT）是将计算机系统和X线发生系统相结合，以获得人体断层图像的方法。目前的CT设备可直接获得人体横断面图像，在多个横断面数据的基础上，可以进行冠状面和矢状面的影像重建。由于CT具有比X线更高的组织分辨率，断层图像又解决了X线影像重叠的问题，因此自问世以来即在骨与关节创伤诊断方面发挥了重要的作用，其主要作用可以归纳如下：

1. 明确是否存在骨折和脱位，以及确定骨折的范围。尤其是X线不能确定骨折但临床强烈怀疑时，CT一般可以提供确切的诊断。

2. 腕关节损伤的X线影像可能存在重叠而观察不满意，CT则可以提供非常有价值的信息。

3. 对于关节内的骨折块以及骨软骨骨折，CT比X线更有价值。

4. 用于监测骨折愈合过程，可以更详尽地显示骨折对位对线情况；对于不愈合以及畸形愈合的显示也更加满意。如舟骨骨折的驼背畸形，骨折不愈合，舟骨轴位的CT可以提供清晰的影像。

5. 对于外伤患者，CT检查的舒适性明显强于X线检查。

6. 石膏固定引起X线片图像质量下降，但是CT检查不受影响。

7. 在骨与关节创伤中，CT的三维重建图像可以提供更全面和直观的信息，可以多角度地呈现骨骼与其相邻结构的解剖关系，特别是在复杂的腕关节损伤中可以提供非常有价值的信息。

（三）磁共振成像

1. 磁共振成像（magnetic resonance imaging，MRI）与X线和CT相比最大的优点

（1）MRI不利用X射线，不存在射线对身体的损伤，目前被认为是无损伤性的检查。

（2）MRI具有极佳的组织对比度，可以明显改善X线和显示不好的软组织对比，对骨、关节、软组织创伤有重要临床价值。

（3）MRI具有直接任意平面成像能力，可随意获得冠状面、矢状面以及任意斜面图像。

2. MRI存在的不足

（1）对骨皮质、骨小梁、各种钙化和骨化的细节显示能力明显不如X线和CT。

（2）设备较少，检查费用相对昂贵。

（3）检查时间较长，患者的舒适感较差。

MRI扫描序列复杂多变，MRI图像对比也不再是X线和CT的单一密度差别，而是可以获得多种对比度的图像。骨关节系统最常用的MRI扫描序列为自旋回波（spin echo，SE）和快速自旋回波（fast spin echo，FSE），最常用的图像对比为T1加权像和T2加权像。骨关节系统各组织成分在SE或FSE序列T1WI和T2WI上的磁共振信号表现见表1-2-1。

表 1-2-1　不同组织的磁共振信号强度

组织	T1WI	T2WI
关节液、水	低到中等	高
脂肪、黄骨髓	高	中高
空气、骨皮质、肌腱、韧带、瘢痕	低	低
纤维软骨(如半月板、盂唇、关节盘)	低	低
红骨髓	低	中等
透明软骨	中等	中等
肌肉、神经	中等	中等
血管	低	低

注：MRI 图像上以黑白灰阶表示信号强度，信号高为白色，信号低为黑色。

3. MRI 在骨与关节创伤中的应用　主要包括骨折、软组织创伤以及骨缺血坏死的诊断。

（1）对某些特殊骨折提供有价值的信息：对于绝大多数的骨折，X 线或（和）CT 提供的信息已足够用于诊断和治疗，故不需要 MRI 检查。但是对于某些特殊骨折，MRI 可以提供有价值的信息，例如新鲜隐匿的舟骨骨折，可以看到出血水肿带。

（2）急性软骨骨折和骨软骨骨折：在所有影像手段中，MRI 是显示软骨最好的手段，对软骨骨折的位置、大小、有无移位均可提供比较准确的判断，而常规的 X 线和 CT 则不能显示软骨的损伤情况。

（3）生长板的损伤：对于骨骺和骺板的损伤，X 线片评价有时比较困难，尤其对于婴幼儿，因为大部分骨骺和骺板均为软骨结构，X 线片上不能显影。MRI 则可以直接显示骨骺和骺板，对于确定骨折线是否累及骨骺和骺板以及邻近骨结构的程度直观准确，从而提供了更好的损伤分型依据。对于生长板损伤之后的晚期并发症，例如生长阻滞，MRI 也可以明确是否存在骨骺早闭的情况。

（4）显示骨、关节、软组织创伤：由于 MRI 具有极佳的软组织对比分辨能力和任意平面成像能力，因此是目前显示骨、关节、软组织创伤最好的影像手段。对于肌肉、肌腱的损伤和关节韧带的损伤（连续性中断、断端回缩、韧带增粗或变细等异常情况）可提供良好的影像学资料。①纤维软骨结构的损伤。在诊断腕关节三角纤维软骨复合体的损伤中发挥着重要的作用。对于这些结构的损伤，常规 X 线和 CT 均不能提供有价值的信息，创伤性的 X 线造影和关节造影仅对其中某些损伤有一定的价值，而 MRI 可以在无创伤的情况下提供相当准确的诊断信息，因而被广泛应用。②关节透明软骨的损伤。MRI 可以直接显示关节透明软骨，对于急性软骨骨折、外伤后骨关节病中软骨的变薄和不光滑，均可提供有价值的信息。③关节滑膜病变。MRI 可以诊断关节积液、显著的滑膜增生以及一些特殊类型的滑膜炎，如色素沉着绒毛结节性滑膜炎、局限性结节性滑膜炎等，由于图像分辨率的限制，对于轻度的滑膜增生往往难以显示。④外伤性关节积液。MRI 可以很好地显示外伤性关节积液、关节积血以及关节积脂血症。关节积血通常表现为液-液平面，关节积脂血症则表现为脂-液平面。

（5）诊断早期骨缺血坏死：MRI 是目前诊断早期骨缺血坏死最敏感和特异的影像手段，而 X 线和CT均不能诊断早期骨缺血坏死。核素扫描对于早期骨缺血坏死也相当敏感，但是其特异性和解剖细节显示能力明显差于MRI。与MRI比较，核素扫描最大的优点在于一次扫描即可获得全身的骨信息，对于明确多发性骨坏死有明显的优势。

（四）放射性核素显像

放射性核素显像在骨与关节创伤中的应用归纳如下：

1. 急性骨损伤。绝大多数骨折均不需要核素显像，但对于X线片难以明确的一些指骨和腕骨骨折，核素显像常可提供诊断依据；全身多发骨折时，核素显像也有助于发现隐蔽的骨折。

2. 应力骨折。核素显像是早期诊断应力骨折的敏感方法。

3. 骨损伤后存活性的判断。对于判断腕舟骨骨折后是否存在骨缺血坏死，核素显像是早期诊断的敏感方法。

4. 骨移植存活的监测。

5. 外伤后的骨关节炎。

目前，放射性核素显像在骨与关节创伤的实际临床应用并不是很广泛，这主要有三个方面的原因：①CT和MRI设备的大量普及使得放射性核素显像的应用受限；②放射性核素显像尽管有很好的诊断敏感性，但是缺乏特异性；③放射性核素显像的图像空间分辨率远远比不上CT和MRI。

（五）超声诊断

由于诊断性超声波不能穿透骨组织，导致超声诊断在骨损伤中的应用受限。但是，超声波能够穿透肌肉、肌腱、韧带、筋膜、滑膜和腱鞘等，对这些软组织损伤的诊断能够提供一定的帮助。

目前超声诊断在骨与关节创伤中的应用主要有：

1. 肌肉损伤和肌肉血肿。

2. 肌腱病变。

3. 浅层韧带损伤。超声对于较为表浅的一些韧带损伤的诊断比较准确。

4. 滑囊和腱鞘病变。

5. 外伤后软组织异物。

与其他影像手段相比，超声诊断最大的优点在于非损伤性、即时性、价格低廉、患者无痛苦、重复检查简单易行等，但超声诊断的可靠性受操作者的技术水平和经验影响较大，图像对比度也不像其他影像手段图像那样直观，从而影响了临床医生对其的信任和依赖。

在目前的骨与关节创伤临床诊断工作中，X线、CT和MRI占据了主导地位。从诊断能力上比较，X线和CT对骨结构的显示优于MRI，但MRI具有良好的软组织病变诊断能力；从患者安全性上比较，MRI目前被认为是无身体伤害性的检查，X线和CT均存在射线的伤害；从费用上比较，X线最廉价，而MRI的费用最高。对三者的选择需要结合实际情况综合评定。

（陈振兵 郑怀远）

骨与关节损伤的处理原则和方法

骨与关节损伤确诊后，应根据患者全身情况及骨与关节损伤的不同特点，全面权衡各种治疗方法的优缺点，选择最佳治疗方案。在处理骨与关节的过程中，应当根据患者的年龄、性别、损伤机制、骨折类型、关节损伤情况、伴有的软组织损伤等因素，将患者作为一个整体进行考虑，根据现有设备和技术条件采用合适的治疗方法，并和患者及家属进行沟通，以便获得患者的理解和配合。

治疗运动系统损伤的目的是完全恢复患者肢体的功能。传统的骨折治疗有三大原则：复位、固定、康复治疗。目前国际上通行的AO/ASIF国际内固定研究学会（其德文简称为AO）的骨折治疗原则为：通过骨折复位及固定重建解剖关系；按照骨折的特点及损伤的需要选择固定方法；操作细致、轻柔，以保护软组织及骨的血供；进行全身及患部的早期和安全的功能锻炼。

一、骨折的复位

（一）手法复位

1. **原理** 利用力学的三点固定原则和杠杆原理，复位骨折端，特别是对于有些闭合性骨折，应是首选的治疗方法。在骨折复位前，首先应了解患者的受伤机制，弄清骨折移位的路径，再采取合适的手法将移位的骨折端沿着原来的路径倒扳回来，使骨折复位。

2. **方法** 复位应在伤后1~4小时内完成，即尚无反应性肿胀时，有利于骨折复位。当患者有休克、昏迷、重要脏器损伤、生命体征不稳时，应延缓手法复位的时间。如局部已有水肿，则应尽快消除肿胀，最好能在1周内完成复位。进行手法复位时，动作必须轻柔，并争取一次复位成功；

粗暴的手法和反复多次的复位，均可增加软组织损伤，影响骨折愈合，且可能引起并发症。因此，对于骨折的复位，应争取达到解剖复位；如不易达到时，也不能为了追求解剖复位而进行多次复位。

（二）牵引复位

牵引技术是骨科常用的治疗方法，利用牵引力和反牵引力作用于骨折端，以达到骨折整复和维持骨折复位固定的目的。牵引有皮牵引、骨牵引和特殊牵引，其中持续骨牵引较为常用。持续骨牵引的适应证有以下几点：成人长骨的不稳定骨折，肌肉强大或容易移位的骨折，骨折部皮肤软组织条件差，开放性骨折感染，有严重复合伤不宜做其他固定者。牵引时，应防止骨折断端持久分离，断端间的分离也是骨折迟缓愈合或不愈合的一个重要原因。

（三）切开复位

切开复位是治疗骨折较常用的方法，即手术切开骨折部位的软组织，暴露骨折端，在直视下将骨折复位。采用该方法需严格掌握其指征，只有指征正确、操作正规才能收效，否则将会造成更严重的危害，给患者带来更大的痛苦。

1. 切开复位的适应证　①移位的关节内骨折；②经非手术治疗后失败的不稳定骨折；③非手术治疗效果不佳的撕脱性骨折；④非临终患者有移位的病理性骨折；⑤保守治疗效果不佳的骨折，如加莱亚齐骨折（Galeazzi 骨折，即尺骨远侧 1/3 骨折，合并桡尺关节远侧脱位）、孟氏骨折（Monteggia 骨折，即尺骨上 1/3 骨折，合并桡骨头脱位）；⑥有阻碍生长倾向的移位的骨骺损伤；⑦合并筋膜间室综合征的骨折；⑧骨折不愈合；⑨合并有重要神经血管损伤的骨折；⑩不稳定的开放性骨折；⑪不稳定的感染性骨折或感染性不愈合；⑫经非手术治疗后发生的骨折延迟愈合；⑬患者经长期制动导致并发症增多的骨折。

2. 切开复位的禁忌证　①严重的骨质疏松；②手术部位的严重瘢痕、烧伤、感染或皮炎；③活动的感染或骨髓炎；④无法进行重建的粉碎性骨折；⑤不能耐受麻醉的患者；⑥无移位骨折；⑦在设备、人力、技术、经验等方面不具备手术条件时。

3. 骨折手术治疗的AO原则　①骨折断端的解剖复位；②牢固的内固定应满足局部生物力学的要求；③尽量保护损伤区的血液供应；④使骨折周围的关节和肌肉能够无疼痛地自主活动。

4. 切开复位的优缺点

（1）优点：最大的优点就是可使手法复位不能复位的骨折达到解剖复位。有效内固定，可使患者提前下床活动，减少肌肉萎缩及关节僵硬，还能方便护理，减少并发症。

（2）缺点：①切开复位时分离软组织及骨膜，减少骨折部分的血液供应；②增加局部软组织损伤的程度，降低局部抵抗力，若无菌操作不严，易发生感染，导致化脓性骨髓炎；③切开复位所用的内固定器材如选择不当，术中可能发生操作困难或影响固定效果；④内固定器材的拔除，大多需要二次手术。

二、固定

骨折复位后，可有很多固定方法，一般分为外固定和内固定两大类。

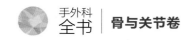

（一）外固定

外固定（external fixation）适用于开放性骨折、闭合性骨折伴广泛软组织损伤、骨折合并感染和骨折不愈合、截骨矫形术或关节融合术后，采用小夹板、石膏、牵引器、外固定器和外展架固定。

（二）内固定

内固定（internal fixation）是指采用金属或者可降解材料对切开复位的骨折进行固定的方法，有螺钉和髓内针固定、钢板环扎、张力带结扎、钢针贯穿固定以及接骨板、加压接骨板和解剖型接骨板固定等。各种方法都有其特殊指征。

各种原因导致的血运破坏、具有强大刚性的坚强内固定所产生的应力遮挡、骨质疏松等因素不利于骨折愈合。目前国际上提出了生物学内固定（biological osteosynthesis，BO）的概念，强调骨折的治疗要重视骨的生物学特性，不破坏骨生长发育的正常生理环境。

BO原则：①远离骨折部复位，尽量保护软组织附着；②不以破坏血运为代价强求粉碎性骨折的解剖复位；③对必须复位的较大骨折块要尽量保存软组织蒂部；④使用低弹性模具、生物相容性好的内固定器材；⑤减少内固定物与骨的接触面积；⑥减少手术时间。

三、辅助治疗

（一）电磁能疗法

实验和临床证实，电磁能可促进骨折愈合。目前，常用的电刺激方法有埋入型、半埋入型和非损伤型。电流量介于$5\sim20\mu A$之间。临床应用电磁能疗法治疗所报告的成功率为$85\%\sim90\%$。

（二）中医疗法

祖国传统医学通过中药、推拿、针灸等手段，舒筋活络，改善血液循环，促进骨折愈合，取得了较好的疗效。

（三）药物疗法

到目前为止，尚无能明显促使骨折愈合的药物。国内外学者也正在探索能加速骨折愈合的物质。多种骨生长因子可以促进骨折的早期愈合，目前正在应用于临床。

四、康复治疗

骨折，特别是关节内骨折，经过外固定之后，常发生关节活动障碍，尤其以骨折愈合迟缓或形成骨不连多见，经过长期外固定者更为严重，甚者发生关节僵硬，其原因为关节内粘连与关节外肌肉粘连和痉挛。

骨折后的康复治疗极其重要，是防止发生并发症和早期恢复功能的重要保证。应在医务人员指导下，充分调动伤者的积极性，遵循动静结合、主动与被动运动相结合、循序渐进的原则，鼓励伤者早期进行康复治疗，促进骨折愈合和功能康复，防止并发症的发生。

（一）早期康复

早期康复的时间在伤后或手术后1～2周之内。早期康复的措施有以下几种：

1. 抬高患肢，消除肿胀，促进患肢的血液循环。

2. 进行肢体末端关节的活动锻炼。

3. 固定肢体中的肌肉，进行等长收缩，以患肢主动舒缩活动为主，每日进行多次。由于患肢肌肉收缩，此法既可促进肢体的静脉及淋巴回流，减少肌肉间的粘连，消除肿胀，又可使肌肉萎缩减缓，有利于以后的功能恢复。

4. 骨干骨折时两端关节或骨折关节的活动需视治疗及固定方法的不同而有不同的方式：①行坚强内固定的骨折，于手术创伤疼痛缓解之后，即可开始关节活动练习；②有效、短时的外固定可以早期进行；③行牵引治疗的骨折，可在牵引下做小范围的关节练习。

5. 连续被动活动，用于肌肉及肌腱手术后。早期活动关节的有利条件是关节软组织尚未形成粘连或粘连尚未完全机化，锻炼的难度不大，可较快恢复功能。

（二）中期康复

伤后2周，患肢肿胀已消退，局部疼痛减轻，骨折处已有纤维连接且日趋稳定。康复锻炼方法为：逐渐增加患肢活动强度和范围，逐渐增加肌力及抗阻力锻炼，逐步增加关节活动范围。

（三）晚期康复

此时骨折已愈合并去除外固定，达到临床愈合标准。

1. 肌力的锻炼　骨折愈合后，肌力达到3级者，可采用增强肌力的措施。主要是在抗阻力下进行锻炼，从最简单的上肢提重物、下肢绑沙袋等开始，过渡到各种机械性物理治疗。

2. 关节活动练习的三种方式　①主动活动：对不同的关节，练习活动的范围有所不同。②被动活动：此处所指的是自身控制的被动活动。③在主动控制下有节奏地进行主动、被动交替活动练习。

3. 理疗　如电疗、热疗、超声治疗等，可缓解疼痛，促进血液循环，应作为辅助治疗手段，但切忌过度。

4. 外用药物熏洗　采用活血化瘀的中药材进行熏洗。

五、软组织损伤的治疗

（一）休息和制动

损伤后的肢体应限制活动，以减轻疼痛、减少组织继续出血和炎性渗血，以利于组织的修复。肿痛明显者，应采取夹板或石膏托等短期固定2～3周。

（二）冷敷和热敷

软组织损伤后应立即给予局部冷敷，以减轻局部炎性渗出和肿胀，可用冷水毛巾、冰袋或制冷喷雾剂等。伤后24小时可改为热敷，以促进局部血液循环，有利于局部炎症吸收和肿胀消退，常用热毛巾、热水袋或热水浸泡，并有选择地进行理疗。

（三）软组织损伤的康复

关节软组织损伤经治疗后，同样需要通过逐步锻炼使肢体功能康复。肿胀完全消退后2周，在无痛情况下可进行肢体伸屈活动练习，有条件时配合理疗，逐步恢复肢体的正常功能。

（庄永青　方锡池）

第四节
骨与关节损伤的常见并发症

一、肌腱损伤

在临床中，骨与关节损伤常合并肌腱损伤，肌腱损伤多为开放性损伤。在砸伤、机器绞伤、切割伤、刺伤甚至咬伤等致伤因素下发生骨与关节损伤时，可合并肌腱损伤，同时也可因为间接暴力导致闭合性肌腱损伤。若肌腱损伤未及时修复或修复方式错误，可导致相应部位肢体运动功能障碍，严重时甚至导致肢体残疾，因此肌腱损伤后的修复显得尤为重要。

（一）损伤定位

肌腱损伤后，首先应该做的工作是确定损伤部位。常用的方法有两种，一种是功能查体，另一种是观察损伤后的畸形状态。值得注意的是，肌腱损伤平面定位时应留意损伤时的体位。肌腱可以自由滑动，有时不能单纯根据外伤位置来判断肌腱损伤平面。例如：手部屈肌腱损伤时，区分指深屈肌腱及指浅屈肌腱，可以根据手指的伤口部位做出初步诊断；若损伤部位既包含指深屈肌腱也包含指浅屈肌腱，则需要进一步区分。若指深屈肌腱断裂，固定中节指骨，远指间关节不能主动屈曲；若指浅屈肌腱断裂，检查时将其相邻指固定在伸直位，则该指近指间关节不能单独主动屈曲（图1-4-1）；若指深、浅屈肌腱均断裂，则远、近指间关节均不能主动屈曲，同时观察到休息位时，患指处于伸直位。若患指损伤时处于握拳屈曲位，则肌腱损伤平面在外伤平面以远，反之则在损伤平面近端，其他部位肌腱损伤的判断方式也是如此。超声检查在闭合性肌腱损伤平面定位中较为常用。

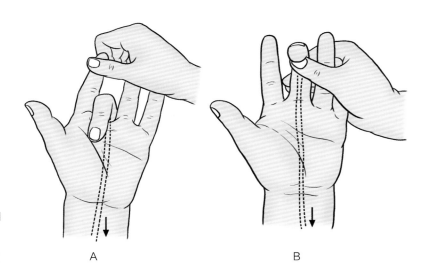

图 1-4-1 指深、浅屈肌腱损伤鉴别示意图

A. 指浅屈肌腱损伤 B. 指深屈肌腱损伤

（二）治疗

肌腱修复时应留意以下几点：①损伤发生的具体时间、地点、致伤物和伤口的污染情况；②根据肌腱损伤平面情况及肌腱损伤时相邻关节位置来判断肌腱断端回缩部位；③判断肌腱断裂的数量，有无同时合并神经、血管损伤；④术者是否具备良好的肌腱修复技术。

1. 修复时间

（1）一期修复：肌腱损伤在 12 小时内，通常采取一期修复。此时肌腱、肌肉及其周围组织还没有发生继发性病理改变。当然，个别情况下也可延长至伤后 24 小时内进行修复。临床中所谓的"延迟一期修复"是指在伤后 1～10 天内进行的修复。

（2）二期修复：伤后 10～14 天或以后的修复均属于二期修复，伤后 4 周以后的二期修复称作"晚二期修复"。二期修复的适应证有：①肌腱有缺损，直接缝合有困难；②肌腱缝合部位皮肤缺损，需行皮肤移植或皮瓣覆盖；③严重的挤压伤，合并骨与关节粉碎性骨折；④伤口污染严重。

（3）延迟修复：有以下情况时应延迟缝合。①肌腱损伤时伤口污染严重，无法进行一期闭合；②患者有其他危及生命的损伤；③术者未能熟悉掌握肌腱外科手术操作技巧。肌腱延迟修复要及早进行，待伤口无炎症反应、条件适宜时立即手术，若时间过久，肌腱断端回缩，则直接缝合困难。

2. 局部条件 肌腱愈合所需的营养主要是血液供给和滑液作用。血液供给的来源主要有：①肌腱肌腹移行部有许多血管穿行进入肌腱；②肌腱附着部邻近骨或骨膜的少数分支血管进入肌腱；③有滑液鞘包裹部位的血管，通过系膜分布于肌腱；④在无鞘膜包裹的部位，血运来自腱周组织。滑液通过扩散形式营养肌腱，当手指进行屈伸活动时，肌腱与腱鞘韧带摩擦挤压，其压力差的变化使滑液进出肌腱纵沟，进而完成肌腱营养与物质之间的代谢交换。所以修复的肌腱应建立在较完整的滑膜鞘内，或血液循环丰富的松软组织床内，这样肌腱愈合后不仅质量好，而且粘连少。但在缺血组织内的瘢痕组织上或瘢痕覆盖部位裸露硬韧的组织，如鞘管、韧带、肌膜、骨创面等部位，均不宜修复肌腱。

3. 肌腱修复 肌腱损伤大体可分为无缺损损伤和有缺损损伤两大类。

（1）无缺损损伤：无缺损的肌腱损伤，可通过直接缝合予以修复，术后在支具保护下可进行主动活动或被动活动。

常用的方法有Kessler缝合法、Kleinert缝合法、8字缝合法及其衍生出的各种改良法等（图1-4-2）。

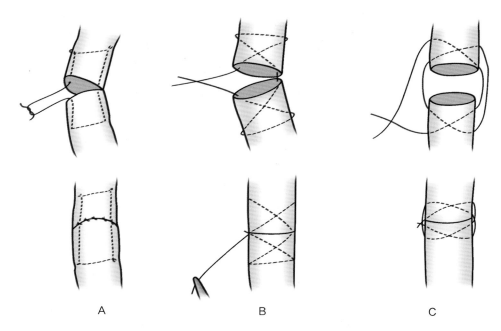

图1-4-2 常用的Kessler缝合法、Kleinert缝合法、8字缝合法示意图
A. Kessler缝合法　B. Kleinert缝合法　C. 8字缝合法

（2）有缺损损伤：有缺损的肌腱损伤，是指肌腱断端不能直接缝合修复，需要其他方法辅助治疗，常用的有自体肌腱移植、同种异体肌腱移植、异种肌腱移植及应用人工肌腱替代物等方法。除此之外，通过组织工程化肌腱修复肌腱缺损也是一种好方法，具有以下优点：形成的肌腱组织具有活力和功能，可对肌腱缺损进行形态修复和功能重建，同时达到永久性替代；以最少量的肌腱细胞经体外培养扩增后修复严重的肌腱缺损；按缺损形态任意塑形，达到完美修复。

（三）康复

在临床允许的前提下尽早进行被动活动可加快肌腱愈合，并在一定程度上预防肌腱粘连。临床上肌腱损伤修复术后一般控制在4周内去除外固定，进行主动功能锻炼，6周后可加强锻炼。通过肌腱运动可使其避免与周围组织持续静态接触，从而抑制外源性愈合，降低肌腱粘连的发生率。同时肌腱运动也促进了滑液扩散和血管重建，使其更好地营养肌腱组织，促进其内源性愈合；也可促进肌腱细胞增殖，加速其向肌腱断裂处迁移，促进内源性愈合。但过早运动可能导致肌腱再次断裂，故在运动时一定要适度，切不可过度运动。

二、神经损伤

骨与关节损伤常合并神经损伤，例如肱骨干中下1/3骨折常合并桡神经损伤、伸直型肱骨髁上骨折常合并正中神经损伤、月骨掌侧脱位常合并腕部正中神经卡压等。常见原因有切割伤、牵拉损伤、压砸伤、碾挫伤等。因此在发现骨与关节损伤后，检查是否合并神经损伤尤为重要。

（一）组织病理学变化

1. 沃勒变性（Waller 变性）　神经纤维受各种外伤断裂后，远端神经纤维可发生一系列变化。断端远侧的轴突由于得不到胞体的营养支持，只能生存几天，以后很快发生变性、解体，残骸由施万细胞（Schwann cell）和巨噬细胞吞噬清除。断端近侧的轴突和髓鞘可有同样的变化，但仅破坏1～2个郎飞结（Ranvier node）即停止。轴突断裂的胞体发生一系列改变，如染色质分解，准备修复断裂的轴突。靠近胞体的轴突断裂也可使细胞体坏死。

2. 神经纤维再生　如果包含施万细胞的神经内膜管没有损伤，轴芽可以很容易地沿着它们先前的通道通过，再生后的存活细胞神经支配其原先的终末器官。如果损伤较重，包含施万细胞的神经内膜管中断，主要来自神经轴束残余部分的轴芽数目可增生。这些轴芽无目的地移行通过损伤区域，进入神经外膜和神经束膜，或在附近区域形成一个神经瘤，或保持完整的神经瘤。很显然，没有神经内膜管和施万细胞鞘破坏，神经功能恢复的可能性更大；反之，就很少或无功能恢复。神经纤维再生速度一般为每天1～2mm，神经缝合后有3～4周的愈合时间，因此神经纤维再生应从吻合端愈合以后算起。

（二）损伤的分类

1. 赛登分类法（Seddon 三分法）

（1）神经传导功能障碍：生理学上的神经冲动传导功能暂时丧失，神经功能可在数天至数周内得到恢复。

（2）神经轴突中断：神经轴束突起及轴束有损害，神经内膜管及结缔组织支架仍保持连续性，神经可望自发性再生，可获得满意的功能恢复。

（3）神经断裂：神经从解剖上完全断裂，非手术治疗不可能有自发性神经功能恢复。

2. 森德兰分类法（Sunderland 五分法）

（1）Ⅰ级神经损伤：从生理学上讲，在损伤部位，沿着轴束的传导中断，但轴束并没有真正断裂，也没有沃勒变性，在数天到数周内有望自发性地恢复功能。

（2）Ⅱ级神经损伤：轴束紊乱，损伤的远端沃勒变性，神经内膜管仍保持完整。临床上完全的神经性缺陷往往伴有运动神经、感觉神经、交感神经功能丧失。该类神经损伤通常可达到满意的功能恢复。

（3）Ⅲ级神经损伤：神经轴束、施万细胞鞘、神经内膜管和神经均受到损害，但神经束膜保持完整。在大多数情况下，神经功能丧失是完全性的，并遗留不同程度的持久性运动功能和感觉功能缺损。

（4）Ⅳ级神经损伤：神经束与神经内膜均受到损害，但可保留部分神经外膜及神经束膜，神经轴束、轴芽通过神经束膜和外膜缺损穿出，并移行于周围组织中，非手术治疗不能取得满意的功能恢复。

（5）Ⅴ级神经损伤：神经干连续性完全切断或丧失，非手术治疗不能获得满意的功能恢复（图1-4-3）。

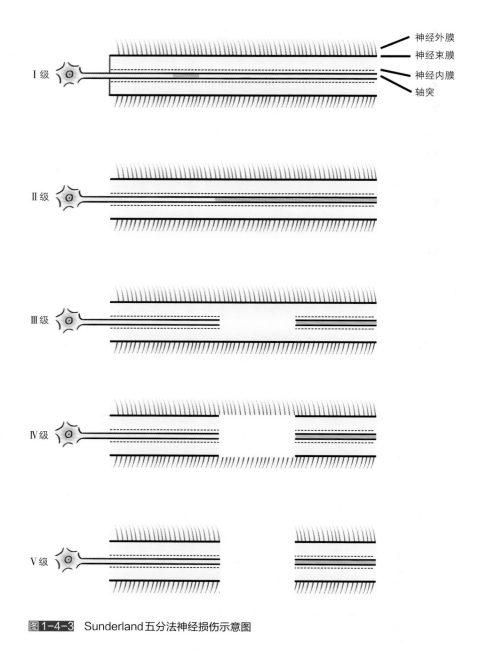

神经外膜
神经束膜
神经内膜
轴突

Ⅰ级

Ⅱ级

Ⅲ级

Ⅳ级

Ⅴ级

图1-4-3 Sunderland五分法神经损伤示意图

（三）诊断

诊断骨与关节损伤是否合并神经损伤，主要依据临床症状与体征及相关辅助检查。

1. **畸形**　如桡神经损伤出现垂腕垂指畸形、尺神经损伤出现爪形手畸形、正中神经损伤出现猿手畸形。

2. **运动功能障碍**　神经所支配的肌肉麻痹，肌肉组织逐渐萎缩，肌力减弱或消失。

3. **感觉功能障碍**　皮肤感觉神经分布常有重叠现象，因此感觉神经损伤后，在其分布的区域并不完全丧失感觉，而仅局限于其中某一特定的部位，叫作单一神经分布区。

4. **营养性改变**　神经损伤后手指的汗腺停止分泌，皮肤干燥，肌肉萎缩，指甲增厚，出现纵行的嵴。

5. **触痛**　由于假性神经瘤的形成，叩击或者用力触压伤处，原来的神经分布区有痛感。

6. **辅助检查**　肌电图、神经传导的测定、发汗试验、皮肤导电试验等均有助于诊断。

（四）治疗

神经损伤的治疗方式包括保守治疗以及手术治疗。保守治疗包括神经营养、电刺激、局部理疗等，出现以下情况则需要手术治疗：①神经锐器伤；②神经复合性损伤，如撕脱伤、武器伤，可行神经探查术；③闭合性损伤出现神经受损症状，经观察适当时间后无恢复，可行神经探查术；④闭合性骨折伴神经损伤，或骨折整复前无神经损伤症状而骨折整复后出现神经损伤症状，应尽快进行手术探查；⑤贯通伤所致的神经缺损，应观察一段时间，若无恢复则行神经缝合术。

1. **神经修复的原则**　①要在充分的麻醉并在有效的止血带下操作，有利于准确辨认神经损伤的范围、程度及进行缝合操作；②神经两断端要在无张力下进行缝合，可使血液供应正常，有利于神经再生；③正常神经束应准确对合，陈旧性神经损伤需用锐刀自神经瘤近端或远端作逐段切割，直至断面有正常神经束时，方可进行缝合；④神经修复的基床要有良好的血液循环，神经缺损过长者，以选用吻合血管的神经移植为宜；⑤凡有神经缺损，经处理后仍有张力的，需行神经移植术。

2. **周围神经损伤的修复方法**　根据神经损伤的种类不同，可采取不同的修复方法。

（1）神经松解：分神经外松解术和神经内松解术两种方法。前者是解除骨端压迫，游离和切除神经周围的瘢痕组织；后者是除神经外松解外，尚需切开或切除病变段神经外膜，分离神经束之间的瘢痕粘连，切除束间瘢痕组织。

（2）神经缝合：离断的两神经断端可采用传统的神经外膜缝合法或神经束膜缝合法（图1-4-4）。

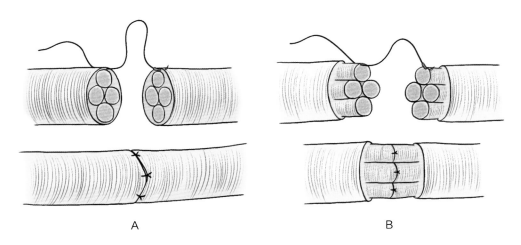

A   B

图 1-4-4　神经外膜缝合法与神经束膜缝合法示意图

A. 神经外膜缝合法　B. 神经束膜缝合法

（3）神经移植：当神经两断端不能直接吻合时，需要神经移植修复。常用的方法有：电缆式移植、神经束间移植、带血供的神经移植，其中带血供的神经移植又包括带蒂神经血管移植、吻合神经血管移植。

3. **影响神经功能恢复的因素**

（1）患者年龄：儿童的神经恢复成功率明显高于成人。

（2）手术距神经损伤的时间：神经损伤后越早修复，功能恢复越好。

（3）神经两断端之间的间隙：间隙越大，疗效越差，故强调在无张力下缝合。

（4）损伤部位：损伤部位距离支配的组织越远，再生所需的时间越长，因此效果也越差。

（5）损伤的性质：牵拉伤和碾挫伤要比切割伤恢复差。

（6）不同神经的功能恢复程度不同，由好到坏排列：桡神经、正中神经、尺神经。

（7）操作技术：应遵循无创操作原则，操作技术正确与否在很大程度上影响神经再生。

（8）神经周围组织床状况：神经周围组织床好坏不一，则效果不一。

三、关节僵直

关节僵直（stiffness）在临床中很常见，在骨与关节损伤并发症中排在首位。关节僵直是指正常关节功能（如屈伸、偏转等）发生不同程度的障碍，表现为关节活动范围减小甚至完全丧失。

引起关节僵直的因素包括外伤性和非外伤性。外伤性因素有：损伤部位，损伤程度，愈合时程，固定时间、范围、体位及固定后康复锻炼情况；非外伤性因素有：发生在关节或关节周围的炎症，常见的有骨关节炎、类风湿性关节炎、强直性脊柱炎等。临床中也可见到由于药物渗漏导致的关节僵直。

（一）分类

关节僵直分为两类：一类是骨性僵直，是由于上述原因导致关节软骨损伤或缺失，关节表面失去平滑性，骨质增生或关节部分粘连，甚至出现骨性融合；另一类是纤维性僵直，又称为非骨性僵直，是由于肌腱、关节囊、侧副韧带间互相粘连或合并掌背部致密瘢痕组织限制皮肤滑动导致，发生在手指部位的僵直可合并掌板粘连。临床中两类关节僵直有时同时存在。

（二）治疗

不同种类的关节僵直治疗方式不同；僵直部位不同；治疗方式也不尽相同。在骨性结构相对较好的纤维性僵直中，首先考虑采用物理疗法、关节松动术、关节牵伸以及肌力训练等保守治疗。以往治疗采取手法辅助关节牵伸活动，但芮永军等研究显示，渐进性牵伸支具在治疗纤维性僵直方面取得了良好效果，其治疗方式已逐渐获得临床认可。手术治疗方式包括肌腱、侧副韧带、关节囊及掌板的松解，而合并掌背部致密瘢痕组织限制皮肤滑动导致的僵直则需要皮肤移植、皮瓣修复或行瘢痕部皮肤Z形延长松解。值得注意的是，存在关节软骨损伤，甚至关节面失去解剖形态者，在术后不会发生关节脱位的前提下，能够接受一定程度的痛性运动者，可以考虑行松解术，反之不建议行松解术。

骨性僵直主要是由于之前所述原因导致的关节破坏、增生或融合，目前临床常采用的治疗方式包括关节制动、关节融合、关节成形以及人工关节植入等。关节制动主要用于关节损害严重、运动功能缺失，但存在一定活动度的关节，为缓解疼痛，将关节固定于功能位，待其自行融合；关节融合应用于损害严重或已僵直在非功能位的关节，因妨碍生活及工作，需要将关节重新固定融合于功能位；关节成形适用于某些特殊关节，如腕掌关节，由于关节融合后对其功能影响大，因此在尽量降低疼痛的前提下，最大限度地恢复其功能；人工关节植入是将损伤的关节去除，应用硅胶或金属的人工关节进行置换，受术后关节稳定性等因素的限制，临床应用较局限。

（三）预防

在与关节僵直相关的外伤性因素中，固定的时间、范围、体位以及术后康复锻炼属于医源性因素，可在临床工作中得到控制，因此控制医源性因素可以减少关节僵直的发生。

成人骨与关节损伤后一般固定4周左右，骨折断端出现纤维性愈合，可以在医生指导下取出固定材料，进行关节主动功能锻炼。但不稳定性骨折，待6~8周骨痂形成后才可进行主动功能锻炼。儿童较成人可提前2周左右进行功能锻炼。内固定牢靠者，术后第2天即可进行主动功能锻炼。外固定范围严格按照固定标准，在成人的骨折中，骨干骨折远、近两端的固定仅过相邻的两关节；指骨骨折仅同时固定邻近两手指，固定牢靠时，也可单指固定；关节损伤时，固定物远、近两端一般不超过相邻的两关节。在固定牢靠的前提下尽量减少外固定范围，同时应该保证未固定关节正常活动。关节固定体位决定了关节周围软组织是否出现挛缩，包括侧副韧带、关节囊等，例如掌指关节侧副韧带固定在伸直位时处于松弛状态，固定期内会出现挛缩，导致关节僵直于伸直位，屈曲不能，影响手指功能。因此，固定掌指关节时应尽量保证其处于屈曲60°~90°位，其余部位骨与关节损伤后的固定体位应注意避免发生软组织挛缩。关节固定时间的长短与关节活动受限程度呈正相关，与后期的关节功能恢复程度呈负相关，因此早期系统性地介入康复锻炼可最大限度地预防关节僵直的产生。此外，关节部位骨折应尽可能避免内固定物跨关节固定，可选用带关节的外固定架进行治疗，在保证牢靠固定的同时，利于患者早期进行功能锻炼。

关节僵直是临床工作中的一大难题，随着年龄的增加，骨与关节损伤后并发关节僵直的概率也会增加，同时临床中有些手术不可避免地会伴发关节僵直，因此在合理预防该并发症的同时，针对不同部位的骨与关节损伤或疾病，研究可降低关节僵直发生概率的手术方式值得我们努力。

四、延迟愈合、不愈合或骨不连

骨与关节损伤导致的骨折，一般6~8周愈合，超过该部位骨折愈合时间而没能愈合的称为延迟愈合（delayed union）。延迟愈合阶段，骨折断端之间的组织包括纤维组织与纤维软骨，在继续固定期间仍有可能转换成骨组织，但是也可能停滞不前。临床上一般将超过3个月骨折断端仍不愈合，同时影像学检查无进展迹象者，称为骨折不愈合或骨不连（nonunion）。延迟愈合、不愈合或骨不连是骨与关节损伤的晚期并发症，病程长，对患肢功能影响大。

（一）产生原因

影响骨折愈合的因素很多，常见的有骨折断端血供、软组织条件、骨折断端对合、复位与固定情况等。临床中常见的病因有以下几种：

1. 骨折对位对线差，甚至完全移位，或是骨折断端间隙过大，导致骨折断端有软组织嵌入。

2. 首次切开复位时，剥离骨折周围骨膜过多，或外伤后局部软组织损伤过重，骨折断端的血液循环破坏严重。

3. 手术选择的内固定无效或不当，使骨折的局部持续存在剪切应力。

4. 由于克氏针等内固定材料的皮外留置，在一定条件下可以导致感染蔓延至骨折断端，形成局部感染。

5. 术后功能锻炼的时间或方法不当，影响骨折断端的愈合。

6. 患者自身营养状况较差，有严重的骨质疏松，或是合并一些内科疾病等，致使骨折愈合时间延长，甚至骨不连。

（二）临床表现及影像学表现

延迟愈合、不愈合或骨不连的临床表现主要有以下几种：①疼痛，超过一般骨折愈合期后肢体仍存在主动、被动活动时骨折处疼痛；②局部异常活动；③畸形。

延迟愈合的X线表现为：①骨折线清晰，无连续骨小梁通过骨折线；②骨折断端有吸收，但无硬化；③软骨成骨的骨痂出现晚，长时间不能形成一个整体。骨不愈合或骨不连的X线表现为：①骨折端硬化，髓腔封闭；②骨折端萎缩，且有较大骨缺损；③假关节形成。根据X线表现，骨不愈合又可以分成肥大型和萎缩型，前者骨折断端有骨痂形成，存在一定的生物活性，若持续牢靠固定，仍存在愈合的可能；后者骨折断端不存在骨痂，缺少血液供应和生物活性，重新固定时需植骨才有可能愈合。

（三）治疗

骨折延迟愈合的治疗，首先应减少或去除影响骨折愈合的不利因素，期待骨折愈合，同时在牢靠固定的基础上延长固定时间，或在外固定牢靠的情况下积极地进行功能锻炼，是存在骨折愈合的可能的。

骨折不愈合的治疗，除极少数不影响肢体功能的情况外，均需手术治疗。如远节指骨骨折不愈合，主要是在指甲粗隆，骨折块小且多，难以紧密对合和固定，即使发生骨折不愈合，一般也不影响手指功能，故无明显症状者无须处理。具体手术方式可根据实际情况决定，如更换内固定、游离植骨或吻合血管的植骨术等。具体方法为：骨折处坚强内固定；植骨；改善局部软组织条件，包括清创、去除瘢痕、皮瓣转移；控制感染等。如近节指骨骨折不愈合多发生于骨干，可导致运动功能障碍，需做切开复位，行植骨内固定，术中切除硬化骨质，疏通髓腔，植入松质骨屑（块），牢靠固定。

（四）预防

预防骨折不愈合的措施，应从术前、术中及术后三个方面考虑。

1. **术前**　对骨与关节损伤者作出初步估计，包括局部软组织情况、创面污染与骨折粉碎程度、患者一般营养情况等，同时作出合理的诊疗计划。

2. **术中**　应选择合适的内固定器材，器材牢固为第一要素，如掌骨推荐采用钢板螺钉固定，牢靠稳定，无须外固定，同时可以进行早期功能锻炼；不能使用钢板固定的骨折应采用多针固定，同时做到避免损伤过多骨膜及软组织，以保证其周围血液循环；克氏针一类的内固定材料尽量留置皮内，若留置皮外则需妥善处置钉尾，防止意外拔出或是钉道感染等。

3. **术后**　根据骨折的类型及内固定稳固情况，可选用石膏、支具固定于功能位1～4周，其中采用牢靠内固定者，待3～4周纤维愈合后即可进行保护性功能锻炼。在正确的指导下进行关节功能锻炼，也可以防止肌腱粘连及关节僵硬等并发症；同时，术后应注意加强营养，避免吸烟等不良的生活习惯。对术前评估可能存在骨折愈合不良的患者应加强随访，动态了解病情，及时调整方案，排除不利因素，必要时给予干预，以促进骨折愈合。

总之，在临床治疗该类并发症中，只有对影响骨折愈合的各种因素进行充分了解，避免或减少不利因素，才能减少此类并发症的发生。

五、骨坏死

骨坏死（osteonecrosis）是指由于各种原因导致骨的血液循环中断、骨的活性成分死亡及随后修复的一系列复杂病理变化过程。世界卫生组织的统计数据显示，骨坏死疾病的患者正在逐年上升，骨坏死已成为致残率相对较高的骨科顽症。骨坏死分为创伤性与非创伤性，本节主要探讨的是骨与关节损伤后并发骨坏死，以往的文献报告中创伤性骨坏死占 42.8%，在骨坏死原因中居首位。

（一）发生原因及机制

创伤性骨坏死主要源于骨折、脱位以及手术，例如掌骨骨折、月骨完全性脱位、腕舟骨陈旧性骨折术后。在手外科疾病中，创伤性月骨坏死的发生率最高，这取决于骨与关节的运动力学以及解剖学基础。Taleisnik 通过对大量数据的研究提出，腕骨运动是以 T 形的中央列为主的，而腕关节远端向近端的压力传导大部分由月骨承担，因月骨相对位于近端的中央，故在近排腕骨中应力最大，故容易受损。同时，由于不同受损部位的血供情况不同，发生骨坏死的概率也不一致。月骨形状特殊，掌侧宽、背侧窄，受运动挤压时易移向掌侧，导致前韧带断裂，此时月骨仍有一部分来自后韧带的血液滋养。当外力较大时，可同时引起后韧带牵拉断裂而完全中断月骨的血供，故极易出现骨坏死。手术所致骨坏死，主要是由于陈旧性骨折瘢痕清除不彻底、骨折复位不良、内固定松动或脱落、关节囊剥离过多、感染等引起，其他非创伤性因素如使用激素、酗酒、免疫疾病等导致的骨坏死在临床中也非常多见。

（二）临床表现及影像学表现

不同损伤原因及部位导致的骨坏死症状也有所不同。临床上多表现为外伤后疼痛、功能活动受限，晚期还可导致畸形及肌肉萎缩。骨与关节损伤后引起的骨坏死，结合外伤手术史、临床表现、影像学证据可明确诊断，其中尤以影像学表现为主。对可疑骨坏死的患者，可定期拍 X 线片，观察损伤处骨质形态及骨密度改变；对于骨坏死手术，术前常规行 CT 检查，可进行横断位、冠状位、矢状位扫描，细致、准确地了解骨坏死的程度，以确定相应的治疗方案。

X 线和 CT 检查可见骨坏死处骨小梁硬化、骨密度增加、囊状透光区、裂隙、骨塌陷等征象；CT 在显示腕骨关节间隙及骨裂隙方面优于 X 线，但 CT 缺乏大局观，不能全面且直观地反映损伤的整体情况；MRI 在反映腕骨血液灌注情况以及是否伴有韧带损伤方面有独特优势，对确诊手舟骨坏死的敏感性可高达 100%，特异性也可达到 92%；同位素 99mTc 骨扫描是临床常用的诊断早期月骨坏死的一种方法，具有高敏感性，可表现为核浓聚现象，但这种特点缺乏特异性，故应结合其他检查才能做出明确诊断。

（三）治疗与预防

骨坏死在治疗方法的选择上，视病情、部位、年龄、患者要求等不同而有明显的差异。依据文献的调查统计以及临床经验的总结，目前可将其防治原则认定为以下几点：

1. 首要治疗需消除致病因素，即处理骨与关节损伤的原发因素，例如骨折复位欠佳、固定不牢等。

2. 尽早改善血供，对因局部缺血所导致的骨坏死，必须强调提高局部血供，这是获得满意疗

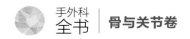

效的基本要求。

3. 积极减轻负荷，在骨缺血并已引起骨质坏死变性的早、中期，减轻其负载程度不仅有利于延缓病变的发展，还有可能促使病变逆转。

4. 治疗时机愈早愈好，在病变尚未波及关节与周围骨时积极治疗，有可能获得稳定的、高质量的关节功能活动。

5. 涉及关节的手术，应以保证关节功能为首要标准。

对于早期的骨坏死，可进行保守治疗，包括使用止痛药、减少活动、辅具治疗等。通过固定腕关节，减少对坏死骨产生的压力，以改善局部血供，达到骨再生的目的。但目前临床认为非手术治疗仅限于症状轻的老年患者，凡适应手术治疗者仍然优先考虑手术治疗。

手术治疗方案的选择主要依据其部位、影像学表现和临床表现。临床无症状、影像学表现骨形态正常，但存在骨内骨折、骨小梁断裂者，以减压治疗为主，包括打孔开窗减压、截骨减压及减小坏死骨组织周围压力等，如月骨缺血坏死，可采用桡骨短缩或楔状截骨手术。

如骨缺血坏死进一步加重，出现骨硬化性改变、囊性变，可行减压术、血管束植入术及带血管蒂骨移植术。临床中带血管蒂骨移植术应用较广泛，在选择骨瓣植骨部位时，应充分考虑重建关节的应力学稳定性及是否有充足的血供，同时必须保证最大程度地恢复功能。例如，应用头状骨移位替代月骨，由于头状骨头部关节面的外径、弧长、弧高与月骨近侧关节面相似，重建桡腕关节相对稳定，可以有效减少关节脱位、关节炎等并发症的发生；同时，头状骨的滋养血管孔主要位于头状骨基体部的背侧，而移位术的切骨线位于头状骨基底近侧2mm处，头状骨体部的附着韧带及滋养血管被保留，从而保证移位后的头状骨仍有充足的血运。

当骨坏死在影像学表现中出现碎裂、塌陷或移位时，可选择局限性关节融合或死骨摘除填塞术。例如，月骨坏死出现碎裂、塌陷或移位时，可采用腕骨间融合来减轻桡、月骨间的压力，也可采用月骨摘除，应用骨水泥假体或肌腱团填塞替代坏死月骨。该方法可以有效缓解腕关节疼痛症状，改善手部功能，并终止腕骨塌陷，进而阻止病情进展，提高患者生活能力和生活质量。

值得注意的是，在腕骨坏死中，当病变广泛累及周围关节，造成严重的疼痛及功能障碍时，可选择近排腕骨切除及桡腕关节融合术，以缓解疼痛和恢复部分握力。以往有少量案例报告应用人工关节治疗腕骨坏死，可使患者术后获得一个无痛且可活动的腕关节，但其长期的疗效尚有待进一步观察。

（四）发展和展望

在未来，骨坏死的研究仍需在很多领域进一步探索。首先，理想的动物模型仍未建立，这是骨坏死研究的瓶颈；骨坏死的治疗仍是百花齐放的状态，希望在不久的将来能探索出像利用自体干细胞的组织工程这种更有效的治疗方法。但是，干细胞按所需的组织与器官生长发育、成熟、表达功能并接受机体的调控将是一个漫长的研究过程。另外，人工关节替代疗法对患者的长期预后缺乏数据证据，需要我们进一步调查研究。

（邵新中）

参考文献

［1］王东，尹芸生. 主刀兵法：骨与关节创伤外科临床指导［M］. 武汉：华中科技大学出版社，2008.

［2］吴孟超，吴在德，吴肇汉. 外科学［M］. 8版. 北京：人民卫生出版社，2013.

［3］SCHWANDT C S，MONTAVON P M. Locking compression plate fixation of radial and tibial fractures in a young dog［J］. Vet Comp Orthop Traumatol，2005，18（3）：194-198.

［4］HASENBOEHLER E，RIKLI D，BABST R. Locking compression plate with minimally invasive plate osteosynthesis in diaphyseal and distal tibial fracture: a retrospective study of 32 patients［J］. Injury，2007，38（3）：365-370.

［5］ZIRAN B H，DAROWISH M，KLATT B A，et al. Intramedullary nailing in open tibia fractures: a comparison of two techniques ［J］. Int Orthop，2004，28（4）：235-238.

［6］肖聪，黄富国. 月骨缺血性坏死治疗进展［J］. 中国修复重建外科杂志，2011，25（3）：369-372.

［7］京海坤，蒙特，琼斯.骨坏死［M］. 孙伟，主译. 北京：人民军医出版社，2015：3.

［8］杨述华，吴星火. 骨坏死临床研究的现状、进展与前景［J/CD］. 中华关节外科杂志（电子版），2008，2（1）：53-56.

［9］胥少汀. 骨坏死诊治聚焦［M］. 北京：人民军医出版社，2011.

［10］梅西埃. 实用骨科学精要［M］. 戴闵，姚浩群，主译. 北京：人民军医出版社，2016.

［11］胥少汀，葛宝丰，徐印坎. 实用骨科学［M］. 3版. 北京：人民军医出版社，2005：488-489.

［12］施海峰，芮永军，马昊，等. 儿童输液渗漏性掌指关节僵硬的治疗［J］. 中华手外科杂志，2016，32（2）：103-104.

［13］钱俊，芮永军，张全荣，等. 带关节微型外固定支架治疗手部关节骨折［J］. 中华手外科杂志，2015，31（1）：73-74.

［14］顾玉东，王澍寰，侍德. 手外科手术学［M］. 上海：复旦大学出版社，2007：185-187.

［15］GIDDINS G. Editorial: tendon injuries and their repair or reconstruction［J］. J Hand Surg Eur Vol，2015，40（3）：233.

［16］LUTSKY K，BEREDJIKLIAN P K. Kienböck disease［J］. J Hand Surg Am，2012，37（9）：1942-1952.

第 二 章

骨与关节损伤

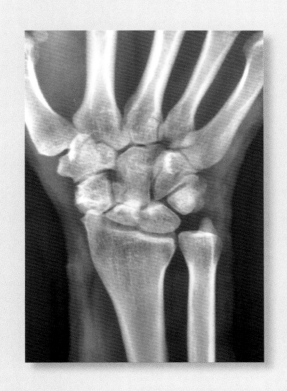

第一节

指骨骨折和掌骨骨折的处理原则

指骨骨折和掌骨骨折是临床常见的手部外伤。按照骨折线的形态可以分为横行骨折、短斜行骨折、长斜行骨折、螺旋形骨折和粉碎性骨折；根据是否伴有皮肤创口，分为闭合性骨折和开放性骨折。结合外伤史，局部肿痛、畸形和活动受限的临床表现，以及手指正、侧位 X 线片可以明确诊断。

指骨骨折和掌骨骨折的治疗原则为解剖复位、坚强内固定和早期功能锻炼。尤其需要强调纠正指骨骨折的成角畸形和旋转畸形，否则将显著影响手部的外观和功能。治疗方式分为保守治疗和手术治疗。保守治疗适用于骨折无明显移位、闭合复位位置满意并且稳定的骨折，采用的固定方式包括石膏、支具固定等。其他类型骨折则需要手术治疗。

手术分为闭合复位和切开复位，内固定材料及选择标准如下所述（图2-1-1）：

1. 克氏针　适用于各种类型的骨折。优点是操作简单，创伤小，可用于经皮固定；缺点是固定强度有限，需要辅以较长时间的外固定。

2. 螺钉　适用于大块的撕脱性骨折、长斜行骨折和长螺旋形骨折。优点是坚强内固定；缺点是需要切开置入。

3. 微型接骨板　适用于骨干、髁部和基底骨折。优点是坚强内固定；缺点是手术创伤相对较大，多数需要二次手术取出。

4. 微型外固定架　适用于关节内粉碎性骨折和开放性骨折。优点是对骨折部位和周围软组织损伤小，固定强度较大；缺点是位于皮肤外，舒适度欠佳，需要术后进行针道护理。

具体治疗方式的选择要结合骨折部位、骨折类型和患者的要求等因素进行综合考虑。

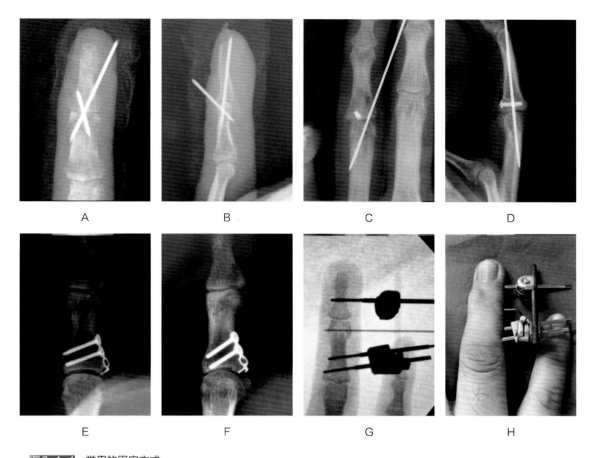

图2-1-1 常用的固定方式

A、B. 克氏针固定　C、D. 螺钉固定（指间关节克氏针固定）　E、F. 微型接骨板固定　G、H. 微型外固定架固定

（杨勇　劳杰）

■ 第二节
指骨骨折

指骨分为远节指骨、中节指骨和近节指骨。按照骨折的部位可以分为指骨髁部骨折、指骨干骨折和指骨基底骨折；按照骨折线的形态又可以分为横行骨折、短斜行骨折、长斜行骨折、螺旋形骨折和粉碎性骨折。

一、远节指骨骨折

远节指骨骨折按照部位可以分为爪粗隆骨折、指骨干骨折和基底骨折。

（一）远节指骨爪粗隆骨折

远节指骨远端的爪粗隆骨折多为挤压伤造成的粉碎性骨折。该型骨折的骨折块小，多数无明显移位，可行指托支具固定4～6周。

（二）远节指骨的指骨干骨折

远节指骨的指骨干骨折多数为横行骨折，对于移位明显且不稳定的指骨干骨折，需要闭合复位，用2枚克氏针固定，术后辅以指托外固定。

（三）远节指骨基底骨折

1. 远节指骨基底背侧骨折　也称骨性锤状指，多为撕脱性骨折。轴向应力屈曲远指间关节时，终腱牵拉止点，造成远节指骨基底背侧撕脱性骨折。对于骨折块在矢状面小于远节指骨基底关节面1/3的病例，建议行闭合复位，克氏针经皮间接复位和固定的方式，即石黑法（图2-2-1 A～D）；对于骨折块在矢状面大于远节指骨基底关节面1/3的病例，尤其是合并远指间关节脱位的病例，建议行切开复位，采用背侧横行弧状切口显露骨折端，同时用1枚克氏针固定骨折块和远指间关节（图2-2-1 E～H）。术后常规固定6周。

2. 远节指骨基底掌侧骨折 多为指深屈肌腱强烈收缩时造成的片状撕脱性骨折，骨折块可以和指深屈肌腱回缩至近指间关节水平，即坎珀尔氏交叉（Camper's chiasm）的远端。该型骨折需要切开复位，采用掌侧锯齿状切口显露骨折端，以克氏针或微型钛板固定，同时用克氏针固定远指间关节（图2-2-1 I～L）。在使用微型钛板时，注意螺钉长度，避免螺钉过长损伤背侧的甲基质和甲床。

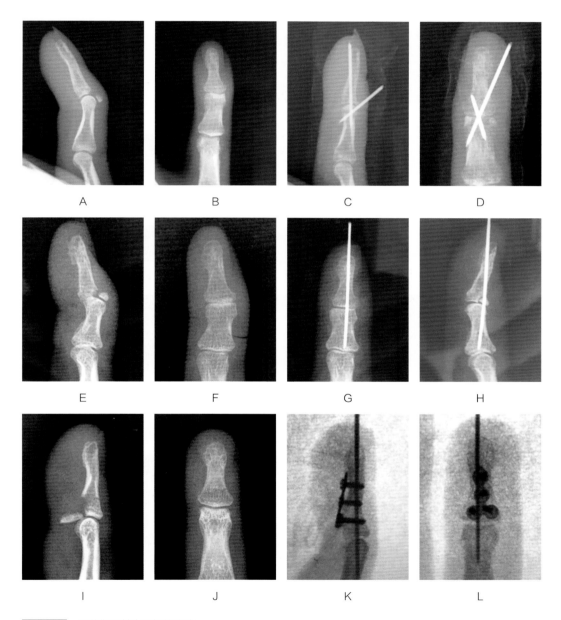

图2-2-1 远节指骨基底骨折的治疗

A～D. 远节指骨基底背侧骨折，骨折块在矢状面小于远节指骨基底关节面1/3，闭合复位，石黑法固定
E～H. 远节指骨基底背侧骨折，骨折块在矢状面大于远节指骨基底关节面1/3，切开复位，同时用1枚克氏针固定骨折块和远指间关节 I～L. 远节指骨基底掌侧骨折，切开复位，首先用克氏针固定远指间关节，然后复位骨折，再用微型钛板从掌侧固定

二、中节指骨骨折

按照中节指骨骨折的部位可以分为髁部骨折、指骨干骨折和基底骨折（图2-2-2）。

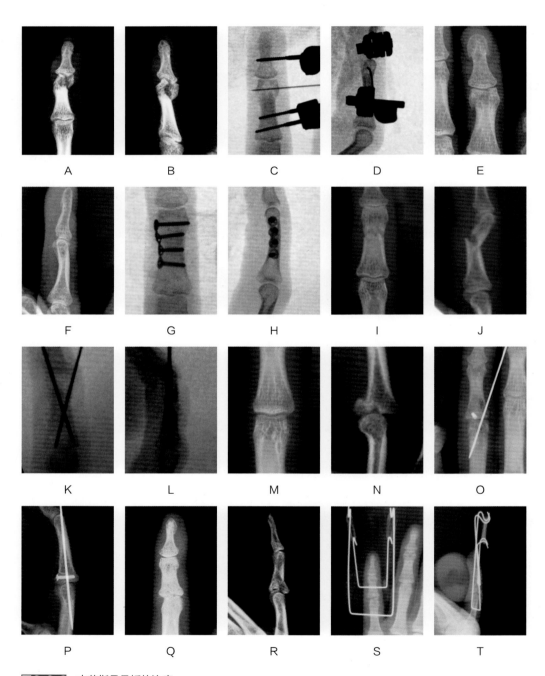

图2-2-2 中节指骨骨折的治疗

A~D. 中节指骨双侧髁部粉碎性骨折，闭合复位，微型外固定架辅以克氏针固定　E~H. 中节指骨单侧髁部骨折，切开复位，侧方置板固定　I~L. 中节指骨的指骨干横行骨折，闭合复位，克氏针交叉固定　M~P. 中节指骨基底掌侧骨折合并近指间关节脱位，骨折块较大，切开复位，螺钉固定，指间关节用克氏针固定　Q~T. 中节指骨基底粉碎性骨折，闭合复位，弹性牵引支架固定

（一）中节指骨髁部骨折

中节指骨髁部骨折分为单侧髁部骨折和双侧髁部骨折。单侧髁部骨折多采用闭合复位，经皮克氏针固定；双侧髁部骨折多为粉碎性骨折，建议行闭合复位，微型外固定架辅以经皮克氏针固定。

（二）中节指骨的指骨干骨折

由于肌腱的牵拉，多数骨折存在掌侧成角。中节指骨的指骨干骨折采用闭合复位或切开复位，多采用克氏针交叉固定，以尽量减少对伸肌腱装置的影响。切开复位时，采用手指中节的侧正中切口显露骨折端，可以选择克氏针固定或侧方微型钛板固定。

（三）中节指骨基底骨折

1. 中节指骨基底背侧骨折　多为伸肌腱中央束止点的撕脱性骨折。骨折移位明显，需要行切开复位内固定术，采用背侧弧形切口显露骨折端。骨块较大时，可以选择螺钉或克氏针固定；骨块较小时，则需要进行止点重建，骨锚钉固定骨折块和中央束。

2. 中节指骨基底掌侧骨折　根据累及关节面的范围和骨折的粉碎程度，选择合理的固定方式。对于骨折块很小的掌板撕脱性骨折，选择背侧阻挡支具固定患指4周；对于较大的骨折块，采用掌侧锯齿状切口，切开指屈肌腱鞘管 A_3 滑车，牵开指屈肌腱，显露骨折端，骨折复位后行螺钉固定；对于累及范围大、骨折块粉碎，并且指间关节脱位的病例，可以考虑半钩骨移植。

3. 中节指骨基底Pilon骨折　多为粉碎性骨折伴关节面塌陷，结合患者的条件和意愿，选择弹性外固定架复位固定或切开复位加微型外固定架固定。

三、近节指骨骨折

按照近节指骨骨折的部位可以分为髁部骨折、指骨干骨折和基底骨折（图2-2-3）。

（一）近节指骨髁部骨折

近节指骨髁部骨折分为单侧髁部骨折和双侧髁部骨折。单侧髁部骨折多采用闭合复位，经皮克氏针固定；双侧髁部骨折多为粉碎性骨折，建议行闭合复位，微型外固定架辅以经皮克氏针固定。髁部骨折闭合复位不能达到解剖复位时，建议行切开复位，从侧方入路显露骨折端，采用克氏针固定或侧方微型钛板固定。

（二）近节指骨的指骨干骨折

由于肌腱的牵拉，多数骨折存在掌侧成角。近节指骨的指骨干骨折采用闭合复位或切开复位，克氏针交叉固定或微型钛板固定。采用背侧弧形切口或侧方正中切口，显露骨折端，微型钛板可以放置于指骨背侧或两侧。

（三）近节指骨基底骨折

根据骨折块的部位和骨折类型，可以选择不同的固定方式。对于骨折块较大的关节内或关节外骨折，可行切开复位，采用近节背侧弧形切口或直行切口，用克氏针或背侧微型钛板固定；对于骨

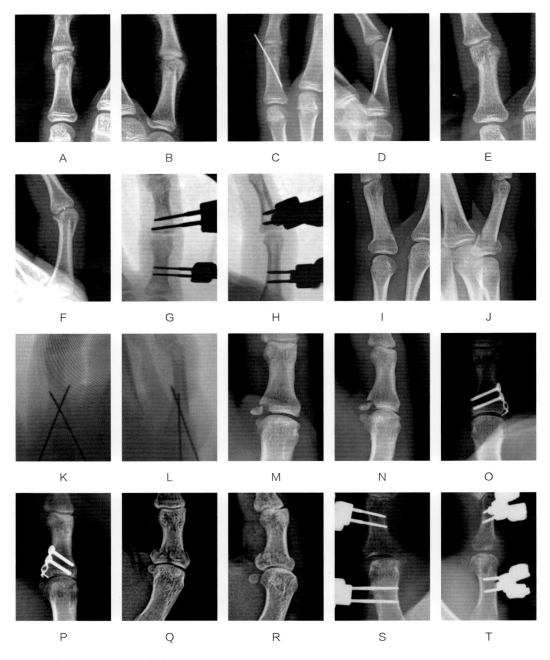

图2-2-3 近节指骨骨折的治疗

A~D. 近节指骨单侧髁部骨折,闭合复位,用1枚克氏针固定,并辅以外固定 E~H. 近节指骨双侧髁部骨折,闭合复位,微型外固定架固定 I~L. 近节指骨基底骨折,成角明显,闭合复位,克氏针交叉固定 M~P. 近节指骨基底侧方骨折,切开复位,钩板固定 Q~T. 近节指骨基底粉碎性骨折,闭合复位,微型外固定架固定

折块较大、累及关节面较多的撕脱性骨折,首先试行闭合复位,如骨折位置满意,选择微型外固定架固定,否则可于近节侧方切开复位,利用钩板固定。

(杨勇　田光磊)

■ 第三节
掌骨骨折

掌骨骨折和指骨骨折类似，均为临床常见的手部外伤。掌骨骨折按照骨折的部位可以分为掌骨头骨折、掌骨颈骨折、掌骨干骨折和掌骨基底骨折。保守治疗适用于骨折无明显移位，或闭合复位满意并且稳定的骨折，采用的固定方式包括石膏固定、支具固定等。其他类型的骨折则需要手术治疗。手术分为闭合复位和切开复位，固定物和固定方式的选择与指骨骨折相似。

下列几类掌骨骨折在临床上较常见，其致伤机制和治疗方案特征明显，包括第1掌骨基底骨折、第4掌骨干骨折、第5掌骨颈骨折、第5掌骨基底骨折，故特别说明。

一、第1掌骨基底骨折

第1掌骨基底骨折分为关节外骨折和关节内骨折。关节外骨折可以试行闭合复位石膏固定，如复位不满意或不能维持复位，需行手术治疗。可以采用闭合复位或切开复位，克氏针或T型钛板固定。关节内骨折包括本内特骨折（Bennett骨折）和罗兰多骨折（Rolando骨折）。Bennett骨折为关节内的简单骨折，掌骨基底掌尺侧骨折块由于喙状韧带的固定作用而维持在原位，而第1掌骨被拇长展肌牵拉向桡背侧移位。Rolando骨折为关节内的粉碎性骨折，常见的骨折线呈Y形或T形。关节内骨折均为不稳定骨折，复位相对容易，但外固定维持复位困难，因此该类骨折多采用闭合复位，克氏针固定或微型外固定架固定。采用克氏针固定时，用一枚克氏针固定骨折端，另一枚克氏针固定腕掌关节，并且术后需辅以石膏外固定6周。另一种常用的固定方式为微型外固定架固定，具体步骤详述如下。

（一）手术指征

适用于新鲜的Bennett骨折和Rolando骨折。

（二）具体步骤（图2-3-1）

1. 预置微型外固定架　分别于第1掌骨干和大多角骨置入2枚螺钉，透视下确定螺钉位置满意后放置钉夹和连杆。

2. 闭合复位　术中在轴向牵引拇指的同时，另一只手的拇指向掌尺侧推挤第1掌骨基底进行骨折复位，并拧紧钉夹和连杆进行固定。分别透视正位、侧位和Robert位（即拇指旋前，指腹面向X线机的球管方向），确定骨折复位情况。

3. 切开复位　若多次尝试闭合复位未能达到复位要求，需行切开复位。切取第1腕掌关节背侧切口，显露第1掌骨基底关节面，直视下复位骨折，用克氏针固定，并辅以微型外固定架固定。

（三）术后处理

微型外固定架固定2个月，拍片确定骨折愈合后，拆除外固定架。

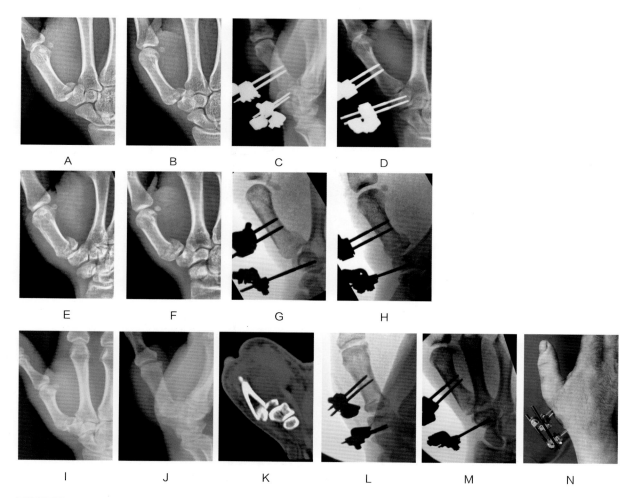

图2-3-1　第1掌骨基底关节内骨折的治疗

A～D. 第1掌骨基底骨折（Bennett骨折），闭合复位，微型外固定架固定　E～H. 第1掌骨基底骨折（Rolando骨折）病例一，闭合复位，微型外固定架固定　I～N. 第1掌骨基底骨折（Rolando骨折）病例二，闭合复位，微型外固定架固定

二、第4掌骨干骨折

第4掌骨干骨折多见于环指遭受旋转暴力所致，由于第4掌骨是直径最细的掌骨，因此容易造成掌骨干的螺旋形骨折或长斜行骨折。该类型的骨折不稳定，多伴有明显的移位和旋转，通常需要切开复位内固定。

（一）手术指征

1. 骨折端明显移位和旋转。

2. 粉碎性骨折。

（二）具体步骤（图2-3-2）

1. 切口　于第4掌骨干背侧做弧形切口或纵行直切口。

2. 显露　从伸肌腱浅层向两侧掀起皮瓣，环指指总伸肌腱通常为2～3束，于束间隙切开，剥离骨膜，显露骨折端。

3. 复位　牵开骨折端，清理血肿和瘢痕，在直视下确定骨折解剖复位，尤其是远、近两端的骨折复位后，用2把蚊式钳夹持掌骨维持复位。

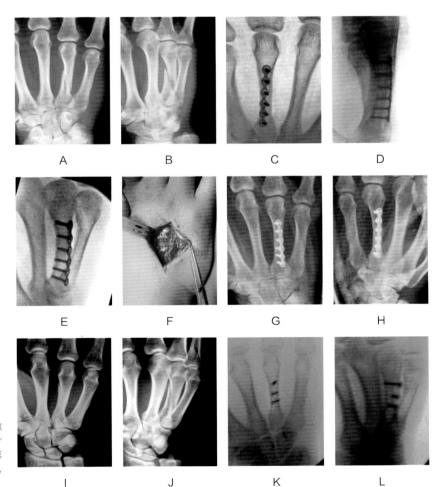

图2-3-2　第4掌骨干骨折的治疗

A～H. 第4掌骨干骨折切开复位后，微型钛板固定，固定后缝合骨膜和背侧骨间肌肌膜，避免伸肌腱粘连　I～L. 第4掌骨干长螺旋形骨折，切开复位后，用多枚螺钉垂直骨折线固定

4. 固定　可以选择2～3枚螺钉垂直骨折线固定，或用1～2枚螺钉垂直骨折线固定后，辅以微型钛板固定。透视位置满意后，关闭切口。

（三）术后处理

1. 术后用前臂掌托固定1～3周。

2. 拆除石膏后开始非持重功能锻炼。

3. 术后6～12个月取出内固定物。

三、第5掌骨颈骨折

第5掌骨颈骨折多由于握拳位的轴向暴力所致，常见于握拳击打硬物，因此也称为拳击手骨折。患者表现为手掌尺侧远端肿痛，X线检查可以明确诊断。第5掌骨颈骨折多为嵌插骨折，存在不同程度的背侧成角。成角30°以内的稳定骨折对手部外观功能影响小，无须复位，外固定维持4～6周。成角大于30°的病例，急诊室首先试行闭合复位，如复位满意，用石膏或支具固定；但由于骨折端相互嵌插，多数患者复位困难，建议在臂丛神经阻滞麻醉下试行闭合复位。如能够复位，采用经皮克氏针交叉固定或髓内针固定；如不能复位，需要先切开复位，再用克氏针固定或微型钛板固定。

（一）手术指征

1. 骨折端背侧成角大于30°、闭合复位无法纠正者。

2. 粉碎性不稳定骨折。

（二）具体步骤（图2-3-3）

1. 克氏针固定

（1）闭合复位：在保持小指轴线牵引的同时，屈曲掌指关节，通过小指近节基底向背侧推挤掌骨头，以纠正背侧成角。

（2）固定：在透视下证实复位满意后，用2枚直径为1mm的克氏针于掌骨头侧方经皮交叉置入，固定骨折端。

2. 髓内针固定

（1）切口：在第5掌骨基底尺背侧做长1cm的皮肤纵行切口，分离皮下组织，直至掌骨骨面。

（2）闭合复位和固定：在第5掌骨基底尺背侧，用直径为2.5mm的克氏针钻开掌骨髓腔。髓内针通常选择直径为2mm的克氏针，将克氏针钝头作为远端，距离钝头远端1cm处预弯15°～20°。克氏针的另一端折弯成弧形，以便把持。髓内针通过开髓处置入掌骨髓腔，向远端推进，透视显示接近骨折端时，将骨折闭合复位。如复位困难，可以利用髓内针对骨折远端进行撬拨复位。复位后继续推进髓内针通过骨折端，直至掌骨头下。在透视下确定骨折复位及髓内针位置满意后，剪除针尾，仅在骨皮质外保留5mm，并将针尾置于皮下。

3. 微型钛板固定

（1）切口：在第5掌骨颈背侧做弧形切口或纵行直切口。

（2）显露：由伸肌腱浅层向两侧掀起皮瓣，沿小指指总伸肌腱和小指固有伸肌腱的间隙分离，并牵开伸肌腱。剥离骨膜，显露骨折端。

（3）复位：牵开骨折端，清理血肿和瘢痕。利用骨膜起子撬开嵌插的骨折端，在直视下复位，纠正骨折背侧成角。

（4）固定：T型钛板固定，透视位置满意后，关闭切口。

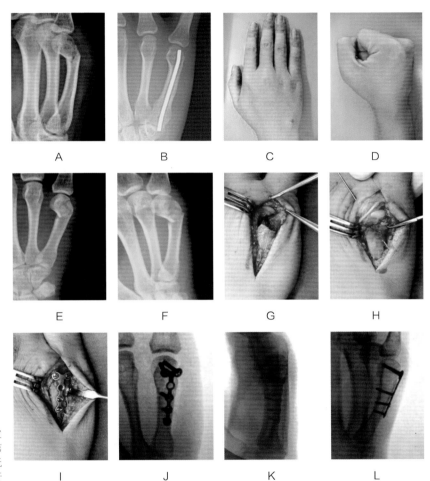

图2-3-3 第5掌骨颈骨折的治疗

A～D. 第5掌骨颈骨折，闭合复位，经皮髓内针固定，术后功能恢复 E～L. 第5掌骨颈粉碎性骨折，切开复位，克氏针临时固定，微型钛板和螺钉固定骨折

（三）术后处理

1. 经皮克氏针固定后，前臂尺侧用U形石膏制动4～6周，掌指关节固定于屈曲30°位。通常术后6周拔针，开始非持重的功能锻炼。

2. 髓内针固定后，前臂尺侧用U形石膏制动3～4周，掌指关节固定于屈曲30°位。此后，拆除石膏，开始非持重的功能锻炼，术后6～8周，X线片显示骨折初步愈合后，在局部麻醉下拔除髓内针，3个月后开始正常持重。

3. 微型钛板固定后，前臂用掌托或尺侧用U形石膏固定1～3周。拆除石膏后开始非持重的功能锻炼。多数采用钛板固定的患者存在不同程度的关节活动受限和肌腱粘连，术后6个月至1年取出内固定物时，需要同时进行伸肌腱和背侧关节囊松解。

四、第5掌骨基底骨折

第5掌骨基底骨折的受伤机制同第5掌骨颈骨折一样，均为轴向暴力所致。第5掌骨基底骨折也分为关节外骨折和关节内骨折。关节外骨折的治疗同第1掌骨基底关节外骨折，关节内骨折的治疗类似Bennett骨折，为不稳定骨折。掌骨基底的桡掌侧骨折块被掌骨基底间韧带和腕掌韧带固定，并维持在原位，而第5掌骨由于尺侧腕伸肌的牵拉，向尺背侧脱位。关节内骨折的闭合复位相对容易，但骨折复位维持困难，因此多采用闭合复位，克氏针固定或微型外固定架固定。采用克氏针固定时，一枚克氏针固定骨折端，另一枚克氏针固定腕掌关节，并且术后需辅以石膏外固定6周。另一种常用的固定方式为微型外固定架固定，具体步骤详述如下。

（一）手术指征

适用于新鲜的第5掌骨基底关节内骨折，骨折端移位。

（二）具体步骤（图2-3-4）

1. 预置微型外固定架　分别于第5掌骨干和钩骨置入2枚螺钉，透视确定螺钉位置满意后放置钉夹和连杆。

2. 闭合复位　术中在轴向牵引小指的同时，另一只手的拇指向桡掌侧推挤第5掌骨基底，并拧紧钉夹和连杆，分别透视正位、侧位和斜位，确定骨折复位情况。

3. 切开复位　如未能达到解剖复位，需行切开复位。于第5腕掌关节背侧做切口，显露第5掌骨基底关节面，直视下复位骨折，用克氏针固定，并辅以微型外固定架固定。

（三）术后处理

微型外固定架固定2个月，拍片确定骨折愈合后，拆除外固定架。

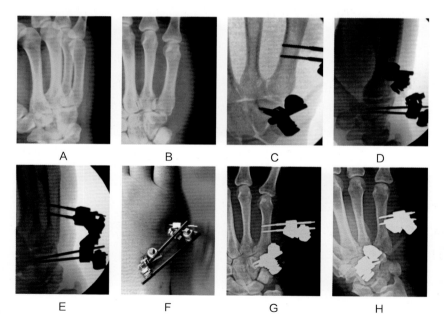

图2-3-4　第5掌骨基底骨折的治疗

A～D. 第5掌骨基底骨折，闭合复位，经皮克氏针固定　E～H. 第5掌骨基底骨折，闭合复位，微型外固定架固定

（杨勇）

第四节
舟骨骨折

舟骨骨折是手外科领域最重要的疾病之一，原因有以下几点：①舟骨骨折的发生率高，是手外科最常见的骨折，约占手部骨折的10%，占腕骨骨折的60%～70%，就上肢骨折而言，其发生率仅次于桡骨远端骨折；多为低能量损伤，少数为高能量损伤，如高处坠落伤或车祸。实际上，由于一些腕损伤患者的舟骨有骨折的可能但未被诊断，其真实的发生率应该更高。随着参加体育运动人数的增多及运动激烈程度的增加，可以预测舟骨骨折的发生率将进一步增长，应注意防范运动伤害。②漏诊或诊疗不当，会导致骨折不愈合的概率大大增加。同其他骨折一样，愈合的潜力取决于骨折的稳定性及血供。③舟骨的血供算不上丰富，骨折越靠近近端，有限的血供使骨折不愈合及缺血坏死的概率越高。④不愈合的舟骨骨折最终会导致创伤性关节炎的发生。未愈合的舟骨骨折会进一步引发关节改变，引起关节退变。退变起始于与舟骨近端相关节的桡骨茎突，随后为腕中关节，最终发展为全腕关节。在损伤发生5年以上的患者中有97%有关节炎表现，其程度与不愈合的持续时间成正比。

在过去20年中，人们对舟骨骨折的认识和治疗观念都有创新性的发展。这是临床医生水平提高、影像技术改进、手术技术进步、植入物改进、治疗体系改进等综合进步的结果。尽管有这些新的观念，但舟骨骨折的治疗仍然考验着医生和患者的耐心。

一、相关解剖

（一）骨及韧带解剖

腕骨排列成两排，凹凸的关节面相互匹配。腕骨间有强韧的韧带相连，掌背侧有复杂的外在韧带加强。舟骨是连接远、近排的唯一腕骨。舟骨外形轮廓不规则，大家公认很难用现有的形状对其进行描述。其表面的80%为关节软骨，仅有有限的韧带附着及滋养血管进入。

传统上，舟骨被人为地分为近端、腰部及远端，但这些部位间没有明确的分界线。舟月骨间韧带是连接舟骨与月骨的强韧韧带，此韧带的背侧由横行纤维构成，掌侧由止于掌侧关节囊的横行纤维构成。生物力学实验显示，背侧强度是掌侧的2倍。桡舟头韧带起自桡骨茎突，经过舟骨腰部掌侧凹，向尺侧延伸，止于头状骨，起到稳定舟骨和头状骨的作用。舟头韧带起自舟骨远端与小多角骨及头状骨相关节处，止于头状骨掌侧腰部，位于桡舟头韧带远端，与舟大多角韧带一起维持舟骨远端的稳定。

（二）血管解剖

1980年，Gelberman等研究了人类腕骨的骨外血供及骨内血供情况（图2-4-1）。他们采用血管注入技术对15例尸体的舟骨标本进行了研究，发现舟骨的血供主要来自桡动脉：约80%的骨内血运及所有舟骨近端血供来自桡动脉于舟骨背侧嵴的分支。此血管及分支走向舟骨远端及背侧，其主干进入舟骨腰部并延续为骨内动脉。由于舟骨近端血供仅靠骨内血管供应，因而在骨折后易发生缺血坏死。Gelberman认为，掌侧入路是对舟骨近端血供破坏最小的入路。舟骨骨折愈合依靠直接愈合，没有外骨痂给骨折提供初步的稳定点，这给舟骨愈合带来一定的难度。舟骨骨折后如果缺乏牢靠固定，会影响骨折端接触面的稳定性，导致骨折愈合缓慢甚至不愈合。

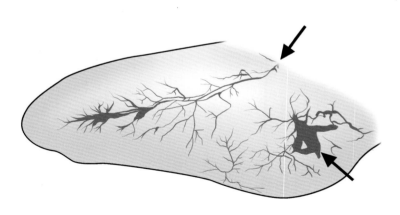

图2-4-1 舟骨内动脉走行示意图

桡舟韧带是由小动脉、静脉及神经构成的软组织血管蒂，位于舟骨-月骨窝，并进入舟月韧带筋膜部。动脉起自桡腕弓。Handley等研究发现，舟骨近端的静脉回流于舟骨背侧嵴，汇入桡动脉伴行静脉。

（三）舟骨的测量

众所周知，舟骨的外形极不规则，因此对舟骨形态学的测量就显得比较重要。可以测量的参数包括舟骨长轴（最长径）、腰部周径、远近极最大径、远近极所呈夹角等。其中，舟骨长轴（最长径）的测量最为重要：舟骨骨折后，长轴短缩可能是造成负荷传导偏移、腕关节运动紊乱的主要原因，恢复舟骨原有长度应是手术的最基本内容。因此，舟骨长轴是一个量化舟骨移位、变形的重要参数。不少学者运用不同的方法对舟骨长轴进行了测量，如用游标卡尺对尸体标本进行测量等。随着螺旋CT成像及软件技术的发展，舟骨的三维影像可以得到更精确与丰富的展现。我们应用手术计划和模拟系统软件VxWork 4.0自动测定舟骨远、近端皮质外表的最大间距，标记为L，代表舟骨长轴（最长径）；自动标记最大间距点与远、近端皮质的位置，以A和B表示（图2-4-2）。

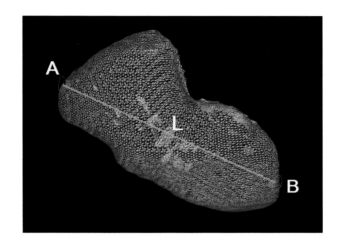

图2-4-2 舟骨的三维影像

最大间距点与远、近端皮质的位置，以A和B表示

二、诊断及分型

舟骨骨折的诊断基于病史、查体及影像学检查。急性外伤后腕关节表现为肿胀、活动受限、鼻烟窝压痛及拇指轴向应力诱发疼痛。

怀疑舟骨骨折的患者须行后前位、侧位、斜位、舟骨位X线检查，以排除漏诊的可能。对病史和查体符合但X线片不能确认的可疑舟骨骨折的患者，均行短臂石膏制动直到症状缓解，必要时可以进行CT检查。在10～12天后去除石膏，行X线及体格检查。另外，MRI对诊断隐性舟骨骨折有诊断价值。

（一）舟骨骨折分型及治疗的适应证

舟骨骨折分型的依据是骨折线走行、部位及稳定性。骨折分型的目的在于指导治疗，从而获得快速愈合，帮助患者早日恢复工作和运动，降低并发症。骨折未愈合的后果包括关节活动度及力量丧失、腕部疼痛及过早的关节退变。对于舟骨骨折，有以下几种分型方式：

1. **Russe 分型**　根据 X 线片上的骨折线走行进行分型。Russe 认为，斜行骨折是不稳定的，制动后不易控制骨折端的微动，不愈合率高。

2. **Herbert 分型**　Herbert 和 Fisher 依据舟骨骨折的稳定性进行分型。稳定骨折为 A 型，包括不全骨折或者结节部骨折，此类骨折可制动治疗，且愈合率高。其他类型骨折均为潜在的不稳定骨折，需要坚强的内固定，但此观点尚存在一定争议。然而，也有学者认为，无论 Russe 分型还是 Herbert 分型，均不能预测骨折愈合情况。

3. **稳定骨折与不稳定骨折**　Cooney 将移位大于 1mm、侧位舟骨内角大于 35°、骨缺损或者粉碎、月骨周围骨折脱位、背侧嵌入体不稳定及舟骨近端骨折归为不稳定骨折，他建议对所有不稳定骨折均行手术治疗。

（二）成人急性舟骨骨折的非手术治疗

无移位或轻度移位的舟骨骨折的最佳治疗方式仍存在争议。目前，普遍认为舟骨骨折保守治疗的指征为稳定无移位的远极骨折和腰部骨折。

舟骨骨折保守治疗的观点在不断变化，包括石膏固定时间、石膏长度、是否应固定拇指、手腕的位置。

手腕固定的位置一直存在争议。有一项前瞻性分析显示，对于无移位的舟骨骨折，分别固定在腕关节背伸位或掌屈位，在愈合率上两者差异并无显著性意义。生物力学研究表明，腕关节中立位屈伸和轻微桡偏、尺偏都是可以接受的位置。大多数医生主张将腕关节固定在中立位。任何需要复位的舟骨骨折，本质上都不稳定，应考虑手术治疗。

对于无移位的舟骨骨折，是否固定肘关节并无结论性意见。关于前臂旋转与舟骨骨折稳定性的关系仍存在争议。有人提出，随前臂旋转，舟骨骨折会出现约 4° 的旋转与移位。螺旋 CT 显示，使用不超过肘关节的石膏固定，舟骨骨折处出现平均 0.2mm 的移位。然而，这还需要验证其临床意义，特别是要确定这个范围的移位是否会影响舟骨骨折愈合。也有学者认为，前臂旋转过程中骨折处产生剪切应力，因此建议应同时固定肘关节，认为这样做能平衡桡腕掌侧韧带的拉力。

还有一项对比长臂石膏与短臂石膏的研究发现，短臂石膏的骨折延迟愈合率及不愈合率明显高于长臂石膏。在 6 周后，长臂石膏改成短臂石膏可减少肘关节的功能障碍。这项研究是支持初始阶段使用长臂石膏制动的主要依据。

（三）成人急性舟骨骨折的手术治疗

1. **手术指征**　由于舟骨整体血运支配及骨内血管的结构特点，舟骨近极骨折的不愈合率及近极骨坏死比例非常高。幸运的是，舟骨近极骨折并不常见。对于一个发生在腰部的、移位小于 1mm 的稳定性骨折，多数医生采用石膏托固定 4 周，愈合率达 90%～100%。那些发生不愈合或延迟愈合的舟骨骨折通常为不稳定骨折，如垂直斜行骨折；骨折移位明显，成角，粉碎；骨折在石膏固定过程中发生移位；伴有月骨周围脱位或腕关节不稳定。然而，用 X 线片准确地评价骨折的移位程度有一定的困难，CT 扫描三维重建已经成为术前常规的影像学检查。

骨折移位是不愈合或延迟愈合的危险因素。同时，区分稳定骨折还是不稳定骨折是制订治疗方案的基础。骨折分离或粉碎性骨折均预示一定程度的不稳定，应考虑是否需要进行手术治疗。如果选择石膏治疗，则需要定期进行 X 线、CT 检查来明确愈合过程中骨折的复位情况。如果发现骨折移位或者延迟愈合，应考虑手术治疗。

舟骨近端骨折不愈合可归因为血运破坏或近端骨折块不稳定。无论骨折是否移位，舟骨近端骨折均应认为是不稳定的。其骨块小，血供薄弱，骨折部位活动度大。

与判断骨折移位相似，在X线片上判断骨折愈合也有相当难度，但此时CT扫描并不作为判断骨折愈合的常规办法，因为连续CT检查增加了放射性暴露的风险。大多数学者在X线片上观察到，8～10周会有骨小梁跨过腰部骨折端，而对于近端骨折，可能要3个月才可以见到。因此，持续的外固定必然会造成关节僵直、肌肉萎缩，影响工作和生活。

当手术治疗已经被大家接受而成为一种趋势时，需要考虑是采用标准入路切开复位还是微创切口进行内固定。手术医生需要考虑以下几点：骨折移位情况，骨折后时间，骨折的稳定性，同时结合患者的要求。例如，运动员或其他特殊职业者，如不能忍受长时间石膏固定，即使骨折稳定、移位不大，大多数医生仍推荐进行手术治疗，采用微创入路，螺钉固定。

2. 舟骨骨折的内固定物　近年来，对舟骨骨折的内固定物的研发取得了一定的进展，有不同种类的内固定物应用于舟骨骨折，包括克氏针、无头加压螺钉及可吸收内置物。

（1）克氏针：尽管克氏针固定舟骨简单易行，但目前在临床上应用范围有限，因为其固定不牢靠且无法产生其他内置物所产生的加压效果。克氏针固定需要石膏制动作为加强，直到骨折愈合，并且需要附加克氏针拔出术。但并不是说克氏针就完全落伍了，当舟骨骨折块过小、使用螺钉有一定困难时，可选择克氏针固定。在多发损伤及开放性骨折时，采用克氏针对不稳定舟骨骨折可以提供便利的快速固定。

（2）螺钉：螺钉的使用已经有一定的历史，最早报告于1954年，但当时的手术操作并不理想，很难得到满意的螺钉位置，因此并没有提高不稳定舟骨骨折的愈合率。

1984年，Herbert和Fisher报告了1977—1981年间应用无头螺钉治疗158位舟骨骨折患者的结果，急性舟骨骨折的愈合率是100%。这种螺钉使骨折内固定有了革命性的进步，因为螺钉两端的螺纹间距不同，可以产生骨折断端的加压效果。

最新一代的内固定物是全螺纹、螺距不同的Acutrak螺钉，在生物力学试验中能产生与标准4.0mm加压螺钉一样的压力，有人认为它比Herbert螺钉产生的压力更大。现阶段对各种产品的对比性研究很少，使用何种产品取决于医生的喜好。

3. 影响内固定效果的因素　一般来说，内固定物的稳定程度取决于骨骼的质量、骨折块形态、骨折的复位、内固定物的选择及内固定物的位置。骨骼的质量及骨折块形态由患者自身情况所决定，而骨折的复位、内固定物的选择及置入位置均由医生掌控。

Trumble等对34例舟骨骨折患者的随访性研究表明，螺钉在舟骨内的位置是否居中与缩短骨折愈合时间具统计学意义。此后，McCallister在舟骨标本的生物力学试验中证实了Trumble等的理论。我们应用手术计划和模拟系统软件VxWork 4.0，利用CT数据建立舟骨的中央区，发现当舟骨螺钉的轴线位于中央区时，螺钉的固定最牢固。

4. 螺钉的长度及辅助固定　生物力学试验表明，长螺钉的固定强度明显强于短螺钉。从生物力学上分析，螺钉越长，固定得越牢靠，因为长螺钉能够降低骨折断端的应力，将弯曲应力分散于螺钉上。当采用一枚螺钉无法达到坚强内固定时（如靠近端的骨折或者骨折不愈合），需要附加固

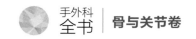

定来避免骨折断端微动。常用的附加固定是使用克氏针由舟骨远端打入头状骨。

5. 手术方式

（1）舟骨骨折闭合复位经皮螺钉固定：对于移位小于1mm的不稳定舟骨骨折，可以采取掌侧经皮空心螺钉固定技术。患者仰卧于手术台，在臂丛神经阻滞麻醉下，纵向牵引便可使骨折复位，透视下证实骨折复位情况。如果骨折未复位，可以打入克氏针作为操纵杆而复位骨折。骨折复位后，使腕关节处于旋后位，与手术台平行。此时最重要的就是确定导针的入点和打入的方向。腕关节背伸（通常不特意尺偏），这种体位使舟骨结节充分显露，触摸结节边缘，用画线笔画出一个圆。将圆的外上象限作为入针点，此入针点可以稍向远端移动，以使导针的针点更偏向舟骨结节的背侧，使其更易居中，这对舟骨偏近端的骨折尤为重要。进针方向为导针尾部向桡侧偏斜40°，与手掌夹角45°，当入针点及导针方向确定后，将导针尖端扎入舟骨远端的关节软骨内，从而避免打入导针时发生滑动。然后打入导针，钻过骨折线，通过透视舟骨位、旋前位、旋后位证实导针的入针点方向是否合适，并通过调整距离、角度，打入第二枚或多枚导针，直至位置满意。之后，在导针进入点做长约0.5cm的纵行切口，以止血钳钝性分离至舟骨远端。这一区域相对安全，很少发生邻近血管、神经损伤。

在透视下沿导针打入空心钻头，在近端关节面下1～2mm处停止。螺钉的长度通过在透视机上测量钻头尖端与进入骨皮质位置的距离乘以放大率得出实际长度。大多数时候要保留一根针起抗旋作用。计算好长度后，将导针继续打入，从背侧皮肤穿出，以血管钳夹住，防止之后移动。沿导针拧入自攻螺丝，如果螺钉过长，从舟骨近端骨皮质穿出，旋后位透视可确认。对比术前、术中的舟骨影像，可以发现骨折断端的加压程度。去除导针，缝合或者黏合伤口，无菌敷料加压包扎。

（2）急性舟骨骨折切开复位内固定：掌侧入路是舟骨骨折手术治疗的经典入路，最初由Russe提出，一般用于舟骨远端1/3和舟骨腰部骨折。其优点是可以更好地显露整个舟骨掌侧面，减少破坏舟骨血供的可能性，便于植骨；缺点是可能会造成腕关节活动受限（尤其是伸腕），需要切开腕关节掌侧韧带，可能会造成腕关节不稳定。掌侧入路沿前臂远端桡侧腕屈肌与桡动脉之间的直切口，切口经过远端腕横纹，朝向拇指基底。将桡侧腕屈肌牵向尺侧、桡动脉牵向桡侧，自桡骨远端掌侧缘至大多角骨近端纵行切开关节囊，结扎桡动脉浅支以便显露舟骨。于桡舟头韧带和长桡月韧带之间分开关节囊和桡腕掌侧韧带，显露骨折线。这种入路能很好地显露骨折线。使用克氏针固定，临时维持复位，打入导针到合适位置，置入螺钉。

掌侧入路螺钉固定舟骨骨折时是否需要切除部分大多角骨一直备受争议。反对者认为，这样改变了腕骨间正常的力学传导，增加了舟骨-大多角骨关节炎的概率。我们以螺旋CT做模拟研究显示，如果将螺钉轴线在中央区由近极部分向远极部分移动，轴线与舟骨远端皮质的交点由舟骨结节向大多角骨移动。当螺钉轴线位于近极中央区内，轴线与远极骨皮质的交点在舟骨结节偏桡侧。根据我们之前测量的舟骨长轴远极点与大多角骨边缘的距离作推算，当掌侧入路时，绝大多数舟骨的入点与大多角骨边缘的距离足够容纳螺钉的半径；如果将螺钉的轴线置于远极中央区内，螺钉的入点很可能会位于舟骨-大多角骨关节内，这时将腕关节尺偏、背伸后，可以插入螺钉而无须进行大多角骨切除术（图2-4-3）。

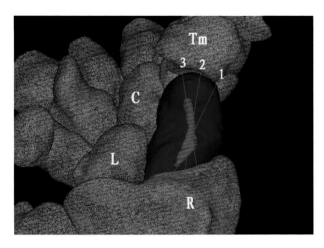

图 2-4-3 当螺钉轴线位于近极中央区内，入点靠近舟骨结节中点；当螺钉轴线位于远极中央区内，入点靠近大多角骨

Tm 为大多角骨，C 为头状骨，L 为月骨，R 为桡骨

三、舟骨骨折不愈合

文献资料表明，未愈合的舟骨骨折会进一步引发关节改变，引起关节退变。关节退变起始于与舟骨近端相关节的桡骨茎突，随后为腕中关节，最终发展为全腕关节改变。在骨折发生5年以上的患者中有97%有关节炎表现，其程度与不愈合的持续时间成正比。

（一）舟骨骨折不愈合的评价、分型与分级

Herbert 分型作为评价舟骨骨折最常用的分型，也包含了对舟骨骨折不愈合的分型——C 型及 D型，即舟骨骨折延迟愈合、纤维愈合及不愈合。但这个分型的评价略显粗略，并没有显示骨折端不愈合的程度，例如有无骨吸收或骨软化、骨缺损有多大、骨折有无移位或畸形，因此并不能提示骨折部位的预后，或推荐应当进行的手术干预方式。

为了避免出现腕关节创伤性关节炎，所有确认的无手术禁忌证的舟骨骨折不愈合都要进行手术干预。具体采用何种手术方案，应综合以下因素决定：①腕关节创伤性关节炎的分期；②局部不愈合的程度；③近侧舟骨有无缺血表现；④骨折畸形的评价。

我们在此强调X线检查仍是最基本、最实用的检查方式，特别是评价舟骨骨折不愈合引起的腕关节创伤性关节炎时。舟骨骨折不愈合引发的关节改变被称为舟月骨不愈合进行性塌陷，X线片上可分为四期（图2-4-4）。

Ⅰ期：关节改变起始于与舟骨近端相关节的桡骨茎突变尖锐。

Ⅱ期：桡舟关节受累，关节间隙狭窄。也有文献观点认为，头舟关节受累出现关节炎表现也为此期。

Ⅲ期：腕中关节受累，也有文献特别指出是头月关节受累。

Ⅳ期：发展为全腕关节炎。

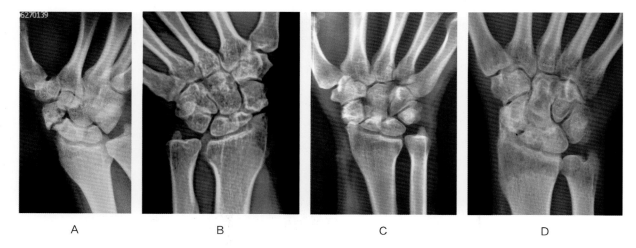

图2-4-4 舟月骨不愈合进行性塌陷的X线表现

A. I期　B. II期　C. III期　D. IV期

（二）局部骨质情况

根据骨折部位的骨质情况将舟骨不愈合的程度进行分级，即生物学分级，然后根据生物学分级决定治疗方案（表2-4-1）。舟骨骨折的局部骨质越差，术后舟骨愈合时间越长。有些骨折在发生1个月以上时才发现，虽然骨折没有愈合，但没有形成明显骨缺损。有的骨折端从X线片上看好像是愈合了，但实际上是纤维愈合，不能抵抗折弯及扭转应力（图2-4-5）。以上两种骨折可能经过螺钉固定就可以愈合，而不需要进行植骨。国外有报告，通过经皮无头螺钉固定成功仅少量骨缺损而对合良好的舟骨不愈合。但这样做是否增加舟骨不愈合的风险，是否有受到患者诉讼的可能，需要与患者做好沟通。

表2-4-1　舟骨骨折不愈合的治疗方案

骨折类型	治疗方案
延迟愈合	经皮或者切开复位＋螺钉固定
骨折不愈合,腰部骨折,无硬化	经皮螺钉固定或切开复位＋螺钉固定＋/－骨移植(掌侧或桡侧入路)
骨折不愈合,腰部骨折,有硬化	切开复位＋螺钉固定＋骨移植(掌侧或桡侧入路)
骨折不愈合,腰部骨折,驼背畸形明显	切开复位＋螺钉固定＋楔形骨移植(掌侧或桡侧入路)
骨折不愈合,舟骨近端骨折,无缺血坏死	切开复位＋螺钉固定＋骨移植(背侧或桡侧入路)
骨折不愈合,舟骨近端骨折,有缺血坏死	带血运的骨移植(带蒂或游离骨移植),自掌侧及背侧入路

如果在X线片上看到有较大的骨缺损，要进行CT检查。CT可以反映舟骨骨折的对位情况、有无畸形、有无骨量缺损或囊性变、有无舟骨驼背畸形、腕骨塌陷及骨坏死情况。如果骨折断端有明显硬化，需要将硬化部分磨除并植骨及行内固定术（图2-4-6）。舟骨不愈合合并严重塌陷及驼背畸形者，必须通过掌侧或桡侧入路植入楔形骨块提供支撑，纠正畸形并行内固定术。治疗骨折近端不愈合的桡背侧入路可直接到达舟骨，去除硬化骨质并行内固定术。对于合并近端缺血的舟骨骨折

不愈合（图2-4-7），推荐使用带血运的骨移植。如果舟骨骨折不愈合的部位有明显骨缺损（通常认为>2mm），则需要进行植骨，否则无法愈合。如果不愈合程度进一步加重，骨折部位会形成假关节，若手术中不将假关节去除，腕关节内的关节液会进入骨折端，阻碍骨折愈合。如果怀疑舟骨近端骨坏死，可以通过MRI判断骨块的血运及坏死区域宽度。将舟骨复位后行牢靠内固定并行骨移植，带血运骨块的骨细胞长入可促进骨愈合。这种手术的缺点是手术创伤比较大，特别是在取股骨髁的时候。另外，有的医生担心螺钉内固定会破坏移植骨的血运而采用克氏针固定。

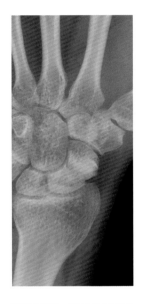 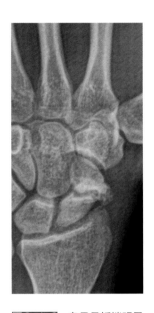 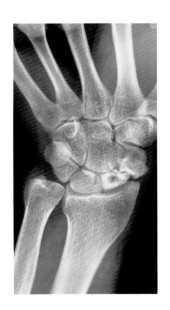

图2-4-5 舟骨骨折纤维愈合　　图2-4-6 舟骨骨折端明显硬化　　图2-4-7 舟骨骨折不愈合，舟骨近端缺血硬化

（三）骨折畸形的评价

大多数观点认为，舟骨骨折不愈合，骨折端会发生短缩和驼背畸形。如何判断这种畸形的严重程度确实不容易。舟骨是一个短小骨，不能用评价长管状骨骨折不愈合的方法来评价舟骨骨折，因为舟骨的长度及力线没有统一的定义。个人观点是，现有的评价舟骨骨折畸形程度的测量方法都不理想，最主要的问题是这些测量方法的重复性较低，精确度不够。即便如此，我们在这里还是要介绍一些方法，对这些方法的探讨有助于理解舟骨骨折后发生的畸形程度。

1. 舟骨内角　Amadio最先提出舟骨内角这一概念，于后前位及侧位舟骨X线片上，分别做舟骨远、近端关节面曲线端点连线的垂线，两条线的夹角即为舟骨内角。X线片对舟骨内角评价的弱点在于普通X线片腕骨重叠导致舟骨轮廓不清楚，另外拍摄X线片对体位要求很高。Smith运用体层成像测量舟骨远、近端成角，具体方法有下述两种。

（1）骨皮质测量法：取矢状面或冠状面成像的中间层面，测量近端舟骨关节面曲线与舟骨腰部曲线之间的掌侧皮质平坦部，远端舟骨关节面曲线与舟骨腰部曲线之间的背侧皮质平坦部，两者之间的夹角作为舟骨内角（图2-4-8）。

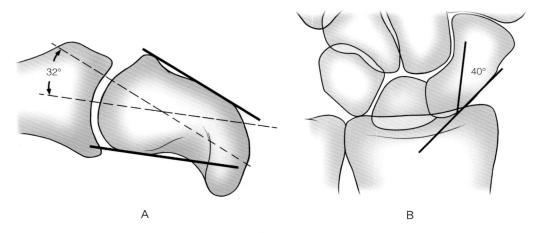

图2-4-8 骨皮质测量法测量舟骨内角示意图

A. 矢状面 B. 冠状面

（2）关节面测量法：取矢状面或冠状面成像的中间层面，画连接舟骨近端桡骨与舟骨关节面曲线端点的直线，和连接舟骨远端大多角骨与舟骨关节面曲线端点的直线，两直线所形成的角度即舟骨内角（图2-4-9）。但是，在实际测量的时候，对于远端或近端关节面的选择，不同的测量者之间可能存在差异。

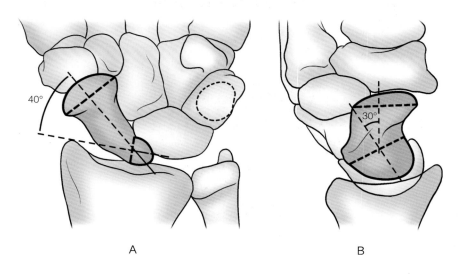

图2-4-9 关节面测量法测量
舟骨内角示意图

A. 矢状面 B. 冠状面

2. 背侧皮质成角 为了对舟骨驼背畸形（即舟骨骨折后，远端相对于近端向背侧移位而形成的畸形）进行描述，Bain提出了背侧皮质成角和高长比的概念：矢状面CT上取中间层面，做舟骨远、近端背侧皮质最平坦处的切线，两条切线的夹角即背侧皮质成角（图2-4-10）。

3. 高长比 Bain在矢状面CT上取舟骨掌侧基线（即与舟骨长轴平行，与掌侧近、远端骨皮质相切的直线），于舟骨最远点与最近点做基线的垂线，两条线之间的距离为舟骨长度。基线的垂线分别与舟骨相交，取舟骨内的最长线段作为舟骨高度，高长比=高度/长度（图2-4-11）。

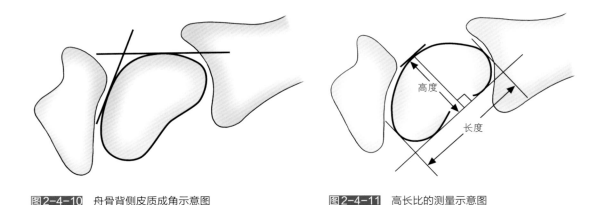

图2-4-10 舟骨背侧皮质成角示意图　　　　　图2-4-11 高长比的测量示意图

2005年，Ring通过对15例正常舟骨行螺旋CT检查，沿舟骨长轴取三个矢状面进行二维重建。因舟骨长轴尚无人定义，故可沿三个最有可能被认为是舟骨长轴的轴线切取三个平面，作为重建矢状面。比较结果是：三种测量方法应用一致性很差。Ring认为，三维CT重建舟骨骨折后畸形，其测量结果受到投照平面和观察者的影响而使其可靠性受到影响，即便是最可靠的高长比在不同的重建平面上也是不同的。

我们通过研究以上画线测量方法后认为，上述这些方法均有比较明显的缺点，主要包括：①舟骨形态极不规则，缺乏明确的解剖标志以提供画线基准，而不同学者对于掌背侧皮质平坦部、远端和近端关节面及端点的理解不同，容易造成选点困难，导致舟骨内角测量重复性差。②舟骨长轴是测量高长比的重要基线，但对其位置没有一个明确描述。据我们所能查到的文献，虽有学者对舟骨最长轴的数值进行了测量，但并没有提供长轴两端点位置信息及相应测量方法准确性的论证。③通过CT重建图像测量的可靠性差。上述基于CT的测量方法均需沿舟骨长轴作二维矢状面以提供画线平面。由于不同学者对舟骨长轴的理解与选取不同，且即使长轴相同，仅有一个轴仍无法确定一个平面，腕关节的屈伸、侧偏、旋转都会影响该重建平面的准确性，因此我们认为需要一种可靠、重复性好的画线测量方法以评价舟骨骨折的成角及移位程度。

（四）手术治疗

1. Russe植骨术

（1）对合良好的舟骨不愈合的骨移植及固定：也称为Matti-Russe法，因Russe改良了Matti的骨移植法而命名，成为近50年来治疗舟骨不愈合的最常用术式之一。该手术为掌侧入路，磨削舟骨远、近端硬化骨，以松质骨或者皮质-松质骨打压置入空腔。

（2）适应证及禁忌证

1）适应证：①简单、对线良好的早期或者晚期不愈合；②无关节炎表现；③腕关节无中间体背伸不稳定（dorsal intercalated segment instability，DISI）或中间体掌屈不稳定（volar intercalated segment instability，VISI）。

2）禁忌证：①明显的驼背畸形；②桡腕关节及腕中关节退变；③明显囊性变；④舟骨近端血运差；⑤舟骨骨折端有明显骨吸收或骨缺损。

（3）手术方法：于桡侧腕屈肌与桡动脉之间做掌侧切口（图2-4-12），沿桡侧腕屈肌桡侧缘自舟骨结节向近端切开，将该肌腱拉向尺侧。沿舟骨斜行切开关节囊至舟大多角骨关节，将关节囊向两侧剥离，显露掌侧舟骨。切开桡腕掌侧韧带，显露舟骨远、近端骨块。如骨折端有纤维组织要彻底清除，以骨刀或高速磨钻自掌侧打开骨皮质窗，凿出骨槽，以便植骨。将骨折两端无血运的硬化骨挖出，直至看到点状出血，说明骨质有血运。以克氏针作为操纵杆进行复位。骨槽需要足够长，以便充分植骨而获得足够的稳定。可在髂嵴或桡骨远端取骨皮质及松质的移植骨块，制作成与骨槽相匹配的大小，平行打入2枚克氏针固定骨折端。石膏制动，直至骨折愈合，可能需要16～20周。近年来，我们通过掌侧入路以钢板螺钉进行固定，也取得了稳定的固定效果（图2-4-13）。

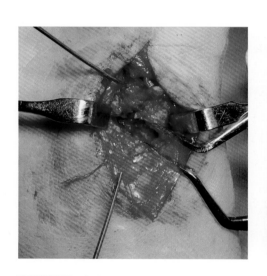

图2-4-12　掌侧入路显露骨折

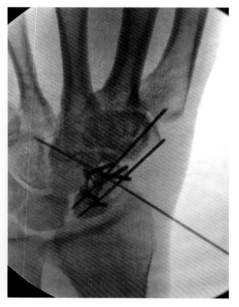

图2-4-13　舟骨骨折不愈合，掌侧钢板螺钉固定

（4）手术结果：近年来，Russe植骨术似乎已经不是流行术式，主要原因可能是文献报告的舟骨骨折愈合率不是很高，总愈合率为60%～80%，其中不愈合的病例大多数为舟骨近端骨折。

2. 桡侧入路切开复位植骨内固定术　腕关节桡侧自桡骨茎突近端2cm处向远端做纵行切口，跨过腕关节后向掌侧延伸，长约5cm。切开皮肤及皮下组织，切开拇长展肌腱和拇短伸肌腱鞘管。将上述伸肌腱拉向一侧，纵行切开关节囊，注意避免损伤桡动脉。剥离桡骨茎突的骨膜，如已经发生Ⅰ期关节炎，桡骨茎突会变尖、硬化。对桡骨茎突作截骨，截除1.5cm，注意保护掌侧桡舟头韧带的完整性。显露后，多数很容易就可以看到骨折的不愈合之处（图2-4-14）。有时不愈合的地方可能不明显，可以插入2ml注射器针头，在透视下进行定位。对骨折端的清理采用磨钻完全去除硬化骨，直至看到所有松质骨；也可以松止血带，看有无新鲜出血。对于骨折端硬化很明显的病例，则很难看到松质骨。骨折远、近端各打入1枚克氏针作为操纵杆进行复位。从桡骨茎突或髂骨取松质骨填于舟骨空腔，以克氏针为操纵杆将舟骨复位，用1枚克氏针作临时固定，于C臂X线透视下确认。从舟骨结节打入导针，如果位置理想，选择大小合适的空心螺钉沿导针拧入并撤出导针。对于舟骨近端骨折块较小者,可以将舟骨头用克氏针固定。关节囊可用吸收缝线修复,常规闭合伤口。腕关节以拇人字形石膏固定或支具固定,直到骨折愈合。

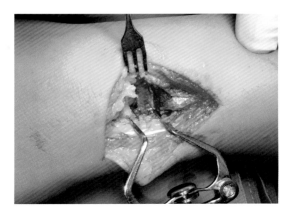

图2-4-14 桡侧入路显露骨折断端

3. 小切口桡侧入路治疗舟骨骨折不愈合 经典桡侧入路切口通常约为5cm,而舟骨骨折线长度约为1.5cm,切口长度比较长的原因主要是为显露方便。近年来,我们结合术前舟骨CT三维影像,确定骨折线位置后,以1.5cm小切口桡侧入路治疗舟骨骨折不愈合,也可以达到与常规切口相同的效果(图2-4-15)。

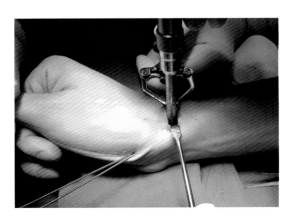

图2-4-15 桡侧小切口显露骨折,打磨死骨

(1)术前计划及手术技术:术前患侧肢体接受CT扫描,石膏或支具外固定,掌心向下,腕关节置于中立位。应用手术计划和模拟系统软件接收CT扫描所获得的医学数字成像和通信标准数据,容积重建下可以看到骨折线的位置。根据骨折线的水平及走向,在腕关节桡侧设计皮肤小切口,长约1.5cm,切开皮肤及皮下组织,注意辨认桡神经浅支,并向两侧拉开。切开部分拇长展肌腱鞘管,并向桡侧拉开。根据术前CT显示骨折线的位置纵行切开关节囊并剥离桡骨茎突的骨膜,对桡骨茎突作截骨。特别是对偏近侧的骨折,需要更多地截骨。如果切口位置设计合适,这个小切口就足够显露骨折了。其余步骤与常规手术方法相同,小切口可以完成所有常规切口所需的操作,如用磨钻磨除硬化骨、将骨折复位等。对于有驼背畸形的骨折,这个切口也足够放置楔形骨块。

（2）经皮获取移植骨块：移植骨块可通过经皮方式自桡骨远端及髂嵴获取。可以紧贴Lister结节近端经皮插入导针，切小口并钝性分离、暴露骨皮质，以手动扩髓钻穿过骨皮质。沿导针插入活检套管针，去除克氏针，获取多条松质骨骨栓。

4. **带血运的骨移植治疗舟骨缺血性坏死** 采用以第1、2指伸肌腱鞘间血管为蒂的骨移植术。以桡腕关节为中心，腕桡侧在第1、2伸肌间室之间入路，注意辨认并保护桡神经浅支。第1、2指伸肌腱鞘间血管自桡动脉发出后向背侧走行，位于第1、2伸肌间室的伸肌支持带浅面（图2-4-16）。切开紧邻第1、2指伸肌腱鞘间血管的第1、2伸肌间室与骨附着处，认真分离第1、2指伸肌腱鞘间血管作为血管蒂。滋养血管在关节面以近10～15mm穿入骨质，避免在此区域以近分离血管蒂。将血管蒂部一直分离到第1伸肌间室处的桡动脉水平。

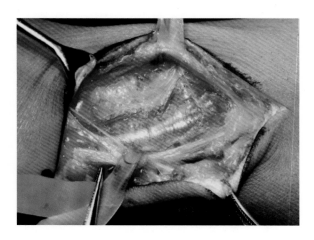

图2-4-16 第1、2指伸肌腱鞘间血管

分离出蒂部后，自桡侧纵行切开关节囊，作桡骨茎突截骨，显露不愈合部位。可以在舟骨上用磨钻磨出骨槽，以容纳移植骨块。如果舟骨存在驼背畸形，带血运的移植骨块需自掌侧楔形植入。当处理好骨折断端后，以骨刀自桡骨干骺端切取带血管蒂的移植骨块，松止血带检查骨块血运。将移植骨块经桡侧腕伸肌下方植入骨缺损处。通常磨除硬化骨后，在舟骨近端或远端存在明显的空腔，须自桡骨或髂骨处获取松质骨植入空腔深处。植入骨块后，用克氏针固定骨块，最后要采取掌侧入路以螺钉固定舟骨骨折远、近端。

（五）舟骨不愈合的预后

为了对舟骨骨折不愈合的治疗提供依据，综合近年来文献，对于不稳定舟骨骨折，植骨螺钉固定的愈合率是94%，优于植骨克氏针固定的77%的愈合率。术后立即活动与石膏制动6周甚至更长时间相比，愈合率相似。没有证据证实牢靠内固定术后患者需要制动。对于舟骨近端骨坏死病例，带血运的骨移植有88%的愈合率，而植骨螺钉固定仅获得47%的愈合率。这些结果证实，对于明确的不稳定骨折不愈合者，应以螺钉而不是克氏针治疗，带血运的骨移植更适合舟骨近端骨坏死者及以前手术治疗失败者。

（六）关节退变的补救性手术

对于舟骨骨折不愈合后出现明显进行性塌陷性关节炎（Ⅲ期）的，有以下几种术式可以选择。

1. **桡骨茎突切除** 桡骨茎突切除必须保留桡掌侧韧带附着部，如果切除范围大于1.5cm，则会损伤桡舟头韧带起始部。此手术可以与骨折切开复位内固定植骨同时进行，也可以与近排腕骨切除及局限性腕关节融合同时进行。对于骨折已经愈合或畸形愈合但出现了Ⅰ期关节炎的病例，可行单纯的桡骨茎突切除术。

2. **近排腕骨切除** 对于不断发展的舟骨不愈合进行性塌陷性关节炎行近排腕骨切除，可挽救部分腕关节活动。与腕骨间融合相比，近排腕骨切除易于操作，避免了不愈合的风险，只需要非常短的时间制动及微乎其微的康复锻炼。许多长期随访研究发现，此术式是经得起考验且可预测预后的成熟手术，患者可获得与对侧相比70%～80%的握力及50%～60%的关节活动度。尽管许多患者在X线片上出现桡头关节退行性改变，但大多数是没有症状的。

该手术的适应证为：①关节退变Ⅰ期、Ⅱ期关节炎；②无头月关节退行性改变；③对腕关节活动度要求相对较低或40岁以上的患者。普遍认为，由于桡骨与头状骨关节面并不匹配，因此桡头关节会逐渐发展为关节炎。另外，炎症性关节炎如风湿性关节炎，由于腕关节内、外韧带松弛，会导致腕骨尺向移位，是手术的相对禁忌证。

手术方法：背侧以Lister结节为中心做长约8cm的弧形切口，于伸肌支持带以远寻找拇长伸肌腱，自腕背第3鞘管将其分离并拉向桡侧，此时可将骨间后神经切除2cm。用保护背侧韧带的关节囊V形切开术，显露舟骨、月骨及三角骨。屈曲腕关节，显露近排腕骨，检查头状骨及桡骨远端与月关节面是否有退行性改变。如果全层软骨缺失，须考虑行腕骨间关节融合或全腕关节融合。近排腕骨切除一般从月骨开始，可由背侧打入克氏针作为操纵杆辅助操作，注意避免损伤头状骨关节面。之后，切除舟骨，尽量避免损伤掌侧的桡舟头韧带（桡舟头韧带可阻止术后腕骨向尺侧移位）。最后去除三角骨。在切除近排腕骨后，将头状骨坐入桡骨远端的月骨窝，可以向关节中填充软组织垫。术后闭合关节囊，缝合伸肌支持带，用短臂石膏制动3～4周。随着活动逐渐增多，使用可拆卸的石膏固定2～4周，直到能自由使用腕关节。

3. **局限性腕关节融合** 目的是在舟骨切除后稳定腕中关节。常用的局限性腕关节融合包括四角融合（头–月–钩–三角骨）以及头月融合，可以用于治疗Ⅲ期舟骨不愈合进行性塌陷性关节炎。

4. **四角融合术** 手术方法为自背侧V形切口切开，第3、4伸肌腱鞘管间隙Z字切开伸肌支持带，寻找并切除部分骨间背神经。V形切开关节囊，沿舟骨轴向插入带螺纹的斯氏针或克氏针作为操纵杆以便操作。切除舟骨骨折的远、近端以及桡骨茎突，注意保护桡舟头韧带。去除头状骨、月骨、三角骨及钩骨关节相邻关节面，关节间隙植骨填充（可以自Lister结节或髂骨部位取骨）。将月骨复位至中立位，头状骨复位至月骨正常解剖位置的尺侧。应用克氏针临时固定，C臂X线透视确认位置满意后，第一枚加压螺钉固定月骨、头状骨，第二枚螺钉固定三角骨、钩骨。术后放置负压引流，48小时后拔除引流管，抬高患肢以减轻肿胀及疼痛，注意避免敷料包扎过紧。掌侧石膏制动1周，可以更换石膏为短臂支具，直至融合部位骨愈合。术后建议进行手指运动锻炼、腕关节康复及力量训练，一般在愈合时开始。

（郭阳）

三角骨骨折

大多数医生认为，三角骨骨折是第二常见的腕骨骨折。

一、分型

三角骨骨折有三种类型。

（一）背侧皮质骨折

目前背侧皮质骨折是最常见的三角骨骨折，占三角骨骨折的绝大多数。造成背侧皮质骨折有不同的损伤机制，包括撕脱性骨折及剪切或者压砸暴力所致骨折。腕关节屈曲桡偏导致背侧桡三角韧带及三角舟骨韧带附着处撕脱性骨折也是一个常见原因。另一个常见原因是患者摔倒时腕关节背伸，极度尺偏，尺骨茎突撞击三角骨背侧所致。

（二）体部骨折

三角骨体部骨折多由高能量损伤导致，例如在月骨周围骨折脱位时常合并三角骨体部骨折，此类骨折常合并韧带损伤。体部骨折可以按部位分为矢状面骨折、内侧结节部骨折、近端横行骨折、体部横行骨折及粉碎性骨折。腕尺侧直接暴力可导致内侧结节部骨折，偶尔涉及三角骨掌侧关节面。矢状面骨折往往合并脱位，近端横行骨折往往合并月骨周围脱位。三角骨掌侧小块撕脱性骨折往往是由掌侧月三角韧带撕脱所致。

（三）掌侧撕脱性骨折

这类骨折是由掌侧尺三角韧带及月三角韧带撕脱引起。

二、临床表现及影像学特点

三角骨骨折表现为三角骨区域触痛及压痛，而三角骨背侧撕脱性骨折往往在腕部屈伸时出现症状。

大多数三角骨骨折可通过后前位、侧位及45°旋前斜位X线片发现。侧位及斜位片对背侧皮质骨折也能很好地显现。对于体检怀疑三角骨骨折，但在X线片上未见到骨折者，可行CT检查，以排除隐性三角骨骨折。

三、治疗

三角骨骨折的治疗取决于骨折类型。对于大多数背侧皮质骨折，可以尝试保守治疗，即制动4~6周。有学者对此类损伤的患者进行随访，患者术后可以基本恢复正常腕关节的活动。对于有症状的不愈合患者，可考虑切除背侧骨块以缓解疼痛。

对于三角骨体部骨折的治疗方案有争议。单发的三角骨体部骨折一般可成功地通过石膏制动4~6周，很少出现不愈合。合并月骨周围脱位的患者，可考虑行切开复位内固定，同时修复韧带或固定月三角关节。

三角骨掌侧撕脱性骨折非常罕见，推荐使用MRI评估此类骨折及潜在的腕骨间不稳定。治疗目标是重建腕骨的稳定性而不是治疗小的撕脱性骨折。

（郭 阳）

第六节
钩骨骨折

钩骨骨折是相对常见的腕骨骨折，通常分为钩骨体骨折和钩骨钩骨折。钩骨体骨折多见于握拳击打坚硬物体，如墙壁、门和地面等。钩骨钩骨折既往多见于直接暴力。近年来随着参与户外运动人数的增加，以及挥杆运动如棒球、网球和高尔夫球等项目的逐渐普及，钩骨钩骨折的发生率也逐年提升。腕关节的解剖相对复杂，常规的X线检查并不能很好地显示钩骨骨折，因此漏诊率高。对于没有移位的钩骨骨折，保守治疗常常可以取得满意的疗效，但对于移位或不稳定类型的骨折，钩骨钩骨折与钩骨体骨折手术方式的选择各具特点。

一、应用解剖

钩骨位于远排腕骨的尺侧，分为背侧的钩骨体和掌侧的钩骨钩两部分。钩骨钩是位于钩骨体掌侧的骨性突起，大小约为1.3cm×1.0cm×0.5cm。钩骨钩的主体位于钩骨尺侧的远端部分，钩骨钩为弧形扁平状，远端轻度偏桡侧，构成腕管的尺侧壁（图2-6-1）。在该区域内，钩骨钩起到了尺侧环、小指屈肌腱滑车的作用。Failla的解剖学研究表明，钩骨钩的血供来源有六种模式，主要还是以基底和尖端的血供来源为主，钩骨钩的尖端部分并无血管进入。因此，从理论上讲，29%的钩骨基底部骨折可以造成钩骨钩缺血，进而影响骨折的顺利愈合。

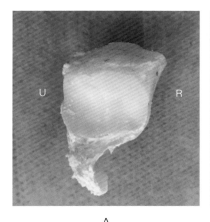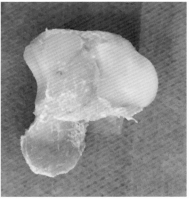

图2-6-1 钩骨的解剖

A. 钩骨的远端观，背侧为钩骨体，掌侧为钩骨钩。钩骨钩为弧形扁平状，远端轻度偏桡侧，基底偏尺侧 B. 钩骨钩位于钩骨的远半段

钩骨体桡侧的远端1/2以坚韧的韧带和头状骨相连，二者间几乎不存在活动度。钩骨体的近端和尺侧部分均为关节软骨覆盖，分别与月骨远端的尺侧半和三角骨的远端构成腕中关节的尺侧部分。钩骨体远端分别与第4、5掌骨基底相关节，构成第4、5腕掌关节。第5腕掌关节和第4腕掌关节分别存在30°和15°的屈伸活动度。

二、骨折分型与受伤机制

（一）钩骨钩骨折的分型及受伤机制

1934年，Milch首先将钩骨骨折分为两大类，即钩骨体骨折和钩骨钩骨折。钩骨钩骨折的分型根据骨折线所在的位置，通常分为近端1/3、中段1/3，以及掌侧1/3（图2-6-2）。其中大多数钩骨钩骨折发生在近端部分；Stark等的研究表明，约76%的钩骨钩骨折发生在近端1/3。

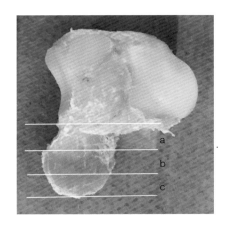

图2-6-2 钩骨钩骨折的分型

a. 近端1/3；b. 中段1/3；c. 掌侧1/3

钩骨钩骨折占腕骨骨折的2%～4%。钩骨钩骨折的发生通常是由于直接暴力或间接暴力导致的。直接暴力包括小鱼际部位挤压撞击，以及跌倒时手掌部位撑地。此外，在挥杆运动如棒球、高尔夫球

以及网球等运动中，通常在休息位时手柄置于钩骨钩部，当用力挥拍或挥棒时，手柄直接撞击钩骨钩部可能导致钩部相应的骨折。间接暴力导致钩骨钩骨折可能见于下述情况：首先，钩骨钩处附着多个肌肉或韧带的止点，当腕部体位发生急剧变化或肌肉猛烈收缩时，可以造成钩骨钩的牵拉骨折。其次，当用力握拳时，环、小指屈肌腱会发生急剧收缩，肌腱对钩骨钩所造成的从桡侧向尺侧的剪切应力可能造成钩骨钩骨折。这种间接暴力可能更多地导致应力型骨折，如用力进行反复挥杆运动时，钩骨钩长期所受的应力作用不断地导致骨小梁中断，最终造成钩骨钩骨折。此外，钩骨钩骨折部分愈合也是钩骨钩骨折的一种特殊类型。该类型骨折在临床上表现为小鱼际部位的持续性疼痛，通常经过进一步的影像学检查可以发现钩骨钩的尺侧部分愈合，而桡侧部分不愈合。

（二）钩骨体骨折的分型及受伤机制

钩骨体骨折的分型相对较为复杂。由于早期的影像学技术有限，Milch认为钩骨体骨折时，多数骨折线为从背内侧至掌外侧的紧邻钩骨钩的斜行骨折线，并强调该种骨折的移位并不明显，适合进行保守治疗。随着影像学技术的不断进展，尤其是CT、MRI的断层成像技术和三维成像技术广泛应用于临床，出现了更多细致合理的分类方法。Garcia-Elias将钩骨体骨折进一步分为四种类型：①矢状斜行骨折（Milch型骨折）；②背侧冠状面骨折；③近极骨折；④内侧结节骨折。2005年，Hirano等依据Milch的分型将钩骨骨折分为1型的钩骨钩骨折和2型的钩骨体骨折。其中钩骨体骨折又被分成两个亚型，2a型为钩骨体冠状面骨折，2b型为钩骨体横断面骨折。2a型冠状面骨折又进一步分为背侧斜行骨折和冠状面分离骨折。冠状面骨折是钩骨体最常见的骨折类型，对于该类骨折的分型更为详细。Cain等将钩骨体骨折和腕掌关节脱位分为三型：ⅠA型为单纯腕掌关节脱位，ⅠB型为腕掌关节脱位伴钩骨体背侧缘的撕脱性骨折；Ⅱ型为钩骨体背侧更大范围的粉碎性骨折；Ⅲ型为钩骨体冠状面骨折（图2-6-3）。Ebraheim等也将钩骨体冠状面骨折分为三型：A型，骨折线走行于冠状平面，并通过钩骨体的中部；B型，骨折线为斜行，从钩骨体远端的中部斜向背侧，累及钩骨远端大部分腕掌关节面；C型，为钩骨体远端背侧缘的撕脱性骨折，该型与Cain分型中的Ⅰ型

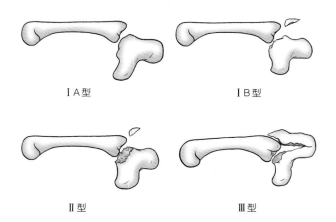

ⅠA型　　　　　　　　　　　ⅠB型

Ⅱ型　　　　　　　　　　　Ⅲ型

图2-6-3　钩骨体骨折的Cain分型示意图

ⅠA型为单纯腕掌关节脱位；ⅠB型为腕掌关节脱位伴钩骨体背侧缘的撕脱性骨折；Ⅱ型为钩骨体背侧更大范围的粉碎性骨折；Ⅲ型为钩骨体冠状面骨折

和Ⅱ型相似（图2-6-4）。其中，Ebraheim的A型和B型钩骨体冠状面骨折块较大，适合行切开复位内固定手术。

Thomas和Birch认为钩骨体骨折的类型是由致伤时腕关节所处的不同位置决定的。当轴向应力从远端向近端传导时，若腕关节处于尺偏位，则可造成冠状面骨折；当腕关节处于桡偏位或中立位时，则造成矢状面骨折；钩骨体近端骨折多见于腕关节更为严重的骨折和脱位；内侧结节骨折则是由腕部尺侧的直接暴力造成的。由于在临床中最多见的钩骨体骨折为冠状面骨折，因此对该型骨折的致伤机制研究较多。Cain和Ebraheim的观点认为，由于第4、5腕掌关节分别存在15°和30°的活动度，因此腕关节在处于不同的屈伸角度时，可以造成不同类型的冠状面骨折。通过解剖学研究发现，钩骨体远端的背侧部分存在约28°的掌倾角（图2-6-5），因此推测在腕掌关节处于中立位时，轴向应力向近端传导，作用于钩骨，可能造成Ebraheim的A型骨折和Cain的Ⅲ型骨折；而当腕掌关节处于不同程度的屈曲位时，轴向应力向远端传导，则可能导致Ebraheim的B型或C型骨折和Cain的Ⅰ型与Ⅱ型骨折。由于第4、5腕掌关节的屈曲程度与环、小指握拳的力度相关，环、小指握拳的力度越大，则第4、5腕掌关节的屈曲角度越大，更可能造成Ebraheim的B型或C型骨折，以及Cain的Ⅰ型与Ⅱ型钩骨体冠状面骨折。

三、临床表现

钩骨钩骨折的典型表现为小鱼际部位持续的疼痛和压痛，当腕关节向尺侧背伸时疼痛加剧。手部用力握持时局部疼痛加剧，并伴有手部的握力下降。小指抗阻力屈曲时可以诱发小鱼际部位的疼痛，并且小指屈指力量减弱。其他可能出现的症状包括环、小指不能屈指和尺神经卡压症状，偶见正中神经的卡压表现。腕关节正、侧位和腕管切线位的X线检查可以显示钩骨钩骨折，进一步的腕关节CT检查可以证实诊断，并可观察骨折的类型和移位情况（图2-6-6）。

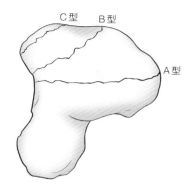

图2-6-4 钩骨体冠状面骨折的Ebraheim分型示意图

A型为骨折线通过钩骨体中心的冠状面；B型为斜行骨折线，骨折块涉及大部分腕掌关节面；C型为钩骨体远端背侧缘的撕脱性骨折，伴腕掌关节脱位

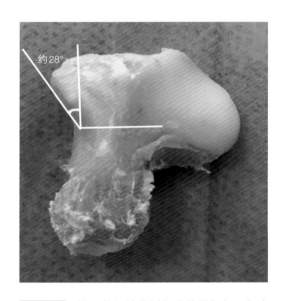

约28°

图2-6-5 钩骨体远端背侧部分的掌倾角，角度平均为28°

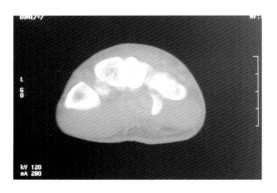

图2-6-6 CT横断面显示有移位的钩骨钩骨折

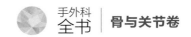

钩骨体骨折常表现为腕关节尺侧肿痛，腕掌关节水平的尺背侧可有明显隆起，用力握拳时局部疼痛加剧。腕关节正、侧位和旋前斜位X线检查可以显示钩骨体骨折和腕掌关节脱位，进一步的腕关节CT检查，可以明确骨折的类型和骨折的移位情况（图2-6-7）。

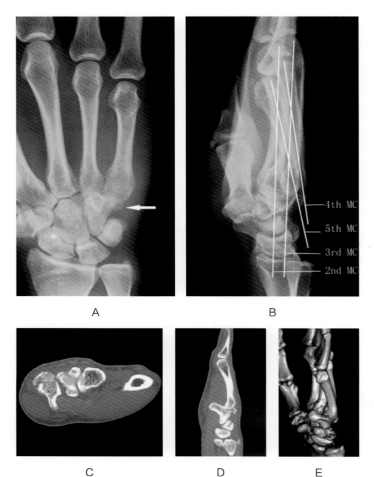

4th MC

5th MC

3rd MC

2nd MC

图2-6-7 钩骨体骨折的影像学诊断

A. 腕关节后前位片可见钩骨远端尺侧缘膨出 B. 腕关节侧位片可见掌骨间的不平行征，第4、5掌骨与第2、3掌骨间存在夹角 C～E. CT的横断面、矢状面和三维成像显示钩骨体背侧缘骨折，第4、5腕掌关节脱位

四、诊断与鉴别诊断

（一）病史

钩骨钩骨折的患者多有小鱼际部位的外伤史，如跌倒时手部撑地或局部重物挤压等。此外，对于长期从事挥杆运动如棒球、高尔夫球以及网球的患者，当其主诉小鱼际部位长期疼痛不适时，应当考虑可能存在钩骨钩骨折。

绝大多数钩骨体骨折是由于握拳时击打坚硬物体或跌倒时握拳触地所导致的，少数钩骨体骨折是由于腕尺侧的直接暴力如击打或挤压等造成的。此外，严重暴力导致的腕关节骨折脱位可能会合并钩骨体骨折。

（二）症状和体征

钩骨钩骨折的患者常主诉小鱼际部位持续性疼痛，手部用力握持时疼痛加剧，并伴有手部力量的下降。小指抗阻力屈曲可以诱发局部疼痛，并且小指屈指力量减弱。查体显示小鱼际部位存在明显压痛，环指及小指的屈指力量下降，抗阻力屈指时局部疼痛加剧，手部的握力下降。可能合并尺神经或正中神经支配区域的感觉异常。

钩骨体骨折的表现为腕关节尺侧和尺背侧肿痛，用力握拳时疼痛加剧。查体显示腕掌关节水平尺背侧显著隆起，局部压痛明显，按压隆起部位可出现明显的异常活动。

（三）影像学检查

临床上仅通过腕关节正位、侧位、斜位X线片诊断钩骨钩骨折非常困难，因此需要补充特殊的投照体位以明确诊断。其中腕管切线位和腕关节旋后背伸位是诊断钩骨钩骨折的重要体位，前者尤为重要。腕管切线位投照时，前臂旋前、腕关节背伸以充分显露腕骨的掌侧结构。腕关节旋后背伸位是在前臂旋后、腕关节背伸和最大桡偏时投照所获得的影像。CT检查是诊断钩骨钩骨折和骨折不愈合的"金标准"。通常采用双侧进行对比检查可以获得更高的准确率。拍摄时双手对掌，腕关节背伸，以同时获得双侧钩骨钩的影像。MRI的骨性成像效果不如CT，但在钩骨钩骨折中，MRI除了能帮助诊断钩骨钩骨折外，还能观察尺神经和环、小指深、浅屈肌腱的连续性。

常规腕关节X线检查钩骨体骨折的漏诊率高，Ebraheim等报告的钩骨体骨折首诊漏诊率高达45%，而在Bishop等报告的一组病例中，确诊的平均时间为伤后10个月。Andresen等对尸体标本的体外研究表明，腕关节正、侧位和腕管切线位X线片对移位钩骨体骨折的诊断率仅为39%。因此，在钩骨体骨折的诊断中，除了拍摄常规的腕关节正、侧位X线片外，前臂旋前30°～45°的旋前斜位也非常重要。通过旋前斜位可以明确钩骨体骨折和腕掌关节脱位，可将钩骨体骨折的诊断准确率提高至72%。此外，在腕关节侧位片中，掌骨间的不平行征也是诊断腕掌关节骨折脱位的重要征象。当第5或第4、5掌骨的轴线和第2、3掌骨的轴线形成明显夹角时，表明腕掌关节存在脱位。CT检查也是钩骨体骨折诊断的"金标准"，在不同平面的CT断层扫描不但可以准确地诊断钩骨体骨折，还能显示骨折的类型和范围。

（四）鉴别诊断

1. 豆钩关节骨关节炎　豆钩关节骨关节炎与钩骨钩骨折的症状和查体类似，但该病的发病人群多为老年人，无明确的腕部外伤史。尽管豆钩关节骨关节炎也可能出现环、小指屈肌腱和尺神经受累的症状，但影像学检查可以明确诊断。豆钩关节骨关节炎在前臂旋后位X线片和CT上明确可见骨关节退行性改变，包括关节间隙变窄、骨赘形成、软骨下骨囊性变等。

2. 第5掌骨基底骨折　第5掌骨基底骨折与钩骨体骨折的致伤原因和临床表现相似，多由于握拳击打坚硬物体而导致腕尺侧肿痛和活动受限，影像学检查可以明确诊断。第5掌骨基底骨折的部位在掌骨基底，由于腕尺侧伸肌腱的牵拉，骨折远端的掌骨可以向桡背侧移位。

五、治疗

（一）保守治疗

对于骨折无明显移位并且相对稳定的钩骨骨折，可以行保守治疗，用石膏或支具进行固定。固定后，常规每2周拍摄一次X线片，观察骨折的位置。

1. **钩骨钩骨折** 考虑到环、小指屈肌腱对钩骨钩部的剪切应力，钩骨钩骨折的固定体位多采用腕关节背伸位和轻度桡偏位。固定期间定期拍摄腕关节正、侧位和腕管切线位 X 线片。通常固定 6～8 周，直至 CT 证实骨折端完全骨性愈合。12 周内手部可以进行非持重的功能锻炼，此后患肢正常活动。

2. **钩骨体骨折** 钩骨体的固定体位多采用腕关节中立位。固定期间定期拍摄腕关节正、侧位和旋前斜位 X 线片。通常固定 6～8 周，12 周后患肢可以开始正常活动。

（二）手术治疗

1. 钩骨钩骨折

（1）手术指征：主要包括明显移位的钩骨钩骨折、粉碎性骨折、钩骨钩骨折不愈合以及合并神经症状的骨折。

（2）手术方法：包括钩骨钩切除术，钩骨钩骨折切开复位内固定术，环、小指深屈肌腱修复术以及尺神经、正中神经松解术。

1）钩骨钩切除术：钩骨钩切除术是钩骨钩骨折手术治疗的"金标准"。该式操作简单，疗效肯定，避免了骨折不愈合的风险，并且有助于患者早日恢复正常的工作和生活。术中设计以钩骨钩为中心的腕掌尺侧 S 形切口，暴露钩骨钩后，进行骨膜下剥离，避免损伤尺神经及其深、浅支。完整切除钩骨钩远端的骨折块，并将钩骨钩的残基打磨平整，以避免骨折残端刺激尺神经，以及造成与环、小指屈肌腱的粘连。

大多数患者术后效果良好，但部分患者仍会出现一些并发症，如尺神经损伤、掌浅弓损伤以及手部握力下降等。有研究表明，高能量损伤如高处坠落伤或腕部挤压伤的患者，钩骨钩切除术后并发症相对比例较高。因此，合并损伤可能是影响钩骨钩切除术后疗效的主要因素。

钩骨钩发挥着环、小指屈肌腱滑车的生物力学效应。有研究表明，钩骨钩切除后，小指的指深屈肌腱向尺侧移位 4～5mm，屈指力量下降 11%～15%，小指深屈肌腱的滑程也会增加 7～11mm。因此，钩骨钩切除后将对手部的握力产生一定的影响。此外，在解剖方面，钩骨钩是腕横韧带、豆钩韧带、小指短屈肌以及小指对掌肌的附着点。因此，钩骨钩切除后，从理论上来讲会对上述结构的功能造成一定的影响。部分术者仍然坚持行骨折切开复位内固定术，也正是考虑到钩骨钩切除术后对解剖和生物力学方面所产生的影响。

2）钩骨钩骨折切开复位内固定术：尽管从解剖和生物力学角度来讲钩骨钩骨折切开复位内固定术是最为合理的术式，但在临床实际工作中仍有较大的困难。首先，钩骨钩的形态不规则，掌侧的远端部分扁平，因而进行牢靠的内固定较为困难。其次，多数钩骨钩骨折患者就诊时已经为陈旧性骨折，为了使骨折能够顺利愈合，可能需要进行自体骨移植，这将进一步增加骨折复位内固定的难度。

切开复位内固定时，骨折端的显露方式同钩骨钩切除术。若骨折端新鲜，则直接行骨折的直视下复位；若为陈旧性骨折，骨折端已经存在一定程度的硬化，则需做好自体松质骨移植的相关准备。常用的固定方式包括螺钉固定和克氏针固定。其中无头加压螺钉的固定效果更为牢靠，并且能够对骨折端进行加压，因此成为钩骨钩骨折首选的内固定物（图 2-6-8）。

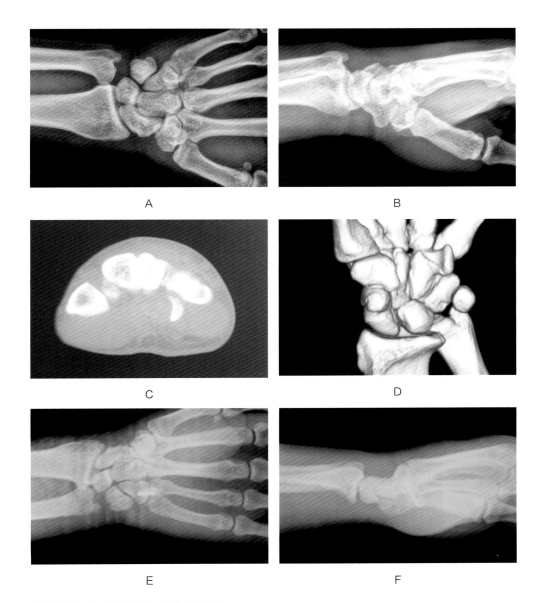

图2-6-8 钩骨钩骨折切开复位内固定术

A～D. 术前影像学检查显示钩骨钩近端基底部骨折　E、F. 切开复位，无头加压螺钉固定术后

3）环、小指深屈肌腱修复术：钩骨钩骨折时，环、小指深屈肌腱的自发损伤比例达15%～17%。Hirano等报告的一组病例中，指深屈肌腱损伤的比例高达27%，其中7%为完全断裂。因此，在进行钩骨钩切除或切开复位内固定术的同时，还需要进行环、小指深屈肌腱的探查。若仅有小指深屈肌腱的断裂，首选端-侧缝合，即将小指深屈肌腱的远断端与环指深屈肌腱在适当的张力下进行缝合。此外，还有学者提出将环指深屈肌腱劈出部分腱束，将该腱束移位后修复小指深屈肌腱。若环、小指深屈肌腱均发生断裂，可以考虑进行掌长肌腱移植修复指深屈肌腱。

4）尺神经、正中神经松解术：尺神经、正中神经损伤在钩骨钩骨折中并不少见，尤其是尺神经损伤，以神经卡压的表现为主。若伤后患者明确存在神经损伤的症状，则该类型的患者适合进行钩骨钩切除术，同时彻底切开腕尺管韧带或腕横韧带，并对神经进行游离松解，以解除造成神经卡压的因素。

（3）术后处理：钩骨钩切除术后，腕关节背伸、轻度桡偏位固定2周，固定期间可进行手指的屈伸功能练习，术后4周可以恢复正常的活动。骨折切开复位内固定术后，将腕关节固定于腕背伸、轻度桡偏位，根据骨折类型和固定的强度，通常固定3～6周，明确骨折初步愈合后，拆除外固定，开始非持重的功能锻炼，术后12周恢复正常活动。若合并肌腱修复，需要固定腕关节于腕中立位或轻度屈腕，同时腕关节轻度桡偏3～4周。

2. 钩骨体骨折

（1）手术指征：主要包括明显移位的骨折、不稳定骨折，尤其是合并腕掌关节脱位的钩骨体骨折。

（2）手术方法

1）闭合复位经皮克氏针固定术：对于钩骨体背侧撕脱性骨折，即Ebraheim C型骨折和Cain Ⅰ型与Ⅱ型钩骨体骨折，由于该型骨折块小，无法直接固定，因而闭合复位经皮克氏针固定是最常用的手术方法。Cain等将骨折和脱位复位后，利用2枚平行的克氏针将不稳定的第4、5掌骨与第3掌骨进行固定，再利用1枚克氏针固定钩骨背侧缘的骨折块。Wharton等则是将骨折和脱位复位后，利用克氏针分别直接固定第4、5腕掌关节。由于克氏针的强度有限，通常选用直径为1.2mm的克氏针，相对更为稳定。

2）切开复位内固定术：Ebraheim A、B型骨折和Cain Ⅲ型钩骨体骨折，骨折块体积相对较大，可以行切开复位内固定术。既往多数术者选用螺钉固定，其中无头加压螺钉不仅固定牢靠，而且其对骨折端的加压作用有助于骨折的早期愈合，应当作为首选的内固定物。术中以第5腕掌关节为中心，设计并切取纵行切口或弧形切口，术中注意保护并牵开尺神经腕背支。切开小指固有伸肌腱鞘管，并牵开伸肌腱，暴露骨折端，直视下骨折和脱位复位后，用1～2枚无头加压螺钉进行固定。

3）切开复位微型钛板跨腕掌关节固定术：钩骨体背侧缘撕脱性骨折合并腕掌关节脱位时，尽管闭合复位经皮克氏针固定是最常用的手术方式，但术后仍有部分患者出现腕掌关节半脱位复发。Wharton等报告的一组病例中，用克氏针固定术后，复查时腕掌关节半脱位率高达33.3%。Ebraheim C型和Cain Ⅰ型与Ⅱ型钩骨体骨折破坏了钩骨体背侧缘，因而钩骨体远端掌倾角的机械性稳定因素受到不同程度的破坏。同时，由于该类骨折为钩骨体冠状面上的斜行骨折，并且经常为粉碎性骨折，不仅破坏了关节面的平整，还具有非常不稳定的特点。从理论上来讲，切开复位内固定术能够获得更好的疗效，通过切开暴露骨折端，能够在直视下完成骨折和脱位的满意复位，并尽可能获得平整的关节面和关节轮廓，此外坚强的内固定有助于骨折愈合和早期开始手部的功能锻炼；而闭合复位经皮克氏针固定术很难达到上述要求。因此，切开复位微型钛板跨腕掌关节固定术应当是治疗该型钩骨体骨折的有效术式。切开复位后，利用微型钛板分别固定钩骨体和掌骨干，通过间接固定的方式牢固地维持复位（图2-6-9）。该术式的优点是固定牢靠，手术操作相对简单；缺点是需要二次手术取出内固定物。由于第4、5腕掌关节有一定的活动度，因此内固定物的取出手术应当在术后3个月进行，否则腕掌关节长期的微动将导致内固定物发生松动和折断。

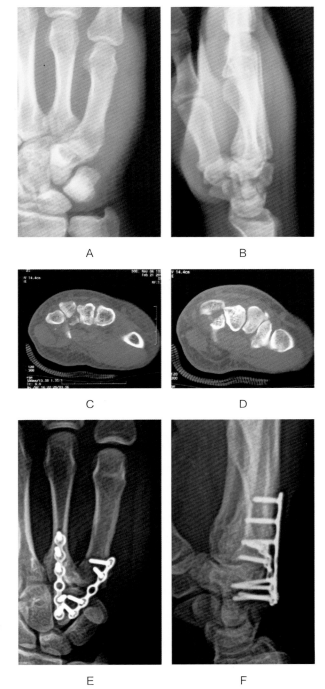

图2-6-9 钩骨体冠状面骨折切开复位微型钛板跨腕掌关节固定术

A～D. 术前影像学检查显示钩骨体冠状面骨折合并第4、5腕掌关节脱位 E、F. 切开复位，微型钛板跨腕掌关节固定术后

（3）术后处理：由于经皮克氏针固定的强度有限，因此术后需要辅以尺侧U形石膏固定或支具固定6周左右。采用无头加压螺钉或微型钛板跨腕掌关节固定的患者，可以根据术中固定的牢靠程度，术后辅以1～3周的尺侧U形石膏外固定。此后，拆除外固定，开始非持重的功能锻炼，术后12周恢复正常活动。

（杨勇）

其他腕骨（除舟骨、三角骨、钩骨）骨折

一、月骨骨折

创伤性的月骨骨折非常罕见，约占腕骨骨折的0.5%～6.5%，多由过伸性损伤或高能量创伤造成，一般累及月骨掌、背侧极，很少累及体部。创伤性骨折的诊断需要有明确的外伤史、CT扫描排除月骨营养不良并描述骨折类型。治疗方式应根据骨折部位及类型采取保守治疗或切开复位固定。术后长期随访了解骨折愈合情况，并最终排除月骨坏死。

（一）应用及解剖

月骨是唯一的掌侧宽而背侧窄的腕骨。其正面观为四方形，侧面观为半月形。近侧凸面与桡骨下关节面及桡尺远侧关节的关节盘相接；远侧凹面与舟骨共同拥抱头状骨，并有小部分与钩骨形成关节。月骨桡侧与舟骨以前上及后下两关节面相接触。月骨与舟骨、桡骨之间有坚强的腕骨间韧带相连。在尺侧，月骨与三角骨形成关节，其内有三角骨与月骨、腕骨间韧带相连。在月骨的掌侧及背侧各有腕骨间掌侧韧带和背侧韧带连接于近侧及远侧的腕骨。腕部掌侧韧带和背侧韧带是稳定腕部的主要结构，掌侧韧带厚而坚韧，背侧韧带薄而松弛，故相对于前者易发生断裂。月骨血运比较丰富，其背侧血管来自桡动脉，掌侧血管来自桡动脉、尺动脉、掌侧骨间动脉和掌深弓返支，它们分别伴随月骨背侧和掌侧韧带进入月骨，且掌、背侧血管在月骨内相互吻合。

月骨关节囊薄弱，关节囊外仅有韧带加强而无肌腱附着，其对腕关节掌屈和尺偏有较大意义。月骨在腕关节的活动中最不稳定，易向掌侧发生脱位，而月骨骨折则少见，经由暴力引起的骨折更

为罕见。

（二）骨折分型与受伤机制

1. 骨折分型　Teisen和Hjarbaek回顾分析了31年内所收集的17例月骨骨折病例，根据骨折方向及骨折对月骨血供的影响，将月骨骨折分为五型（图2-7-1）。

Ⅰ型：掌侧极骨折。

Ⅱ型：小、边缘片状骨折。

Ⅲ型：背侧极骨折。

Ⅳ型：经矢状面骨折。

Ⅴ型：横行骨折。

其中Ⅳ型和Ⅴ型为体部骨折，发生率较低。

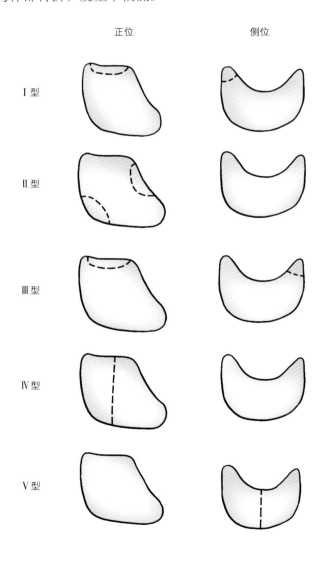

图2-7-1　月骨骨折分型示意图

2. **受伤机制** 月骨骨折常由过伸伤或高能量创伤造成，通常与其他腕骨或韧带损伤相关联。在这些情况下，月骨骨折表明腕关节不稳定和更为严重的损伤形式。

由于手在创伤中的位置不同，撕脱或剪切机制可作用于月骨的不同部位。撕脱性骨折大多发生在月骨掌侧极和背侧极的桡侧面，因为这些部位是主要的韧带附着点。背侧极骨折是由于腕关节背伸位时背侧极与桡骨背侧唇撞击或者受伤时腕关节极度掌屈，附着于月骨背侧韧带牵拉所致。Andersson和Garcia-Elias回顾分析了45例背侧舟月韧带损伤的患者，结果发现16%的患者有月骨撕脱性骨折；而月骨掌侧极和表面同样附着外部韧带（长桡月韧带、短桡月韧带、尺月韧带）和固有韧带（掌侧舟月韧带、掌侧月三角韧带）。通过这些韧带传导各种暴力，导致掌侧骨折的发生。

（三）临床表现

急性骨折患者常有腕过度背伸外伤史，月骨背侧肿胀和局部疼痛，压痛点集中于月骨及其周围，关节运动受限。常规体位X线片检查可见掌背侧极骨折，正位片上矢状面骨折较容易被发现，但大部分体部骨折由于骨影遮掩多显示不清，需行CT、MRI检查方能确诊。月骨密度增高、碎裂、塌陷或变形，提示已有坏死发生。

（四）诊断与鉴别诊断

1. **病史** 腕部有明确外伤病史，症状发作于直接创伤后。

2. **症状和体征** 月骨骨折的临床表现为腕关节局限性疼痛。月骨大部分关节面被关节软骨覆盖，骨折所引发的疼痛相对较轻，腕关节活动时疼痛可加剧。体格检查可能发现腕部肿胀和腕关节主动活动受限。触诊时最大的疼痛产生在月骨背侧，被动活动时整个手腕疼痛。

3. **影像学检查** 常规X线片必须包括标准的后前位片和侧位片。斜位片和侧位片的价值不大，因为月骨总是与舟骨和三角骨重合，且月骨的许多骨折，如掌背侧极骨折、片状骨折以及横行骨折，若没有移位或仅轻度移位时是很难在X线片上发现的。但月骨在后前位上很好辨认，这使得矢状面骨折容易被发现。

当临床或X线片上怀疑是月骨骨折时，应进行CT扫描。有时骨折块较小，普通CT容易漏诊，建议行薄型轴位片（0.5～0.75mm）检查，并进行冠状面和矢状面多平面重建。多层CT或多排CT可提供高清晰度图像，并可避免在重建时数据丢失。CT检查不仅可识别骨折类型，并可指导制订治疗计划，还可以区分月骨缺血坏死（又称金博客病，Kienbock病）引起的骨折。

MRI在创伤性骨折的情况下对确诊和治疗帮助不大。虽然MRI对骨折块的分辨率不及CT，且很难区分急性创伤和缺血性骨折，但当骨折发生是由于月骨缺血坏死引起时，MRI对评估月骨的血供和制订治疗方案是有帮助的。

4. **鉴别诊断** 月骨的急性创伤性骨折主要与月骨缺血坏死区分。后者可无明确的腕部外伤病史，症状轻微、缓慢，X线片可见清晰的急性骨折迹象，CT扫描没有骨坏死的迹象，增强MRI扫描显示月骨有正常的血流灌注。

（五）治疗

1. **保守治疗** 稳定、无移位的骨折可采取非手术治疗。用管型石膏将腕关节分别固定在稍掌屈或背伸位，4～6周后去除石膏，恢复正常活动。无移位的月骨体骨折也可照此处理，但需要固定更长时间（建议固定8周左右）。无论骨折类型如何，在固定期间应定期做体层摄影或CT检查，了解有无缺血坏死发生，以便及时更换治疗方案。

2. 手术治疗　不稳定的掌背侧极骨折及体部移位骨折需要复位和固定。可以用小螺钉、锚钉或经骨缝线固定小的不稳定骨片。体部移位骨折可以用小的加压螺钉固定，如中空的 Herbert 螺钉。月骨背侧极骨折时有不愈合发生，如有临床症状，可做骨折块切除。

二、大多角骨骨折

单纯大多角骨骨折少见，仅占腕骨骨折的1%～4%。大多角骨骨折往往伴有其他损伤，最常见的是第1掌骨骨折，其次是其他腕骨骨折和桡骨远端骨折。

（一）应用解剖

大多角骨位于远排腕骨的桡侧，远端同第1掌骨、近端同舟骨和小多角骨形成关节，并且大多角骨同第1掌骨通过鞍状关节相连，使得拇指可以做屈、伸、收、展和环转运动。大多角骨同舟骨相关节的面略凹，同小多角骨相关节的面相对较平，在掌侧面有一隆起的纵嵴，为腕横韧带附着点。大多角骨同舟骨一起构成了腕管的桡侧面。

在拇指的背侧可以触及大多角骨同第1掌骨相连接，当反复外展和内收拇指时，可以容易地触及第1腕掌关节和大多角骨。第1腕伸肌鞘管位于大多角骨上，拇长展肌腱、拇短伸肌腱穿过该鞘管。当患者外展和背伸拇指使肌腱维持一定张力时，可以区分上述肌腱和大多角骨。在手掌侧鱼际肌基底、舟骨结节远端同样可以触及大多角骨。

（二）骨折分型与受伤机制

大多角骨最常见的骨折类型为体部骨折和掌侧骨嵴撕脱性骨折。体部骨折常发生在轴向负荷和拇指内收位过伸时。体部骨折线通常同手的长轴平行。这些骨折常常伴随第1腕掌关节骨折或者其他邻近关节骨折，最常见的是 Bennett 骨折。掌侧骨嵴撕脱性骨折是非常罕见的，往往由直接暴力所致。骨嵴撕脱性骨折的位置分为Ⅰ型和Ⅱ型，Ⅰ型为近端基底撕脱性骨折，Ⅱ型为远端骨折。

（三）临床表现

大多角骨骨折的典型表现为大多角骨处局部皮肤淤斑和局部压痛。当骨折发生在大多角骨体部时，压痛点更多地在腕背侧。拇指在做对指活动时将诱发疼痛，并且对指乏力。对拇指施加轴向应力时同样会诱发疼痛。如为骨嵴撕脱性骨折，压痛点往往位于鱼际基底处，且对抗屈腕动作时将诱发疼痛。

大多角骨骨折常伴发周围其他结构损伤，比如韧带、肌腱、血管、神经损伤，或者伴有其他骨折。如伴有桡动脉损伤，可在桡侧触及动脉搏动减弱，并且血管通畅试验（又称艾伦试验，Allen试验）阳性。通过对拇指、示指、中指和环指桡侧的感觉检查和拇指屈伸活动及对掌活动力量的检查来判断是否存在正中神经损伤。

（四）诊断与鉴别诊断

1. 病史　大多角骨骨折的患者多有鱼际部位的外伤史，如局部的直接暴力打击或挤压伤。拇指的轴向应力等间接暴力同样能引起大多角骨骨折。

2. 症状和体征　大多角骨骨折最常见的症状为疼痛。体部骨折时，第1腕掌关节背侧常伴有疼痛，局部可见淤斑，活动拇指及对拇指施加轴向应力时将伴发疼痛。对于骨嵴撕脱性骨折，按压鱼际基底处将出现疼痛，抗阻力屈腕时局部疼痛加剧。

3. 影像学检查　当怀疑存在大多角骨骨折时，需拍摄腕关节标准的后前位片、侧位片、斜位片。体部骨折时，在上述X线片中可能被观察到，但因为腕骨投影的重叠使得骨折不容易被发现。旋前20°的后前位X线片可以较完整地显示第1腕掌关节和大多角骨，避免其他结构的遮挡。对于嵴部骨折，需使用腕管切线位X线片进行观察。

由于腕骨结构的特殊性，X线片对于大多角骨骨折的判断仍有较大的局限性。有研究发现，X线片对大多角骨骨折的诊断率仅为CT的18%～67%，因此当临床症状和体征高度怀疑大多角骨骨折而X线片无法判断时，需进一步行CT或MRI检查。CT对于骨折和关节脱位的诊断准确性较高，MRI在对软组织损伤的诊断上具有极大的优势，且能够判断是否为新鲜骨折。

4. 鉴别诊断

（1）舟骨骨折或其他腕骨骨折：由于创伤所致的腕关节桡侧疼痛可能是舟骨骨折、小多角骨骨折、月骨骨折或者上述腕骨的复合损伤。其中舟骨骨折为腕骨骨折中最常见的类型。单纯依靠压痛点来判断骨折部位容易发生混淆。鼻烟窝的压痛不能作为舟骨骨折的判断标准，因为大多角骨正好位于鼻烟窝的远端。同舟骨骨折相鉴别时需拍摄标准的腕关节正侧位片和尺偏位片，以排除舟骨骨折。当X线片无法判断时，就需要CT或MRI等进一步的影像学检查。

（2）桡骨远端骨折：桡骨远端骨折也是腕关节和手部的常见骨折，常常发生在摔倒时手伸直位着地。压痛点位于桡骨远端，且往往伴有特有的畸形。X线片能较容易地诊断桡骨远端骨折，但有大约7%的桡骨远端骨折合并腕骨骨折，因此需仔细检查以防漏诊。

（3）第1掌骨骨折和骨折脱位：第1掌骨基底背侧疼痛、水肿及第1腕掌关节活动困难提示第1掌骨骨折。第1掌骨基底骨折往往是关节内骨折，常见的有Bennett骨折、Rolando骨折（第1掌骨基底粉碎性骨折，但无脱位）。常见的拇指正位片、侧位片、斜位片就能够诊断上述骨折，但是CT能够发现其他的隐匿性损伤和骨碎片的移位情况。

（4）第1腕掌关节脱位：单纯的腕掌关节脱位是少见的，常见于直接的撞击。典型的表现为局部疼痛、肿胀、突起和畸形。查体可以发现关节不稳。单纯的X线片就能够诊断关节脱位，但是这类损伤常常伴有关节内骨折，必须注意避免漏诊。

（5）第1腕掌关节炎：第1腕掌关节炎是一类退行性疾病，发病隐匿，轻微的损伤就有可能造成严重的疼痛。对关节施加轴向压力或做圆周活动可诱发疼痛。拍摄X线片可以发现关节周围的小骨赘和关节间隙狭窄，并能做出诊断。

（6）伸肌腱鞘炎：过度地背伸拇指能诱发第1指伸肌腱鞘炎，当用力活动手指时可以加重疼痛。典型的表现为腕关节桡侧的轻微疼痛，握拳尺偏试验（又称芬克尔斯坦试验，Finkelstein试验）阳性。X线片为正常表现，但是超声检查可见腱鞘或肌腱增厚。

（五）治疗

1. 保守治疗　对于无明显移位的体部单纯骨折和Ⅰ型骨折可以采取保守治疗。保守治疗需石膏固定4～6周。如肿胀不明显，可以直接采用前臂-拇人字形石膏固定。假如肿胀明显，早期可以采用人字形夹板固定，待3～5天肿胀消退后更换前臂-拇人字形石膏。

2．手术治疗

（1）手术指征：骨折移位超过2mm、伴发其他腕骨骨折和骨折脱位的需行手术治疗。Ⅱ型的骨嵴骨折容易造成有症状的骨不连，因此也需手术治疗。

（2）手术方法：几乎所有大多角骨体部骨折均为关节内骨折，因此需注意关节面的复位。

（3）术后处理：术后需石膏固定4～6周，每2周检查一次石膏的牢固程度。石膏拆除后需仔细检查是否存在压痛，确认是否已临床愈合，并积极地康复治疗，促进功能恢复。

三、小多角骨骨折

小多角骨骨折是最少见的腕骨骨折，在所有腕骨骨折中不到2%。小多角骨的形状和所在位置起到了保护作用，因此骨折发生率低，但该处的脱位可能比骨折更常见。

（一）应用解剖

小多角骨为远排腕骨，在远端与第2掌骨基底形成关节，桡侧与大多角骨形成关节，尺侧与头状骨形成关节，近端与舟骨形成关节。小多角骨呈楔形，背侧的宽度约为掌侧的2倍。小多角骨周围有强大的韧带附着和支持，同第2掌骨基底构成非活动的关节。由于小多角骨的特殊形态和所处的部位，所以单纯的小多角骨骨折非常少见。

在手背第2掌骨基底处可以触及小多角骨，但是两者很难区分。在体表定位于鼻烟窝的远端，向尺侧旁开1～2cm处。

（二）骨折分型与受伤机制

小多角骨骨折被分为背侧缘骨折和体部骨折，常常发生于第2掌骨的轴向暴力、高能量损伤、直接撞击或腕关节过伸、过屈损伤。单纯的小多角骨骨折是非常少见的，更多见的是背侧脱位或伴发周围骨折。在轴向压力下，呈楔形的小多角骨由掌侧向背侧脱位。

（三）临床表现

小多角骨骨折后的典型表现为腕背桡侧疼痛、局部肿胀和淤斑。压痛点位于第2掌骨基底，背伸腕关节时可能诱发疼痛。

（四）诊断与鉴别诊断

1．病史 小多角骨骨折往往有显著的外伤史，比如局部撞击或腕关节过伸、过屈损伤。

2．症状和体征 手背小多角骨投影处疼痛、肿胀和淤斑是其骨折的常见症状，反复地背伸腕关节会诱发疼痛。对抗腕关节的主动背伸时疼痛将更加明显，因为桡侧腕长伸肌腱经过小多角骨，止于第2掌骨基底。怀疑小多角骨骨折时需仔细检查其周围的其他结构，因为90%的小多角骨骨折合并周围其他骨骼、韧带、肌腱、血管和神经损伤。常见合并头状骨和舟骨骨折，其他的还有合并大多角骨、周围指骨骨折。除了检查骨骼，还需检查是否合并桡动脉损伤。同样，桡神经浅支和正中神经也需进一步检测，以免漏诊。

3．影像学检查 小多角骨骨折在X线片上往往表现不明显，但是腕关节的正位片、侧位片、斜位片仍然是必需的，可以很好地发现是否存在腕骨脱位。拍摄腕关节的正位片和斜位片可能发现小多角骨矢状位上的骨折。

腕关节CT对诊断小多角骨骨折有重要的意义。有报告对137例腕骨骨折进行回顾性分析，其中4例存在小多角骨骨折，但X线片均无法做出诊断。另一项对38例腕骨骨折进行的研究发现，X线片无法诊断出其中的3例小多角骨骨折。其他小样本的回顾性研究报告了X线片对小多角骨骨折的敏感性为33%～64%。因此，如果临床上高度怀疑小多角骨骨折而X线片无阳性表现时，需进一步行CT或MRI检查，以免漏诊。CT可以很容易地发现腕关节的骨折、脱位，特别是对于关节内骨折，有其显著的优越性（图2-7-2）。MRI对于区分是否为急性损伤、是否存在软组织损伤有其不可替代的作用。假如腕关节存在严重的软组织损伤，比如腕骨脱位或高度怀疑韧带损伤，必须行MRI检查。

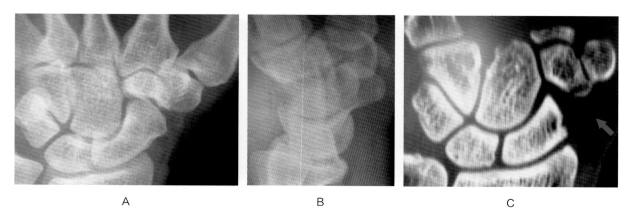

| A | B | C |

图2-7-2 腕关节正、侧位片未见小多角骨骨折，CT示小多角骨骨折（箭头所示）

A、B. X线正、侧位片　C. CT表现

4. 鉴别诊断

（1）桡骨远端骨折：桡骨远端骨折常见于摔倒时手部伸直位着地。桡侧疼痛是常见的症状，有时候伴有局部畸形和淤斑。通过X线片可以明确诊断。大约7%的桡骨远端骨折合并腕骨骨折，因此需仔细检查，避免漏诊。

（2）第2掌骨骨折和骨折脱位：第2掌骨骨折时手背第2掌骨处常常肿胀，该处骨折时可能合并小多角骨骨折。标准的腕关节正位片、侧位片和斜位片可以做出诊断，CT检查可以明确粉碎性骨折的移位情况。

（3）小多角骨脱位：单纯的小多角骨骨折是非常罕见的。由于小多角骨的楔形结构，背侧宽于掌侧，因此往往容易发生背侧脱位。脱位后第2掌骨基底处会出现肿胀和畸形，并伴有疼痛。常规的X线片可以做出部分诊断，当然CT检查可以提供更多的信息。对于小多角骨骨折，需仔细检查，明确是否合并神经、血管损伤。如发现手部桡侧血供障碍，需急诊行血管探查术。

（五）治疗

1. 保守治疗　对于单纯无移位的小多角骨骨折，无合并其他重要结构损伤的，可以采用保守治疗。如伴有脱位，可以尝试牵拉第2掌骨并屈曲腕关节、按压小多角骨来进行复位。复位后如相对稳定，可以使用短臂石膏或夹板进行固定，固定时间为4～6周。如局部肿胀明显，可以使用掌侧夹板临时固定，并局部冷敷和抬高患肢，待3～5天肿胀消退后，改用牢固的石膏或夹板固定。

保守治疗时每2周需复查一次，观察手部的肿胀消退情况及石膏是否松动，4～6周后拆除石膏，行功能锻炼。

2．手术治疗

（1）手术指征：开放性骨折或伴有神经、血管损伤的小多角骨骨折，需急诊行手术治疗。任何粉碎性骨折、移位骨折及骨折脱位复位后无法通过石膏维持的小多角骨骨折，需行手术治疗。

由于无大宗病例报告，故对于移位多少程度需行手术治疗目前仍无定论。有报告对一例移位超过2mm的小多角骨骨折患者采取保守治疗，获得了较好的效果。另有报告对一例1mm移位的骨折采用保守治疗，效果并不理想。

脱位将增加神经、血管损伤的风险和远期并发症的发生率，因此需对神经、血管进行检查。无论是否采取手术治疗，急诊均应当尝试手法复位。

由于单纯的小多角骨骨折非常少见，几乎所有小多角骨骨折都合并腕关节的其他损伤，所以需仔细检查是否存在复合损伤，避免漏诊。

（2）手术方法：可以试用克氏针或螺钉对骨折处进行复位固定，获得骨折的稳定性。

（3）术后处理：术后需用石膏至少牢靠固定3周，每2周检查一次石膏的牢固度，因为早期容易发生骨折移位。拆除石膏后需检查是否存在压痛，明确是否已临床愈合。4～6周拆除石膏后复查X线片。术后的康复锻炼同样非常重要，拆除石膏后需尽早开始功能锻炼，促进关节功能的恢复。

四、头状骨骨折

头状骨骨折是月骨周围大弓损伤或腕部挤压伤后多个腕骨受伤的情况之一，单独的头状骨骨折很少见，大约占腕骨骨折的2%。

Fentom描述了舟骨和近端头状骨骨折，Stein和Siegel描述了其机制，但遗憾的是，头状骨骨折同样经常被误诊，导致患者长时间疼痛和活动受限。头状骨骨折以及骨不连的处理方式和舟骨骨折的处理方式相同，因为这两者的骨折块都很小，被软骨覆盖，也没有组织附着。如果没有被去除或者被固定，头状骨横行骨折将导致近端骨不连、缺血性坏死以及腕骨间关节的改变。

头状骨体部骨折可以是腕掌关节轴向脱位导致的，并且通常伴有钩骨体部骨折；也可以是腕部过伸，外力通过第3掌骨传导，导致头状骨背侧压缩，冠状面骨折。这类骨折在X线片中显示不清，建议做CT检查以明确诊断。

（一）应用解剖

头状骨居腕骨中央且最大，是远排腕骨的活动中心。其近端呈球形膨大，为头状骨头部，突入舟骨和月骨的关节窝内，组成中腕关节的一部分；其远端与第2、3、4掌骨底相接，两侧面分别与小多角骨和钩骨相接。头状骨有滋养动脉2～14支，由背侧和掌侧进入，但掌侧为优势侧。在骨内，动脉形成吻合链和树状分支滋养整个头状骨。头状骨头部无血管进入，由骨内血管的逆行分支供应，故头状骨的头部和颈部骨折若损伤骨内逆行供血系统，可引起头部缺血性坏死。

（二）骨折分型与受伤机制

通常涉及头状骨骨折的损伤可分为三种类型：①孤立性的头状骨骨折；②舟骨-头状骨骨折综

合征；③合并其他腕骨损伤的头状骨骨折。孤立性的头状骨骨折仅占所有腕骨骨折的0.3%，Harrigna在1908年首次报告此类骨折。头状骨骨折大多无明显移位，骨折伴移位的更为罕见。

其受伤机制一般是由于腕背伸时，头状骨的头部嵌顿于月骨远端关节面和舟骨尺侧关节面所构成的关节窝中，而颈部背侧受到月骨背侧缘或桡骨下端背侧缘的撞击，造成骨折。

（三）临床表现

腕部疼痛，伴局部肿胀、腕关节屈伸活动受限。

查体可见腕掌背侧软组织肿胀，第3掌骨基底近端局部压痛，腕关节屈伸活动受限，无皮肤感觉减退。孤立的头状骨骨折很少伴有神经、血管损伤，但是当伴有脱位时，需评估血管、神经情况。

（四）诊断与鉴别诊断

1. **病史** 常存在直接暴力或极度腕背屈时摔倒等外伤史。

2. **症状和体征** 腕部疼痛感，持续性，剧烈或不剧。局部肿胀，腕关节屈伸活动受限。查体可见腕掌背侧软组织肿胀，局部压痛，腕关节屈伸活动受限。

3. **影像学检查** 由于普通的X线片显示对这些损伤的敏感性不高，最初的X线片很可能是正常的，但患者存在持续疼痛或（和）活动受限，这时应当高度怀疑骨折，通常需要CT或MRI检查。此外，CT和MRI成像有助于检测经常出现的伴随损伤。

4. **鉴别诊断**

（1）第3掌骨基底骨折：第3掌骨基底处疼痛、肿胀和压痛。腕关节的标准X线片（前后位片、侧位片、斜位片）通常足以诊断，但CT可用于确定碎片的位置和损伤程度。在报告的53例头状骨骨折病例中，有22%合并掌骨骨折。

（2）舟月韧带扭伤和不稳定：手腕背伸位摔倒落地可能损伤舟月韧带，患者主诉腕背肿胀疼痛，握力低下，手腕疼痛或活动减少。舟月结节常有压痛。舟骨位移试验可以帮助检测韧带的稳定性。

（3）腕关节扭伤：在没有骨折或脱位的情况下，许多腕关节韧带中的任何一条都可能在急性创伤后发生扭伤。检查通常显示手腕压痛，常肿胀，但X线片呈阴性。需要CT和MRI成像来进一步明确诊断。

（五）治疗

1. **保守治疗** 对于大部分头状骨骨折，骨折无明显移位，并且相对稳定，可以行保守治疗，用石膏或支具固定4～6周，抬高患肢。固定后定期到专业手外科门诊随访，常规每2周拍摄一次X线片，观察骨折的位置情况。

2. **手术治疗**

（1）手术指征：伴有血管或神经损伤的头状骨骨折、开放性骨折、有移位的骨折（＞2mm）、经固定后存在不愈合趋势的头状骨骨折（＞6周），需要手术治疗。

（2）手术方法

1）伴有血管或神经损伤的头状骨骨折：右腕掌侧弧形切口长约4cm，切开皮肤及皮下组织，切开深筋膜及腕横韧带，探查并修复或保护正中神经，将神经及屈肌腱分别向两侧牵开，切开部分关节囊，显露骨折及脱位的部分头状骨，清除骨折端的血肿及嵌入的软组织，牵引并背伸腕关节，将脱位的头状骨向背侧推挤，直视下调整骨块达到满意复位。C臂X线透视下于腕背侧经皮钻入导针，攻丝后沿导针旋入Hehrert钉或者Acutrak钉固定骨折。缝合修复损伤的神经，修复掌侧部分腕骨间韧带及关节囊。

2）开放性骨折或骨折不愈合：于腕背部第3掌骨纵轴上做弧形皮肤切口，长约3cm，将指总伸肌腱向尺侧牵开，切开中腕关节囊，见到骨折后翻转的头状骨头部的软骨面（相对于头状骨远侧骨折段的骨折面），牵引手部，扩大中腕关节间隙，复位后使远、近骨折面对合，然后用克氏针、Hehrert钉或Acutrak钉固定（图2-7-3）。

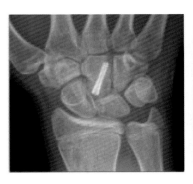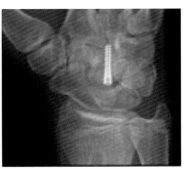

图2-7-3 头状骨骨折切开复位，螺钉内固定

（3）术后处理：术后将腕关节固定于功能位，根据骨折类型和固定的强度，通常固定2～4周，明确骨折初步愈合后，拆除外固定，开始非持重的功能锻炼，术后12周恢复正常活动。

五、豌豆骨骨折

豌豆骨骨折并不常见，或者至少是不经常被确诊或报告，文献中只有少量的病例报告。

尽管豌豆骨的位置表浅，而发生于小鱼际的直接创伤又很频繁，但豌豆骨骨折还是罕见的，只有0.2%～1%。当摔倒时，上肢外展、手腕旋前，或向后跌倒在旋后的手腕上，豌豆骨冲击地面，可能引起骨折。实际上大多数豌豆骨骨折是直接创伤的结果。尺侧腕屈肌的有力收缩（抵抗手腕背伸或提起重物的时候）也可以导致骨软骨撕脱性骨折。有文献报告，重复创伤（小鱼际撞击综合征的一部分）也是可以造成骨折的。

在体育活动如轮滑过程中，豌豆骨可在直接跌倒时受伤。尽管使用了防护手套，长期过度使用腕部也可引起豌豆骨骨折，如使用球拍的运动员和棒球运动员。

（一）应用解剖

豌豆骨小如豆状，借由平坦的关节面与三角骨相接，掌面粗糙，有屈肌支持带、豆钩韧带、尺侧腕屈肌和小指展肌附着。约有数条血管入骨，掌面和背面较均衡，在骨内广泛吻合，血运丰富。

豌豆骨位于近排腕骨，部分学者认为它是一种籽骨，而另一部分学者认为它是现代动物祖先腕部第7骨的退行物。豌豆骨与三角骨相关节,形成一个复合体。这个肌腱附着部分形成了两个纤维带,即豌豆骨钩骨韧带和豌豆骨掌骨韧带。豌豆骨参与形成了小指展肌的起点。腕横韧带附着在豌豆骨的掌侧面,豌豆骨是唯一的有肌腱(比如尺侧腕屈肌)起止的腕骨。豌豆骨在腕关节运动力学中的作用不详。豆三角关节的解剖和生物力学已经了解得较清楚。切除豌豆骨对腕关节功能的影响很小,但Bechers和Knebki发现豌豆骨有助于稳定腕骨尺侧柱,并建议重新考虑是否行豌豆骨切除术。

豌豆骨骨化通常发生在8~12岁,由于可能存在多个骨化中心,故可造成青少年豌豆骨骨折的假象。

(二)骨折分型与受伤机制

1. **间接暴力** 跌倒时强力屈腕,向尺侧倾斜姿态下腕掌侧着地,是肢体的传导力所致,多为单处骨折。一般间接暴力较难引起豌豆骨骨折。

2. **直接暴力** 如汽车摇把的反弹打伤,以及车祸中的直接撞击所致。摆动时,被球棒、高尔夫球杆或网球拍的手柄撞击,多为粉碎性骨折。腕关节强力抗阻力背伸时,尺侧腕屈肌腱可以导致豌豆骨远端撕脱性骨折。

(三)临床表现

一般患者腕掌尺侧出现局部疼痛和轻度肿胀,伴随尺神经损伤者可导致小指和环指尺侧麻木和内在的手肌肉无力(手指扩张无力和小指弯曲、外展)。

(四)诊断与鉴别诊断

1. **病史** 了解受伤机制后,这种骨折的表现是比较明显的。患者在伸展手臂摔倒后或用力腕背伸后表现为明确的小鱼际压痛,或者腕掌尺侧直接暴力打击后出现局部疼痛或神经症状。

2. **症状和体征** 腕掌尺侧出现局部疼痛和轻度肿胀,伴随尺神经损伤可导致小指和环指尺侧麻木和内在的手肌肉无力(手指扩张无力和小指弯曲、外展)。

神经支配区的放射痛在报告中可见,甚至有第4指和第5指的感觉丧失,以及小鱼际肌压痛。即使不经治疗,这些骨折也容易愈合,但常见畸形愈合。这可能导致豆三角骨关节炎,表现为持续性疼痛和握力减退,还可能出现尺神经受压。

3. **影像学检查** X线片通常不能发现骨折,需要特殊体位投照,如腕管位和旋后斜位等。然而,在急性外伤情况下,疼痛可能限制了手腕位置的正确摆放,以致无法获得质量好的X线片。当临床上高度怀疑豌豆骨骨折时,推荐进行CT扫描,不仅可明确诊断,还可以评估豆三角关节面的情况。

4. **鉴别诊断**

(1)腕关节扭伤:在没有骨折或脱位的情况下,许多腕关节韧带或关节囊中的任何一个都可能在急性创伤后发生扭伤。检查通常显示手腕压痛,常肿胀,但X线片呈阴性。需要CT和MRI成像来进一步明确诊断,排除骨折。

(2)小鱼际撞击综合征:从事自行车、手球等小鱼际承受重复性压力损伤的运动,可导致在腕尺管的尺动脉慢性损伤。这种慢性压力会导致动脉收缩和增厚,并可能导致血栓形成或动脉瘤。症状包括手掌尺侧疼痛和冷不耐受。血管通畅试验可显示尺动脉缺如或延迟充盈。

（3）豌豆骨关节炎：慢性疼痛可能是由豌豆骨相关的软骨或骨关节炎引起的，但急性损伤可能导致疼痛显著增加。

（4）尺侧腕屈肌腱炎：豌豆骨在尺侧腕屈肌是籽骨，肌腱被过度使用会导致肌腱炎，使腕尺侧疼痛并导致屈腕、尺偏受限。诊断通常是根据临床表现，MRI有助于鉴别。

（五）治疗

1. 保守治疗　无移位、分离的豌豆骨骨折，通常采用短臂石膏在轻度尺偏、屈腕30°位固定4～6周。

2. 手术治疗

（1）手术指征：严重移位或粉碎性骨折，经适当的保守治疗后出现不愈合或畸形愈合，或有豆三角关节创伤性关节炎症状，合并尺神经损伤，观察12周后神经功能无明显恢复的可行手术治疗。

（2）手术方法：最常见的方法是切除豌豆骨，过程很简单，但必须考虑豌豆骨与尺神经（和动脉）的密切关系。最安全的入路是掌侧入路，可以沿两个方向进行，通过尺侧腕屈肌腱或打开腕尺管。在第一种方法中，把尺侧腕屈肌腱纵向切开，可以很容易地看到并去除豌豆骨，而不会干扰豆三角关节囊。在第二种方法中，切开腕尺管，解剖和保护神经血管束。腕尺管的尺侧边界由豌豆骨构成，从尺侧腕屈肌止点分离，豌豆骨就可以被切除。连续缝合修复尺侧腕屈肌腱，允许术后即刻活动关节。

（3）术后处理：无须特殊固定，早期、合理地进行康复训练，能获得满意效果。无论从个人经验还是系列病例报告来看，预后都很好。尽管外伤后的病例比纯退行性的病例少，腕关节的功能仍然可恢复至最佳。术后未见腕部力量减弱的报告。

（陈星隆）

第八节
桡骨远端骨折和桡骨小头骨折

一、桡骨远端骨折

桡骨远端骨折是指发生于旋前方肌近侧缘以远部位的骨折，一般来说包括桡骨远端3cm的范围。此种骨折发生率甚高，是较常见的损伤。女性多于男性，好发于中老年人。特别是绝经期后的女性，此种骨折的发生与骨量减少、骨质疏松密切相关。老年人桡骨远端骨折不仅可作为骨质疏松的临床指标，也是再发髋部骨折的警示信号。

（一）病理生理及应用解剖

桡骨下端逐渐变宽，横切面略呈四方形，骨松质外面仅裹以极薄的骨密质，是力学上的弱点，容易发生骨折。桡骨下端外侧面粗糙，向远侧延伸为锥状的茎突，茎突基底稍上方有肱桡肌附着，茎突末端有桡侧副韧带附着；内侧面有弧形凹面，称为尺切迹，与尺骨头相接，构成桡尺远侧关节。桡骨远端关节面被分成三部分：舟骨窝、月骨窝和位于月骨窝尺侧呈矢状位的乙状切迹，分别与舟骨、月骨、尺骨头构成关节。固定桡尺远侧关节的主要是三角纤维软骨复合体（TFCC），该韧带对于维持桡尺远侧关节的稳定性及旋转功能具有重要的作用。正常桡骨远端关节面向尺侧倾斜20°~25°，向掌侧倾斜10°~15°。桡侧向远端延伸，形成桡骨茎突，桡骨茎突比尺骨茎突长1~1.5cm，是骨折复位的标志。根据桡骨远端应力传导的特点，将尺桡骨远端分为三柱：桡骨远端的桡侧部分构成外侧柱，包括桡骨茎突及舟骨窝；桡骨远端的尺侧部分构成中间柱，包括桡骨的月骨窝及乙状切迹；尺骨远端、三角纤维软骨复合体及桡尺远侧关节构成内侧柱（图2-8-1）。三柱理论从力学角度更深刻地认识桡骨远端骨折，将注意力更集中于月骨窝的中间柱和内侧柱的桡尺远侧关节。

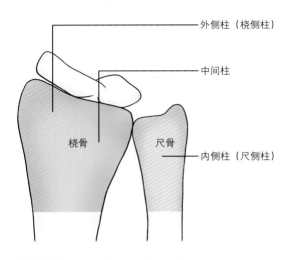

图2-8-1 桡骨远端三柱理论示意图

（二）受伤机制及分型

1. 受伤机制

（1）伸直型骨折（Colles骨折）：最常见，多为间接暴力致伤，1814年由Colles详加描述。跌倒时腕关节处于背伸及前臂旋前位、手掌着地，暴力集中于桡骨远端松质骨而引起骨折。骨折远端向背侧及桡侧移位。儿童可为骨骺分离；老年人由于骨质疏松，轻微外力即可造成骨折且常为粉碎性骨折，骨折端因嵌压而短缩。粉碎性骨折可累及关节面或合并尺骨茎突撕脱性骨折及桡尺远侧关节脱位。

（2）屈曲型骨折（又称史密斯骨折，Smith骨折）：由Smith在1874年首次描述。骨折发生原因与伸直型骨折相反，故又称反Colles骨折。跌倒时手背着地引起，骨折远端向掌侧及尺侧移位。

（3）巴顿骨折（Barton骨折）：是指桡骨远端关节面纵向斜行骨折，伴有腕关节脱位，由Barton在1838年首次描述。跌倒时手掌或手背着地，暴力向上传递，通过近排腕骨的撞击引起桡骨关节面骨折，在桡骨远端掌侧或背侧形成一个带关节面软骨的骨折块，骨折块常向近侧移位，并伴腕关节脱位或半脱位。

2. 分型　一个合理的分型系统应该能够反映骨折的严重程度并指导治疗的选择，影响预后。桡骨远端骨折的分型方法较多，如早年的Tayler & Persons分型（1938），Nissen-Lie分型（1939），Garland和Werley分型（1951）以及Frykman分型（1967）等。目前临床上广为使用的桡骨远端分型为AO分型系统（图2-8-2）。

（1）AO分型：是目前使用最广的分型系统。根据关节外、部分关节内及完全关节内分为A、B、C三型。

1）A型骨折为关节外骨折：①A1型骨折，指单纯关节外尺骨远端骨折；②A2型骨折，指存在嵌插或稳定型的关节外骨折；③A3型骨折，指关节外粉碎性骨折。

2）B型骨折为部分关节内骨折：①B1型骨折，指骨折线位于矢状面的关节面骨折；②B2型骨折，指骨折线位于冠状面的背侧缘骨折，即背侧Barton骨折；③B3型骨折，指骨折线位于冠状面的掌侧缘骨折，即掌侧Barton骨折。

3）C型骨折为完全关节内骨折：①C1型骨折，指干骺端及关节内的简单骨折；②C2型骨折，指简单的关节内骨折合并干骺端粉碎；③C3型骨折，指关节内粉碎性骨折。

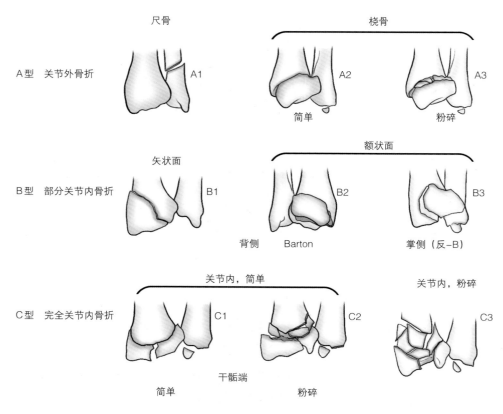

图2-8-2 桡骨远端骨折AO分型系统示意图

（2）鉴于关节面的损伤、桡尺远侧关节的损伤，尺骨远端有否骨折与预后紧密相关，所以值得推荐细致合理的Frykman分型（1967）。按照此种分型法，桡骨远端骨折可分为八型。

1型，关节外骨折，无尺骨远端骨折。

2型，关节外骨折，合并尺骨远端骨折。

3型，关节内骨折波及桡腕关节，但无尺骨远端骨折。

4型，关节内骨折波及桡腕关节，合并尺骨远端骨折。

5型，关节内骨折波及桡尺远侧关节，但无尺骨远端骨折。

6型，关节内骨折波及桡尺远侧关节，合并尺骨远端骨折。

7型，关节内骨折波及桡腕关节及桡尺远侧关节，但无尺骨远端骨折。

8型，关节内骨折波及桡腕关节及桡尺远侧关节，合并尺骨远端骨折。

（三）诊断及鉴别诊断

腕部肿胀、压痛明显，手和腕部活动受限是桡骨远端骨折的常见临床表现。伸直型骨折有典型的餐叉状畸形和枪刺样畸形，桡尺骨茎突在同一平面，直尺试验阳性。屈曲型骨折畸形与伸直型相反。注意正中神经有无损伤。由于对骨桡远端骨折放射照片的认识对于怎样处理这些损伤有很大的影响，所以准确评估标准 X 线片对采取恰当的治疗至关重要（图 2-8-3）。

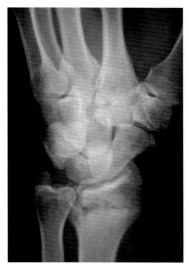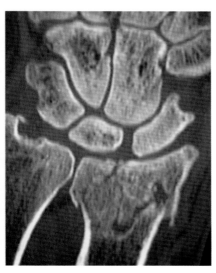

图 2-8-3 桡骨远端骨折的影像学表现

A. X 线表现 B. CT 表现

A   B

桡侧倾角（尺偏角）被公认为前后位片中桡侧倾斜度的一个有用的评估指标。在测量这个夹角时，应该找一个位于尺侧角掌侧和背侧之间的参考点，以便消除由背侧角的变化带来的差异。这个参考点称为中心参考点。桡腕骨间隙可以用来衡量整个桡腕关节的间隙，也代表关节两面软骨的联合厚度。这个参数还可以衡量舟骨近极和桡骨远端之间的距离。在侧位片中，桡骨掌倾角用桡骨长轴的垂线与桡骨掌侧、背侧边缘根尖点连线形成的夹角来表示。在评估过程中，桡骨掌侧与背侧边缘顶点在前臂远端抬高 10° 的侧位片中更清晰。

在侧位片中，滴状影很容易识别，代表桡骨的月骨面的掌侧边缘线。这个影像标志在 10° 侧位片中更明显。通常，滴状影的中心轴延长线（与桡骨末端软骨下骨掌面边缘线平行）和桡骨中心轴延长线成 70° 夹角。在伴有向背侧成角的关节外桡骨远端骨折的 X 线片中，这个滴状影倾角随桡骨远端骨折片向背侧的旋转程度而变小。当骨折复位后，桡骨远端掌侧倾角恢复正常时，这个滴状影倾角也恢复正常。

正常的桡骨远端，月骨面的背侧边缘顶点和掌侧边缘顶点之间的距离是固定的，这个固定的距离称为桡骨远端关节面的前后位距离。这个参数是测量侧位片中背侧边缘顶点和掌侧边缘顶点之间的距离而得到的。由于月骨嵌入桡骨的关节面，所以桡骨远端骨折，尤其是轴向负荷伤，会导致其掌侧边缘和背侧边缘骨折爆炸式分离。同样，在 10° 侧位片中能够更清晰地识别这些影像的标志性特征。

CT 检查对于骨折类型的判定非常有用，可以发现那些很难被 X 线片显示的轻微骨折，并有助于判定骨折移位程度以及制订术前计划。MRI不是必需的，但其为是否合并软组织损伤提供了更多信息。

（四）治疗

1. 非手术治疗 尽管桡骨远端骨折的手术治疗有了显著的进步，但桡骨远端骨折仍然具有保守治疗的适应证，适应证之一就是小的非移位关节外骨折。另外，必须权衡两点：一是骨折端是否能够复位满意，二是骨折复位是否可以维持到骨折愈合（也就是稳定性）。以下情况可以考虑保守治疗：①功能要求比较低、老年、虚弱的患者；②非移位的关节外骨折；③关节外骨折，背侧成角小于10°、非粉碎性骨折、短缩小于3mm。

掌侧Barton骨折、Smith骨折以及桡骨远端月骨关节面压缩性骨折等，即使是充分复位后也是不稳定的，不应该采取管型石膏外固定；即使可以通过闭合方法达到复位目的，或是骨质很好的年轻患者的桡骨远端关节内骨折伴有移位的，应用管型石膏固定也必须谨慎。

腕管综合征和拇长伸肌断裂是桡骨远端骨折保守治疗的主要并发症，临床评估必须包括正中神经的功能评估和拇长伸肌完整性评估。考虑到功能恢复不好多与残留关节移位有关，如果怀疑关节面的完整性，保守治疗以前建议行CT扫描。需注意桡骨远端骨折中少见的可能潜在的腕部骨折（如舟骨骨折）和韧带损伤，例如三角纤维软骨损伤、TFCC韧带复合体损伤以及桡尺远侧关节损伤。

2. 手术治疗 多数桡骨远端骨折移位轻、骨折类型简单稳定，通过保守治疗可以获得满意的功能恢复。对于骨折类型复杂且对功能要求较高者，建议采用手术治疗。手术治疗的原则是对骨折进行解剖复位、对移位的骨折块进行支撑固定、对骨缺损区进行植骨、早期进行辅助的主动功能活动，尽早恢复伤前的功能状态。桡骨远端骨折手术治疗指征有：①不稳定骨折；②保守治疗失败；③陈旧性骨折、骨折畸形愈合、骨折不愈合。手术治疗的方法有多种，每种治疗方法又包括多种术式。各种手术方式的适应证常常是重叠在一起的，但在选择手术方式时应该有一个优先顺序。钢板螺钉内固定常常是首选，其次是外固定架结合克氏针固定。

（1）手术入路

1）掌侧入路：两个基本的掌侧入路是桡侧腕屈肌入路和正中入路。桡侧腕屈肌入路提供了进入桡骨远端掌侧面的通路，且可以通过向外切开到桡动脉进入桡骨外侧。桡骨掌尺侧面的暴露有些困难。正中入路可以很好地暴露桡骨内侧缘，但到达桡骨茎突比较困难。

对于桡侧腕屈肌入路来说，皮肤切口在桡侧腕屈肌腱上方。沿桡侧腕屈肌腱鞘切开，可能需要牵开桡侧腕屈肌，从而暴露桡骨尺侧缘，或者从桡侧进入桡骨的掌侧面。正中神经的掌侧皮支通常位于桡侧腕屈肌和掌长肌之间，但应该注意避免损伤。结扎桡动脉到达旋前方肌的分支，从旋前方肌接近桡腕韧带起始处的止点行横行切口，切断旋前方肌桡侧缘，保留少量组织以利于缝合。从桡骨远端骨膜下平面小心地提起旋前方肌，但不要超过桡骨的尺侧缘或损伤骨间前动脉的掌侧支。

随着分离接近桡腕关节，尤其是桡骨中间柱，如果分离平面在骨膜以上，可能需要结扎掌侧桡腕弓。如果需要暴露桡腕关节，则桡侧腕屈肌腱鞘的底层也需要打开。桡侧腕屈肌收缩，暴露并分离、保护掌侧桡腕弓。为了充分暴露舟骨，桡舟头韧带和桡月长韧带需要切开，但要注意这些结构都必须进行修复，所以需要标记它们的位置。该入路可以暴露桡骨掌侧面、舟骨掌侧和舟月韧带（图2-8-4）。

正中入路的切口起自手掌，用于腕管松解；或起自腕褶痕，仅向尺侧到旋前圆肌，以避免损伤掌侧皮神经。该切口主要分布在前臂尺侧到前臂正中，如果需要也可以向桡侧发散。这些操作是为了保证正中神经在前臂远端有足够的覆盖，因为其在前臂远端没有指浅屈肌肌腹的保护。分离正中神经，切断屈肌支持带，从近端的桡侧向远端达钩骨钩部。正中神经和屈肌腱收缩，暴露旋前方肌。从桡侧切开旋前方肌，向尺侧从骨膜下平面提起。该入路用于掌筋膜切开和复杂的腕骨脱位，也有可能用于腕管松解。

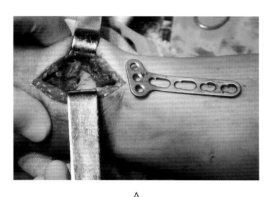 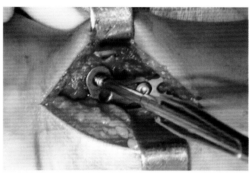

A   B

图2-8-4 桡骨远端掌侧入路

2）背侧入路：手术治疗桡骨远端不稳定性骨折，目前以掌侧入路并固定为主，可以复位并固定绝大多数的桡骨远端骨折，但是对于背侧严重的粉碎性、不稳定、嵌插并有明显缺损的桡骨远端骨折，掌侧入路无法完成良好的复位、植骨及稳定的固定，常导致掌倾角恢复不足。故桡骨远端背侧骨折可以采用桡侧位于1、2间隔室，中间位于3、4间隔室，或者尺侧位于5、6间隔室的入路（图2-8-5）。

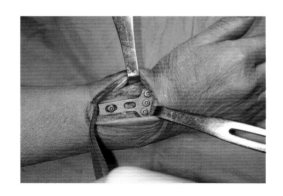

图2-8-5 桡骨远端背侧入路

对于桡骨背侧入路来说，皮肤切口以解剖的鼻烟窝向近端或远端延伸，具体由需要检查的结构决定。需要注意分离并保护桡侧感觉神经（桡神经浅支），其可能位于浅静脉下方。皮穿支血管多经近端的外侧肌间隔，由桡动脉发出；经拇短伸肌和拇长伸肌之间的肌间隔，由背侧骨间前动脉发出。该入路是常用的到达舟骨的入路，在舟骨和大多角骨之间的关节水平，到达舟骨的掌背侧支。1、2伸肌室间支持带上动脉返支和桡动脉发出背侧腕间动脉起始处有损伤的危险。如果可能，应该通过分离和切开舟骨和头状骨之间的关节囊，保留到舟骨的分支。如果需要暴露整个舟骨背侧，则切口可以向外侧延伸，暴露舟骨，保护背侧嵴部血管。如果掌浅弓和掌侧舟骨分支之间或者背侧腕间动脉和背侧手舟骨分支之间有连接存在，则可以在没有损伤舟骨血管供应的情况下进一步移动桡动脉。

背侧入路的优势是可以显露关节面，直视下解剖复位，并能对背侧移位的骨折施以支撑固定；对月骨关节面塌陷性骨折，可以直视下复位和固定；可以同时修复桡尺远侧关节损伤，所以桡骨远端骨折早期的治疗开始于背侧入路、背侧固定。但背侧移位骨折时，往往背侧皮质非常细碎，破坏了背侧软组织的连续性，影响血供；而且背侧皮肤软组织少，复位固定后板钉系统对指伸肌腱装置的影响和破坏都较大，容易出现肌腱激惹。因此，在出现背侧双板系统之前进行背侧入路固定应持慎重态度。

（2）内固定的选择

1）钢板螺钉内固定：常见的用于桡骨远端骨折固定的钢板包括锁定钢板和非锁定钢板。锁定接骨板最初设计用于治疗骨质疏松性关节周围骨折。最初用于桡骨远端骨折的是3.5 mm锁定接骨板，以后又发展出2.4mm锁定解剖掌侧和背侧接骨板。锁定接骨板通过螺钉与钢板锁定成为一体，具有成角稳定性，增强了对骨质疏松性骨折块的稳定作用。关节面下方的螺钉最好位于关节软骨下方，这样对关节面的支撑效果最好，可以避免关节面继发塌陷。钉板一体的结构也降低了螺钉松动退出的风险。对于年轻患者的关节周围骨折，锁定接骨板已成为首选。非锁定接骨板操作的方便性不如锁定接骨板，但在桡骨远端骨折，对于关节面简单骨折的病例，使用非锁定接骨板可以获得同样良好的临床效果（图2-8-6）。

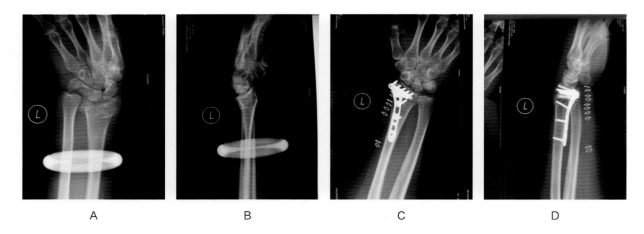

A	B	C	D

图2-8-6 桡骨远端骨折，采用掌侧入路T形板固定

A、B. 术前正、侧位片　C、D. 术后正、侧位片

2）掌侧入路金属接骨板内固定：掌侧入路的最佳适应证是向掌侧移位的桡骨远端骨折，如掌侧Barton骨折和Smith骨折，以掌侧骨皮质为解剖标志可以顺利复位骨折。以克氏针临时固定，透视或术中拍片确认关节面平整、桡骨高度和掌倾角恢复、桡尺远侧关节无不稳定后即可放置金属接骨板，并使用螺钉固定。桡骨远端骨折更常见的类型是远端骨折向背侧移位，即背侧移位的不稳定性骨折。目前更多的医生倾向于使用掌侧锁定板取代背侧接骨板来固定背侧移位的桡骨远端骨折，并取得令人满意的疗效。常见的掌侧入路金属接骨板螺钉包括桡骨远端2.4mm掌侧柱蝴蝶形板钉系统、桡骨远端2.4mm掌侧近关节板钉固定系统、桡骨远端加长型掌侧接骨板以及桡骨远端掌侧万向锁定加压板钉固定系统。

3）背侧双板内固定：背侧双板的适应证是桡骨远端背侧移位骨折。实际上，背侧双板的适应证与掌侧板有很大的重叠。中间柱和（或）尺侧柱损伤需要复位固定时，最适合选择双板固定。背侧双板固定技术使用2个相互成角50°～70°的2.4mm钛板，桡背侧于第2伸肌间隔下放置直钛板固定桡侧柱，对抗骨折向桡侧移位；背尺侧于第4伸肌间隔下放置T形或L形钛板固定中间柱，对抗背侧移位。双板因桡骨远端的三角外形而形成约60°的夹角，从而达到对桡骨远端的成角稳定固定作用（图2-8-7）。

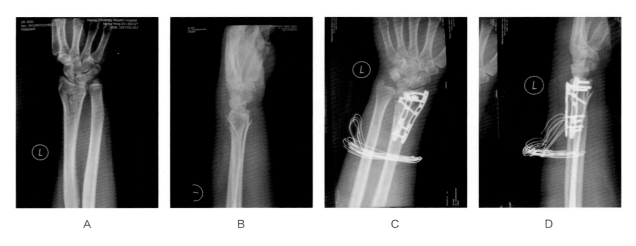

| A | B | C | D |

图2-8-7　A3型桡骨远端骨折，行背侧双板内固定术

A、B. 术前正、侧位片　C、D. 术后正、侧位片

（3）克氏针联合外固定架固定：确定性外固定架治疗桡骨远端骨折是基于骨折的韧带整复作用来实现复位的，操作简单，因其具有微创和相对的费用优势而被许多医生所推崇。有时可以辅以有限切开整复骨折，并对主要骨折块采用克氏针固定，然后进行外固定架固定。尤其适用于开放性桡骨远端骨折，极度粉碎、内固定无法达到稳定固定的骨折以及骨折的临时固定（图2-8-8）。

外固定架固定的优点很多，主要有：①操作简便；②对骨折血运影响小；③维持关节囊韧带的生理张力；④通过软组织张力维持骨折复位；⑤既可作为骨折的临时固定，又可作为最终固定。外固定架固定的缺点有：①维持骨折复位的强度低于板钉系统，掌侧骨折块容易出现复位丢失；②桡神经浅支有损伤的风险；③关节僵硬；④针道感染；⑤继发严重的骨质疏松。

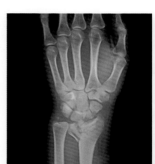
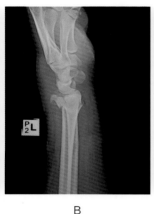
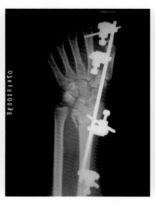
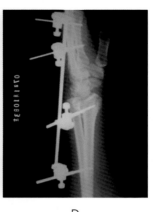

A   B   C   D

图2-8-8 桡骨远端骨折外固定架固定

A、B. 术前正、侧位片   C、D. 术后正、侧位片

（五）并发症及处理

1. **神经损伤** 桡骨远端骨折常可累及腕关节周围的正中神经、尺神经和桡神经感觉支。其中桡骨远端骨折畸形引起腕管压迫，出现正中神经损伤，是桡骨远端骨折的常见并发症之一。及时复位骨折有利于减轻局部压力。如果症状加重，可行腕管减压术或骨折切开复位内固定术。

2. **创伤性关节炎** 各种原因造成的复位不良或复位后再移位未能纠正，常可导致腕关节创伤性关节炎。这是桡骨远端骨折远期并发症的主要原因之一，也是骨折后腕关节疼痛的主要原因。

3. **桡骨远端骨折畸形愈合** 骨折严重粉碎、骨质疏松、内固定未能达到足够的强度、不适当的功能训练等因素都可以引起骨折畸形愈合。治疗上总的原则是最大限度地恢复桡腕关节的功能，减轻疼痛症状。对于畸形明显、严重影响腕关节功能恢复者，应及时手术治疗。桡骨远端截骨矫形术、尺骨小头切除术、尺骨短缩术等均是可行的方法。

二、桡骨小头骨折

桡骨小头骨折是最常见的肘部损伤类型，有85%见于20～60岁的人群。桡骨小头骨折可以单独发生，或仅在复杂肘关节脱位的情况下及 Essex-Lopresti 损伤下发生。当肘关节脱位时，桡骨小头骨折通常合并其他损伤，如内侧副韧带断裂、尺骨鹰嘴骨折、尺骨冠突骨折、肱骨远端关节面剪切骨折、孟氏骨折、肘关节恐怖三联征，因此，必须仔细检查肘部以排除是否合并韧带和骨性损伤。

（一）病理生理和应用解剖

肘关节的稳定性是由关节面、周围韧带及肌肉之间相互协同或拮抗作用而维持的。大量生物力学研究已经证实，桡骨头是肘关节重要的外翻稳定结构，如果肘关节的韧带完好，桡骨头切除则对整个肘关节活动的影响较小，因为对抗肘关节的外翻应力主要依靠内侧副韧带。但在内侧副韧带或同时合并骨间膜损伤时，桡骨头则成为对抗外翻应力的首要稳定结构。同时，桡骨头也是重要的前臂轴向稳定结构。在肘关节的后外侧旋转稳定性方面起主要稳定作用的是外侧副韧带，而桡骨头起着辅助和次要的作用，通过拉紧外侧副韧带而阻止内翻及后外侧旋转不稳定。当桡骨头切除后，桡骨绝对长度缩短，桡骨上端空虚，肱桡关节及桡尺远侧关节接触消失，可出现桡骨向近端移位，进而可引起尺骨弯曲、桡尺远侧关节半脱位、骨间膜增宽或继发腕肘关节和前臂疼痛。

（二）受伤机制和分型

桡骨小头骨折最常见于摔倒时肘部伸直且前臂旋前位，也可见于直接创伤或者作为高能量复合创伤的一部分。轴向、外翻及后外侧旋转应力均为导致此类骨折的潜在原因（图2-8-9）。生物力学研究表明，此时桡骨头承担着由腕关节传导而来的最主要的应力。除桡骨小头骨折之外，前臂骨间膜的撕裂也可导致复杂损伤，如Essex-Lopresti损伤。总的损伤机制与后外侧旋转不稳定有关系，当外侧副韧带复合体受损时，肘关节半脱位可导致桡骨头、冠突及肱骨远端关节面剪切骨折。此类骨折过去常采用桡骨头切除或外固定保守治疗，但随着对局部解剖、生物力学及骨折治疗方法的深入研究，我们认识到桡骨头在保持肘关节、前臂及腕关节稳定性方面具有重要作用。目前重建骨折桡骨头的能力已获得极大提高，更多可供选择的治疗方法和处理方式极大地改善了这种常见骨折的预后。

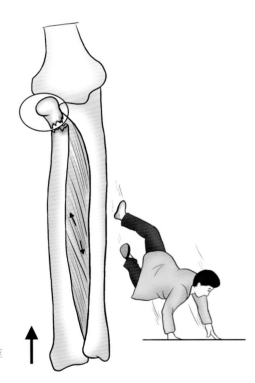

图2-8-9 桡骨小头骨折常见原因示意图

摔倒时手掌着地，经前臂传递轴向载荷至肘关节而导致桡骨小头骨折

早期Mason将桡骨小头骨折分为三型：Ⅰ型为无移位的裂缝或边缘骨折；Ⅱ型为有移位的边缘骨折；Ⅲ型为桡骨头粉碎性骨折。由于此分类只考虑了骨折的X线表现，而忽略了其他损伤，Johnston在此基础上增加了第Ⅳ型，即伴有肘关节脱位的桡骨小头骨折。而Broberg和Morrey则根据骨折块累及桡骨头或桡骨颈的程度进一步改良了Mason分型：Ⅰ型为桡骨头或桡骨颈骨折，无移位或微小移位（骨折关节内移位<2mm）；Ⅱ型为桡骨头或桡骨颈骨折，移位≥2mm，累及关节面≥30%；Ⅲ型为桡骨头或桡骨颈粉碎性骨折；Ⅳ型为伴有肘关节脱位的桡骨小头骨折。Hotchkiss在桡骨小头

骨折的Mason分型基础上根据骨折类型、移位程度、骨折部位、肘关节活动受限程度、骨质情况以及韧带稳定性制订了治疗指南：Ⅰ型骨折为桡骨头或桡骨颈无移位或轻微移位的骨折，关节内骨折移位<2mm或者边缘唇样骨折，可以行非手术治疗；Ⅱ型骨折为桡骨头或桡骨颈骨折移位>2mm，但无粉碎或者骨块阻挡前臂旋转，可以行切开复位内固定治疗；Ⅲ型骨折为桡骨头或桡骨颈的严重粉碎性骨折，可以行桡骨头切除术或人工桡骨头置换术。虽然这些指南有助于术中做出决定，但不能为术前判定骨折类型或者制订手术方案提供规范化标准。总之，尽管Mason分型存有缺陷，但其仍是目前临床上应用最为广泛的分型（图2-8-10）。

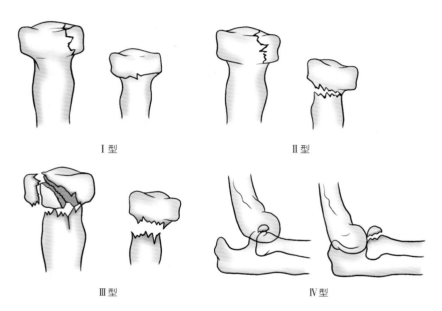

Ⅰ型　　　　　Ⅱ型

Ⅲ型　　　　　Ⅳ型

图2-8-10 桡骨小头骨折的Mason分型

Ⅰ型：无移位的裂缝或边缘骨折；Ⅱ型：有移位的边缘骨折；Ⅲ型：粉碎性骨折；Ⅳ型：伴有肘关节脱位的桡骨小头骨折

（三）临床表现及诊断

1. **病史及体格检查** 肘关节外侧面触痛或肿胀，肘部或前臂主动活动或被动活动受限时，检查者应该警惕发生桡骨小头骨折的可能。同时，还应当通过体格检查辨别肘关节或前臂不稳定的体征。视诊发现前臂和肘关节内外侧的淤斑和肿胀，提示可能存在相应的韧带损伤。触诊桡骨头、远端肱骨、近端尺骨、肘关节内外侧副韧带、前臂骨间膜及桡尺远侧关节，若触摸前臂显示沿骨间膜有触痛，且在病史中有明显桡尺远侧关节不稳定、关节压痛或腕部疼痛，提示Essex-Lopresti损伤；肘关节内侧疼痛或病史中有自发性脱位，提示伴随内侧副韧带损伤。仔细检查肘关节，并在旋转或屈伸中施加阻力，评估包括前臂旋转在内的肘关节活动度，并且应当注意是否存在活动受阻。抽吸关节内积血并行关节内局部麻醉有助于判断活动受阻是由于疼痛还是确实存在机械性阻挡因素。仔细检查有无桡神经、正中神经及尺神经和血管损伤。

2. **影像学检查** 常规行肘关节前后位（AP）、侧位及斜位X线检查，基本可以诊断桡骨小头骨折。如果外伤史明确，体检时发现因关节内积血而隆起的前后脂肪垫（图2-8-11），可能是无移位桡骨小头骨折的唯一线索。当临床检查发现前臂或尺侧腕关节疼痛时，提示可能合并骨间膜损伤，此时应当行双侧腕关节旋转中立位的前后位X线检查。若双侧尺骨有差异，则高度怀疑存在骨间膜损伤。

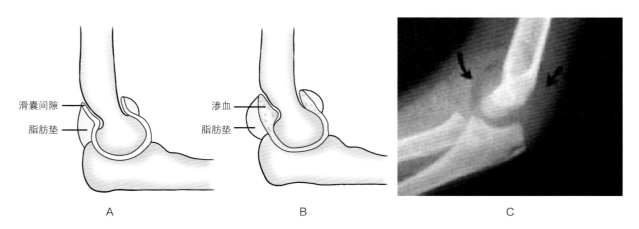

滑囊间隙
脂肪垫

渗血
脂肪垫

A   B   C

图2-8-11 桡骨小头骨折，关节内积血而隆起的脂肪垫

A. 正常滑囊间隙及脂肪垫示意图 B.关节内渗血后，滑囊间隙增大，脂肪垫向后膨起示意图 C. X线表现

CT检查对于骨折类型的判定非常有用，可以发现那些很难被X线片显示的轻微骨折，并有助于判定骨折移位程度以及制订术前计划。MRI不是必需的，但其为是否合并软组织损伤提供了更多信息，也可帮助发现其他损伤如软骨挫伤、骨性肿胀及非骨性游离体。

（四）治疗

对于单纯的桡骨小头骨折，治疗目的应该是使肘关节达到无痛、稳定的屈伸和旋转功能。绝大多数桡骨小头骨折可以进行非手术治疗（Mason Ⅰ型和Ⅱ型），骨折不愈合和移位很少见。当决定治疗方案时，应当综合考虑如下重要因素：桡骨小头骨折形态、合并的骨折、肘关节和前臂的活动度以及提示肘关节侧副韧带不稳定或前臂轴向不稳定的临床或者影像学表现。

1. Ⅰ型桡骨小头骨折 目前公认的治疗方法是采取非手术治疗，早期进行肘关节及前臂活动等康复训练。此类型骨折通常位于桡骨头的前侧，一般不存在阻挡前臂旋转活动的机械性因素，但是旋转活动可因急性期疼痛和肿胀而受限。抽吸关节内积血并进行关节腔内注射局部麻醉药（图2-8-12），有助于进行肘关节屈曲、伸直和旋转活动度检查以排除机械性阻挡因素，同时可以缓解疼痛，有助于早期活动。治疗方案包括上肢颈腕吊带悬吊，损伤不适减退后2～3天开始进行主动肘关节活动训练。肘关节活动度一般于损伤后6周内逐渐改善，并于6～12周恢复到功能性范围。

图2-8-12 Quigley首先描述了此种方法：前臂旋前以减少桡神经损伤的可能性，从桡骨头、鹰嘴尖和外上髁构成的三角形中心穿刺

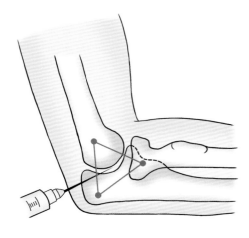

如果肘关节伸直角度在前6周没有有效的改善和恢复，可以于夜间施用静态固定夹板或支具将患肢固定于伸直位。每周行X线复查以评估是否出现骨折移位，如果发现骨折移位，则有行切开复位内固定术的指征。

2. **Ⅱ型桡骨小头骨折**　可存在机械性因素导致的活动受限或不协调。关于Ⅱ型骨折的最佳治疗方法存在争议，Akesson等报告的49个MasonⅡ型骨折患者通过保守治疗后有80%达到无痛活动，并且活动范围与常人相似，其余的在后期切除桡骨小头后也得到了改善。如骨折块小于或等于桡骨头关节面的1/3且移位≤2mm，肘关节活动无障碍，即当骨折不需要固定而能保持肘关节稳定或不存在影响活动的机械性因素时，可以选择非手术治疗。如骨折块超过桡骨头关节面的1/3或移位超过2mm，或肘关节内有游离骨块，则应考虑手术治疗。手术应尽可能选择切开复位内固定术以保留桡骨头（图2-8-13）。在安全区（桡尺近侧关节面以外的区域）使用迷你小螺钉固定骨折块，或再加一块支撑钢板固定骨折，可达到良好的效果。在复杂肘关节骨折脱位中，如果残留的关节面很小，切除桡骨小头后进行置换，可以提供基本稳定的关节。

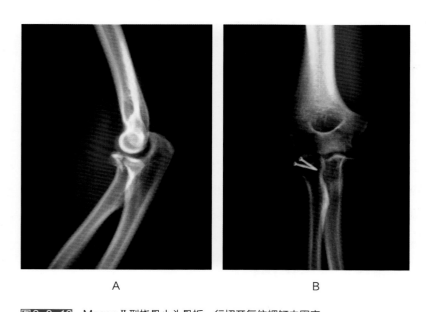

A　　　　　　　　　　　B

图2-8-13　MasonⅡ型桡骨小头骨折，行切开复位螺钉内固定

A. 术前侧位片示桡骨小头边缘骨折，有移位　B. 采用3.5mm AO螺钉内固定，术后正位片

3. **Ⅲ型桡骨小头骨折**　应选择手术治疗。这类骨折通常发生于比较严重的损伤中，并伴发肘关节脱位和其他损伤。对于老龄患者中单纯的桡骨小头骨折，手术切除是不错的选择，但是在年轻患者中却会有不一样的结果。Parasa等研究认为，此型骨折行保守治疗会造成肘关节屈伸功能和前臂旋转功能严重丧失而影响上肢功能。治疗前应综合考虑肘关节的稳定性、患者的年龄及身体状况、对骨折治疗的期望值、骨质情况等因素，手术方式可选择切开复位内固定术（图2-8-14）、桡骨头切除术或桡骨头置换术。

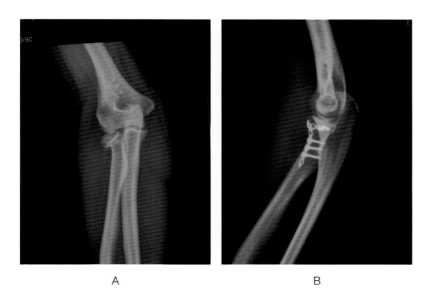

A   B

图 2-8-14   Mason Ⅲ 型桡骨小头骨折，切开复位植骨，钢板螺钉内固定

A. 术前正位片，提示 Mason Ⅲ 型桡骨小头骨折   B. 切开复位植骨，钢板螺钉内固定，术后正位片

4. Ⅳ型桡骨小头骨折   应首先将肘关节复位，再依照其他三型骨折的方法进行治疗。由于本型骨折脱位常伴有肘关节韧带的严重损伤，治疗上更倾向于桡骨头重建手术。

不论采取何种固定技术，当尝试内植入物固定桡骨头时应当了解解剖上的安全区概念。当前臂处于旋转中立位时，安全区位于桡骨头中轴线上外侧110°的弧形区域（图2-8-15），也就是桡骨小头外侧不与尺骨近端相关节的部分。内植入物放置于该区域时不会撞击桡尺远侧关节。另一种观点认为，安全区定位在桡骨头上相当于桡骨茎突和Lister结节之间约90°的直角区域。表面解剖有助于辨别安全区，因为该区软骨呈淡灰色且比较薄，而涉及关节面的软骨则呈白色且较厚。当前臂处于中立位时，此区正好位于桡骨头外侧部。一旦骨折复位成功，可先用克氏针进行临时固定，但不能使用克氏针作为最终固定方式，以免术后发生骨折移位。

图 2-8-15   前臂分别位于中立位、旋后位及旋前位时放置钢板于桡骨头上的安全区示意图

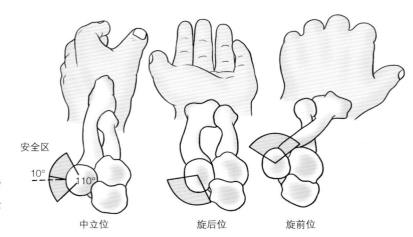

安全区

10°

110°

中立位   旋后位   旋前位

明显移位的桡骨小头骨折、桡骨头过于粉碎而无法解剖复位获得坚强稳定的内固定，骨块较大、行单纯骨块切除术的桡骨小头骨折，均可行桡骨头切除术或同时行桡骨头置换术。进入关节囊后去除所有游离骨块，并于肱二头肌粗隆近侧横行截断去除桡骨头，同时切除骨膜，防止新骨形成。桡骨头切除后，必须再次于内外翻及轴向应力下，通过查体及X线透视评估肘关节及前臂的稳定性，评估肱骨小头有无软骨损伤或骨软骨骨折。当有手术指征时，同时处理合并的冠突骨折，处理合并伤应当在置换桡骨头前进行。对于那些不需行桡骨头置换术的患者，如果手术医生有能力同时处理其他关节内病损，桡骨头切除手术可在关节镜下完成。

对于那些存在复合性肘关节不稳定的患者，如存在内、外侧韧带损伤或Essex-Lopresti损伤，单纯行桡骨头切除而不行桡骨头置换术是禁忌的。生物力学研究已经表明，桡骨头切除后，肘关节在运动学、载荷传导及稳定性方面发生改变，可以导致肱尺关节软骨过早磨损并诱发关节炎，而后者可导致关节疼痛。尽管文献报告的有症状的关节炎的发生率各有不同，但长期随访研究发现，桡骨头切除后有影像学表现的关节炎的发生率较高。因此，越来越多的学者建议早期行桡骨头置换术。

桡骨头置换术的指征为无法重建的有明显移位的桡骨小头骨折，同时伴有肘关节脱位或已知存在侧副韧带或骨间膜断裂。良好的桡骨头假体设计应具有与患者正常的解剖相匹配，活动时与肱骨小头的关节面相符合，关节的盘状面能够吸附肱骨小头以免造成肘关节不稳，且假体的植入和取出无太大困难。目前各种各样的假体材料已被应用在桡骨头假体中，例如丙烯酸树脂、硅酮类树脂、钴铬合金和钛合金，常用的桡骨头假体有单块金属桡骨头、压配式柄、骨水泥型柄、双极桡骨头。金属桡骨头假体已经替代硅树脂类桡骨头而成为桡骨头置换术的首选（图2-8-16）。

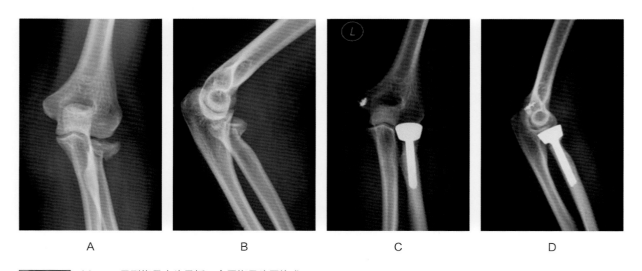

| A | B | C | D |

图2-8-16 Mason Ⅲ型桡骨小头骨折，金属桡骨头置换术

A、B. 术前正、侧位片　C、D. 术后正、侧位片

（五）并发症及处理

骨间后神经损伤可于远离桡骨二头肌粗隆截除或于桡骨颈前方放置拉钩时发生。最近研究表明，当前臂旋前时，骨间后神经距离桡骨头关节面平均约为3.8cm，因此当显露桡骨头时，特别是

当采用指总伸肌劈裂入路时，前臂应尽量旋前，以避免损伤骨间后神经。一些学者建议先游离辨别出该神经，再行桡骨切除。

关节僵直、骨不连、畸形愈合、创伤性关节炎、缺血性坏死和疼痛或者内植入物突出于关节腔导致的疼痛，均为桡骨小头骨折的并发症。关节僵直是最常见的并发症，主要是由于关节囊挛缩、环状韧带瘢痕形成、异位骨化、残留有软骨块或骨块导致的。肘关节终末伸展度的缺失比前臂旋转活动度的缺失常见，而前臂旋后比旋前较难恢复。当固定时间超过4周，结果相对较差，所以坚强的内固定是进行术后早期活动的必要条件。钢板固定可以提供比单纯螺钉固定更好的稳定性，但软组织剥离相对较多，增加了术后关节僵直的发生率，因此必须在坚强内固定及软组织剥离之间达到一种平衡。由于韧带修复不完全或失败而导致的肘关节不稳或复发脱位者，可采用保护性支具、韧带重建或跨关节外固定器进行治疗。

桡骨头置换术的并发症有假体松动、聚乙烯材料磨损、肱骨小头磨损和植入物过长引起的疼痛。肱骨小头的创伤性关节炎是由于最初的创伤导致关节软骨损伤或关节持续不稳定造成的，也可能是由于桡骨头假体过长导致传递至肱骨小头的负荷增加所致。不管何种原因，当需要移除桡骨头假体时，应当确保肘关节外翻及轴向稳定性。

（付中国）

尺骨骨折

尺骨骨折通常由直接暴力或间接暴力、旋转暴力作用于前臂及肘关节导致，约占所有前臂骨折的36%。与桡骨相比，尺骨相对较直，尺骨远端呈圆柱形而尺骨中段横截面大部分呈三角形。

一、应用解剖

尺骨位于桡骨的内侧，较桡骨长，上端粗大，其向前开口的深凹为滑车切迹，与肱骨滑车相关节。切迹后上方的突起为鹰嘴，前下方的突起为冠突，冠突外侧面有桡切迹，与桡骨头相关节，下方有粗糙的尺骨粗隆。尺骨体上粗下细，其外侧缘锐利，为骨间缘，与桡骨的内侧缘相对。尺骨下端较小，称尺骨头，其前、后和外侧三面有连续的环状关节面，与桡骨相关节；下面也有关节面；后内侧向下的小突起称尺骨茎突。肘关节是一个滑车关节，由三个关节构成：桡尺近侧关节、肱桡关节和肱尺关节。肘关节的稳定性有赖于各个骨性结构以及周围软组织的协调一致。冠突是一个重要的稳定结构，作为骨性阻挡，可防止尺骨向后的轴向移位。内侧副韧带，尤其是前束，是对抗肘关节外翻应力最主要的结构；尺骨外侧副韧带可防止旋转移位。一般认为，桡骨头对于对抗外翻和后外侧旋转应力是一个相对次要的结构。尺骨鹰嘴和尺骨冠突组成大乙状切迹，与肱骨滑车相关节。小乙状切迹位于尺骨近端的外侧面，与桡骨头相关节，构成桡尺近侧关节。大乙状切迹的关节面上有一横行的裸区，分隔尺骨鹰嘴和尺骨冠突。除裸区以外，整个关节面均有透明软骨覆盖。

尺骨近端的形态变异很大，尤其是冠状位和矢状位上的角度。尺骨近端矢状面的生理弯曲称为尺骨近端背侧角（proximal ulna dorsal angulation，PUDA）。PUDA存在于96%的人群中，对于个体而言，左肘和右肘的PUDA度数高度相关，平均约为6°，通常位于鹰嘴尖端以远5cm处。有研究显示，PUDA与肘关节总的关节活动度（range of motion，ROM）相互影响，背侧成角越大，伸肘的终点就会越下降。Puchwein等对尺骨近端平均内翻角（这一角度是指鹰嘴轴线与尺骨中段轴线之间的交角）进行了研究，约为14°±4°，平均前屈角为6°±3°。在临床上，为了更好地指导手术治疗，有必要拍摄健侧肘关节X线片，这对于确定尺骨近端正常的解剖形态很有帮助，尤其是这些个体差异很明显的解剖特征。

尺骨鹰嘴可以阻止尺骨相对于肱骨远端向前移位。肱三头肌腱止于鹰嘴后方的骨面，而在腱性组织的深面有一层肌肉组织直接止于鹰嘴。冠突由尖端、体部、前内侧面、前外侧面以及高耸结节构成，可对抗后方移位和内翻应力。内侧副韧带前束止于高耸结节。肱肌和前关节囊附着在冠突尖端以远的骨面，近端少量的骨性冠突以及大量覆盖软骨的部分均位于关节囊内。

二、骨折分型与受伤机制

描述尺骨近端骨折的分型方法很多，理想的骨折分型系统应该能够指导治疗决策，并判断最终的预后。

（一）鹰嘴骨折

Morrey根据肘关节的稳定性、骨折移位以及粉碎的程度提出了鹰嘴骨折的Mayo分型（图2-9-1）：Ⅰ型，无移位或轻度移位的骨折；Ⅱ型，骨折移位但肘关节稳定性良好；Ⅲ型，鹰嘴关节面存在较大的骨折块，肘关节不稳。每一型又进一步分为A、B两个亚型，分别代表非粉碎性骨折和粉碎性骨折。

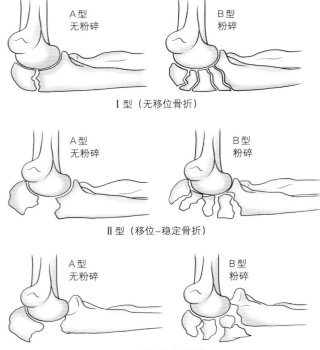

图2-9-1 Mayo分型示意图

Schatzker分型将鹰嘴骨折分为6型（图2-9-2）。在少数骨折类型中，包含了存在中间骨折块的情况，如Mayo分型的Ⅱ型和Ⅲ型，以及Schatzker分型的B型和D型。

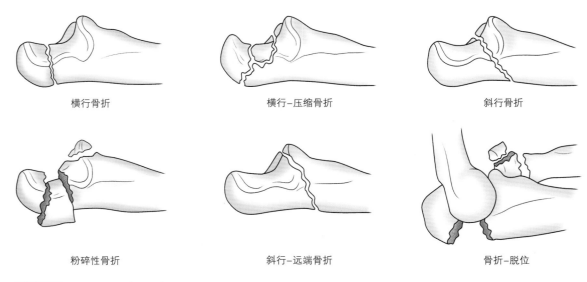

| 横行骨折 | 横行–压缩骨折 | 斜行骨折 |
| 粉碎性骨折 | 斜行–远端骨折 | 骨折–脱位 |

图2-9-2 Schatzker分型示意图

（二）冠突骨折

冠突骨折主要有两种分型方法。1989年，Regan和Morrey主要从侧位片上将冠突骨折分为三型（图2-9-3）：Ⅰ型，冠突尖端的撕脱性骨折；Ⅱ型，累及冠突的高度≤50%的骨折；Ⅲ型，累及冠突的高度＞50%的骨折。Ⅲ型又细分为A型（无肘关节脱位）和B型（伴有肘关节脱位）。

O'driscoll等后来提出了第二种分型方法，即以CT上冠突骨折的解剖部位为基础进行分型，更加倾向于描述性（表2-9-1）。这一解剖分型系统将冠突分为三个主要部分：尖端、前内侧和基底部。尖端骨折又分为两个亚型：骨折块≤2mm和骨折块＞2mm。

对于鹰嘴和冠突均骨折的情况，过去很少有文献强调这一点的重要性。O'driscoll等在其第三种类型（基底部）的第2个亚型中对这一合并损伤进行了简要的描述。治疗这种复杂的肘关节损伤要达到理想的结果，主要取决于细致的术前计划。

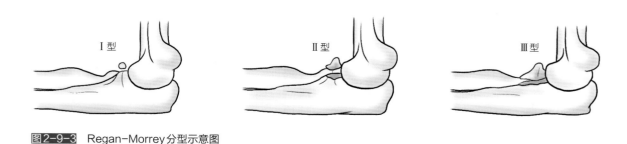

| Ⅰ型 | Ⅱ型 | Ⅲ型 |

图2-9-3 Regan-Morrey分型示意图

表2-9-1 O'driscoll冠突骨折分型

按部位分型	亚型	说明
尖端骨折	1	≤2mm的冠突高度
	1	＞2mm的冠突高度
前内侧骨折	1	前内侧缘
	2	前内侧缘和尖端
	3	前内侧缘和高耸结节(±尖端)
基底部骨折	1	冠突体部和基底部
	2	鹰嘴基底部和冠突

1. 冠突骨折的分型

（1）1型，冠突尖撕脱。

（2）2型，占冠突稳定性的25%～50%。

（3）3型，冠突稳定性超过50%。

（4）4型，斜行骨折。

2. 与肘关节稳定性的关系

（1）内侧斜行骨折，占冠突稳定性的20%、肘关节的12%。

（2）外侧斜行骨折，占冠突稳定性的12%、肘关节的7%。

（3）2型骨折，占冠突稳定性的42%、肘关节的25%以内。

（4）3型骨折，占冠突稳定性的58%、肘关节的35%以上。

3. 结论

（1）斜行骨折，内外翻、内外旋是稳定的。

（2）2型骨折，桡骨头完整，内外翻、内外旋均稳定。

（3）2型骨折，桡骨头不完整，内外翻不稳定，内外旋稳定。

（4）3型骨折，桡骨头完整，内外翻不稳定，内外旋稳定。

（5）3型骨折，桡骨头不完整，内外翻、内外旋均不稳定。

（三）孟氏骨折

1814年，Monteggia最早对孟氏骨折（Monteggia骨折）损伤进行了描述，是指伴有桡骨头脱位的尺骨近端骨折。孟氏骨折会破坏桡尺近侧关节，从而使桡骨头从肱骨小头以及尺骨脱位。

1967年，Bado根据桡骨头脱位的方向对孟氏骨折进行了分类。Bado建议分成4型（图2-9-4）：Ⅰ型，尺骨中段或近1/3骨折，合并桡骨小头前脱位，尺骨骨折呈典型的向前成角；Ⅱ型，尺骨中段或近1/3骨折，向后成角，合并桡骨小头后脱位，且常伴有桡骨小头骨折；Ⅲ型，尺骨冠突以远骨折，合并桡骨小头向外侧脱位；Ⅳ型，尺骨中段或近1/3骨折，桡骨小头前脱位，肱二头肌腱结节以远桡骨近1/3骨折。在所有类型中，Ⅰ型远远多于其他类型。

Jupiter等对孟氏骨折的Bado分型又进行了改良，将Ⅱ型骨折进行了细分，并对尺骨近端骨折的形态进行了描述：ⅡA型为位于大乙状切迹的骨折；ⅡB型为位于冠突以远的近侧干骺端骨折；ⅡC型为骨干骨折；ⅡD型为尺骨近端的粉碎性骨折。

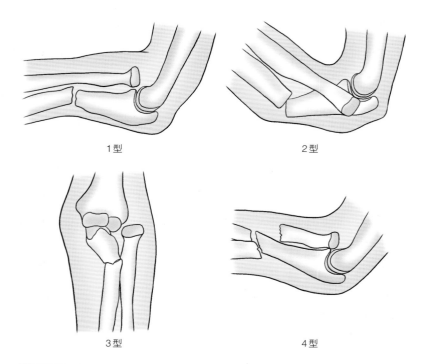

1型   2型

3型   4型

图2-9-4　孟氏骨折的Bado分型示意图

1. Ⅰ型，伸直型（anterior）　孟氏骨折既可因跌倒、过伸、前臂极度旋前造成，也可因尺骨背侧的直接打击所造成，多见于儿童。

2. Ⅱ型，屈曲型（posterior）　Peurose（1951）描述了此型骨折的创伤机制，认为相似于肘关节后脱位，但此种类型骨折尺骨上端附着的韧带较尺骨骨质更为坚固。当暴力作用时，肘关节呈微屈曲状，前臂旋前位置，多见于成人，占15%。ⅡA型，尺骨骨折涉及远端尺骨鹰嘴及冠突；ⅡB型，尺骨干骨折；ⅡC型，骨折线从远端延至冠突的过程涉及干骺端；ⅡD型，从尺骨干延伸到尺骨鹰嘴。

3. Ⅲ型，外展型或内收型（lateral）　Bado（1967）认为该型骨折是由肘内侧的直接打击伤所造成。此种损伤仅见于儿童而成人鲜见，约占20%，肘关节呈伸展位，前臂呈旋前位，由于上、下外力传导至肘部，在肘内侧向外侧作用。该型尺骨骨折多为纵行劈裂，或青枝骨折，移位不明显，容易被忽略而误诊。内收型的发生率占20%，幼儿多见，跌倒时手掌着地，身体向患侧倾斜，肘关节处于内收位，传达暴力由掌心传向外上方，先造成尺骨冠突下方纵行劈裂或横断骨折，骨折断端向桡侧成角，继而迫使桡骨头向外侧脱出。受伤体位为肘伸直内收位，前臂旋前。骨折机理为先造成尺骨冠突下方纵行劈裂或横断骨折，骨折移位较少，或仅向桡侧成角，折端推挤和暴力的继续作用使桡骨头向外脱位。

4. Ⅳ型，特殊型　多数学者认为，其损伤机制与伸直型骨折相同，但又合并桡骨骨折，可能在桡骨头脱位后，桡骨受到第二次创伤所致，约占5%。

（四）尺骨干骨折

单纯尺骨干骨折较少见，多为暴力直接打击或挤压损伤，旋转暴力也可导致骨折，多发生尺骨干下1/3骨折。因桡骨完整，有骨间膜相连，骨折移位较少。由于暴力作用方向和旋前方肌的牵拉作用，远侧骨折端可向桡骨掌端移位。该骨折应注意有无桡骨头脱位。尺骨干下1/3骨折手法复位时，可将远侧骨折放于旋前位，放松旋前方肌，以利手法复位和外固定。外固定多用上肢石膏固定或夹板固定，对极少数复位困难或不稳定骨折，可考虑行切开复位内固定治疗，宜用髓内针或钢板螺钉内固定。

（五）桡尺骨干双骨折

桡尺骨干双骨折较多见，约占全身骨折的6%，青壮年占多数。由于解剖功能的复杂关系，两骨干完全骨折后，骨折端可发生侧方、重叠、成角及旋转移位，复位要求较高。手法复位外固定治疗时，必须纠正骨折端的各种移位，特别是旋转移位，并保持骨折端整复后的对位，进行外固定直至骨折愈合。直接暴力较常见，为暴力或重物打击伤或轧伤，桡尺骨骨折多在同一水平，呈横行、粉碎性或多节段骨折。直接暴力所导致的骨折局部软组织损伤较严重，骨折端整复对位不太稳定，骨折愈合较慢，所以对前臂及手的功能影响较大。传导暴力为跌倒时手掌着地，地面的反击力沿腕及桡骨下段向上传导，致桡骨中1/3部骨折，多为横行骨折或锯齿状骨折，暴力通过骨间膜转移到尺骨，造成尺骨低位骨折，多为短斜行骨折。此类骨折的软组织损伤一般不严重，如为儿童，可发生青枝骨折，桡尺骨的骨折端均向掌侧成角移位，且有远侧骨折端的旋后移位。扭转暴力多为机器的轮转或皮带绞伤或向后跌倒所致，手臂极度旋前撑地，桡尺骨相互扭转而产生骨折，致两骨折成角相反，如桡骨向背侧成角，尺骨向掌侧成角，即两骨折方向不一致，使手法复位困难。

按AO分类法，桡尺骨干骨折分为：

1. A型，简单骨折　A1型为单纯尺骨骨折，桡骨完整；A2型为单纯桡骨骨折，尺骨完整；A3型为桡尺骨干双骨折。每一种亚型又根据不同情况各分为3组，其中A1型合并桡骨头脱位（即孟氏骨折）；A2型合并桡尺远侧关节脱位（即加莱亚齐骨折）。

2. B型，楔形骨折　B1型为尺骨楔形骨折，桡骨完整；B2型为桡骨楔形骨折，尺骨完整；B3型为尺骨或桡骨之一为楔形骨折，另一个为简单骨折或楔形骨折。与A型一样，每一亚型又各分为3组。

3. C型，复杂骨折　C1型为尺骨复杂骨折，桡骨完整；C2型为桡骨复杂骨折，尺骨完整；C3型为桡尺骨干均为复杂骨折。与A、B型一样，每一亚型又各分为3组。

（六）尺骨茎突骨折

尺骨茎突位于尺骨远端，在腕关节尺侧软组织的锚定中起着重要的作用。尺骨茎突发生骨折时，有可能合并损伤三角纤维软骨复合体（TFCC），如合并桡骨远端骨折，则可能导致桡尺远侧关节不稳。尺骨茎突骨折分为2型：Ⅰ型骨折位于TFCC附着点以远，累及尺骨茎突体部及尖端，桡尺远侧关节稳定；Ⅱ型骨折位于桡尺远侧韧带附着位置，累及尺骨茎突基底部骨折，伴有桡尺远侧关节不稳。因此不同类型的茎突骨折治疗方案也不同。

三、临床表现

（一）体征

伤后肘部及前臂肿胀，移位明显，可见尺骨成角畸形，在肘关节前方或后方可触及脱出的桡骨头，骨折和脱位处压痛明显。检查时应注意腕和手指感觉、运动功能，以便确定是否因桡骨头向外脱位而合并桡神经挫伤。对儿童的尺骨上1/3骨折，必须仔细检查桡骨头是否同时脱位。

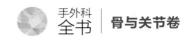

（二）X线检查

1. 包含肘关节，必要时含腕关节。

2. 判断桡骨头脱位的标准是桡骨干的纵轴延长线要通过肱骨小头的中心，若尺骨上1/3骨折但X线片未发现桡骨头脱位，要按孟氏骨折处理。

有文献报告认为，成人桡尺骨干双骨折合并桡骨头脱位者，桡骨头易复位，但也容易再脱位，在拍X线片时可能出现假象。因此，X线检查示无脱位者也须认真查体，触摸肘外侧是否有压痛，检查桡骨小头与肱骨外髁解剖关系是否正常，桡骨小头是否稳定。对怀疑者，无论X线片上是否有脱位表现，均应按孟氏骨折处理。

四、诊断与鉴别诊断

（一）病史

大多数前臂骨折由单次创伤引起。虽然许多患者无法记起造成骨折的准确过程，但损伤机制多为直接打击。引起前臂骨折的常见病史包括机动车事故、运动损伤和高处坠落。枪击伤引起的骨折发生神经、血管损伤的危险更大，软组织破坏更广泛。病理性骨折虽然在前臂不常见，但在轻微创伤引起的骨折或影像可见病灶的病例应加以考虑。

（二）症状和体征

成人无移位的前臂双骨干骨折是少见的，患者常有疼痛、畸形及前臂和手的功能丧失。在骨折处可有触痛，局部肿胀。检查时不应该尝试引出骨擦音，因这种检查会给患者造成痛苦，且可导致额外的软组织损伤。体格检查应该包括详细的桡神经、正中神经及尺神经运动和感觉功能的神经学评价。在闭合性骨折中神经损伤不常见，检查时除检查肿胀情况之外，也应该检查前臂的血管状态。如前臂肿胀且张力较大时，骨筋膜室综合征可能发生或正在发生，一旦诊断为骨筋膜室综合征，应立即行筋膜切开术治疗。不清醒或神经系统受抑制的患者疑诊骨筋膜室综合征时应作筋膜间室测压，有指征时行筋膜切开术。必须检查桡尺近侧关节和桡尺远侧关节。肘部或腕部的疼痛、畸形或不稳可能提示相应关节的损伤。诊断时应高度警惕尺骨近端骨折合并桡骨小头脱位或桡骨干远端骨折合并桡尺远侧关节分离，可能会有不同的损伤组合。神经运动检查应包括桡神经（腕中立位时指总伸肌）、正中神经（拇短展肌）、骨间背侧神经（拇长伸肌）和尺神经（第1骨间背侧肌）。同时进行神经主管区域的感觉检查，测试桡神经（虎口区）、正中神经（示指掌侧）和尺神经（小指掌侧）。血管检查包括肱动脉、桡动脉和尺动脉的触诊，以及远端毛细血管充盈度检查。

（三）影像学检查

前臂X线片应包括肘和腕，以确定是否合并脱位或关节面骨折。前臂的前后位和侧位像是对疑似前臂骨折进行评估必不可少的影像学检查。有时需要专门的肘和腕X线片以进一步确定骨折和鉴别脱位。当尺骨上段骨折而没有桡骨干骨折时，应考虑孟氏骨折的可能性（占80%～90%）。X线片上必须显示桡骨头的位置，有助于做出正确诊断。

（四）鉴别诊断

Smith征很有诊断价值，即在正常情况下，桡骨头纵轴（在桡骨头和桡骨颈中心画一直线）延长线应通过肱骨小头的骨化中心，否则呈阳性，表示桡骨头有脱位。必要时加拍健侧肘部 X 线片以作对比，并按孟氏骨折处理，否则桡骨头有可能再脱位。

五、治疗

正如骨折治疗的 AO 原则所述，骨折固定的主要目标为解剖复位，稳定固定，保护软组织，早期关节活动防止相关的并发症。

（一）保守治疗

1. **前臂骨折** 非手术治疗有两个适应证：一是骨骼未发育完全的小儿骨折，二是直接打击引起的单纯尺骨干骨折，也就是所谓的"警棍骨折"。一般认为，尺骨干骨折适合非手术治疗的标准为骨折移位小于骨干直径的 50%，成角小于 10°。经非手术治疗，尺骨干近 1/3 骨折常较远 1/3 骨折更容易出现旋前活动丢失，平均分别为 12°和 5°。因此，有人建议尺骨干近端骨折应该进行手术治疗。应该强调的是，同样的原则不适用于桡骨骨折。通常直接打击很少作用于前臂的桡侧，因此真正的单纯桡骨骨折极其少见。由于桡尺远侧关节可能自行复位，因此对看似单纯的桡骨骨折应保持警惕。必须牢记，前臂是一个环，要使环单处损坏是非常困难的。

（1）复位及石膏技术：单纯尺骨干骨折进行非手术治疗往往无须闭合复位，因为非手术治疗的指征（移位小于 50%、成角小于 10°）与可接受的骨折复位标准相同。由于桡骨与骨间膜保持完整，此类骨折也被认为是稳定骨折，不需要坚强的固定。因此，前臂石膏、夹板及弹性绷带常用来治疗此类骨折，疗效良好。有研究表明，超肘石膏明显降低疗效的优良率，一般不推荐应用。移位的桡骨骨折常出现短缩、成角以及桡尺远侧关节一定程度的损伤，此类骨折基本上无法闭合复位，成人需要手术治疗。移位的桡尺骨双骨干骨折极不稳定，尽管有人主张此类损伤都应该进行手术治疗，但此前必须先进行临时的夹板固定。术前应用衬垫良好的掌背侧石膏夹板，使两骨分开，保持前臂对线，通常可提供一定的固定作用。手法复位小儿新鲜闭合性孟氏骨折的治疗原则是先整复桡骨头脱位，再整复骨折。机理是当桡骨头复位后，支撑作用恢复，则尺骨骨折易于整复。如尺骨为稳定性骨折，或尺骨向背侧移位而抵着桡骨，使桡骨头难以复位，此时可先整复尺骨骨折，后整复桡骨头脱位。手术步骤：整复桡骨头脱位后，应以拇指固定桡骨头，以防再脱位，然后整复尺骨骨折。

（2）功能性支具疗法：功能性支具的原理，即刚性边界（功能支具）内的液体注（前臂的软组织）不可压缩，因此具有一定的抗变形能力。Sarmiento 等报告了目前最大的一组单纯尺骨骨折，采用功能支具进行治疗，结果显示骨折愈合率达 99%，功能结果的优良率达 96%。功能性支具允许肘关节与腕关节自由活动，并且轻便、价格低廉。其他一些研究也获得了良好的疗效。对体液状况经常发生变化的患者，如严重的充血性心力衰竭或者需要大量液体复苏者，功能性支具可能没有效果。尽管功能性支具获得了良好的疗效，但也有证据表明，良好的疗效可能与早期活动有关。尸体研究证实，移位小于 50%的骨折具有旋转稳定性。一些学者推荐弹性加压绷带固定下的早期活动，或者前臂夹板固定 1～2 周后自由活动。Meta 分析显示，与功能性支具治疗相比，早期活动的患者骨愈合更快，而疗效的优良率相似。

2. **冠突骨折**　非手术治疗适用于肘关节稳定、单纯冠突尖端≤2mm的骨折，或者累及冠突高度<15%的小块骨折。经过短期的肘关节制动后，尽早开始关节活动度练习。单纯的冠突骨折常伴有韧带损伤，因此在康复的早期，应该常规评价肘关节的关节关系是否协调一致，确定是否存在不稳。

3. **鹰嘴骨折**　很少可以选择保守治疗，但如果患者不适合手术治疗或患者要求不高，且骨折无移位，伸肘装置完整，也可进行非手术治疗。对于这些患者而言，密切观察是非常重要的，以明确骨折的解剖位置是否得以维持，愈合过程是否顺利。肘关节应该固定在最大屈曲度，以防止骨折端出现缝隙，通常在45°～90°之间缝隙会比较大。在确认完全骨性愈合之前，任何上肢负重以及活动性的伸肘活动都应该避免。对于顺应性较好的患者，虽然术后2周应开始常规进行自主辅助关节活动度练习，每天4次，但也可应用长臂可拆卸式夹板进行固定，直至影像学检查显示骨折愈合。

4. **尺骨茎突骨折**　是否需要治疗颇有争论。有学者认为如果桡尺远侧关节稳定，可考虑不予治疗的损伤机制及分型，因此Ⅰ型骨折可以考虑保守治疗，而Ⅱ型骨折则需要进行手术治疗。

（二）手术治疗

1. **桡尺骨干双骨折**　首先复位简单类型的骨折。简单骨折易于复位，并为复位另一骨折在长度和旋转上提供参考。首先复位的骨折用接骨板临时固定（每侧先拧入1～2枚螺钉），然后显露、复位另一骨折。如果复位困难，去除第一处骨折的接骨板或拧松螺钉以利于复位第二处骨折。两处骨折均固定后，必须检查前臂的旋转功能。对于简单的前臂骨折，预弯接骨板是适宜的，否则在接骨板的对侧，骨折会有裂隙。骨折间的轴向加压可通过在接骨板的一侧或两侧拧入偏心位螺钉获得。对于斜行骨折，通过接骨板轴向加压之前应通过接骨板钉孔拧入拉力螺钉。如果对简单骨折应用锁定加压接骨板，建议在接骨板外先以拉力螺钉加压骨折断端，然后应用锁定加压接骨板作为单纯的内固定物，保护拉力螺钉。如果拉力螺钉通过锁定加压接骨板钉孔，必须在拧入其他锁定螺钉前拧入。同样，如在锁定加压接骨板上将传统螺钉应用于偏心孔以提供动力加压，也需要在拧入锁定螺钉之前。复位情况和内固定物的位置需术中透视确认，有必要透照前臂全长的正位片和侧位片，以保证准确的对位、对线以及桡尺近侧关节和桡尺远侧关节的良好复位（图2-9-5）。

2. **鹰嘴骨折**　最近有新的研究基于更为复杂的生物力学模型，提高了我们对鹰嘴骨折的认识。其中一项研究显示，只需切除12.5%的鹰嘴就足以改变肘关节的稳定性。然而，该研究还发现，切除不超过75%的鹰嘴都不会导致严重的肘关节不稳。大多数成人鹰嘴和脱位都应该进行解剖复位内固定，以便早期活动。孤立的简单的非粉碎性横行鹰嘴骨折通常可选择后入路进行张力带钢丝固定，因其对骨折端可形成动态加压的作用力。但对于粉碎性骨折和部分斜行骨折，以及鹰嘴骨折位于裸区以远并累及冠突基底部的，张力带钢丝固定是不可取的。张力带钢丝的方法较为简便，通常可选用2枚克氏针（2mm）从鹰嘴近端横穿骨折线，穿入尺骨前侧的骨皮质。突破第二层皮质以后，将克氏针适当退回，以免损伤周围的软组织。以一根18号钢丝从肱三头肌腱深部穿过，然后在尺骨背侧远端距骨折线2cm处钻一直径2mm的横行骨孔，呈8字形穿入。然后将克氏针向张力带相反的方向折弯，并敲入肱三头肌腱深部（图2-9-6）。

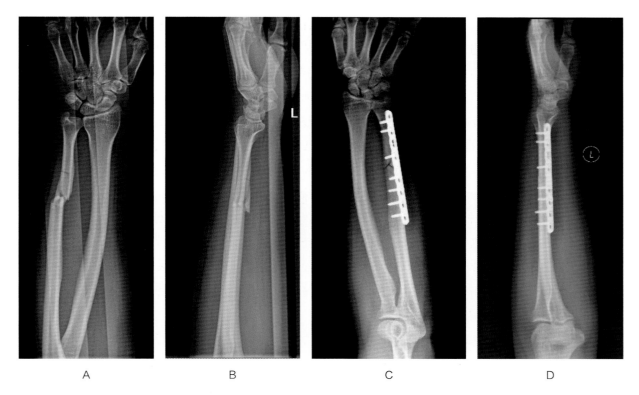

图2-9-5 尺骨干骨折采用锁定加压接骨板固定

A、B. 术前X线片　　C、D. 术后X线片

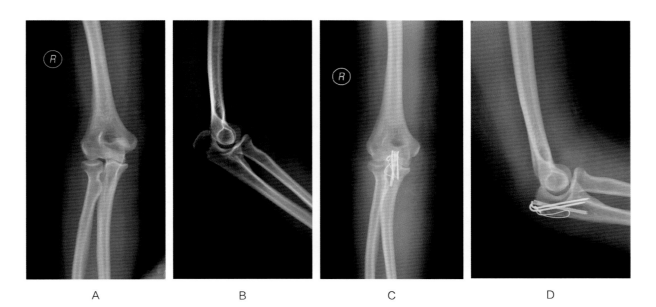

图2-9-6 尺骨鹰嘴骨折采用张力带钢丝固定

A、B. 术前X线片　　C、D. 术后X线片

但张力带也有其局限性，可能导致大乙状切迹过度加压而使得关节面狭窄；另外，张力带无法为复杂骨折提供足够的稳定性。所以，对于粉碎性骨折或斜行骨折，必须通过钢板螺钉固定，以达到解剖复位坚强内固定的目的。对于粉碎性骨折，建议内固定并植骨。最近，有学者认为预塑形的

钢板固定横行鹰嘴骨折可形成更大的应力，以利于骨折愈合和术后的早期功能锻炼。钢板固定手术一般采用后方直切口入路，患者采取侧卧位或仰卧位。术中必须保护肱三头肌止点，内固定物可以直接放置在肌腱的表面。如存在中间骨折块，采用贯穿螺钉可使关节面解剖复位。如果关节面粉碎，有必要直接显露关节面。肘关节外侧入路可作为后方直切口入路的替代方案。术中必须保护侧副韧带，避免继发关节不稳。为了更好地显露并固定嵌插或移位的关节内小骨折块，必要时可将鹰嘴骨折块翻转。按照由远及近的顺序应用复位固定各个骨折块，重建关节面（图2-9-7）。

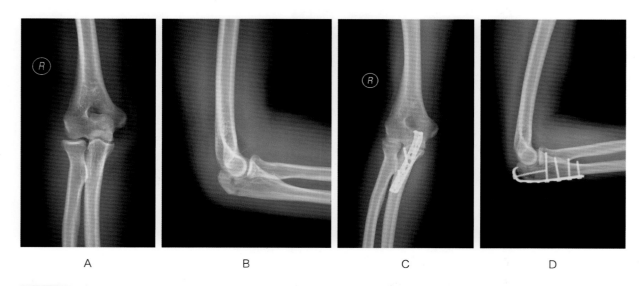

A   B   C   D

图2-9-7 尺骨鹰嘴骨折采用钢板螺钉固定

A、B. 术前X线片   C、D. 术后X线片

　　在某些少见的病例中，鹰嘴骨折无法进行解剖复位内固定。严重粉碎的骨折（如Schatzker D型）以及伴有骨缺损的开放性骨折，可能无法应用常用的手术方法。肱三头肌腱附着的近端骨折块应尽可能多地保留。有时也可用咬骨钳修整远折端和近折端，使关节面变得平整。然后用钢板螺钉进行固定。在裸区，一定程度的骨缺损也是可以接受的。为了避免尺骨近端单纯后侧皮质相对短缩，应考虑适当植骨。在后方皮质坚强内固定后，非关节面的裸区存在的间隙也会逐渐被纤维组织填塞而获得稳定。为了进一步加强固定的稳定性，可用肌腱缝线穿过肱三头肌止点以及远折端的骨隧道进行缝合固定。对鹰嘴骨折缺损的处理，主要基于相关的生物力学研究，比如要维持其稳定性，至少需要残留多少骨质。**An**等认为，切除不超过50%的鹰嘴不会导致肘关节的完全性失稳。

　　3. 冠突骨折 冠突骨折可通过后侧、内侧或外侧入路进行显露和固定。后方皮肤切口分离外侧皮瓣，可同时处理外侧副韧带损伤，术前计划对桡骨头进行手术处理的情况也很适合。通常可从桡骨头前方显露冠突，也可在桡骨头切除后植入假体之前处理冠突骨折。术中前臂应置于旋前位，以保护骨间后神经。较大的冠突尖端骨折可用加压螺钉或螺纹克氏针进行固定。在X线透视或关节镜监视下进行，固定方向可从前向后，也可从后向前（图2-9-8）。如果骨折粉碎，或骨折块太小没有足够的空间置入螺钉，应考虑缝合固定技术，将冠突附近的前关节囊与骨折块一起缝合固定，可获得较好的稳定性。从尺骨背侧骨皮质向骨折床钻孔，建立骨隧道，穿过缝线，注意应钻两个骨隧道，并在两孔之间打结固定。骨隧道应避开背侧骨嵴，偏向内侧或外侧，以免缝线材料激惹软组织。如果从内侧钻孔，应注意保护尺神经。如为粉碎性骨折但骨折块相对较大，也可以选用钢板螺钉系统（1.5mm的Y型钢板或T型钢板）进行内固定。冠突前内侧面骨折一般可通过内侧入路显露关节，皮肤切口可选择内侧，也可选择后侧。首先在肘管内显露尺神经，原位松解，向后牵开，避免损伤该神经。由远及近做L形切口，从肱骨内上髁分离屈肌-旋前肌群，保留内侧副韧带。切开关节囊，进而在直视下用螺钉进行解剖固定，如果需要的话，也可用支持钢板（图2-9-9）。此外，也可在尺神经前方，纵向劈开屈肌-旋前肌群进行显露。

　　冠突对于肘关节的稳定性非常关键，即使很小的骨折块，也可能对肘关节的生物力学产生明显的影响。较大的骨折块必须应用坚强的固定技术，重建其稳定性，为骨性愈合争取最大的可能。

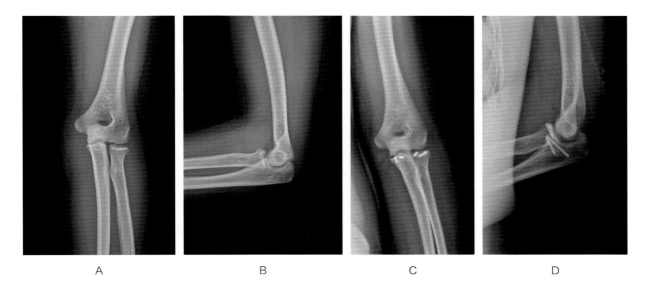

A　　　　B　　　　C　　　　D

图2-9-8 冠突尖端骨折采用加压螺钉或螺纹克氏针固定

A、B. 术前X线片　C、D. 术后X线片

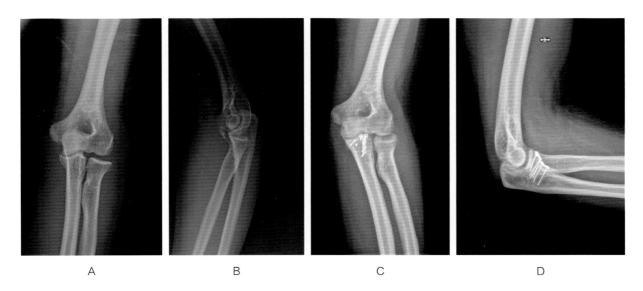

A　　　　B　　　　C　　　　D

图2-9-9 冠突前内侧骨折采用螺钉或钢板固定

A、B. 术前X线片　C、D. 术后X线片

4. **尺骨茎突骨折**　尺骨茎突基底部骨折可使用克氏针固定法，此方法简单实用。通常采用交叉克氏针固定骨折块旋转，但可能造成较小的骨折块碎裂。也可使用张力带钢丝固定法，骨折块复位后，用一枚1mm克氏针在尺骨茎突距尺侧副韧带附着点近端约0.2cm处纵向进针约2.5cm，在骨折近端1.5cm处垂直尺骨纵轴线用1.5mm克氏针钻骨孔，孔内穿入一根28号钢丝，呈8字形与克氏针尾端加压固定。其优点为固定骨折块牢靠，手术操作简单，临床疗效满意；缺点主要是在术后早期腕关节活动过程中钢丝易断裂，存留于体内不易取出，钢丝及克氏针尾端刺激皮肤产生腕尺侧疼痛不适等。微型螺钉也是治疗Ⅱ型尺骨茎突骨折的一种有效方法，能对骨折处提供稳定的支撑，防止复位丢失，且能够预防旋转，从而保证患者可以早期行腕关节功能锻炼。其手术方法为骨折复位后采用一枚1.5mm的微型螺钉在尺骨茎突距尺侧副韧带附着点近端约2mm处，顺尺骨纵轴线拧入长度2cm左右的螺钉。对于骨折块较大的情况，也可以采用微型钢板法治疗。还有学者建议采用Fastin骨锚钉用于治疗尺骨茎突骨折，认为该方法适用于任何类型的尺骨茎突骨折，不仅能克服尺骨茎突骨折骨块大小对手术操作的限制，而且避免了内固定刺激皮肤产生疼痛或坏死的不良反应。

5. **复杂骨折**　冠突尖端骨折见于外翻暴力不断累加，冠突与滑车撞击而导致的。如果在X线片上除了单纯的冠突尖端骨折，其他结构都正常，则应考虑肘关节脱位或半脱位以后自行复位的可能性。肘关节恐怖三联征是由外翻与后外侧的暴力叠加所致。所谓三联征多包含冠突骨折、桡骨头骨折和肘关节脱位，以致侧副韧带损伤。此外，肘关节内翻和后内侧旋转暴力可导致冠突前内侧面骨折。损伤的特征取决于旋转的方向，旋后应力会导致肘关节恐怖三联征，而旋前暴力导致的损伤多为内翻后内侧旋转不稳定。尺骨骨折伴桡骨头脱位是相对少见的损伤，占前臂骨折的1%～16%。与前臂其他骨折类型相比，孟氏骨折的疗效非常糟糕，通常有50%以上的患者认为疗效一般、差或者不满意，目前已经报告了多种并发症，包括骨不连、桡骨头再脱位、交叉愈合、神经损伤等。作用于鹰嘴的直接暴力通常导致粉碎性骨折，而间接损伤如肱三头肌收缩导致的撕脱性骨折，骨折类型多为横行或斜行。鹰嘴粉碎性骨折可能伴有累及关节面的中间骨折块，有时很难发现。充分了解这类中间骨折块至关重要，有利于恢复肱尺关节面的平整度，防止大乙状切迹出现医源性狭窄而导致撞击。冠突合并鹰嘴骨折对于尺骨近端骨折的治疗是富有挑战性的。患者取侧卧位或俯卧位，手术采用后侧入路。鹰嘴近端骨折块联合肱三头肌止点翻向近侧，暴露冠突骨折块。应用从远到近复位骨折块的手术策略是很有用的，屈肘位复位冠突骨折块，适当剥离鹰嘴内、外侧面的软组织，直视下确认骨折块达解剖复位。术中必须保留侧副韧带或手术结束前修补韧带，以维持肘关节的稳定性。高耸结节通常都存在骨折，掀起高耸结节可显露其他冠突骨折块。在显露内侧任何骨折块时都应该特别注意保护尺神经。关节内骨折块应用螺钉或螺纹克氏针进行固定。最后复位鹰嘴骨折块，在尺骨和鹰嘴的后方用钢板进行固定。如果怀疑肱桡关节存在对线不良，应该测量对侧肘关节X线片上的尺骨近端背侧角，恢复尺骨近端正常的角度。

尺骨鹰嘴骨折术后的康复计划主要取决于软组织的状态和固定的稳定性。对于依从性较好的患者，如果固定牢靠，可制动1周，促进创口愈合，控制肿胀，然后尽早开始关节活动度练习。影像学证实，骨性愈合以后可进行被动关节活动度练习、肌力训练，并允许负重。皮肤和软组织情况不佳的患者可用带铰链的支具固定，限制在后伸位，直至创口愈合。参照一定的控制比率逐渐允许屈曲（如每周增加15°），具体速率取决于软组织恢复的情况。如果无法获得坚强的内固定，关节活动度练习应适当推迟，肘关节制动可能需要2周或更长时间。面对尺骨近端骨折，良好的术前计划至关重要。为了恢复肘关节关节面正常的解剖形态，必须对每一个骨折块进行解剖复位和确切的固定。简单骨折可用张力带固定或钢板螺钉固定，相对复杂的骨折通常只能选用钢板螺钉固定。冠突骨折可通过内侧、后侧（经鹰嘴骨折端）或外侧入路进行显露。为了使关节面骨折块获得解剖复位，需要先固定中间骨折块，以形成一个相对简单的骨折，便于近端骨折块的复位和固定。尺骨近端的非解剖重建会导致肱桡关节对线不良或脱位。近端骨折块屈曲位固定，可导致大乙状切迹狭窄，进而出现活动受限。内固定的位置不当也可导致活动受限或尺神经症状。螺钉或克氏针的位置不佳会影响活动，损伤关节软骨面。术中透视对于评价骨折最终的复位和内固定的位置很有帮助。通过肘关节全范围的关节活动，检查骨折固定的稳定性，内固定物是否影响关节活动，确定关节面是否平整。肘关节的活动必须平滑，没有刮擦、弹响等异常现象。

（翁雨雄）

参考文献

［1］THOMAS A P，BIRCH R．An unusual hamate fracture［J］．Hand，1983，15（3）：281-286．

［2］CAIN J E，SHEPLER T R，WILSON M R．Hamatometacarpal fracture-dislocation: classification and treatment［J］．J Hand Surg Am，1987，12（5 Pt 1）：762-767．

［3］BISHOP A T，BECKENBAUGH R D．Fracture of the hamate hook［J］．J Hand Surg Am，1988，13（1）：135-139．

［4］STARK H H，CHAO E K，ZEMEL N P，et al．Fracture of the hook of the hamate［J］．J Bone Joint Surg Am，1989，71（8）：1202-1207．

［5］FAILLA J M．Hook of hamate vascularity: vulnerability to osteonecrosis and nonunion［J］．J Hand Surg Am，1993，18（6）：1075-1079．

［6］EBRAHEIM N A，SKIE M C，SAVOLAINE E R，et al．Coronal fracture of the body of the hamate［J］．J Trauma，1995，38（2）：169-174．

［7］ANDRESEN R，RADMER S，SPARMANN M，et al．Imaging of hamate bone fractures in conventional X-rays and high-resolution computed tomography. An in vitro study［J］．Invest Radiol，1999，34（1）：46-50．

［8］GEISSLER W B．Carpal fractures in athletes［J］．Clin Sports Med，2001，20（1）：167-188．

［9］HIRANO K，INOUE G．Classification and treatment of hamate fractures［J］．Hand Surg，2005，10（2-3）：151-157．

［10］WHARTON D M，CASALETTO J A，CHOA R，et al．Outcome following coronal fractures of the hamate［J］．J Hand Surg Eur Vol，2010，35（2）：146-149．

［11］O'SHEA K，WEILAND A J．Fractures of the hamate and pisiform bones［J］．Hand Clin，2012，28（3）：287-300, viii．

［12］郭世绂．临床骨科解剖学［M］．天津：天津科学技术出版社，1988．

［13］张伟国，杜喆．腕月骨脱位8例分析［J］．实用骨科杂志，2001，7（4）：273．

［14］TEISEN H，HJARBAEK J．Classification of fresh fractures of the lunate［J］．J Hand Surg Br，1988，13（4）：458-462．

［15］ANDERSSON J K，GARCIA E M．Dorsal scapholunate ligament injury: a classification of clinical forms［J］．J Hand Surg Eur Vol，2013，38（2）：165-169．

［16］WALKER J L，GREENE T L，LUNSETH P A．Fractures of the body of the trapezium［J］．J Orthop Trauma，1988，2（1）：22-28．

［17］BOTTE M J，SCHROEDER H P，GELLMAN H，et al．Fracture of the trapezial ridge［J］．Clin Orthop Relat Res，1992，（276）：202-205．

［18］CHECROUN A J，MEKHAIL A O，EBRAHEIM N A．Radial artery injury in association with fractures of the trapezium［J］．J Hand Surg Br，1997，22（3）：419-422．

［19］MCGUIGAN F X，CULP R W．Surgical treatment of intra-articular fractures of the trapezium［J］．J Hand Surg Am，2002，27（4）：697-703．

［20］ONSELEN E B，KARIM R B，HAGE J J，et al．Prevalence and distribution of hand fractures［J］．J Hand Surg Br，2003，28（5）：491-495．

［21］WELLING R D，JACOBSON J A，JAMADAR D A，et al．MDCT and radiography of wrist fractures: radiographic sensitivity and fracture patterns［J］．AJR Am J Roentgenol，2008，190（1）：10-16．

［22］GIANNIKAS D，KARABASI A，FOTINOPOULOS E，et al．Open transtrapezial injuries of the thumb: operative treatment［J］．J Trauma，2008，65（6）：1468-1470．

［23］HEY H W，CHONG A K，MURPHY D．Prevalence of carpal fracture in Singapore［J］．J Hand Surg Am，2011，36（2）：278-283．

［24］KOMURA S，YOKOI T，NONOMURA H，et al．Incidence and characteristics of carpal fractures occurring concurrently with distal radius fractures［J］．J Hand Surg Am，2012，37（3）：469-476．

［25］高士濂．实用解剖图谱：上肢分册［M］．3版．上海：上海科学技术出版社，2012．

［26］SUH N，EK E T，WOLFE S W．Carpal fractures［J］．J Hand Surg Am，2014，39（4）：785-791；quiz 791．

［27］BALCI A，BASARA I，ÇEKDEMIR E Y，et al．Wrist fractures：sensitivity of radiography，prevalence，and patterns in MDCT ［J］．Emerg Radiol，2015，22（3）：251-256．

［28］URCH E Y，LEE S K．Carpal fractures other than scaphoid［J］．Clin Sports Med，2015，34（1）：51-67．

［29］JEONG G K，KRAM D，LESTER B．Isolated fracture of the trapezoid［J］．Am J Orthop（Belle Mead NJ），2001，30（3）：228-230．

［30］KAIN N，HERAS P C．Trapezoid fractures：report of 11 cases［J］．J Hand Surg Am，2012，37（6）：1159-1162．

［31］TING M H，TOMPSON J D，EK E T．Isolated dislocation of the trapezoid［J］．Hand Surg，2012，17（3）：391-393．

［32］ROGERS I R，LUKIN B．Applying palliative care principles and practice to emergency medicine［J］．Emerg Med Australas，2015，27（6）：612-615．

［33］BUCHOLZ R W，HECKMAN J D，COURT B C M，et al．Rockwood and Green´s fractures in adults［M］．7th ed．Philadelphia：Lippincott，Williams & Wilkins，2010．

［34］OBDEIJN M C，VLIES C H，Rijn R R．Capitate and hamate fracture in a child：the value of MRI imaging［J］．Emerg Radiol，2010，17（2）：157-159．

［35］MILLER M D，THOMPSON S R．DeLee & Drez's orthopaedic sports medicine：principles and practice［M］．4th ed．Philadelphia：Elsevier Saunders，2015：861．

［36］EIFF M P，HATCH R L．Fracture management for primary care［M］．3rd ed．Philadelphia：W. B. Saunders company，2011．

［37］MORAUX A，LEFEBVRE G，PANSINI V，et al．Pisotriquetral joint disorders：an under-recognized cause of ulnar side wrist pain［J］．Skeletal Radiol，2014，43（6）：761-773．

［38］BROWNER B D，JUPITER J B，KRETTEK C，et al．Skeletal trauma：basic science，management，and reconstruction［M］．5th ed．Philadelphia：Saunder Elsevier，2015：1217．

［39］MILLER M D，THOMPSON S R．DeLee & Drez's orthopaedic sports medicine：principles and practice［M］．4th ed．Philadelphia：Elsevier Saunders，2015：850．

［40］姜保国，龙奎元，张殿英，等．桡骨远端骨折的治疗策略［J］．中华创伤骨科杂志，2004，6（10）：1118-1121．

［41］陈建海，姜保国，张殿英，等．锁定与非锁定钢板治疗老年桡骨远端骨折的临床比较研究［J］．中华外科杂志，2008，46（6）：437-439．

［42］姜保国，张殿英，付中国，等．桡骨远端骨折的治疗建议［J］．中华创伤骨科杂志，2010，（11）：1053-1056．

［43］LINDAU T，HAGBERG L，ADLERCREUTZ C，et al．Distal radioulnar instability is an independent worsening factor in distal radial fractures［J］．Clin Orthop Relat Res，2000，7（376）：229-235．

［44］HANDOLL H H，MADHOK R．From evidence to best practice in the management of fractures of the distal radius in adults：working towards a research agenda［J］．BMC Musculoskelet Disord，2003，4：27．

［45］SIMIC P M，WEILAND A J．Fractures of the distal aspect of the radius：changes in treatment over the past two decades［J］．Instr Course Lect，2003，52：185-195．

［46］KOSHIMUNE M，KAMANO M，TAKAMATSU K，et al．A randomized comparison of locking and non-locking palmar plating for unstable Colles'fractures in the elderly［J］．J Hand Surg Br，2005，30（5）：499-503．

［47］KIYOSHIGE Y．Condylar stabilizing technique with AO/ASIF distal radius plate for Colles'fracture associated with osteoporosis ［J］．Tech Hand Up Extrem Surg，2002，6（4）：205-208．

［48］ARORA R，LUTZ M，Hennerbichler A，et al．Complications following internal fixation of unstable distal radius fracture with a palmar locking-plate［J］．J Orthop Trauma，2007，21（5）：316-322．

［49］JAKOB M，RIKLI D A，REGAZZONI P．Fractures of the distal radius treated by internal fixation and early function. A prospective study of 73 consecutive patients［J］．J Bone Joint Surg Br，2000，82（3）：340-344．

［50］HOULE J B，TABRIZI P，GIACHINO A A，et al．Refracture rate after plate removal from the radial metaphysis［J］．Can J Surg，2002，45（1）：53-56．

［51］ZHANG P X，XUE F，DANG Y，et al．Clinical effect of distal radius fracture treated with open reduction and internal plate fixation［J］．Chin Med J（Engl），2012，125（1）：140-143．

［52］HARGADON E J，PORTER M L．The Essex-Lopresti injury：a variation［J］．J Hand Surg Br，1988，13（4）：450-452．

［53］ROBERT W B，JAMES D H．Fracture in adults［M］．5th ed．Philadelphia：Lippincott，Williams & Wilkins，2001：921-952．

［54］EDWARDS G S，JUPITER J B．Radial head fractures with acute distal radioulnar dislocation. Essex-Lopresti revisited［J］．Clin Orthop Relat Res，1988，9（234）：61-69．

[55] CAPUANO L, CRAIG N, ASHCROFT G P, et al. Distraction lengthening of the radius for radial longitudinal instability after distal radio-ulnar subluxation and excision of the radial head: a case report [J]. Scand J Plast Reconstr Surg Hand Surg, 2001, 35 (3): 331-335.

[56] HOTCHKISS R N. Displaced fractures of the radial head: internal fixation or excision? [J]. J Am Acad Orthop Surg, 1997, 5 (1): 1-10.

[57] 阿伯拉汉姆斯, 胡特琴, 马克斯. 麦克明彩色人体解剖图谱 [M]. 任惠民, 胡海涛, 主译. 4版. 北京: 人民卫生出版社, 1999: 89-142.

[58] 姜保国. 创伤骨科手术学 [M]. 北京: 北京大学医学出版社, 2004: 35-37.

[59] 胥少汀, 葛宝丰, 徐印坎. 实用骨科学 [M]. 4版. 北京: 人民军医出版社, 1998: 445.

[60] 刘云鹏, 刘沂. 骨与关节损伤和疾病的诊断分类及功能评定标准 [S]. 北京: 清华大学出版社, 2002: 205.

[61] 桑德斯. 创伤骨科核心知识 [M]. 姜保国, 主译. 北京: 人民卫生出版社, 2009.

[62] 闻善乐, 闻亚非. 肘关节损伤 [M]. 北京: 北京科学技术出版社, 2005: 10-247.

[63] 毛宾尧. 肘关节外科学 [M]. 上海: 上海科学技术出版社, 2002: 20-400.

[64] 鲍琨, 姜佩珠, 于晓雯, 等. 创伤后肘关节僵硬的手术治疗 [J]. 中华创伤骨科杂志, 2003, 5 (4): 308-311.

[65] RING D, TAVAKOLIAN J, KLOEN P, et al. Loss of alignment after surgical treatment of posterior Monteggia fractures: salvage with dorsal contoured plating [J]. J Hand Surg Am, 2004, 29 (4): 694-702.

[66] KEENER J D, CHAFIK D, KIM H M, et al. Insertional anatomy of the triceps brachii tendon [J]. J Shoulder Elbow Surg, 2010, 19 (3): 399-405.

[67] BELL T H, FERREIRA L M, MCDONALD C P, et al. Contribution of the olecranon to elbow stability: an in vitro biomechanical study [J]. J Bone Joint Surg Am, 2010, 92 (4): 949-957.

[68] FERREIRA L M, BELL T H, JOHNSON J A, et al. The effect of triceps repair techniques following olecranon excision on elbow stability and extension strength: an in vitro biomechanical study [J]. J Orthop Trauma, 2011, 25 (7): 420-424.

[69] WILSON J, BAJWA A, KAMATH V, et al. Biomechanical comparison of interfragmentary compression in transverse fractures of the olecranon [J]. J Bone Joint Surg Br, 2011, 93 (2): 245-250.

[70] RÜDEN C, WOLTMANN A, HIERHOLZER C, et al. The pivotal role of the intermediate fragment in initial operative treatment of olecranon fractures [J]. J Orthop Surg Res, 2011, 6: 9.

[71] PUCHWEIN P, SCHILDHAUER T A, SCHÖFFMANN S, et al. Three-dimensional morphometry of the proximal ulna: a comparison to currently used anatomically preshaped ulna plates [J]. J Shoulder Elbow Surg, 2012, 21 (8): 1018-1023.

[72] MATHEW P K, ATHWAL G S, KING G J. Terrible triad injury of the elbow: current concepts [J]. J Am Acad Orthop Surg, 2009, 17 (3): 137-151.

[73] GRECHENIG W, CLEMENT H, PICHLER W, et al. The influence of lateral and anterior angulation of the proximal ulna on the treatment of a Monteggia fracture: an anatomical cadaver study [J]. J Bone Joint Surg Br, 2007, 89 (6): 836-838.

[74] MORREY B F. Current concepts in the treatment of fractures of the radial head, the olecranon, and the coronoid [J]. Instr Course Lect, 1995, 44: 175-185.

[75] SCHNEEBERGER A G, SADOWSKI M M, JACOB H A. Coronoid process and radial head as posterolateral rotatory stabilizers of the elbow [J]. J Bone Joint Surg Am, 2004, 86-A (5): 975-982.

第 三 章

关节脱位及韧带损伤

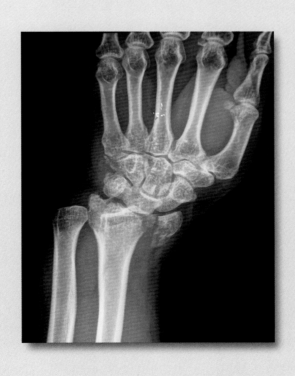

第一节

远指间关节脱位及韧带损伤

远指间关节（distal interphalangeal joints，DIP）的主要功能是在做指端对捏动作时，提供稳定、无痛的关节功能。手指远节指骨位于上肢末端，在生活和工作中开放性损伤的概率较高。由于远节指骨较短且有指伸、屈肌腱止点的保护，单纯的远指间关节脱位并不常见。

一、应用解剖

远指间关节由中节指骨滑车和远节指骨基底构成，仅能做掌背侧的屈伸运动而无侧方偏斜运动。一般是屈伸0°～90°，个别可过伸20°左右。无论主动运动还是被动运动，基本没有轴向旋转运动。关节的静态稳定性由骨关节、侧副韧带及掌板组成，动态稳定性由指屈、伸肌腱末端附着而维持。侧副韧带起自指骨头内、外髁的侧方凹陷，斜行止于远节指骨基底侧面偏掌侧的部分，由固有韧带及位于掌侧的副侧副韧带组成。固有韧带非常强韧，无论关节屈或伸都是紧张的，是关节侧方主要的稳定装置。副侧副韧带在关节屈曲时松弛，时间过长会挛缩，造成关节背伸障碍。

掌板短厚、致密，居于掌侧，构成关节的底部，由侧副韧带向两侧延伸。远侧部略增厚，跨过远节指骨掌侧底部。止点中央变薄，与侧副韧带止点部会合，掌板近侧部分在外侧增厚，形成限制韧带。限制韧带起自中节指骨骨膜，形成条索状结构，限制关节过伸，维持关节的稳定性。掌板是维持侧方稳定的辅助装置，在侧副韧带损伤后发挥稳定作用，特别是在远指间关节处于伸直位置时。掌板也是在关节屈曲时松弛，周围组织出血或自身损伤时被激惹而容易导致掌板挛缩，形成关节活动受限。

侧副韧带掌板复合体是维持远指间关节稳定性的关键结构，可为关节提供三维空间的稳定性，限制关节过度活动。当远节指骨出现过度移位时，说明至少有两个平面的稳定装置已经受损。

指屈、伸肌腱终端附着在远节指骨的掌背侧唇，维持远指间关节的力学平衡。示、中、环、小指伸肌腱止于远节指骨关节面的上唇，并沿远节指骨基底部背侧骨面向远端延伸，进入掌侧甲基质与指骨背侧表面的间隙。拇指伸肌腱止点的中末端以极小的间隙与甲基质相邻。肌腱止点处的损伤打破了平衡，破坏了关节的动态稳定。

二、分型与受伤机制

暴力作用于关节是造成远指间关节韧带损伤及关节脱位的主要原因，理论上见于牵拉暴力、侧方暴力、扭转暴力，临床实际中常见于混合暴力。远指间关节在结构上的稳定基础决定了其脱位方向经常是背侧及侧方，通常为关节过伸位受伤，掌侧脱位极为罕见，多发生在运动过程中指尖遭受撞击。由于皮肤及软组织紧贴在关节周围，因此常伴有皮肤开放性伤口。依据脱位后能否闭合复位分为可复性脱位、不可复性脱位，若为不可复性脱位，必然存在解剖结构上的阻碍。目前认为解剖结构的阻碍因素有：近侧撕脱的掌板嵌入关节内、屈肌腱、骨折块、籽骨及指骨髁向掌侧突出，穿透指深屈肌腱，造成关节绞锁。伴有骨折的脱位较常见，如远节指骨基底背侧骨折-掌侧脱位、远节指骨基底掌侧骨折-背侧脱位（请参阅指骨骨折相关章节）。单纯的侧副韧带损伤较罕见。

三、临床表现

外伤后远指间关节出现梭形肿胀、疼痛、活动受限，脱位者出现关节明显的偏斜畸形。关节局部压痛明显，被动侧方加压试验时疼痛加重。

四、诊断与鉴别诊断

结合外伤病史、主观查体、X线片做出诊断并不困难，重点应警惕初诊时患者已自行牵拉复位的关节损伤，切勿遗漏关节脱位的诊断。受伤早期可在指神经阻滞下活动受伤关节来验证稳定性，也可做侧扳试验来判断韧带断裂程度，方法是：用拇指顶住手指远指间关节侧方，并向侧方加压，然后用示、中指勾住远侧手指侧方，并反向施压。正常情况下，关节没有侧方活动或仅有10°左右的活动，当侧副韧带损伤时活动加大，侧偏>20°时，认为韧带完全断裂。在关节背侧做压力试验，诱发掌侧疼痛，并出现过伸畸形，表明掌板损伤。伤指的正、侧、斜位X线片可发现远侧指间关节脱位的方向、骨折及移位情况。

五、治疗

远指间关节损伤的早期治疗十分重要，只要得到正确的早期治疗，都可获得较好的临床效果。

延迟3周以后治疗，难以获得很好的治疗效果。

（一）新鲜损伤

1. 受伤早期单纯脱位的关节　在指神经阻滞或腕关节阻滞下进行纵向牵引手法复位，用力将远节指骨推向掌侧，屈曲远节指骨。如果是开放性脱位，关节已被污染，应在无菌操作的原则下彻底清创。复位后通过主、被动活动及侧扳试验评价关节的稳定性。稳定的可伸直位固定10~12天，即开始以手指主动活动为主的功能锻炼；不稳定的则需手术治疗。如果侧副韧带完全断裂，则经手指侧方切口切开伸肌支持带背侧，牵开侧腱束，显露侧副韧带损伤处，并根据情况采用抽出钢丝或固定骨折块修复。很少有难以复位的远指间关节脱位，如果出现这种情况，可手术切除阻碍复位的解剖结构。可从背侧经皮向掌侧插入Freer剥离子，将阻挡关节复位的结构推出指间关节并撬拨复位。

2. 指间关节背侧脱位合并远节指骨掌侧唇骨折　这种情况并不常见，如果掌侧骨块完全撕脱，治疗目标是达到稳定的闭合复位。如果指深屈肌腱完全撕脱，必须以手术固定骨折。即使掌侧骨块位于指深屈肌腱止点近端，骨折也会造成关节不稳定。如果稍屈曲远指间关节仍不足以使关节复位，并且骨折累及关节面的40%以上，就需要进行掌板成形术或闭合骨折穿针固定。

3. 单纯的远指间关节掌侧脱位　比较少见，常可自动复位。这种类似锤状指的损伤，可用支具固定关节伸直位6周，然后进行功能锻炼。如果损伤伴有指伸肌腱的纵向劈裂，且侧束嵌入关节间隙，则可阻碍关节的复位，造成远指间关节的难复性脱位，常需要手术复位。

（二）陈旧性损伤

因伤后侧副韧带、掌板未得到及时治疗，造成远指间关节的复发性脱位，可行手术治疗。常见的掌板损伤可有三种类型，即掌板近端止点断裂、掌板远端起点断裂和掌板远端起点撕脱骨折。

1. 侧副韧带紧缩术　陈旧的侧副韧带损伤使得韧带细长、松弛，若症状严重可造成关节非常不稳定，应考虑手术治疗。麻醉成功后采用指侧方切口，显露侧副韧带后向患侧扳动关节，对松弛的侧副韧带进行折叠缝合。术后伸直位夹板固定3~4周，开始主动功能锻炼。

2. 掌板重建术　麻醉成功后采用手指掌侧Z形切口，显露并切开指屈肌腱鞘管，暴露掌板。若掌板远侧起点撕裂，可用Bunnell抽出钢丝缝合法修复；若掌板近端撕裂，可经中节指骨颈和末节指骨底分别钻孔，取部分掌长肌腱引入孔内，在指间关节屈曲20°位经前方做8字形交叉固定。也可采用侧副韧带移位掌板重建术（Kleinerl法和Kasdan法），做指侧方切口，显露侧副韧带、侧方关节囊和指骨骨膜，分离3/4侧副韧带，在近端贴骨膜切断，游离断端向掌侧移位，缝合在掌侧关节囊及指骨骨膜上。

3. 掌板成形术　陈旧性关节背侧骨折脱位进行掌板成形术，术后患者满意度尚可。为了得到更好的活动度，需要大强度的手功能康复训练。如果关节损伤较重，早期的关节融合也不失为一种合适的方法。

（李晓林）

近指间关节脱位及韧带损伤

当手指受到暴力作用受伤时，关节出现畸形，患者的本能反应是牵拉手指，畸形、脱位的关节得到复位后就不去医院就诊了，或到医院就诊时，因脱位已得到纠正，接诊医生常会误认为关节扭伤，延误诊断及治疗，以后出现关节不稳定、半脱位再次就诊时才明确诊断。

一、应用解剖

近指间关节（proximal interphalangeal joints，PIP）由指骨基底、指骨头、掌板、侧副韧带、副侧副韧带及关节囊组成。指骨头较扁，呈滑车状——关节面中央为凹陷的纵沟，两侧为隆起的髁部。基底宽大，位于指骨的近端，有两个凹状关节面。指间关节接近合页式关节，只有掌背侧的屈伸运动而无侧方偏斜运动，结构比掌指关节稳定。近、中节指骨头的两髁较平坦，掌侧中央有一个三角形的凹陷，为关节屈曲时远侧指骨基底部掌侧舌状凸起的收纳处。侧面观，近、中节指骨头关节弧面的偏心程度不如掌骨头突出，所以关节屈伸时其凸轮作用也远不如后者显著。

关节掌侧有掌板、薄的关节囊，侧方有侧副韧带和副侧副韧带包绕。侧副韧带呈条索状，起自指骨头两侧的小凹内，止于远侧指骨基底的掌侧方，走行方向与指骨纵轴近乎平行。副侧副韧带位于侧副韧带的近侧，也起自指骨头小凹内，随后向掌侧辐射，止于掌板两侧的边缘。掌板分软骨和膜两部分，软骨位于远侧，起自远侧指骨基底关节面的掌侧边缘，然后向近侧延伸，并转换为膜状体，止于掌骨颈的掌侧。由于指间关节的凸轮作用不明显，侧副韧带走行与指骨纵轴方向接近，所以关节屈伸运动时侧副韧带的松紧变化并不显著。屈曲时整个侧副韧带紧张，伸直时其掌侧部分仍保持紧张状态。

二、受伤机制

暴力作用是手部关节及韧带损伤的最主要原因，所受暴力可以是牵拉暴力、侧方或后前方的挤压暴力以及扭转暴力等。事实上，当暴力作用于关节部位时，首先是关节囊及韧带接受暴力，若发生关节囊及韧带断裂，则出现关节脱位。若关节囊及韧带保持完整，则暴力传导至关节面，发生关节内骨折，进而发生骨折脱位。经力学实验证明，当手指受到纵向牵拉暴力时，力量达到637N时可发生侧副韧带起点或止点断裂，其断端多为不规则的锯齿状；当手指受到挤压暴力时，其力量达到151.9N时发生侧副韧带中段断裂；当手指受到扭转暴力，其扭转角度达到140°时，侧副韧带发生平行断裂或斜行断裂，多伴有起点或止点的撕脱性骨折。

三、临床表现

近指间关节受伤后被动桡偏或尺偏关节时疼痛加剧。关节肿痛及压痛最明显处常与损伤部位一致：背侧为指伸肌腱中央腱，掌侧为掌板，侧方为侧副韧带和副侧副韧带。中央腱完全断裂后，近指间关节被动伸直存在而主动抗阻力背伸运动丧失。侧副韧带有损伤时，桡偏或尺偏外力可使关节呈现明显的侧方偏斜。施加外力拍摄应力位片可见损伤侧的关节间隙明显加宽。近指间关节被动过伸幅度的增加常与掌板撕裂有关。上述检查有时会因患者惧怕、不合作而难于做到，可给予指根麻醉后再实施。侧副韧带慢性损伤最突出的表现为关节不稳定和梭形肿胀。前者为韧带断裂或张力衰竭所致，后者为韧带损伤与修复过程交替进行、结缔组织增生的结果。关节运动幅度正常或有不同程度的减少。长期的关节不稳定可招致关节软骨损伤和创伤性关节炎。

四、诊断与鉴别诊断

在手部关节脱位或韧带损伤的诊断中，应注意以下几点：

1. 有明确的手指外伤史，受伤时出现手指关节畸形、肿胀、弹性固定，经牵拉手指后，畸形消失，但关节活动受限、疼痛。

2. 物理检查可发现关节局限性压痛，侧方应力实验张力侧疼痛加重，过度被动活动手指可诱发关节畸形。

3. 手指正位、侧位、斜位X线片可发现关节脱位的程度、移位情况、有无关节内骨折等。对慢性累积性暴力所致的关节损伤，X线片上还可发现关节半脱位或创伤性骨关节炎改变。

五、分类及治疗

1. 侧副韧带损伤　又称侧方脱位，多由手指内收或外展的侧方暴力所致，受伤时手指多为伸直位。桡侧副韧带损伤更为多见。侧副韧带损伤包括断裂和附着部撕脱，后者常常伴发指骨头或基底的撕脱性骨折。少于3周的为急性损伤，超过3周的为慢性损伤。侧副韧带损伤在早期易被忽略，混同于一般的扭伤，因未能及时制动而变为慢性损伤。

临床上，对侧副韧带不完全性断裂与完全性断裂的鉴别十分困难。有研究表明，近指间关节在应力位X线片上的侧方成角大于25°，为完全性断裂；否则，多为不完全性断裂。

（1）急性不完全性断裂，压痛局限、关节无侧方不稳和异常过伸，可给予非手术治疗。用弹力束带或尼龙搭扣将伤指与相邻的健指束缚在一起，利用健指制动伤指。4～5周后可开始主动屈伸活动，但不要承重和侧方扳弄手指，以免造成韧带松弛或再次断裂。只要制动时间够长，损伤可完全愈合，关节运动及稳定恢复如初，但关节肿胀、疼痛则要3～4个月的时间才能完全消退，有时关节会因结缔组织增生而遗留肿大的外观。这些应在治疗前向患者阐述清楚，以免日后有不必要的误解。

（2）急性完全性断裂，关节肿痛、侧方偏斜或过伸运动显著者，采用手术缝合和修复断裂的韧带。在日常生活中，示、中、环指近指间关节的桡侧韧带常常处于尺偏外力作用之下，而小指的尺侧韧带则处于桡偏外力作用之下，损伤后应及早手术治疗，以免遗留韧带松弛和关节不稳定。术后处理与不完全性断裂相同。

（3）陈旧的完全性断裂由治疗不当或根本未经治疗的急性断裂迁延而来，断裂的韧带不愈合或愈合不良，长度增加，张力下降，关节不稳定，可手术治疗。切除韧带短端间瘢痕或一部分实质，然后做8字形缝合，以便韧带愈合并恢复原有的张力。术后用石膏托固定4～5周，然后开始活动。有创伤性关节炎者，行关节融合术为妥。

2. 近指间关节脱位 分背侧脱位、掌侧脱位和旋转脱位三种。

（1）背侧脱位：又称掌板损伤，较常见。就诊时脱位常常已被患者自己或旁人所复位，医生很少有机会亲眼见到脱位的状况，只能根据患者的陈述以及关节掌侧肿胀、压痛、背伸幅度大于健侧对应指的体征进行判断。有些掌板损伤也可无急性脱位的经历，背伸暴力史及过伸体征为诊断的主要依据。近指间关节背侧脱位多由背伸暴力所致，虽不一定有侧副韧带断裂，但肯定有掌板损伤。掌板损伤既可以是膜与软骨部结合处的断裂，也可以是掌板在中节指骨掌侧基底附着点的撕脱，后者有时伴有小片撕脱性骨折。掌板撕脱所带有的骨折块很小，也很少移位，与中节指骨掌侧基底骨折有明显的不同，后者常常超过基底关节面的1/3，关节在复位之后也不稳定。

急性脱位可闭合复位，然后用铝托或塑料托将近指间关节固定于15°～20°屈曲位。3周后带托做屈曲运动，5～6周后撤除外固定，行功能锻炼。小的撕脱骨折片不需特殊处理。掌板愈合后，关节运动逐渐恢复正常，但肿痛会持续数月或更长时间才能消退。

急性脱位若未得到适当的治疗，掌板可能愈合不良，过伸症状持久存在，或偶有反复性脱位。对此，可用掌板短缩固定或肌腱固定等方法进行治疗。有时掌板损伤愈合所形成的瘢痕也可发生挛缩，导致近指间关节呈现屈曲畸形。如果能及时发现，通常可经过理疗及2～3个月的弹性牵引而得到矫正。畸形持续存在者，可行手术松解，然后进行理疗和牵引。

（2）掌侧脱位：较少见，常并发指伸肌腱中央腱损伤。有时掌侧脱位在就诊前就已复位，若鉴别不清，很可能会按常见的背侧脱位进行治疗，将关节固定在屈曲位。这势必导致中央腱愈合不良和钮孔状畸形的发生，增加患者的痛苦。因此，当不能肯定原发脱位方向时，应仔细询问病史和寻

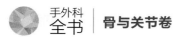

找有诊断意义的体征。体检最好在指神经阻滞麻醉下进行，以免因患者惧痛而导致检查结果不准确。

治疗首选闭合复位。复位后将关节固定在过伸位，3周后开始适度的屈曲运动，6周时自由运动。如果闭合复位有困难，复位后关节面不平行或关节主动伸直运动受限于30°时，关节腔内很可能有软组织嵌塞或中央腱损伤严重，应予切开复位，同时修复中央腱束。

（3）旋转脱位：由旋转暴力所致。近节指骨头一侧髁突从指伸肌腱中央腱与侧腱之间的下中部突出。侧位X线片可见中节指骨与近节指骨的影像不一致，一个为侧位轮廓，一个为斜位轮廓。

由于近节指骨头与中节指骨基底部之间有关节囊等软组织嵌塞，闭合复位成功率极低。多数需要做切开复位，直视下撬拨侧腱，当其由指骨髁的掌侧滑至背侧原位、不再与指骨髁牵扯后，关节脱位便会随之复位。复位后应查看侧副韧带有无撕裂，如有撕裂应予修复。如为单纯性复位，术后不需要特殊制动，2周后可自由活动。如修复侧副韧带，术后需制动5周。

（李晓林）

参考文献

［1］王澍寰. 手外科学［M］. 3版. 北京：人民卫生出版社，2011：12.

［2］沃尔夫，霍奇基斯，佩德森，等. 格林手外科手术学［M］. 田光磊，蒋协远，陈山林，主译. 6版. 北京：人民军医出版社，2012：11.

［3］顾玉东. 手外科手术学［M］. 2版. 上海：复旦大学出版社，2010：6.

［4］李庆泰，田光磊. 手外科诊断学［M］. 北京：人民卫生出版社，2009.

［5］BLAZAR P E，STEINBERG D R. Francture of the proximal interphalangeal joint［J］. J Am Acad Orthop Surg，2000，8（6）：383-390.

［6］JOHNSON D，TIERNAN E，RICHARDS A M，et al. Dynamic external fixation for complex intraarticular phalangeal fractures［J］. J Hand Surg Br，2004，29（1）：76-81.

［7］ALADIN A，DAVIS T R. Dorsal francture-dislocation of the proximal interphalangeal joint: a comparative study of percutaneous Kirschner wire fixation versus open reduction and internal fixation［J］. J Hand Surg Br，2005，30（2）：120-128.

第 四 章

关节僵直及屈曲挛缩

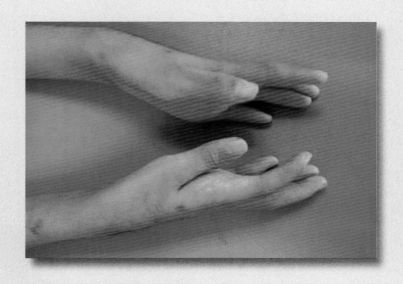

■ 第一节
关节僵直

一、掌指关节及近指间关节僵直

手部外伤、感染及术后制动、骨折保守治疗制动等均可引起手指僵直或屈曲挛缩。手指僵直是指手指于伸直位挛缩（extension contracture），手部关节主、被动屈曲功能受限，不能达到手指的功能位置；与之相对应的是手指的屈曲挛缩，手指于屈曲位挛缩（flexion contracture），手部关节主、被动伸直功能受限，不能达到手指的功能位置。

僵直是指关节僵硬（stiffness）和强直（ankylosis），僵硬是指由于关节的骨性结构破坏或关节周围的软组织挛缩、粘连、弹性下降所致的关节活动度降低，强直是指关节被保持于伸直的位置。因此，我们又将手指僵直称为手指伸直挛缩。临床实践中，完全僵直的手指相对少见，大多为手指处于相对伸直位，屈曲功能下降，不能达到功能性要求，我们将其称为手指僵直。手指僵直会严重影响患指的功能，同时一个手指的僵直会影响相邻手指，甚至全手的功能。

关节僵直的原因较多，包括关节外因素和关节本身的因素。关节外因素如皮肤瘢痕挛缩、肌腱粘连等，此部分内容将在其他有关章节中叙述。而关节本身的因素又可分为构成关节的骨性结构改变和关节囊、韧带等软组织结构的改变等因素。前者由关节内骨折、感染或其他关节疾病导致关节面破坏、凹凸不平、骨质增生或关节粘连，甚至发生骨性愈合，可采用关节融合、关节成形或关节置换等方法予以治疗，此部分内容也将在相关章节有详尽的描述。本节将重点介绍由侧副韧带挛缩、关节囊挛缩或粘连等原因所致的关节僵直的基础解剖、形成机制、保守治疗及手术方法的相关内容。

（一）基础解剖

我们以对比掌指关节和近指间关节的解剖特点的方式，了解二者的基本解剖及其形成关节僵直的解剖基础。

1. **骨性结构** 掌指关节是由球状的掌骨头和凹陷的近节指骨基底构成的多轴性球窝关节，可进行屈伸、收展和环转运动。掌骨头掌侧宽大、背侧相对窄小的凸轮状结构决定了掌指关节在伸直位时关节腔的容积是最大的，缓冲渗出、积液的能力最强。因此，当组织水肿时，掌指关节自然倾向于伸直位。

近指间关节是近节指骨头和中节指骨基底构成的单轴滑车关节，只能行屈伸运动。近节指骨头有两个髁，中间为髁间沟。中节指骨基底近侧关节面有两个凹面，中间为中央嵴。髁与凹面相贴，沟与嵴相对，关节面严密吻合，关节腔的容积很小，且与关节屈伸位置的关系不大。组织水肿时，关节腔的缓冲能力很小，水肿主要累及关节周围的软组织。

2. **关节囊** 掌指关节的背侧关节囊比较松弛，起自掌骨头周围，止于近节指骨基底。松弛的关节囊有利于增加掌指关节的活动度，允许关节发生一定程度的拉伸及轻度的旋转。

近指间关节背侧关节囊被指背腱膜的中央束所增强，腱纤维与关节囊密切交织，并止于中节指骨基底背面的结节，为关节提供了背侧的稳定性。

3. **侧副韧带及副侧副韧带** 掌指关节侧副韧带起于掌骨头两侧的压迹，斜向掌侧，止于近节指骨基底的侧方结节。关节伸直时，侧副韧带松弛，允许掌指关节进行侧方活动，以尺偏范围较大；关节屈曲时，由于关节面屈伸半径变大，且该韧带越过掌骨头侧方的骨隆起，使侧副韧带绷紧，限制了手指的侧方运动和环转运动，使关节趋于稳定。手外伤后，如果将掌指关节制动于伸直位，侧副韧带呈松弛状态，并逐渐挛缩，最终将影响掌指关节的屈曲功能。掌指关节的副侧副韧带是一层薄的纤维组织，其于侧副韧带掌侧，并与之相延续，副侧副韧带自掌骨头压迹呈扇形发散，达掌板侧缘，并与屈肌腱鞘相连。掌指关节屈曲时，此韧带如吊索般悬住掌板，可防止指骨向前脱位。

近指间关节侧副韧带起自近节指骨头侧面的圆形压迹，止于中节指骨基底外侧的结节。副侧副韧带与侧副韧带的走行相似，但更向掌侧倾斜，止于掌板两侧。与掌指关节不同，近节指骨头没有凸轮状结构，侧副韧带的张力在关节的屈伸运动中保持不变。

4. **掌板** 掌指关节的掌板为一长方形的致密纤维软骨板，远端厚而坚韧，附于近节指骨基底掌侧，近端薄而松弛，为膜性，附于掌骨颈掌侧，两侧缘与扇形的副侧副韧带相连。掌指关节的掌板由交叉纤维组成，在掌指关节从过伸位至过屈位的变化过程中具有伸缩功能，其长度可以显著变化。掌板的作用是限制关节的过伸活动。在正常情况下，掌指关节总会有一定程度的过伸，但过伸的角度每个人是不同的。当掌指关节屈伸时，只是掌板膜部呈弛张变化，可允许掌指关节过伸约30°。

近指间关节掌板与掌指关节掌板结构不同，远端附着在中节指骨基底的掌侧，向近端形成一游离缘，并与骨膜延续，构成指纤维鞘的底部。掌板近侧缘以两条缰绳韧带（checkrein ligament）牢固地附于近节指骨颈的外侧嵴，此结构可限制关节过度伸展。掌板扩大了关节腔，允许近节指骨头沿软骨面作正常滑动，并提供屈肌腱的滑道。当关节屈曲时，关节滑膜沿掌板近缘突出，形成一掌侧滑膜囊，掌板可贴近近节指骨体。关节伸展时，由于短腱纽的牵拉以及掌板和屈肌腱的压迫，滑膜囊又被挤向背面。近指间关节的掌板比掌指关节的掌板强韧，其由横行纤维组成，不具有伸缩功能，在关节的屈伸活动中长度没有变化。因此，其对关节过伸活动的限制作用更强，指间关节较掌指关节的过伸活动明显小得多。近指间关节虽有韧带和掌板支持，但周围的肌腱也进一步增强了其稳定性。

综合以上解剖特点，当手部创伤后，由于肿胀、疼痛，掌指关节倾向于伸直位，因为此位置时掌指关节的关节腔最大，能最大限度地缓解关节内积液的压力；关节囊、侧副韧带也都处于松弛状态，张力小，疼痛轻。如果长时间保持患手于此自然位或长时间于此伸直位外固定，最终会导致关节囊、侧副韧带的纤维化、挛缩，造成掌指关节僵直。如果将掌指关节固定在屈曲位，可以减小关节内容积，减少腔内蛋白渗出液的积聚，从而减少关节腔内纤维性粘连形成的机会。同时，可增加侧副韧带与关节囊的张力，防止其纤维化、挛缩。因此，防止掌指关节僵直的最佳方法是控制水肿，将关节固定于屈曲位，之后再进行保护下活动。掌指关节发生屈曲挛缩的概率远远小于伸直挛缩。虽然近侧指间关节的关节腔大小及侧副韧带的张力与关节的屈伸位置关系不大，但当掌指关节处于伸直位挛缩时，由于屈、伸肌腱力量的再平衡，近指间关节容易出现屈曲位挛缩，除非其被制动于伸直位。

（二）形成机制

手部创伤、感染及手术等都能引起组织损伤。组织损伤促使间质细胞释放血管活性物质和趋化因子等，加重局部炎症反应，从而使毛细血管的通透性增高。渗出液进入组织间隙内，形成组织肿胀。肿胀使关节的活动度下降。同时，关节囊和韧带水肿，水肿液（即渗出液）内的纤维蛋白原转化为纤维蛋白，并进一步形成纤维素，最终形成瘢痕组织。组织间隙内的趋化因子诱导单核细胞、中性粒细胞及巨噬细胞等清除坏死组织，并分泌胶原酶等，清除、溶解损伤区物质，形成组织空隙，被肉芽组织所填充。肉芽组织中的成纤维细胞增殖，分泌胶原蛋白，形成胶原纤维。同时，血管出芽增殖，完成组织填充。随后，成纤维细胞分化为肌成纤维细胞，使瘢痕组织收缩，从而限制正常的关节活动。

损伤早期，组织水肿、疼痛，局部制动等可使关节的活动减少，导致早期的关节僵硬。但此时关节僵直的范围和程度较局限，如早期治疗可取得较好的疗效。

预防手指关节僵直的原则是早期活动关节。在手部原发病和损伤的治疗中，应该尽量缩短固定时间，这样可以有效避免手指关节僵硬的发生。良好的止血、止痛、消肿，可减轻炎症反应，有利于术后早期活动，避免手指关节僵硬的发生。

（三）治疗

1. 保守治疗　手指关节僵直的治疗目标是恢复无痛、活动良好且稳定的关节。任何掌指关节和近指间关节僵直的治疗都应以系统的非手术治疗开始。大量临床实践结果显示，大约80%以上的关节僵直都能通过非手术治疗达到功能性康复。即使通过保守治疗不能达到功能性康复，其所获得的软组织软化、弹性部分恢复及关节活动度的部分恢复，都能为接下来的手术治疗提供较好的软组织条件，减小手术的范围。规范的非手术治疗也是术后康复的主要内容，是保障良好手术效果的必要条件。在进行保守治疗时，只要患者感到僵直的关节有改善，就应该继续进行。只有达到平台期，即无论主、被动活动都没有进一步改善的迹象，才考虑手术治疗。

一旦发生手部关节僵直，需做积极的治疗。关节僵直的病理变化是关节囊及侧副韧带的弹力纤维在过长时间固定后失去拉伸性能。在伤后2～4个月以内，弹力纤维的伸展性还能在较大程度上恢复，故强调发现关节僵直后应及时进行康复治疗。

手指关节僵直的非手术治疗包括消除水肿、减轻炎症等基础治疗，如抬高患肢，加压包扎，手指的主、被动屈伸活动，热疗及冷敷等，还有能进一步改善手指功能的系列石膏、弹性绑带及静态支具或动态支具等。

动态支具（dynamic splinting）可利用弹簧或胶带等弹性物质提供弹力牵引，在允许活动的同时加以弹力负荷，以改善关节的被动活动度。动态支具每次应用时间相对较长，应在8小时以上。通过持续的弹性负荷使纤维化的组织产生塑性形变（plastic deformation）。这种塑性形变是持久的，虽然去除弹性负荷，但组织仍能长时间维持其延长的状态。与塑性形变相对应，在短时间的弹性负荷下产生的暂时的组织延长，负荷去除后组织长度又恢复到原来的长度，这种情况被称为弹性形变（elastic deformation）。动态支具利用蠕变（creep）的原理达到塑性形变的效果。蠕变就是指组织在长时间持续负荷下产生的变形，在组织发生断裂前去除负荷，此时组织将会因其黏塑性（viscoplasticity）特点而长久维持其拉长状态。

静态渐变支具（static-progressive splinting）和系列石膏（serial casting）也可以通过另外一种被称为应力松弛（stress relaxation）的过程产生塑性形变。当组织被维持在一个持续变形的状态时就会发生应力松弛，维持此持续变形所需的力量随时间进展逐渐下降。以逐渐下降的应力维持此变形直到平台期，此时组织的变形即塑性变形，形成的长度拉伸则为塑性形变。

以上两种方法在改善僵直、挛缩的关节功能时都是有效的。动态支具较易制作，利用身边的弹性胶带等即可完成，其缺点是需要长时间佩戴才能达到持久的效果，所以患者耐受性欠佳。而静态渐变支具既有效，患者又易于接受，其治疗周期也相对较短。无论采用哪种方法，关键是让患者明白如果没有组织牵拉造成的不适感就不会有期待的恢复效果。患者需要不断地调整支具的张力以维持这种不适感持续存在，如果做不到这一点，患指佩戴的支具在最初的5～10分钟即松弛则不会有治疗效果。

用于治疗手指僵直、恢复手指被动屈曲功能的辅助工具，我们推荐使用胶带、动态弹性支具和指间关节绑带。

复合胶带法（taping）是治疗手指僵直的首选方法。其具体治疗过程如下：首先，于患手戴上一只薄层手套，然后将胶带自手背、指背，经掌指关节、近指间关节背侧，贴至手掌及手腕掌侧。将患手置于多关节屈曲的状态，此种方法可同时屈曲掌指关节和近指间关节，牵伸其背侧的关节囊及挛缩的侧副韧带。指导患者每天进行3～4次活动，每次持续20分钟。但屈曲的角度须循序渐进，以出现微痛而无须强力忍受的疼痛为度（图4-1-1A）。

应用胶带治疗1～2周后，如果治疗效果进入平台期，可改为指间关节绑带或动态弹性支具。动态弹性支具可同时牵拉掌指关节和近指间关节。如果在手指近节掌侧加一个阻挡板，可以增加对近指间关节的牵拉力量（图4-1-1B）。

近指间关节绑带（sling）是治疗近指间关节僵直（即伸直挛缩）的有效方法，但其只能用于远、近指间关节屈曲功能达到40°以上的患者。指导患者每天佩戴该绑带4～6次，每次持续20分钟。近指间关节绑带体积小、易于携带，与动态弹性支具相比患者更乐于接受，并且患者可自行调整绑带的张力，随着关节功能改善而逐渐扣紧绑带，增加绑带弹力（图4-1-1C）。

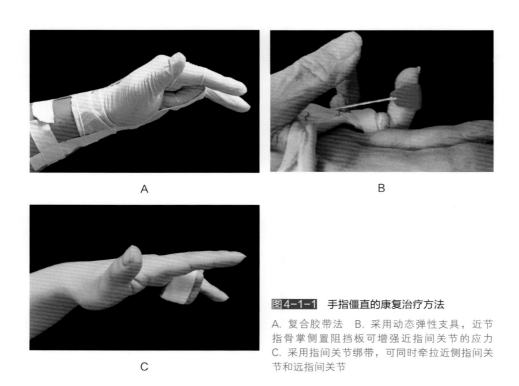

图4-1-1 **手指僵直的康复治疗方法**
A. 复合胶带法　B. 采用动态弹性支具，近节指骨掌侧置阻挡板可增强近指间关节的应力　C. 采用指间关节绑带，可同时牵拉近侧指间关节和远指间关节

基于上述原理，系统、规范地应用非手术治疗的方法，往往可以收到令人满意的效果。Weeks等对212例手指僵直患者的789个僵直的关节进行非手术治疗，其中173名（81.6%）患者的686个（86.9%）关节仅用康复治疗就取得了满意的疗效，无须进一步处理。

2. **手术治疗**　手指关节僵直经保守治疗多长时间效果不好再决定行手术治疗这一问题，大多数学者认为时间期限为2～3个月，但也有人认为应延长至6个月，目前尚无定论。当患者接受了系统的保守治疗，患手的功能恢复进入平台期，如无论主、被动活动都没有进一步改善的迹象，此时则应考虑手术治疗。为了改善僵直手指的功能，有时可能需要多次手术。为了保证手术的效果，两次手术的间隔至少应为3个月，甚至长达6～9个月。

手术前，外科医生应制订一个周密的治疗计划，并和患者沟通手术的方式、次数、术后的康复过程及可能的预期效果等，应使患者了解以下几点：第一，手指关节僵直的治疗是复杂的过程，单纯通过一次手术完全解决手指关节僵直问题的想法是不现实的。第二，尽管手术可以改善手指关节僵直的情况，但是也破坏了正常组织，会形成新的纤维组织和瘢痕。松解术中所获得的关节主、被动活动度在术后会打折扣。因此，最终关节的功能恢复与术后严格的康复过程紧密相关，完善的术后康复锻炼以及患者的配合是取得理想治疗效果的必要条件。第三，不同的职业、不同的生活习惯对于不同手指、不同关节的屈伸功能要求可能不一致，治疗的结果以满足功能性要求为主，不必追求功能完全恢复和正常的外形。

手指关节僵直手术治疗的主要内容是进行挛缩的关节囊切除，侧副韧带松解、切断或切除，以及伸肌腱松解、关节内粘连松解、掌侧结构的松解。根据损伤的部位、性质以及存在的僵直情况决定手术的重点。在进行背侧关节囊切除术前经伸肌腱旁入路进入关节，松解关节背侧的伸肌腱深侧。由于引起关节僵直的原因不同，可能需要松解的伸肌腱的范围也有所区别。如轻度移位的近节指骨颈骨折经石膏固定后产生的关节僵直，术中伸肌腱松解的范围限于骨折处；而如果手指关节僵直是由于桡骨远端骨折后的持续性软组织水肿和超范围、长时间石膏固定所致，其伸肌腱松解的范围应予以扩大。

由于手术本身会造成新的瘢痕形成，为了将影响降至最低，术中操作应尽量精细、轻微，组织分离与松解应尽量采用锐性剥离。术中确切止血，减少术后皮下、关节内、肌腱和韧带旁形成血肿的机会。术中止血时也应做到精确止血，将出血点提起后予以电凝止血，尽量减少电凝造成组织损伤的范围，减少瘢痕形成的机会。

手术尽量在局部麻醉下进行，这样可以使患者在清醒状态下了解术中情况，甚至可以让患者亲眼看到关节松解后达到的运动幅度，增强患者术后功能康复的信心。同时，局部麻醉下患者可以主动屈伸患指，术者可以更准确地评价松解的效果。术中尽量避免使用止血带，以防产生肌肉麻痹，影响主动屈伸指功能的评价。如果必须使用止血带，最好应用在上臂，且时间最好在30分钟以内。

（1）掌指关节僵直松解术

1）手术步骤：经掌指关节背侧做S形皮肤切口，逐层切开皮肤、皮下组织后，切开伸肌腱两侧的部分矢状束，显露掌指关节。探查背侧关节囊，观察其厚度、弹性及与伸肌腱的粘连情况。切开或切除背侧关节囊（图4-1-2），同时松解切口范围内的伸肌腱深侧，切开或切除粘连处的瘢痕组织。此时，被动屈曲掌指关节，如果被动屈伸活动度仍不够，可以从掌骨头起点处切断侧副韧带的背侧部。术中屈曲掌指关节可以帮助识别残余的挛缩的侧副韧带（图4-1-3）。如果关节屈曲仍不足60°，提示侧副韧带未完全游离或掌板与掌骨头掌侧、关节囊存在粘连。此时，以肌腱剥离子顺着掌骨头关节面的弧度松解关节腔内的粘连，并探及掌板及掌骨头的髁下隐窝处，将其充分松解（图4-1-4）。最后，检查掌指关节的主、被动活动是否仍有结构阻碍。确切止血后，修复矢状束，直接缝合皮肤切口。缝线间距勿过密，以利于积血排出。置引流条，予以加压包扎。

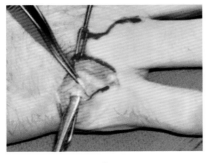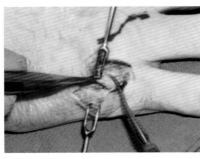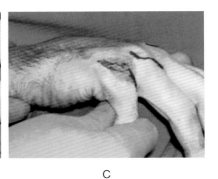

| A | B | C |

图4-1-2　掌指关节僵直关节囊切除术

A. 切开矢状束，牵开伸肌腱，见背侧关节囊增厚、纤维化、质地韧　B. 将背侧关节囊予以切除　C. 术中被动屈曲掌指关节可达90°

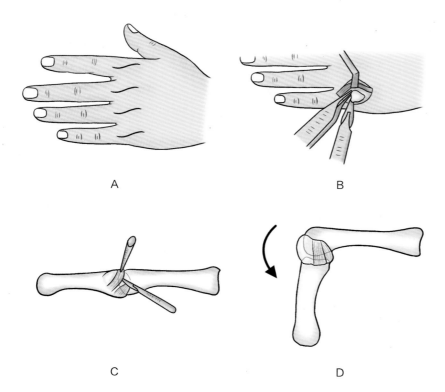

A   B

C   D

图4-1-3 掌指关节僵直侧副韧带切断术示意图

A. 设计皮肤切口 B. 切除背侧关节囊 C. 被动屈曲掌指关节，如果被动活动度仍不够，从掌骨头起点处切断侧副韧带背侧部 D. 术中屈曲掌指关节可以帮助识别挛缩的侧副韧带

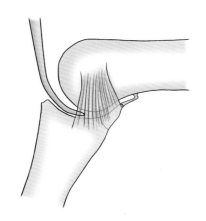

图4-1-4 掌指关节腔内松解示意图

以肌腱剥离子顺着掌骨头关节面的弧度松解关节腔内的粘连，并探及掌板及掌骨头的髁下隐窝处，将其充分松解

2）术后处理：将掌指关节用支具固定于屈曲70°位。抬高患肢，3天后去除敷料，可将掌指关节用支具固定到最大屈曲位，并持续3～4周。用支具间断维持关节一定的屈曲度，可持续2～3个月。

（2）近指间关节僵直松解术

1）手术步骤：于近指间关节背侧设计S形皮肤切口，逐层切开皮肤、皮下组织后，探查伸肌腱。当伸肌腱与皮肤粘连时，先予以松解。在近指间关节背侧纵行切开伸肌腱中央束和外侧束之间的间隔，将两腱束拉起。如其与近节指骨头、颈部存在粘连，以尖刀行锐性松解。在近指间关节背侧切开或切除关节囊（图4-1-5）。被动屈曲关节，如果不能完全屈曲，则将背侧部分侧副韧带切断，同时以肌腱剥离子顺着指骨头关节面松解关节腔内的粘连，并探及掌板及指骨头的髁下隐窝处，将其充分松解。如仍然不能使关节屈曲满意，则切断并松解整个侧副韧带。有文献记载，即使双侧的侧副韧带在松解时切断，近指间关节的稳定性也没有太大影响。

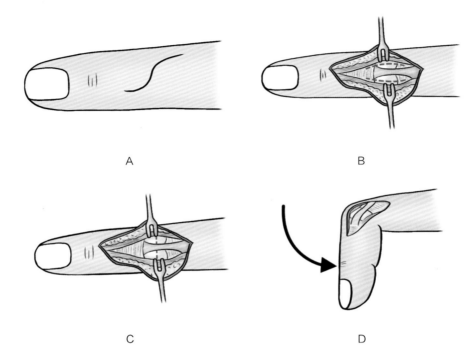

A   B

C   D

图4-1-5 近指间关节僵直松解术示意图

A. 设计皮肤切口　B. 于伸肌腱中央束和外侧束间切开　C. 牵开外侧束，切除关节囊　D. 术中被动屈曲指间关节可达90°

2）术后处理：术后敷料包扎，固定于近指间关节屈曲位。3天后开始行功能康复练习。不做康复练习时，可用支具将手指固定于屈曲位，支具固定应持续2个月以上。

二、腕关节僵直

腕关节僵直是指腕关节僵硬和强直。腕关节僵硬是指由于关节的骨性结构破坏或关节内、关节周围的纤维粘连、软组织挛缩、弹性下降所致的关节活动度降低。腕关节强直是指关节被保持于伸直的位置，同时旋转功能障碍。正常腕关节具有重要的活动范围，任何方向活动范围的丢失都可引起腕关节功能不同程度的受损。腕关节的正常活动范围是伸直70°、屈曲80°、尺偏30°、桡偏20°、旋前80°、旋后80°。然而，有研究显示，即使腕关节活动度低于正常的一半，仍可以完成大部分的日常活动。由于腕关节背伸30°~40°位是其功能位，因此与屈曲僵硬（或挛缩）相比，无痛的腕关节僵直具有相对较好的功能。大量研究结果表明，大多数日常活动只需要很有限的腕关节活动范围即可完成。Palmer等通过评价52种与日常生活、工作相关的动作后认为，腕关节的功能活动范围为伸直30°、屈曲5°、尺偏15°、桡偏10°。Brumfield等发现，完成15种日常活动时需要腕关节屈曲10°、伸直35°。Nelson等采用夹板模拟腕关节僵直，证实了123种日常活动可在腕关节活动受限的情况下成功完成，腕关节活动范围为屈曲5°、伸直6°、桡偏7°、尺偏6°。这些活动的完成与受试者肩肘关节的代偿活动及其自身对日常活动的修正有关。此研究显示，虽然好的腕关节活动范围很有用，但是每个方向只需要一个较小的活动范围即可以保证日常活动的完成。

虽然在腕关节具有较小的屈伸、桡尺偏活动度的僵直情况下对日常生活的影响较小，但腕关节僵直往往合并疼痛症状，腕关节疼痛将会明显降低腕关节的功能和生活质量。同时，腕关节的旋转功能在腕关节的功能活动中占有重要的地位，当腕关节僵直合并旋转功能障碍时，腕关节的功能也将受到严重影响。Morrey等认为，腕关节的旋转功能在100°（即旋前50°、旋后50°）以上才能较好地完成大部分的日常活动。

由关节的骨性结构破坏、创伤或骨折等造成的创伤性关节炎、骨关节炎及类风湿性关节炎等所致的腕关节僵直及其治疗所需的腕关节融合术、腕关节成形术及人工假体置换术等，将在相关章节予以介绍。本节主要介绍由创伤、骨折后制动及手术等原因所致的腕关节僵直的形成机制、临床表现、诊断及治疗等。根据文献中对腕关节僵直的描述，由创伤、骨折后制动及手术等原因所致的腕关节僵硬也可称为腕关节纤维化（wrist arthrofibrosis）。

（一）原因及形成机制

腕关节僵直大多由腕部创伤及手术等导致的腕关节粘连、关节囊挛缩等引起，并进一步导致腕关节活动度下降，于伸直位固定。上述原因都能引起组织损伤，而组织损伤可致局部炎症反应，从而使毛细血管的通透性增高，渗出液进入关节及组织间隙内，形成关节积液及组织肿胀。关节积液及组织水肿液（即渗出液）中的纤维蛋白原转化为纤维蛋白，并进一步形成纤维素，最终形成组织瘢痕。在此过程中，某些因素会使纤维形成的过程过度活跃，从而在关节内和关节周围产生过量的纤维组织沉积，限制关节的活动。上述过程由成纤维细胞激活、增殖并引起滑膜组织的过度炎性反应所启动，从而引起细胞外基质蛋白的沉积增加。病理生理学研究显示，滑膜的炎性浸润会引起滑膜下纤维化，导致关节囊增厚，最后引起腕关节僵硬、伸直挛缩。慢性炎性过程在关节内及关节周围的纤维化中起重要作用。同时，该病理过程中的细胞外基质中的6型胶原的过度表达也与某些系统性纤维化疾病相似，并和免疫反应相关。

（二）临床表现

腕关节僵直大多发生在腕部创伤及手术后，特别是超过6周的较长时间的肢体制动或石膏固定后，表现为腕关节肿胀、疼痛，主、被动屈曲功能障碍，腕关节旋转功能受限。临床上需排除引起上述症状的原发性腕关节疾病，如类风湿性关节炎、骨关节炎、痛风性关节炎等。患者虽经系统的物理治疗，腕关节活动度不能获得明显改善，但最后达到一个固定的平台期。

（三）诊断及分型

腕关节僵直的诊断有赖于详细的病史询问、严格仔细的体格检查以及其他导致腕关节功能障碍的疾病的排除。患者多于腕部创伤、骨折及手术后经过较长时间的肢体制动或石膏固定后，出现腕关节肿胀、疼痛、僵硬，主、被动屈曲功能障碍，可伴有腕关节旋转功能障碍。排除腕关节炎、骨结构异常、复杂区域疼痛综合征、腕关节不稳定、肌腱损伤、皮肤瘢痕形成、肢体痉挛等。X线片有助于排除腕关节炎、骨结构异常、腕关节不稳定等。对上述疾病，如X线片不能确定诊断，可行CT检查，以进一步明确诊断。MRI检查能够帮助确认关节内组织粘连，排除韧带损伤、缺血性骨坏死等。

Lee SK等根据其治疗腕关节僵直的经验，将腕关节僵直归为腕关节纤维化的范畴，并按其发生的部位进行分型，明确了相应的治疗方法（表4-1-1）。其中，Ⅰ型及ⅡA型、ⅡB型为本节内容所涉及的腕关节僵直。

表4-1-1 腕关节纤维化的分型和治疗

分型	部位	治疗
Ⅰ型：内源性（粘连）	A. 桡腕关节	关节镜下松解
	B. 腕中关节	关节镜下松解
	C. 远侧桡尺关节	切开松解
	D. 上述合并存在	联合
Ⅱ型：外源性（关节囊纤维化）	A. 背侧	联合
	B. 掌侧	联合
	C. 远侧桡尺关节	切开松解
	D. 上述合并存在	联合

（四）治疗

1. 保守治疗　腕关节僵直的最常见原因是创伤。由创伤引起的组织水肿、关节腔积液是其形成的病理基础。由于富含蛋白质的水肿液（即渗出液）最终会被纤维瘢痕组织所替代，因此在创伤的早期，预防和控制组织水肿是防治腕关节僵直的重要手段。抬高患肢，加压包扎，手指的主、被动屈伸活动，热疗及冷敷等，均为早期消除水肿、减轻炎症的有效治疗方法。

一旦关节内粘连，滑膜和关节囊、韧带等增厚、纤维化、弹性下降等完全形成，就应制订系统的康复训练方案，以达到牵拉瘢痕组织、恢复组织弹性及关节活动度的目的。

动态支具和静态渐变支具这两种方法在改善僵直、挛缩的关节功能时都是有效的。动态支具较易制作，利用身边的弹性胶带等即可完成，但其缺点是需要长时间佩戴才能达到持久的效果，患者耐受性欠佳；而静态渐变支具既有效，患者又易于接受，其治疗周期也相对较短。

大多数腕关节僵直的患者经系统、规范地应用上述方法都会取得满意的疗效。如果经3个月的康复治疗后腕关节的活动度仍不满意，可尝试应用腕关节腔内注射皮质类固醇类药物，以减轻关节内粘连，改善关节活动。如果经6个月的物理治疗、支具治疗及类固醇注射治疗等，患腕的关节活动度仍不能满足日常生活的需要，则应考虑手术治疗。

2. 手术治疗　腕关节僵直的手术治疗旨在通过关节镜手术或开放性手术松解桡腕关节、腕中关节内的粘连，松解、切除桡尺远侧关节挛缩的关节囊，切开挛缩的腕关节背侧关节囊及韧带，达到减轻疼痛和改善腕关节屈伸、桡尺偏及旋转功能的目的。

Osterman报告了23例腕关节僵直的患者，术前腕关节平均屈曲5°、伸直15°，经过腕关节松解手术后2年随访，屈曲功能改善至平均48°，伸直功能改善至平均58°。Hattori等报告了应用关节镜手术治疗11例腕关节内粘连的病例，其中9例患者腕关节内出现一种膜状结构将关节分隔开来。将其予以切除后，91%的患者获得了关节功能的改善，平均关节活动度增加22°。Luchetti等报告了28例桡骨远端骨折后腕关节僵直的患者，采用桡腕关节、腕中关节和桡尺远侧关节通道行腕关节松解术。术后平均随访时间28个月，腕关节屈伸活动度平均从84°增至99°，旋前和旋后的角度平均从144°增至159°。腕关节僵直的手术治疗包括以下几种常用方法：

（1）桡腕关节背侧挛缩松解术：于腕背桡骨茎突背侧、鼻烟窝近侧缘设计纵行皮肤切口，逐层切开皮肤、皮下组织，保护头静脉和桡神经浅支后，切开部分伸肌支持带，牵开伸肌腱，即可显露桡腕关节背侧关节囊。自桡骨茎突至Lister结节处横行切开腕背侧挛缩、增厚、纤维化的关节囊，必要时予以切除。继续自Lister结节沿桡腕关节背侧向尺侧探查，切开纤维化、挛缩的背侧桡腕韧带及关节囊。此时，被动屈曲腕关节，可见腕关节掌屈功能明显改善。为了提高缓解疼痛的效果，可在同一切口内将骨间背侧神经终末支予以切断。冲洗，确切止血后，缝合伸肌支持带，逐层闭合切口（图4-1-6）。术后，用石膏托将腕关节固定于充分屈曲位，维持2周。佩戴可拆卸的屈腕位夜间支具1个月。

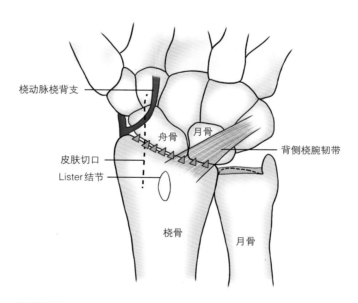

图4-1-6 桡腕关节背侧松解术示意图

于Lister结节桡侧切开桡腕关节背侧关节囊，于Lister结节尺侧切开背侧桡腕韧带

（2）关节镜下腕关节背侧关节囊切开术：应用止血带并悬吊牵引腕关节，需要液泵和压力袋来提供液体流入。需要的仪器与工具包括1个自由升降架、1个关节镜组织钳、1个小关节镜内带鞘手术刀、1个热探针和1个刨削器。虽然1-2入路也可以，但由桡掌侧（VR）入路进行观察更清晰、方便。用关节镜内手术刀穿入3-4入路，切除背侧关节囊，直到看见被膜、脂肪或伸肌腱。通过4-5入路、6R和6U入路将尺侧粘连予以松解、切除。术后轻柔地将患肢从牵引架拿下，并完成被动的活动度练习。术后敷料包扎，局部制动3天，防止血肿形成，然后进行渐进的腕关节活动。

（3）桡尺远侧关节掌侧关节囊切除术：当腕关节旋后功能受限、于旋前位固定时，在排除关节对合不良、半脱位、骨间膜挛缩和桡尺远侧关节紊乱以及其他可能造成前臂旋转受限的因素之后，可行桡尺远侧关节掌侧关节囊切除松解术。

首先在尺侧腕屈肌腱的尺侧做一纵行皮肤切口，逐层切开后，将尺侧腕屈肌腱和尺神经血管束向桡侧拉开。寻找尺神经手背支并加以保护，显露腕关节掌侧，并在旋前方肌尺侧止点的桡侧将其纵行切开0.5cm。将旋前方肌向桡侧拉开，显露掌侧挛缩的关节囊。在切除掌侧关节囊之前，先在三角纤维软骨复合体（TFCC）的掌侧尺桡韧带的近侧缘和尺骨头之间插入一枚注射器针头，并经X线透视确认其位置。平行于掌侧尺桡韧带的近侧缘横行切开关节囊，紧贴乙状切迹纵行切开关节囊，并向近端切开至尺骨颈部。切除整个增厚、纤维化的掌侧关节囊，并保护尺骨头关节面。术后用长臂石膏托将前臂固定于充分但不是强迫的旋后位，维持2周。佩戴可拆卸的旋后位夜间支具1个月。仅当最初改善的活动不能维持时，才使用弹性支具。

（4）桡尺远侧关节背侧关节囊切除术：由于桡尺远侧关节背侧关节囊较薄弱且均质，由横行纤维构成，其很少在创伤或长期制动后阻挡尺骨头，妨碍旋前，并且旋后挛缩对物理治疗的反应较好。但当出现腕关节旋前功能受限、于旋后位固定时，可行桡尺远侧关节背侧关节囊切除松解术。

首先于腕背尺骨茎突尺侧做一纵行皮肤切口，逐层切开后，切开腕背第5伸肌腱间室，将小指固有伸肌腱向桡侧拉开。用尖刀于第5伸肌腱间室深层与桡尺远侧关节背侧关节囊间作锐性分离，将伸肌腱鞘予以牵开后，即可见其下方的桡尺远侧关节背侧关节囊。在切除背侧关节囊之前，先在TFCC的背侧尺桡韧带的近侧缘和尺骨头之间插入一枚注射器针头，并经X线透视证实其位置。紧贴乙状切迹，在背侧尺桡韧带的近端纵行切开关节囊，并向近端切开至尺骨颈部，然后沿着背侧尺桡韧带的近侧缘，平行于该韧带，横行切开背侧关节囊，于桡侧缘与上述纵行切口会合。最后，于关节囊尺侧切开，将整个增厚、纤维化的背侧关节囊予以切除，并保护尺骨头关节面（图4-1-7）。

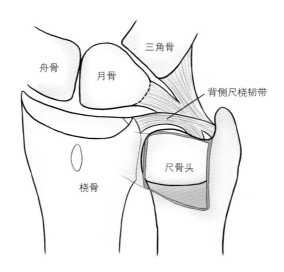

图4-1-7 桡尺远侧关节背侧关节囊切除术示意图

将增厚、纤维化的背侧关节囊切除，保护TFCC的背侧尺桡韧带

术后，用长臂石膏将前臂固定于充分但不是强迫的旋前位，维持2～3周。佩戴可拆卸的旋前位夜间支具1个月。仅当最初改善的活动不能维持时，才使用弹性支具。若术中很容易获得接近全幅的被动活动，则术后无须制动，即刻开始腕部旋转功能练习。

（5）关节镜下桡腕关节、腕中关节松解术：应用常规的腕关节入路，包括3-4、4-5、6R、6U、腕中关节桡侧（MCR）及腕中关节尺侧（MCU）入路。检查桡腕关节和腕中关节，联合应用关节镜组织钳、热探针和刨削器等，彻底清除关节腔内的病理性粘连组织。应用1-2入路和VR入路能更清晰地观察关节的背侧，并将粘连组织予以切除。在桡侧腕屈肌腱表面的桡腕关节水平做长约2cm的皮肤切口，切开桡侧腕屈肌腱鞘，将肌腱牵开，则可形成经过桡侧腕屈肌腱鞘后壁的VR入路。术后敷料包扎，局部制动3天，防止血肿形成，然后进行渐进的腕关节活动。

（陈雷　刘志刚）

三、肘关节僵硬

肘关节是由肱尺关节、肱桡关节和桡尺近侧关节组成的一个高度受限的铰链关节，主要做前屈、后伸运动，同时参与前臂的旋前和旋后运动，主要作用是调节和控制手在空间中的位置，是全身匹配性最好的关节之一。创伤后肘关节僵硬往往是多因素共同作用的结果，包括肘关节的自然协调性、三个关节包含于同一关节腔、与关节囊关系紧密的囊内韧带和周围肌肉等。在关节纤维化的过程中，肘关节囊起重要作用，即使遭受相对较小的创伤，关节囊的结构和生化特性也会改变，导致增厚、顺应性降低和活动性丧失等。1981年，Morrey等提出两个100°概念，即满足日常生活中肘关节所需的活动范围是屈伸100°（即30°～130°）和前臂旋转100°（即旋前或旋后各50°）。虽然较小的运动范围丧失可造成功能受限，但肘关节僵硬已被定义为伸直小于30°和屈曲小于120°。

（一）病因学分析

1990年，Morrey将肘关节僵硬按照挛缩的解剖位置分为三类：关节外因素、关节内因素及内外混合型因素。常见的关节内因素包括关节内粘连、关节面对合不良、游离体或骨赘形成等。常见的关节外因素则包括异位骨化、关节囊挛缩和侧副韧带挛缩等。关节内因素伴有关节外因素称为混合型。

此外，依据肘关节僵硬是否和创伤相关又大致分为创伤性因素与非创伤性因素两种。创伤性因素包括烧伤、颅脑损伤等，肘关节僵硬程度与创伤程度成正比。创伤急性期（3周内）反复手术也是肘关节僵硬加重的原因之一。非创伤性因素包括骨关节炎、炎症性关节炎、化脓性关节炎、多关节血肿（血友病）等。异位骨化被认为在有利于骨生成的环境中，由成骨诱导剂作用于间充质干细胞形成，其在物理阻挡肘关节活动中扮有重要角色。大约3%的单纯肘关节脱位和高达20%的肘关节骨折脱位都伴发异位骨化。神经系统病变与异位骨化的发生也密切相关，最常见于脊髓和头颅等创伤。肘损伤合并颅脑创伤的患者发生异位骨化的风险高达76%～89%。此外，在基础科学水平，与正常肘关节相比，在创伤后肘僵硬的肘关节囊中，α-平滑肌肌动蛋白水平和肌成纤维细胞的数目有所增加，基础代谢水平也高于对照组。

（二）临床评估

完整的病史、查体和影像学检查构成了评估的必要环节。应仔细询问肘关节外伤史，尤其是感染、非手术治疗或手术治疗史等。仔细记录患者的职业与生活需求有助于确定患者的功能需求。此外，患者的年龄因素也至关重要。儿童进行肘关节松解的疗效并不满意。青少年患者手术前必须仔细考虑，特别是处于青春期或不够成熟且不能配合的患者。这类患者通常不愿意配合术后康复治疗，活动范围改善很少，有时甚至较术前更差。物理检查应从血管、神经查起，尤其应注意尺神经功能。若怀疑尺神经损伤，术前应做电生理检查。肘关节主动活动与被动活动范围（包括肘屈伸、旋前与旋后）应予检查。当肘关节屈曲挛缩大于40°时，同侧的肩关节疼痛很常见。对于长期肘关节僵硬的患者，同侧肩关节必须同时检查，肩关节的旋转和外展受限均会影响手术操作。

常规影像学检查包括肘关节前后位和侧位X线片。通过X线片可轻易识别出骨赘、游离体、异位骨化、畸形愈合或骨不连等。伴有肱尺关节软骨缺损的肘关节僵硬治疗难度较高，若术前怀疑肱尺关节面破坏，必须做CT或MRI对关节面进行评估。

（三）非手术治疗

肘关节僵硬的治疗富有挑战性，因此预防至关重要。术后将肘关节制动于最大伸直位，可使肘关节周围组织产生足够的压力，减少出血和阻止组织液渗出。术后立即进行持续被动运动，并持续3～4周，直至软组织水肿被控制，可压迫组织液从关节及关节周围组织流出，阻止软组织挛缩等事件的发生。

治疗肘关节僵硬的目标在于给患者提供一个无痛、有功能且稳定的肘关节。肘关节僵硬的持续时间、严重程度、患者特殊需求以及根本的病理学因素可指导治疗方案的选择。当患者肘关节僵硬的时间小于6个月时，考虑保守治疗。保守治疗主要包括药物治疗、放疗、辅助支具及物理治疗等。

1. **药物治疗** 药物治疗主要用于损伤及手术后异位骨化的预防。治疗肘关节僵硬的药物包括非甾体抗炎药、维生素K类抑制药等，具体如下：①理论上，非甾体抗炎药通过抑制环氧合酶-2阻止炎性介质的合成，减少创伤后的炎症反应，并可以抑制间充质细胞向成骨细胞分化，从而预防异位骨化形成。目前尚未有使用非甾体抗炎药或放疗预防异位骨化的双盲实验，但大量报告认为，使用吲哚美辛或低剂量放疗可预防异位骨化复发。②维生素K类抑制剂通过抑制维生素K的还原反应，进而抑制骨钙素形成过程来预防异位骨化。③双膦酸盐可有效预防髋关节置换术后异位骨化的发生，其主要机制是抑制异位骨化基质矿化，但不能阻止其合成，所以容易再发。此外，双膦酸盐具有不良反应大、治疗时间长、效果不确切、价格昂贵等缺点，不利于临床推广。④其他预防方法包括氨甲蝶呤、自由基清除剂、生物蛋白胶、壳聚糖类手术防粘连液、基因治疗等。

2. **放疗** Stein等报告在术后72小时内对11例肘关节高能量创伤的患者做单次700cGy放疗，经12个月随访，3例（27%）在放射学上有异位骨化形成，仅1例（9%）有轻度功能受限，并且没有出现放疗并发症。这说明该剂量是相对安全有效的。笔者通常在术前使用单次剂量700cGy放疗，术后常规采用口服氨糖美辛预防异位骨化。

3. **静态或动态夹板、专业的物理治疗及理疗等** 有学者建议使用动态夹板对因软组织挛缩导致的屈伸受限进行有效的治疗，但成年患者僵硬的时间须小于1年，儿童则无明确的时间限制。若肘关节伸直受限30°以上，可考虑螺扣式夹板，此静态渐进式夹板可使挛缩的肘关节活动度改善

25°～43°。但该操作也存在风险，Duke等治疗11例患者，6例活动度增加，2例出现短暂的尺神经感觉异常症状。此外，其他报告的并发症包括关节周围骨折、异位骨化形成或加重等。

（四）手术治疗

非手术治疗失败，患者有手术意愿的，需进行手术治疗。肘关节松解术没有绝对的手术适应证，通常伸肘受限超过40°或屈肘不超过105°时需改善活动范围，应考虑手术松解。然而有时即使极小的活动范围丧失也会使患者的职业与生活方式受到显著影响，此时也应考虑手术治疗。手术入路包括内侧入路、外侧入路、内外侧联合入路、前侧入路、后侧入路。术者选择手术入路通常因原手术切口、异位骨化位置及神经血管并发症的差异而不同。肘关节内侧入路能很好地显露尺神经及内侧副韧带，不足之处为松解外侧副韧带、切除关节外侧面的异位骨化及显露桡骨头较困难。如果前臂旋转受限，则应该选用外侧入路。Wada等认为，内侧入路治疗创伤后肘关节僵硬安全有效。外侧入路的优势在于既能显露肱桡关节，又能显露肱尺关节前后方；缺点是不能显露尺神经及内侧副韧带。直接后侧入路有助于处理后方挛缩组织及被阻挡结构，还可以显露关节内侧或外侧，但不能处理肘关节前方的挛缩组织。肘关节前侧入路有利于松解前方的挛缩组织，主要用于关节外挛缩引起的伸肘受限，屈肘范围必须大于120°，而且放射学判断关节面必须正常；缺点是切口靠近肱动脉和正中神经，术后神经血管并发症多，且不能显露后方鹰嘴窝的病变。

术后康复至关重要，若无患者积极配合和努力锻炼，手术通常不能获得成功。应鼓励患者间互相讨论问题，其中有一些患者愿意分享他们的手术经验。对手术松解时机的选择争议很大，特别是需要切除异位骨化时。传统的办法是尽量延迟手术时机，待异位骨化成熟后再切除。但近来有学者认为，应该在受伤后4～6个月内做早期松解和异位骨化切除。有研究表明，受伤超过1年再做松解术，活动范围会明显减少。除伴有严重的颅脑外伤外，笔者通常在伤后6个月进行松解及异位骨化切除，以减少异位骨化复发的可能。

1. **关节镜下松解术**　随着设备改进和经验的积累，关节镜下松解的应用也更加普遍，具有改善解剖视野、缩短住院时间、促进康复、切口小、疼痛低等优点，但也有许多缺点，如关节囊挛缩，使关节内容积变小。Gallay等报告正常肘关节囊的容积约为14ml，而僵硬的肘关节容积仅为6ml，使肘关节镜进入困难，视野小。由于血管、神经结构非常靠近关节镜入口，因此医源性损伤常见于早期的报告。其他神经损伤包括正中神经、骨间背侧神经损伤等。对于有经验的医生来说，关节镜手术的效果与开放性手术没有差别，但目前缺乏长期的疗效观察。

2. **切开松解术**　切开松解术是治疗创伤后或退行性肘僵硬的传统方法。有许多入路可用于挛缩松解，如外侧柱入路、内侧过顶入路、前方入路以及后方入路等。术者选择的手术入路通常因原手术切口、异位骨化位置及神经血管并发症的差异而不同。若患者是由桡骨头骨折引起的单纯伸肘受限，可采用外侧柱入路；当伸肘受限至少40°和前臂旋转受限或关节外病变为主、关节面病变较轻时，选择外侧入路更好。当存在严重的屈曲受限、尺神经功能障碍或在关节后内侧面存在骨赘时，常需显露尺神经，通常采用内侧过顶入路。该入路的缺点包括切除关节外侧面的异位骨化和显露桡骨头较困难。前方入路可显露前方关节囊、肱肌、肱二头肌腱等部位的挛缩，缺点是切口靠近肱动脉和正中神经。后方入路也常用于肘关节松解，可同时处理前、后、内、外各个方向，缺点是需要广泛剥离，术后锻炼时切口所受张力较大，可出现皮下血肿、皮肤坏死等。笔者认为，应根据陈旧性瘢痕、皮肤柔韧性、关节内病变的位置等相关因素决定采取何种手术入路或者联合手术入路，通常笔者更倾向于采用内外侧联合入路。

3. 间隔式关节成形术 间隔式关节成形术包括使用阔筋膜、真皮或异体跟腱等进行关节表面置换，光滑塑形肱骨远端和尺骨近端关节面，并将移植物缝合至肱骨远端关节面。此外，在早期术后活动中，通过铰链式外固定架对关节进行牵引，也可减小对移植物的磨损。虽然可能出现显著的并发症（特别是不稳定），但间隔式关节成形术依然被认为对关节退变大于50%的年轻患者有效，满意度为69%～92%。笔者采用真皮进行间隔成形治疗20余例，大多数患者活动范围获得明显改善，仅个别患者出现关节不稳定。

4. 全肘关节置换术 全肘关节置换术被视为一种补救治疗，只适用于活动较少的老年患者，铰链式假体也被推荐用于严重的畸形、低骨量或不稳定的患者。Mansat和Morrey已证实，虽然使用全肘关节置换术具有较高的并发症，包括深部感染，但可改善肘关节活动度。肘关节僵硬患者行全肘关节置换术的假体生存率要低于类风湿性关节炎患者，特别是较年轻的患者，年龄<65岁的患者中约75%手术失败。

（五）术后处理

肘松解术后进行早期功能锻炼至关重要。术后早期冰敷、使用非甾体抗炎药，并结合物理治疗、功能锻炼有助于功能恢复，而持续被动运动目前仍较有争议。大多推荐白天做康复锻炼，夜间用外固定架或限制性活动支具将患肘交替固定于最大伸肘位和屈肘位，且至少持续3～6个月。

充分地控制疼痛及稳定肘关节是必要的。若术后存在肘关节不稳定的风险，可在彻底松解后用可活动的铰链式外固定架。使用铰链式外固定架的指征包括：松解术后不稳定，关节彻底松解后发现肌肉-肌腱张力过大，需要做间隔式肘关节成形术（用或不用间隔物）。该办法可提高术后肘关节侧方的稳定性，使韧带在无张力下修复，还可用外固定架牵开关节间隙，并允许早期功能锻炼，促进功能康复。笔者曾通过对照研究发现，用铰链式外固定架者尽管术前僵硬程度更重，但术后活动范围明显改善，优于不用外固定架的单纯松解者。然而，稳定的肘关节松解术后应用外固定架并未显示其益处增加，反而增加并发症。

（六）切开松解术结果和并发症

根据绝大多数文献报告以及笔者的个人经验，切开松解术的效果是满意的，大部分患者可有明显的改善，术后肘关节活动范围改善21°～66°。切口感染、开裂、血肿以及积液是最常见的问题，在复杂的病例中更易见到。也有患者可能对活动范围改善不满意，故术前应作充分沟通。肘关节屈曲范围改善可导致尺神经炎的发生。如果创伤或随后的挛缩已导致神经轻微损伤，活动度的增加可加重症状。松解术中对外侧副韧带进行彻底的松解很少发生不稳定。若发生肘关节半脱位，活动的外固定架可重建稳定并允许活动。肘关节对上肢的功能非常重要，肘关节僵硬使上肢活动度减小和功能受限。虽然有多种非手术治疗及手术治疗可用于处理肘关节挛缩，但预防至关重要。希望在不远的将来，人类能够预防肘关节僵硬。

（宣昭鹏 刘志刚）

第二节
关节屈曲挛缩

一、近指间关节屈曲挛缩

近指间关节屈曲挛缩是一种常见的临床问题，是手指骨关节和软组织疾病及损伤常见的并发症。在手指的指间关节运动中，85%的运动功能发生在近指间关节，因此严重的屈肌畸形会明显影响手功能，并妨碍日常生活。引起近指间关节屈曲挛缩的原因很多，如手指掌侧皮肤瘢痕挛缩、手指浅筋膜挛缩、侧副韧带粘连与挛缩、屈肌腱鞘挛缩、肌腱粘连、屈肌挛缩、掌板挛缩、骨关节畸形等，无论最初是何病因，屈曲挛缩最后都会累及掌板。主要治疗手段有手术和非手术方法，由于造成近指间关节挛缩原因很复杂，到目前为止，对于最好的治疗方法还没有达成共识。

（一）应用解剖

近指间关节是铰链式关节，由中节指骨基底和近节指骨头组成（图4-2-1）。在冠状面保持稳定，屈伸活动范围是0°~95°。除骨性结构外，侧副韧带及掌板也同样起到稳定关节的作用。侧方的稳定结构可分为深、浅两层，浅层结构很薄，由横行及斜行的支持带构成。深层结构由侧副韧带构成，起自近节指骨头侧隐窝，止于中节指骨掌侧1/3及掌板。与掌指关节不同，近节指骨头没有凸轮状结构，侧副韧带的张力在关节的屈伸运动中保持不变。近指间关节的掌板与掌指关节的掌板结构不同，近指间关节的掌板由两个完全不同的部分组成：远侧部分又称关节部分，由纤维软骨组成，为四边形；近侧部分称为膜部，比较薄。掌侧面光滑膨隆，中间有一浅沟，构成屈肌腱的滑道，背侧面以两个小关节面与指骨滑车相对应。掌板远端以很短的韧带连于中节指骨底的掌侧唇，两侧缘由副韧带固定于近节指骨头两边的小凹内，近端由两条缰绳韧带连接近节指骨体的掌侧面（图4-2-2）。由于这四个方向上的韧带的牵拉作用，使得掌板在手指屈伸时能够沿关节表面自由滑动。由于指间关节的限制韧带较掌指关节掌侧的结构强韧，对关节过伸活动的限制作用更强，因此指间关节较掌指关节的过伸活动明显要小得多。

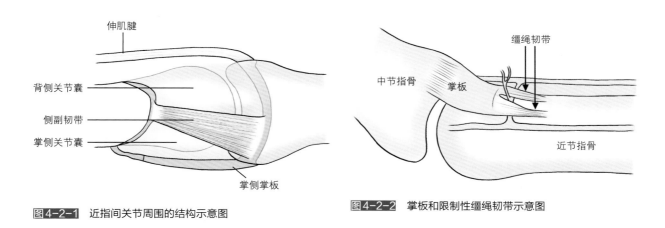

图4-2-1 近指间关节周围的结构示意图   图4-2-2 掌板和限制性缰绳韧带示意图

当手指处于伸直位时，副韧带、缰绳韧带均较紧张，而侧副韧带较松弛。在逐渐屈曲近侧指间关节至最大限度的过程中，发现缰绳韧带越来越松弛，侧副韧带越来越紧张，而副韧带刚开始变得松弛。在指间关节达到50°时，副韧带处于最松弛状态，随后越来越紧张。在指间关节处于最大屈曲位时，侧副韧带与副韧带均处于最紧张位置，而缰绳韧带最松弛，此时近指间关节屈曲的角度可达115°。

（二）分型与挛缩机制

1. 分型　1987年，Stem根据掌指关节（MP）的位置将近指间关节（PIP）挛缩分成三类（图4-2-3）。Ⅰ型，当MP伸直时，PIP存在屈曲挛缩；当被动屈曲MP时，指间关节能够完全伸直。Ⅱ型：MP屈曲时，PIP可以部分伸直。Ⅲ型：无论MP的位置如何，PIP的位置固定。这一分类是根据患者连续的术前和术后的照片、运动范围（肘关节活动度）的测量和放射学来进行的。最常见和最不严重的挛缩是Ⅰ型，占患者的60%。Ⅱ型占35%，同时有皮肤和掌侧关节囊等结构挛缩。Ⅲ型占5%，PIP位置是固定的，并且无论在哪个位置都不能改变，放射学经常显示软骨空间狭窄或破坏。

2. 关节挛缩的机制　近指间关节屈曲挛缩，其限制关节运动的因素可以是关节内的，也可以是关节外的。与创伤有关的主要有：近节指骨骨折，骨折后长时间屈曲手指固定，或经近指间关节远关节面用克氏针贯穿固定；指浅屈肌腱的损伤吻合后，手指屈曲位固定，吻合处与指骨粘连，限制了关节伸直；骨折、肌腱损伤同时存在，限制了早期功能锻炼；关节损伤，关节囊内出血、粘连；伸肌腱装置中央束的损伤未及时早期处理；皮肤缺损或掌侧直切口瘢痕挛缩等。1993年，Robert报告了导致近指间关节屈曲挛缩的9种原因，无论最初是何病因，屈曲挛缩最后都会累及掌板，引起掌板及其近端扩张部的挛缩，限制了关节的伸直活动。关节囊内的粘连主要在掌侧关节囊掌板和两侧副韧带，由于近指间关节的副侧副韧带在关节伸直时紧张，屈曲时松弛，伤后如指间关节屈曲位易引起副侧副韧带挛缩。

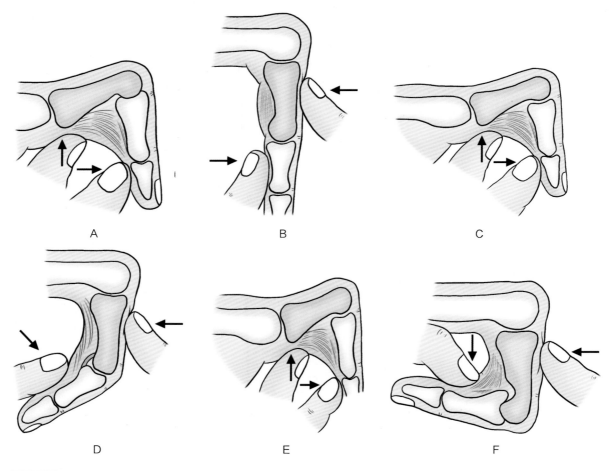

图 4-2-3　近指间关节挛缩分型示意图

A、B. Ⅰ型：被动屈曲 MP，指间关节能够完全伸直　C、D. Ⅱ型：被动屈曲 MP，PIP 可以部分伸直　E、F. Ⅲ型：无论 MP 的位置如何，PIP 的位置固定

有研究发现，关节挛缩主要是由于关节周围组织的纤维化所引起，关节滑膜组织的纤维化可能是关节功能受限的主要因素。骨关节创伤过程主要有两个变化：一是骨关节及其软组织被破坏，包括涉及关节面的骨及软骨骨折、关节囊破裂、关节周围韧带及肌肉损伤；二是骨关节损伤的治疗过程中被固定，固定时血液及滑液循环发生改变，影响关节软骨及关节囊的营养供应，同时机械刺激的改变激发了一系列细胞学及分子生物学上非生理的适应性改变，引起关节组织形态上的变化，导致关节挛缩、骨质疏松及软骨退变等病理改变。近来多数研究者认为，关节挛缩主要源自关节滑膜的萎缩、退变和粘连，较之关节软骨间的粘连，关节滑膜的纤维化是关节挛缩发生的主要原因。关节挛缩在形态上表现为关节囊增生硬化。滑膜的改变在组织学上表现为细胞外基质沉积，包括成纤维细胞和肌成纤维细胞数量增加，这些成纤维细胞在免疫组织化学染色下多数抗 α-平滑肌肌动蛋白呈阳性；而在滑膜下层显示有不规则的、增生硬化的退变纤维组织，局部有淋巴细胞浸润。缺乏伸缩能力的 1 型胶原在挛缩关节内有较多合成。兔创伤后，膝关节屈膝固定 8 周或 16 周，电镜下观察到关节囊发生明显纤维化改变，胶原纤维的数量及结构均发生变化；超声检查发现关节囊的僵硬程度明显上升、弹性下降，关节囊弹性的改变主要发生于膝关节后侧关节囊，该模型中关节主要

是伸展受限，关节囊后侧切开后关节活动明显改善，说明关节囊是关节挛缩的主因。与纤维化密切相关的细胞因子在关节囊后侧升高较前侧更显著，进一步说明关节囊的纤维化是关节挛缩的主要原因。在正常滑膜型关节囊中，1 型胶原是细胞外基质的主要成分，占所有胶原的 80% 以上。胶原沉积是创伤后关节囊最主要的组织学改变，关节囊内 1、2 型胶原的前胶原和富含亮氨酸蛋白多糖的黏蛋白及其 mRNA 的表达均呈上升趋势。同时，肌成纤维细胞的数量也有明显上升，在后侧关节囊较为显著，说明肌成纤维细胞参与了关节挛缩的发生。因此，以胶原纤维为主的细胞基质过多地表达沉积是挛缩关节囊最主要的组织学改变，1 型胶原是这种基质沉积的主要成分。

（三）临床表现

近指间关节屈曲挛缩典型的临床表现为手指近指间关节屈曲畸形，主、被动伸直有不同程度受限，严重的有掌指关节及远指间关节的过伸畸形；长时间的畸形可有近指间关节的肿胀和疼痛。由于近指间关节屈曲挛缩的病因复杂，除上述临床表现外，还有原发疾病的表现，如手指掌侧皮肤瘢痕挛缩、骨关节损伤引起的骨关节畸形、先天性多发关节挛缩症患者出生后具有的多发关节挛缩畸形等。

体格检查的第一项内容是确定关节活动受限是固定畸形还是随不同体位或肌肉牵拉有所改变，对于一个固定畸形，应判断是否合并关节面不平整、关节囊挛缩、肌腱粘连，或上述因素并存。不同原因造成的挛缩经常在了解其他挛缩原因或解除此病因后才得以表现。评价主动活动及被动活动范围是非常重要的。如果被动活动范围大于主动活动范围，至少肌肉或肌腱存在一定的问题，即可以是有损伤或是粘连，或二者并存。当然，当主动活动和被动活动一致时，也可以出现关节挛缩，这时多数是由于关节囊病变或骨阻挡造成的。MRI 或 B 超对于诊断肌腱或关节囊的损伤有帮助，而且 MRI 检查有助于了解关节内损伤尤其是关节软骨的损伤情况，为治疗提供依据。除了对关节的活动及关节的动力做详细检查外，邻近关节的位置对挛缩关节的影响也要做认真的评估。当跨越两个关节的非关节内结构发生挛缩时，会出现跷跷板效应，最初由 Watson 和 Weinzweig 所描述，即一个关节屈曲后，另一个关节则伸直，反之亦然。

（四）诊断与鉴别诊断

1. **病史** 手指近节屈曲挛缩一般有明确的近指间关节和周围骨及软组织的外伤、手术及手部外固定病史，对创伤的历史和失败的治疗过程要有详细的了解，全面评估伤指手功能，患者的职业和选择也必须考虑在内。关节僵硬的风险与软组织损伤的性质和数量成正比，比如挤压伤的治疗效果较差。同时，在病史中应注意引起关节挛缩的诱因、损伤的时间、受伤手指所采取的干预措施。近指间关节长期处于休息位或屈曲位制动，如指骨骨折克氏针固定术后、屈肌腱缝合固定术后、近指间关节的关节内骨折或关节囊损伤、石膏托不正确位置的长期固定、指掌面皮肤撕裂伤、不正确的手指部手术切口、指掌面植皮，均可造成近指间关节在屈曲位置的挛缩。

2. **症状和体征** 近指间关节屈曲挛缩的主要症状是即使腕关节、掌指关节充分屈曲，近侧指间关节也不能被动伸直。主、被动伸直受限，在主动和被动活动度上的差异是被动活动度往往要大于主动活动度。软组织的活动度和顺应性变差，皮肤和浅筋膜挛缩，近指间关节肿胀、疼痛、在活动时加重是合并创伤性关节炎的主要表现。近指间关节屈曲合并远指间关节过伸，是由于近指间关节屈曲畸形导致指伸肌腱侧束滑脱，类似钮孔状畸形。通过检查毛细血管充盈度来检查血供，手指的血管通畅试验可以确定手指有无血供障碍及是否存在单侧血管损伤。如有单侧指固有动脉损伤，则在手术松解时避免采用同侧的侧方切口，同时检查近指间关节的侧方稳定性，判断有无侧副韧带损伤。判断掌侧血管、神经和皮肤的紧张度，为手术选择提供依据。在严重关节不协调、脱位、骨关节炎的情况下，应考虑关节成形术或融合术。但在手术前，很难区分准确的病理，特别是早期关节软骨的病理状况。

3. **影像学检查**　手部X线片用来评估关节内源性和外源性挛缩的原因。近指间关节挛缩的主要X线表现是关节间隙变窄、侧位见关节屈曲、骨质疏松、内源性的可有关节内骨折、关节面不平整、关节面畸形愈合。软骨软化和侵蚀会在一定程度上表现为X线片上明显的关节炎性改变。一张包括关节的真正侧位片可以用来诊断关节位置的改变，严重的近指间关节屈曲挛缩可合并掌侧半脱位。X线检查同时评估掌指关节、远指间关节状况及掌、指骨病变和愈合情况。

CT检查对关节的骨性结构的微小损伤有优势，如指骨掌侧基底附着点撕脱，有时伴有小片撕脱性骨折。MRI检查的优势主要是对关节的附属结构如韧带、关节囊、掌板、肌腱能更清晰地显示，也可更清晰地显示关节软骨的情况、骨组织的血运情况。

4. **鉴别诊断**

（1）钮孔状畸形：指伸肌腱Ⅲ区的中央束在近指间关节水平断裂，同时发生外侧束的掌向滑移，会引起近指间关节屈曲、远指间关节代偿性过伸，形成典型的畸形，称为钮孔状畸形。近侧指间关节背侧发生疼痛、压痛、肿胀和主动伸指能力减弱时，应考虑指伸肌腱Ⅲ区损伤。中央束损伤后，远指间关节的主动或被动屈曲能力也下降。手指近节屈曲挛缩主要表现为主、被动伸直受限；而钮孔状畸形主要使手指近指间关节抗阻力伸展能力减弱，这也是诊断中央束断裂比较可靠的方法。

（2）掌腱膜挛缩（Dupuytren病）：掌腱膜挛缩的发病年龄一般在40岁以上，青少年发病者极少。病程一般较长，多者数年，长者可达10年以上。患者男、女比例约为10∶1。左、右手双侧发病者约占半数（45%～55%），但双侧极少呈对称性。发病早期，常在远端掌横纹与环指的纵轴线相交部位的皮肤处出现小结节，皮肤变厚，触之皮肤及结节结合较紧，皮肤固定在掌腱膜上。手指伸直时，掌侧皮肤紧张，颜色变白。以后结节逐渐变大，皮肤变厚、变硬，表面出现横行皱褶，形成沟或凹陷。最终掌腱膜上的结节逐渐消失，代之以类似肌腱的坚韧的皮下条索，并与皮肤紧密结合。

（3）先天性关节挛缩症：一般多有家族史，挛缩的关节较多，不像掌腱膜挛缩一样常仅累及手的尺侧。先天性关节挛缩症虽然皮肤有短缩，但皮肤的质地和厚度无明显改变，也不和深部组织粘连、固定，更不会出现皱褶和凹陷。

（五）治疗

1. **保守治疗**　对于单纯的由关节附属结构引起的近指间关节屈曲挛缩，无骨关节畸形及皮肤挛缩的患者以及较轻的伸直受限角度小于45°的患者，采用保守治疗。开始治疗时，要对近指间关节施加非弹性伸展力量并维持一段时间。可以采用手指系列位石膏或市售夹板，每天佩戴12小时，持续8周，直至屈曲挛缩得到改善。Curtis称，如果关节可以被动屈曲>75°则无须手术；Weeks等研究了415例行保守治疗的近指间关节僵直病例，87%效果良好，总的主动活动度平均提高36°。

采取提高关节活动度的保守治疗措施直到活动度不再增加，软组织已经绝对稳定，按照一般规律，炎症和水肿将逐渐消退。同时，关节活动度会在手外伤或术后3～4个月内逐渐提高，除了规律性锻炼，活动型弯曲夹板（白天）和静止型伸直夹板（夜间）能派上用场。

2. **手术治疗** 近指间关节屈曲挛缩，除了可能有骨折畸形愈合、关节面不平整、创伤性关节炎及关节囊、掌板、韧带等挛缩外，往往还合并软组织的问题，如皮肤瘢痕挛缩、肌腱粘连、血管和神经短缩等。治疗时应全面考虑，按主次安排治疗计划，否则不能达到预期的效果。

（1）手术指征：手指近指间关节伸直受限的角度>45°，距离外伤或上次手术时间在3个月以上，系统康复治疗2～3个月无继续改善的可能，活动度仍没有达到满意程度，手指的血运良好，软组织条件良好、无感染，可行手术治疗。

（2）手术方法

1）切口：单一近指间关节挛缩的手术入路没有定式，视手术方案而定。对于屈曲挛缩的关节囊切除术宜采用外侧入路，以近指间关节为中心做桡侧侧方切口，通常长4cm，向掌侧牵开神经、血管结构并加以保护，小心操作，注意保护指神经背侧支（它一般越过切口的近侧缘）。缰绳韧带松解术宜采用掌侧入路，掌侧锯齿状切口或V-Y切口。

2）松解指掌侧皮肤挛缩：根据皮肤瘢痕挛缩的情况，可选择Z字成形术、多Z字成形术、瘢痕松解植皮、局部皮瓣（如双V-Y皮瓣、邻指皮瓣等）转移术或岛状皮瓣（如指动脉岛状皮瓣、指背动脉逆行岛状皮瓣）转移术。如果关节松解术后软组织覆盖不够，同样需行皮肤移植或是局部皮瓣转移术。

3）指深屈肌腱粘连松解、指浅屈肌腱切断：当皮肤松解后，近指间关节仍不能伸直者，应当检查屈肌腱粘连情况。切开C_2、C_3滑车，必要时也可将C_4滑车切开，将指深屈肌腱充分松解，指浅屈肌腱也可在近指间关节的近侧约1cm处切断。大部分病例通过手法即可使近指间关节伸直。如果要做更广泛的肌腱松解术，可在屈肌腱鞘表面向掌侧延长切口。在指蹼间隙水平小心操作，以避免损伤越过术野的指神经和指动脉。

4）掌板及掌侧关节囊松解：经上述处理后仍不能充分伸直的病例，打开A_2和A_4滑车之间的鞘管，并牵起指深屈肌腱松解缰绳韧带，保护其滋养血管。将掌板近侧缘缰绳韧带做拱形切断，再沿掌侧掌板的两侧纵行切开副侧副韧带和关节囊至关节间隙平面，使掌侧关节囊和掌侧掌板向远侧推移。术中注意不要切断近指间关节的侧副韧带，以防止术后关节侧向不稳定。再用剥离器分离近节指骨头与背侧关节囊之间的粘连。

如果松解缰绳韧带后仍有挛缩，则进一步松解侧副韧带背侧区或Landsmeer支持带的斜行部分。Stanley等提出，用经皮侧副韧带松解术来治疗顽固性近指间关节屈曲挛缩，经皮将刀片插至紧贴近端指骨头的位置，用大幅度清理来分离侧副韧带后，将手指摆放于伸直位。

5）外固定治疗顽固性近指间关节屈曲挛缩（图4-2-4～图4-2-6）：具有手术效果显著、损伤小的特点，符合当前微创手术发展方向。Kasabian等提出可以采用多维牵张器，应用外固定支架可以避免软组织松解术，支架需要放置大约6周时间。应用外固定器治疗近指间关节屈曲挛缩的优点在于关节挛缩矫形效果良好，手术操作比较简单，创面较小，可以解决部分肌腱粘连松解及皮肤瘢痕挛缩；缺点是对术者的手术操作技术及临床经验有较高的要求，整个治疗过程较长，医护人员工

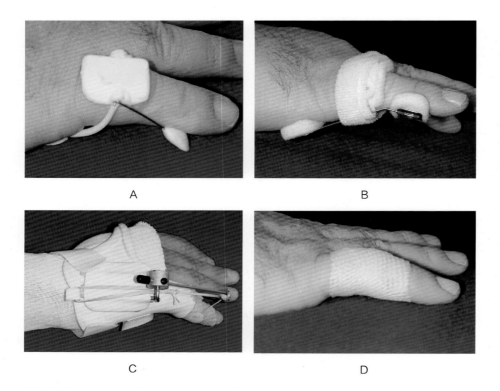

图4-2-4 应用夹板固定技术治疗近指间关节挛缩

A. LMB弹性夹板 B. Bunnell扣针夹板 C. 短悬臂支具 D. 静态渐进的塑形夹板

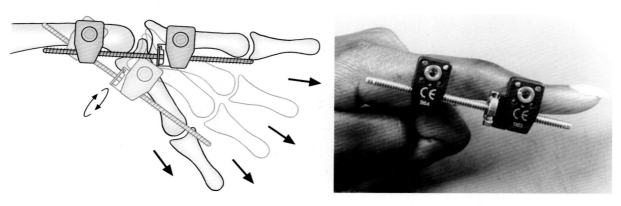

图4-2-5 单侧外部固定器，延伸近指间关节屈曲挛缩示意图　　图4-2-6 Orthofix微型外固定架治疗近指间关节挛缩

作量较大。针道感染是利用外固定架治疗的较常见的并发症。

6）关节融合术：关节面不平整或半脱位造成的近指间关节挛缩最好当作骨性关节炎来治疗，采用挽救性手术如关节成形术或功能位关节融合术。极度的屈曲挛缩（＞90°）最好采用关节融合术来治疗。对于较年轻的患者，轻度到中度的关节磨损可以做关节成形手术，术中要清除关节面中不规则的软骨和骨赘。

7）内固定维持关节在伸直位：为了防止术后继发挛缩，一般主张在术中完成松解后，在近指间关节伸直位用一枚克氏针作为临时内固定，并松止血带检查患指血运。如因神经血管束也发生挛缩，使关节在0°位伸直，远端血运不良时，则拔出克氏针，逐渐增加关节屈曲度至远端恢复血运。

在此条件下再用一枚克氏针固定。术后2周拔出克氏针，开始理疗及运动支具的训练。

8）术后处理：术后按要求严格抬高患肢。术后48～72小时对伤口进行评估，如果稳定，要立即开始辅助下的主动关节活动锻炼。根据伸指装置所能承受的程度，进一步增强包括主动活动和被动活动在内的理疗措施，用静止型夹板将患指的近指间关节全天固定于-30°伸直位。1周后如果肿胀开始消退，则在白天用活动型伸直夹板固定-30°位。如果是用克氏针固定，则只有掌指关节和远指间关节可以在术后立即活动，而近指间关节则须推迟到术后7～10天拔针以后。术后2～3周对患者进行再次评估。可以在白天交替使用活动型伸直夹板和活动型屈曲夹板。夜间休息时使用静止型伸直夹板，至少连续使用6～8周。理疗通常要持续3个月，近指间关节松解术后，白天用活动型夹板、夜间用静止型夹板，越早开展越受益。

最终的活动度一般都远低于术中所达到的活动度，但是已经对手功能产生了实质性改变。术后3～6个月为活动度的平台期，如果只用关节囊切除术就可以松解挛缩，那么术后结果无疑是最好的。因为每增加一项手术步骤如肌腱松解，都会加重术后肿胀和扩大瘢痕形成范围，降低远期效果。对于某些患者，掌指关节或近指间关节活动度提高30°～45°是合理的预期。按照Gould和Nicholson所称，近指间关节活动度的提高取决于挛缩的病因。

二、腕关节屈曲挛缩

腕关节屈曲挛缩有许多原因，既有关节内的原因，也有关节外的原因，包括先天性疾病、神经源性疾病（如脑瘫、偏瘫和创伤）。在创伤后挛缩中，桡骨远端骨折是引起关节内疾病的腕部挛缩的常见原因。在大多数创伤后腕关节挛缩的患者中，采用多种物理治疗方法取得了令人满意的结果。但对于少数严重的病例，保守治疗的效果是有限的。由于对创伤后腕部挛缩患者手术治疗的报告太少，对于手外科医生来说，这种情况仍然是一个具有挑战性的问题。近些年来，国内外针对腕关节屈曲挛缩的治疗方法有很多，经过临床观察，有一些治疗方法被证实具有一定的临床疗效。最近在腕关节和腕关节镜技术方面的进步，使关节内病变得到了详细的可视化和微创化，为关节镜下治疗挛缩的腕关节提供了新的方法。

（一）应用解剖

腕关节包括桡腕关节、腕骨间关节及桡尺远侧关节。桡腕关节由桡骨下端的关节面及关节盘的远侧面和近排腕骨中的舟骨、月骨、三角骨构成。腕关节三角纤维软骨光滑而微凹，将桡尺远侧关节与桡腕关节隔开。桡腕关节周围有许多肌腱、血管和神经通过，其关节囊菲薄。尺骨下端较细，尺骨头呈球形，其周缘环状关节面与桡骨的尺切迹相接，构成桡尺远侧关节，具有旋转功能。腕关节韧带可分为外在韧带与内在韧带。外在韧带主要连接腕骨与桡、尺骨远端及掌骨基底部，前者包括桡腕韧带和尺腕韧带，后者包括腕掌韧带。桡侧副韧带是关节囊增厚形成的韧带，起自桡骨茎突掌侧缘，止于舟骨结节及桡侧腕屈肌腱管沟的外壁，沿桡腕掌侧韧带的桡侧走行，位于腕关节屈伸运动轴的掌侧。桡腕背侧韧带起自桡骨背侧关节缘，走向尺侧，分两束止于月骨及三角骨，有悬吊腕骨和稳定腕部的作用。

桡腕掌侧韧带分为浅、深两层。浅层韧带是致密的关节囊纤维层，韧带纤维相互交织，结构难于分辨。深层韧带以起止点命名，最外侧为桡舟头韧带，内侧为桡月韧带，最内侧是桡舟月韧带，对维持桡舟关节、桡月关节、舟月骨间关节的稳定发挥重要作用。腕关节前侧位置较深，重要组织多，如正中神经、尺神经、桡动脉及尺动脉均位于前侧，故一般采用背侧途径。腕关节是一个三自由度关节，具有屈-伸、桡偏-尺偏、旋前-旋后以及回旋多种运动。Palmer等人利用三轴关节量角器，对日常生活中腕关节的运动度即功能运动度进行了测定，认为腕关节屈-伸功能运动度为35°（掌屈5°，背伸30°），桡偏-尺偏功能运动度为25°（桡偏10°，尺偏15°）。其他一些学者认为，若要舒适地完成所有日常活动，腕关节功能运动度至少要掌屈54°、背伸60°、桡偏17°和尺偏40°。

（二）分型与发生机制

按照腕关节屈曲挛缩的原因分为两类：第一类是关节内的病变，通常是由外伤引起的桡骨远端和腕关节内的病变；第二类是关节外的原因，由腕关节掌侧韧带、关节囊挛缩及瘢痕增生，指屈肌腱和指伸肌腱粘连、短缩引起。外伤后腕关节活动范围受限，很多是由于桡腕关节内形成纤维隔引起的。2006年，Hattori在应用腕关节镜治疗桡骨远端骨折、腕部损伤等外伤后引起的腕关节活动屈曲挛缩中，发现桡腕关节中有纤维隔形成，一般从桡腕关节的舟月韧带膜部近端发展到桡骨远端关节面的桡骨中央隆起，把关节完全分隔形成面状的为A型，不完全分隔形成条索状的为B型（图4-2-7）。

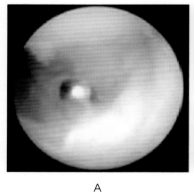
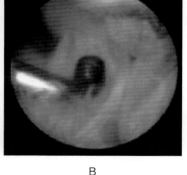

A   B

图4-2-7 腕关节屈曲挛缩时，关节镜下观察发现桡腕关节中有纤维隔形成
A. 完全分隔形成面状　B. 不完全分隔形成条索状

腕关节及腕关节附近骨折、关节周围组织损伤是腕关节屈曲挛缩的原因之一。关节损伤导致的关节挛缩大多数为关节内、外粘连，关节囊、韧带挛缩引起的，很少因为骨性连接导致关节挛缩。经关节面的骨折，治疗后关节挛缩问题极为常见，较难防治。但对四肢长骨干的骨折，只要处理妥当，关节挛缩的程度是可以明显减轻的。随着科学技术的不断进步，人类通过解剖学和病理学对疾病的认识也不断深入，经过临床观察总结出创伤性关节挛缩与肢体严重创伤、邻近关节或合并关节损伤、神经损伤相关。严武等认为，造成关节挛缩的原因主要是骨折愈合过程中骨折部位的肌肉与骨形成粘连及肌肉本身损伤后的瘢痕化；暴力直接作用于关节，使关节腔内积血、积液随着血肿的机化发生关节粘连，出现关节挛缩。于仲嘉在总结前人文献和经验的基础上，发现正常的腱鞘可以起到润滑和营养肌腱的作用，若腱鞘的壁层和脏层均受到损伤，则会发生明显粘连，而且随着损伤程度的增加，粘连也越重。

长时间对关节的屈曲位固定是导致腕关节屈曲挛缩的另一个原因。伤肢制动使关节囊、韧带、肌肉挛缩，致使关节活动受到限制，导致局部血液循环不畅，使关节腔内浆液渗出和纤维蛋白沉积，关节内发生纤维粘连，呈不同程度的关节挛缩；加上患肢长时间外固定制动、肌肉发生失用性萎缩、关节和肌肉不能正常活动、伤处组织水肿等均会影响伤处及邻近组织的正常循环，从而导致伤处及邻近的肌肉、肌腱粘连，加重了关节的僵硬程度。

缺少功能锻炼是发生关节僵硬的重要原因。骨折是临床常见损伤之一，骨折后若患肢缺乏康复锻炼，可因组织缺损、肿胀、瘢痕挛缩、肌肉萎缩、肌腱挛缩、关节挛缩等造成运动和感觉功能障碍，导致日常生活活动能力下降。经过长期的观察和研究发现，关节发生粘连乃至挛缩的重要原因是肌肉缺少主动活动功能，由此可见功能锻炼在防止关节挛缩上的重要性。功能锻炼应从治疗初期开始，充分发挥患者的作用，既包括未固定关节的自主活动，也包括固定范围内肌肉的等长收缩，持之以恒地进行功能锻炼；同时应戒除焦躁情绪，有目的地采取功能锻炼，循序渐进。增加锻炼负荷时应采取必要的过渡措施，直至肢体功能得到恢复。早期功能锻炼尤为重要，是桡骨远端骨折患者康复的重要手段之一，同时结合其他康复治疗手段，能够极大地改善患者腕关节僵硬的程度。

（三）临床表现

腕关节挛缩的临床表现在手术或创伤后出现，尤其是在超过6周的关节处于异常屈曲固定位置时，主、被动伸直功能障碍，尽管进行了大量的物理治疗，但腕关节的运动范围并没有达到预期的改善，最终达到了一个稳定的水平。腕关节疼痛、局部肿胀、手腕前臂肌肉萎缩，可伴有腕部的骨关节畸形，如掌倾角、尺偏角、桡骨高度异常及关节面不平整、陈旧性桡尺远侧关节半脱位或脱位。腕关节活动受限，握力减弱，陈旧性桡尺远侧关节半脱位或脱位会引起前臂旋转功能丧失，同时引起尺骨头、尺侧腕部疼痛或伴有尺腕关节撞击综合征。对正中神经的长期压迫有可能造成损伤，引起正中神经支配区的肌肉萎缩、无力和感觉支配区麻木。

腕关节正侧位X线片和三维重建CT可明确腕关节骨性结构的改变，如桡骨茎突高度、掌倾角、尺偏角和桡尺远侧关节间隙。进一步做MRI检查可了解软组织及关节软骨的病变情况，关节镜检查可在直视下了解骨软骨及韧带的病变，同时可以在镜下行韧带松解等治疗措施。

（四）诊断与鉴别诊断

1. **病史** 绝大多数腕关节屈曲挛缩是腕部骨关节及周围软组织损伤后保守治疗或手术治疗，腕关节长期固定，失去正常的活动，腕关节囊和腕周的肌腱、肌肉挛缩所致，关节活动障碍，严重影响患者的生活质量。全面了解腕部的外伤史，包括有无骨关节的损伤、损伤的程度、周围软组织损伤的程度和范围、治疗的方法、内固定的方法和时间，以及是否给予适当的康复治疗。

2. **症状和体征** 腕部屈曲畸形，主动、被动伸直受限，伴有肿胀和疼痛，握力下降，握拳和提重物时疼痛明显，腕部桡偏、尺偏及前臂旋转功能受限。如为桡骨远端骨折、腕部骨折或脱位引起的腕关节屈曲畸形，可有腕骨或桡骨的骨性畸形及异常隆起。

由于关节长期固定不活动，长期处于一种姿势，容易造成关节周围肌肉萎缩，如合并创伤性关节炎，关节疼痛在活动时加剧。长期腕关节屈曲挛缩畸形可引起腕管综合征，造成正中神经分布区的手指麻木，拇指外展功能受限；桡骨背侧畸形也可造成伸拇长肌腱断裂，引起拇指末节主动伸直受限。

检查包括对手腕活动范围的详细描述，包括主动活动和被动活动：屈伸、桡偏和尺偏、旋前和旋后功能，是否在活动时有疼痛，应该注意疼痛的部位。后骨间神经、前骨间神经和环绕腕部进行局部麻醉，或在麻醉下进行检查，可以帮助确定运动的范围是否因疼痛或结构机械病理学引起。

3. **影像学检查** 腕关节屈曲挛缩时，后前位X线片中远、近排腕骨重叠或部分重叠，可清晰显示桡骨和尺骨的远端，如有既往桡骨远端骨折则可见畸形愈合，桡骨高度降低，尺偏角度降低，尺骨可有正变异以及骨质疏松等征象。侧位片可见近排腕骨屈曲及既往腕部骨折脱位、畸形愈合的影响，可以确定桡骨远端关节掌倾角度。

CT则可以清楚地观察到腕骨的形态及骨愈合的情况，更为重要的是，CT对于骨折的观察还可以不受各种石膏或非金属支具的影响，有很高的敏感性和特异性，准确率可达97.2%。螺旋CT的出现和三维重建技术的完善，不仅使CT的扫描速度更快、图像解析度更高，而且多角度的三维重建图像也可以更直观、更准确地反映腕部复杂的骨折、脱位和病变，为制订手术和治疗计划、评估治疗效果、判断预后提供影像学依据。对于那些不透X线的腕关节异物和关节内游离体，CT检查也能明确其部位、数量以及与周围组织的关系。

目前认为MRI检查主要用于判断腕骨间韧带、TFCC、关节囊和关节软骨的病变情况，也可以用于诊断早期无菌性坏死，评估某些肌腱病变或有无神经卡压等。韧带、关节囊异常是腕关节屈曲挛缩的常见原因。韧带损伤在MRI中表现为在脉冲序列中不连续、碎裂或正常韧带的缺失，并常在原韧带所在部位可见积液。MRI检查不仅可以确定骨折的部位和移位情况，还可以评估骨折所合并的韧带和软组织损伤情况、骨折块的血运情况以及骨与软组织的愈合情况。

4. **鉴别诊断**

（1）前臂掌侧筋膜间室综合征：前臂掌侧筋膜间室综合征表现为前臂屈侧肌肉受累，以拇长屈肌、指深屈肌和旋前方肌挛缩最重，中间层的指浅屈肌受压较轻，挛缩也较轻，位于浅层的桡尺侧腕屈肌、掌长肌和旋前圆肌受累更轻。严重病例所有指屈肌、拇屈肌及腕屈肌均可挛缩，正中神经和尺神经同时受损，手部出现典型的屈腕、屈指畸形，内在肌瘫痪的爪形手或铲形手，前臂变细呈旋前畸形，腕关节和指间关节屈曲，即使被动活动也不能纠正。但腕关节掌屈时，手指可被动伸直。一般各关节都有部分伸屈活动，腕关节掌屈时手指伸直，腕关节背伸时手指屈曲加重。重症缺血挛缩时，腕关节和指间关节极度屈曲，完全僵直，如令其握拳，只表现为掌指关节轻微过伸动作，甚至手部功能完全丧失。

（2）脑瘫：英国学者Little于1843年在世界上首先报告了脑性瘫痪（cerebral palsy，CP），简称脑瘫。在致脑瘫的原因方面，国内最直接的重要原因是先天性畸形、窒息及黄疸，产伤也逐渐成为脑瘫的一个直接原因。由于损伤部位不一，神经受损的程度不同，临床表现也不一样，有痉挛型、手足徐动（舞蹈病样）型、共济失调型和强直型。其中，以痉挛型脑瘫最为常见，约占总数的65%～73%，病变主要位于大脑皮层和锥体束，表现为肌张力高，腱反射亢进，有阵发性挛缩及病理反射，有些肌肉不能随意控制。强直型脑瘫的病变主要累及锥体外系，表现为肌张力明显增高，以致无法活动，被动活动关节有持续的阻力，称为铅管样强直；或关节有节奏地松弛，称为齿轮状强直。日本学者前川于1978年著书认为，诊断脑瘫有三要素：第一，要有致脑损伤的高危因素；第二，要有脑损伤的早期症状；第三，要有脑损伤的神经学检查异常（运动发育迟缓、姿势异常、反射异常及肌能力异常）。典型病例是当患儿长大后智力差、表情呆板，行走时具有剪刀步态，上肢呈肩关节内收、内旋、屈肘、前臂旋前、屈腕屈指、屈拇及拇内收等畸形时，诊断多无困难。

（五）治疗

1. 保守治疗 外伤后对腕关节进行积极地复位、固定，有利于骨质及周围软组织的修复，如果缺乏进一步治疗措施，易出现关节僵硬和挛缩。腕关节的早期活动可降低腕关节因长期制动引起的关节周围纤维化、骨质疏松以及软组织血供减少，促进腕关节血供和组织的早期正常化，有利于关节面的早期磨塑，从而降低关节僵硬及关节炎的发生率。早期以腕屈伸锻炼为主，术后第一天即可开始屈伸活动，必要时可借健侧协助患侧活动，有利消肿、避免肌腱粘连、改善血液循环、防止肌肉萎缩，锻炼过程应注意保护腕关节。

张瑾等报告了应用动态关节松动术治疗桡骨远端骨折后腕关节僵硬挛缩。动态关节松动术是指对关节施加松动力量的同时，患者进行主动的关节活动，以改善腕关节各方向的关节活动范围。功能锻炼应适度，遵循循序渐进的原则，不可过度活动，以免造成损伤，以患肢不感到明显疼痛为度。术后锻炼时的疼痛会让部分患者产生恐惧心理而使锻炼的程度不够，此时需要向患者详细交代病情，帮助其克服恐惧心理。

2. 手术治疗

（1）腕关节镜技术

1）关节内粘连造成的腕关节挛缩：如果腕关节挛缩为关节内粘连造成的，可在关节镜下进行治疗。MRI，特别是通过特殊的软骨成像序列获得的扫描，可以显示关节内的纤维带或粘连。然而，MRI的灵敏度是未知的，阴性的扫描并不一定会排除关节内的病变。腕关节造影检查可以提供额外的帮助信息。关节镜治疗已成功用于膝关节、肩部和肘部的关节纤维化挛缩。Hattori最近报告了腕关节的关节镜治疗，11例患者年龄在16～65岁之间（平均年龄为40岁），造成挛缩的原因有8例是桡骨远端骨折，1例是Galeazzi骨折、1例是月骨周围脱位、1例是腕关节挫伤。在对这些患者进行腕关节镜检查时发现，其中10例有完整的桡骨隔膜从舟月韧带的近端纤维软骨延伸到桡骨远端关节面的桡骨中央隆起，1例有多条纤维带连接桡腕关节。桡骨隔膜把关节完全分隔形成面状的为A型，不完全分隔的为B型，形成多个条索状纤维束带的是C型。操作时采用腕关节常规入路（3-4、4-5、6R、6U、MCR、MCU），对关节内粘连进行彻底切除，同时对腕中关节进行检查，并对病理粘连进行处理。另外，1-2入路和VR入路可以用来观察和对关节的背侧粘连部分进行处理。据报告，有91%的患者平均增加了22°的运动幅度。

2）关节外原因引起的腕关节挛缩：关节镜被放置在3-4入路的位置，电烙器被引入6R入路或4-5入路的工作入路，用以切开桡腕关节掌侧的关节囊和韧带。逐层小心地切开掌侧增厚挛缩的关节囊和韧带，直至看到关节外的脂肪和桡侧腕屈肌腱。切开的桡腕掌侧韧带包括桡舟头韧带、桡舟月韧带、长桡月韧带与短桡月韧带。腕掌尺侧的尺月韧带、尺三角韧带及背侧关节囊和韧带完整地保留。最后移除关节镜检查器械，测量关节达到最大的运动范围。

（2）开放手术

1）对关节外原因引起的挛缩：对于关节外原因引起的腕关节屈曲挛缩的松解，通常采用延伸的腕管Z形切口，在近侧腕横纹处掌长肌腱的尺侧近端切开一个45°的切口，避免损伤正中神经的掌皮支。将屈肌腱和正中神经拉向桡侧，尺神经血管束向尺侧牵开。然后确定桡腕关节间隙，辨认限制运动的增生瘢痕组织并做彻底切除。这些限制关节运动的瘢痕组织纵向分布在重要的腕关节掌侧韧带——桡舟头韧带、长桡月韧带和短桡月韧带的表面，并与掌侧韧带有交叉。彻底切除这些增生纤维及瘢痕组织，尽可能地保护腕掌侧韧带的完整性。被动伸直腕关节，直至背伸达到20°～30°。术后固定腕关节于最大伸直位，必要时可安放外固定支架，术后次日开始腕关节的主、被动活动，4周后去除外固定，改用伸腕支具间断固定腕关节于最大伸直位8～12周。

2）合并桡尺远侧关节挛缩的松解术：对旋后功能受限的患者采用掌侧关节囊切除术。采用尺掌侧入路，在尺侧腕屈肌尺侧做纵行切口，显露并将尺神经血管束拉向尺侧，将指屈肌腱拉向桡侧。在桡尺掌侧韧带近端和远端尺骨头之间放置18号针头，通过术中透视证实桡尺远侧关节。采用横行切口，三角纤维软骨复合体的所有元素都被保留，在桡尺掌侧韧带的近侧边缘平行切开并仔细解剖，切开解剖的起点是乙状切迹远端。与上述切口平行，近侧切口在乙状切迹的近端，切除尺骨头掌侧部分的透明软骨表面的关节囊。通过对远端尺骨头的轮廓进行追踪，可以完全切除关节囊增厚部分，同时保护关节表面。对于旋前功能丧失的病例，采用桡尺远侧关节背侧关节囊切除术，方法类似。

3）腕骨截骨矫形：在腕关节屈曲挛缩畸形中，有一些是由骨关节本身的畸形引起的，比如先天性多关节挛缩症、陈旧性腕关节脱位及腕骨畸形愈合等。先天性多关节挛缩症的患者具有典型的上肢畸形，包括肩关节内转、伸肘关节、腕关节屈曲以及不同程度的手指挛缩，对这些患者的治疗目的是提高他们的独立性和生活质量。对这些骨关节原因引起的腕关节屈曲挛缩，有效的方法是采用腕骨截骨术来矫正。腕骨截骨术是基于这样的事实：这些患者有桡腕关节运动，病变通常在其近端和腕中关节。手术方法：首先在前臂的远端掌侧做切口，松解皮肤及浅筋膜，必要时延长腕屈肌和（或）指屈肌，因为这些结构可能也很紧张，是造成畸形的结果或原因之一；然后采用腕背第3鞘管入路，打开关节囊，行双平面闭合截骨，用钢板或钢针固定，如果有尺偏可以同时进行尺侧腕伸肌到桡侧腕短伸肌的移位（图4-2-8）。

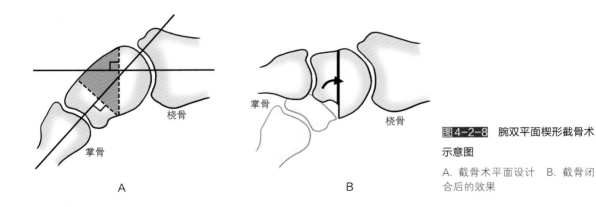

图4-2-8 腕双平面楔形截骨术示意图

A. 截骨术平面设计 B. 截骨闭合后的效果

4）Ilizarov技术：这项技术由苏联的Ilizarov在20世纪50年代时发明。用一个外部的骨骼固定器将多个环形固定器用螺纹杆连接在一起，通过拉紧的钢针连接到骨头上。1993年，Bonnard在文献中很好地描述了这一方法改善肢体长度的差异和角度、旋转和平动的骨畸形。近年来，这项技术的应用已经扩展到软组织和烧伤的下肢，Atar在1991年有一项关于先天性腕部挛缩的病例报告，用这种方法治疗手腕软组织挛缩的3名儿童。传统上手腕软组织挛缩是用保守的方法治疗的，如连续石膏固定和动态弹簧夹板，或外科手术。前者通常只适用于轻微的挛缩。外科手术可能包括肌腱延长和腕部切除，以及局部或远端皮瓣的皮肤覆盖，但复杂的、长期的挛缩往往伴有神经和血管短缩，手术很难获得同时纠正，往往需要连续的多次手术。Ilizarov技术有优势，特别是严重的多个组织挛缩，如伴有神经和供血动脉挛缩时。挛缩的关节通过固定器以每天0.5～1mm的速度和节奏进行，掌侧挛缩的各种组织也随着牵张和再生（图4-2-9）。迄今为止，该技术的应用主要集中在骨骼畸形的矫正上，这个固定器的多功能性需要进一步探索。

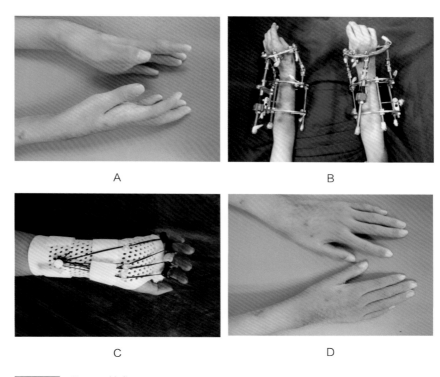

A   B

C   D

图4-2-9 Ilizarov技术

A. 先天性腕关节挛缩　B. Ilizarov技术腕关节矫形　C. 10周后拆除外固定架　D. 用伸腕支具间断固定8周，拆除支具后的效果

（王艳生）

三、肩关节内旋内收挛缩

肩关节内旋内收挛缩是一种继发于多种肩关节疾病的并发症，以肩关节外旋、外展和上举受限为其症状，影响患者的日常生活、活动。主要的诱发因素有分娩性臂丛神经损伤、脑瘫、成人

臂丛神经损伤、肩关节创伤（如肩关节骨折、肩袖损伤、肩关节手术等）、骨关节炎等。病理变化主要有肩关节前方关节囊和韧带、内旋内收肌挛缩或纤维化和粘连，外旋、外展肌无力或松弛，关节外粘连，肩胛盂和肱骨头发育不良、盂肱关节后向滑脱甚至脱位。

（一）应用解剖

广义上，肩关节包括盂肱关节、肩峰下间隙（第2肩关节）、肩锁关节、喙锁间连接、胸锁关节、肩胛胸壁间隙。盂肱关节是主要部分，是狭义的肩关节。盂肱关节是由肱骨头和肩胛骨关节盂构成的多轴球窝关节，肱骨头较大，关节盂浅而小，关节面仅为肱骨头的1/3，骨性结构不稳定，依靠肩关节周围肌、关节囊和韧带、盂唇维持稳定。冈上肌、冈下肌、小圆肌、肩胛下肌的扁腱在肱骨头前、上、后面组成一致密的套袖结构，即肩袖，是盂肱关节重要的稳定结构。由喙突、肩峰和其间的喙肩韧带构成的喙肩弓，起到防止肱骨头向上后脱位的作用。盂肱关节囊薄而松弛，喙肱韧带和上、中、下盂肱韧带加强了其牢固性。盂唇加大了肩胛盂的深度，增强了结构稳定性。盂肱关节的前、后、上部都有肌肉、肌腱与关节韧带维持稳定性，只有前下部没有肌肉、肌腱的增强，主要靠下盂肱韧带维持稳定，是其主要薄弱区。

肩关节是人体运动幅度最大、最灵活的关节，可做前屈、后伸、内收、外展、内旋、外旋和环转运动。参与肩关节活动的肌肉主要有外展外旋肌：三角肌、冈上肌、冈下肌、小圆肌；内收内旋肌：肩胛下肌、大圆肌、背阔肌、胸大肌、喙肱肌、肱三头肌长头。肩关节活动时，除了盂肱关节，肩胛骨和锁骨也参与活动，相关的肌肉有前锯肌、斜方肌、菱形肌、胸小肌、肩胛提肌、锁骨下肌等。参与肩关节活动的神经主要来源于臂丛神经C_5、C_6神经根分支，副神经以及颈丛神经的运动分支。

（二）病因和发生机制

1. 病因　累及上干（C_5、C_6）的分娩性臂丛神经损伤是引起肩关节内旋内收挛缩最常见的病因，脑瘫、累及上干的成人臂丛神经损伤也是多见的病因，肩关节创伤（如肩关节骨折、肩袖损伤、肩关节手术等）、骨关节炎等也会引起。相应的发病机制、病理变化和临床表现各有不同。

2. 发生机制

（1）累及上干（C_5、C_6）的分娩性臂丛神经损伤后，肩关节内旋内收挛缩：关于分娩性臂丛神经损伤后肩关节内旋挛缩畸形的发生机制，至今尚无一致意见。有学者认为是由于臂丛神经各部分损伤程度不同，尽管神经可以再生，但因其恢复不同步，会造成肩周肌力恢复不平衡，从而造成肩关节内旋挛缩畸形。另有学者认为，肩关节内旋挛缩主要是由于肩胛下肌在分娩过程中直接受到暴力牵拉导致损伤而逐渐纤维化，从而导致肩关节内旋挛缩畸形。同时，由于在分娩过程中，肱骨近端骨骺和盂肱关节同样受暴力损伤，因此导致患儿在肱骨近端骨骺骨化时，出现明显的肩关节脱位。

累及上干（C_5、C_6）的分娩性臂丛神经损伤后，肩部主动活动丧失，自然地处于休息位，即内旋内收位。神经功能未恢复时，若缺乏相应的康复训练，内旋内收肌长期处于收缩状态，可逐渐发生纤维化并挛缩，盂肱关节前方关节囊和韧带也会继发挛缩。挛缩的内旋内收肌和前方关节囊、韧带除了直接限制肩外展外，还通过限制肱骨的外旋而抑制肩上举的功能，形成内旋挛缩畸形。神经功能恢复后，背阔肌、大圆肌出现挛缩，并在肩外展时同步收缩，肩胛下肌挛缩是引起并维持肩内旋内收畸形的最主要因素。随着内旋内收挛缩的发展以及患儿发育，外旋肌逐渐拉长，内旋肌逐渐短缩，肌肉长度的变化导致肱骨头内旋并且在关节窝内向后移位、滑脱甚至脱位等，长期将导致肩胛盂和肱骨头发育不良以及畸形、喙突肩峰过长等一系列继发性改变，使肱骨头难以复位，肩关节内、外旋转均受限。Poyhia等（2005）通过MRI等影像学检查发现，在肩袖部位所有发生萎缩的肌肉中，以肩胛下肌萎缩最为严重。随着肩关节内旋内收的发展，通过MRI对冈下肌和肩胛下肌体积的观察，可以一定程度上预测肩关节脱位的发生。即便后期外旋肌重获神经支配，这种生物力学的改变仍可造成肌肉的收缩力减弱。肩胛下肌活检提示，患儿的肩胛下肌肌节相比正常人群更加短小僵硬。

分娩性臂丛神经损伤的肩关节内旋内收挛缩大多出现在肩周肌肉神经再支配后，最早6个月龄时可以出现。最主要的相关病理变化有：背阔肌、大圆肌出现挛缩并在肩外展时同步收缩，肩胛下肌挛缩，盂肱前方关节囊和韧带增粗挛缩，盂肱关节后向滑脱，肩关节盂和肱骨头发育不良，喙突过长，也有报告肩袖间隙纤维瘢痕增生限制外旋。依据病变程度，这些病理变化的程度也不同。

（2）脑瘫后的肩关节内旋内收挛缩：脑瘫后的肩关节内旋内收挛缩是痉挛型肢体瘫痪的一部分，肩内收、内旋肌比外展、外旋肌数量多且发达，痉挛状态下，会出现肩关节内旋内收挛缩。肌肉放松状态下，肩关节内旋内收挛缩改善。若长期持续性肩关节内旋内收挛缩，也可能导致盂肱关节滑脱，肩胛盂和肱骨头发育不良。

（3）成人臂丛神经损伤后的肩关节内旋内收挛缩：引起成人臂丛神经损伤后的肩关节内旋内收挛缩的主要机制有动力性和限制性两方面。其中动力性因素主要包括臂丛神经损伤后的外旋肌（主要累及冈下肌、小圆肌及三角肌的后部）功能恢复不全，以及松弛拉长。外旋肌功能恢复不全可导致不能主动肩外旋，成为发生内旋内收挛缩的起始因素。限制性因素是由于臂丛神经损伤后神经功能恢复时间长，以及伴发的肩周损伤的影响，使得肩关节长期处于内旋内收休息位，盂肱前方关节囊和韧带、肩胛下肌挛缩增粗；同时，盂肱关节前方关节囊和韧带周围各种原因引起的纤维瘢痕，会与肩胛下肌腱粘连，在肩袖旋转间隙形成纤维瘢痕，导致关节前方挛缩；内旋内收肌如肩胛下肌、胸大肌损伤，则会在内旋内收位形成纤维化、粘连、挛缩。在上述多种因素的作用下，肩关节被动外旋受限，表现为内旋内收挛缩。

（4）肩关节炎后内旋内收挛缩：一些非感染性的肩关节关节炎，也会继发出现肩关节内旋内收挛缩。一般在经历长期的病程发展后出现，由于长期炎症反应和疼痛的刺激引起肩周肌肉的挛缩而导致，加上关节囊韧带和骨质的破坏，可引起关节脱位。

（5）肩关节创伤后的肩关节内旋内收挛缩：创伤后盂肱关节前方关节囊和韧带周围的出血和渗出引起的纤维瘢痕，内旋内收肌损伤形成纤维化、挛缩，以及创伤后在关节内外形成的粘连，会限制肩关节被动外旋外展，并发展为内旋内收挛缩。若伴有外展外旋肌或其支配神经损伤，将加重挛缩。

（三）临床表现

肩关节内旋内收挛缩可继发于多种疾病引起的肩关节功能障碍，主要症状是肩关节主动和被动外旋、外展受限，同时先期有引起此症状的原发伤病表现。

分娩性臂丛神经损伤患儿出生后有臂丛神经损伤的临床症状。肩关节内旋内收挛缩大多出现在肩周肌肉神经再支配后，最早6个月龄时可以出现。患儿肩部处于内旋位，病情严重者不能做手触及嘴和脸的动作，主、被动贴胸肩外旋小于0°，主动外展一般小于30°（图4-2-10，图4-2-11）；病情较轻者，手能触及嘴和脸，但是需要同时肩外展，呈喇叭征。做肩外展时，可见紧张收缩的背阔肌和大圆肌，并牵拉肩胛骨外旋。伴有肩关节后部挛缩者，会出现翼状肩胛。被动贴胸肩外旋时，有明显阻力，不能达到正常范围。肌电图检查三角肌、冈上肌已恢复神经再支配，做肩外展动作时，背阔肌和大圆肌有同步收缩的动作电位。臂丛神经损伤严重者，患肢表现为上臂内旋内收、肘关节轻度屈曲、前臂旋前、腕关节及各指屈曲状态。

脑瘫后的肩关节内旋内收挛缩常是痉挛型肢体瘫痪的一部分，常同时伴有同一上肢痉挛瘫痪，病变肌群肌张力高，腱反射亢进等。在肌肉放松状态如睡眠、麻醉状态下，肩关节内旋内收挛缩改善。

成人臂丛神经损伤后的肩关节内旋内收挛缩会伴有肩关节外展外旋肌萎缩、肌力弱，以及其他臂丛神经损伤症状（图4-2-12）。

非感染性肩关节炎后内旋内收挛缩，会伴有肩部关节炎症状，如关节肿痛、关节骨质被破坏、关节脱位。

肩关节创伤后的肩关节内旋内收挛缩，往往伴有相应创伤的病史和症状。

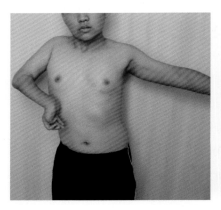 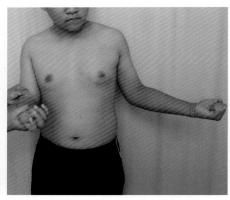 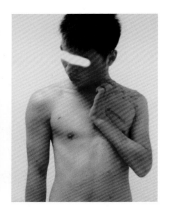

图4-2-10 分娩性臂丛神经损伤后肩关节内旋内收挛缩，主动外展受限

图4-2-11 分娩性臂丛神经损伤后肩关节内旋内收挛缩，被动贴胸肩外旋受限

图4-2-12 成人臂丛神经损伤后肩关节内旋内收挛缩，肩外旋受限

（四）辅助检查

1.影像学检查　X线片用于观察肩部骨与关节的基本形态，初步判断是否有发育不良、脱位、喙突过长、骨折、骨质增生与破坏。肩关节正位片可以显示肱骨头、肩峰、喙突及盂肱关节等结构，腋窝轴位片可以显示肱骨头和关节盂的位置及相互关系。CT和三维CT检查对5岁以上患儿有较大的诊断价值，可以显示关节盂畸形、肱骨头发育不良和畸形、骨折畸形愈合等表现（图4-2-13，图4-2-14）。MRI检查可以显示软骨及周围关节囊、韧带、肌肉和肌腱等软组织的情况，尤其是对

肱骨近端骨化尚不明显或骨化滞后的低龄患儿、伴有肩袖损伤以及滑膜炎等软组织病变的患者更有价值。MRI检查分娩性臂丛神经损伤患儿可发现关节盂后缘扁平及发育不良、肱骨头发育不良及盂肱关节滑脱或半脱位等（图4-2-15）。

2. **神经电生理检查** 肌电图检查用以判断神经损伤和恢复的情况，以及是否有拮抗肌的同步收缩存在。分娩性臂丛神经损伤后，肩关节挛缩畸形患儿中动力型表现为三角肌、冈下肌等收缩无力，肌电刺激引出复合肌肉动作电位潜伏期延长，波幅偏低；阻力型表现为主动肌恢复较好，但由于拮抗肌的病变而形成阻力，导致肩外展动作及外旋动作受限，大圆肌、背阔肌在肩外展外旋时有同步收缩，从而抵消了肩外展与肩外旋的动力。对于成人臂丛神经损伤，神经电生理可以较准确地定性和定位病变部位和损伤的程度，并判断外展外旋肌的神经损伤和恢复情况。

（五）诊断与鉴别诊断

根据症状和体征可诊断肩关节内旋内收挛缩，了解挛缩的程度、累及的结构范围有助于指导治疗。鉴别诊断要明确诱发的原发伤病，一般根据病史可确定。

分娩性臂丛神经损伤后，肩关节内旋内收挛缩畸形的发生率较高，累及的结构多，病变复杂。有多种肩关节功能分型评级标准被用来评估病变程度、指导治疗以及评价治疗效果。

1. **根据病理类型对肩外展受限分型**

（1）动力型：其病理基础主要是三角肌、冈上肌及冈下肌麻痹，肩外展被动活动时无受阻因素，肩胛下肌无挛缩。

（2）阻力型：肩外展动力肌群的肌力已恢复或未受损伤，但因存在肩内收肌群与肩外展肌群的同步电兴奋，当肩外展时，外展、外旋肌收缩，内收、内旋肌也收缩，形成肩外展阻力，造成肩外展活动受限，该类型最常见。

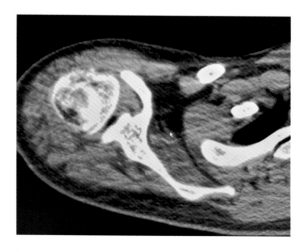

图4-2-13 分娩性臂丛神经损伤后肩关节内旋内收挛缩，CT检查可见肱骨头发育不良，喙突过长

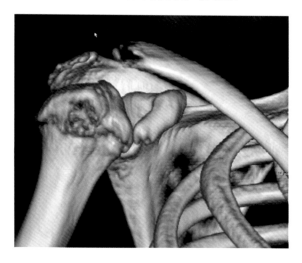

图4-2-14 分娩性臂丛神经损伤后肩关节内旋内收挛缩，三维CT检查可见肱骨头发育不良，喙突过长

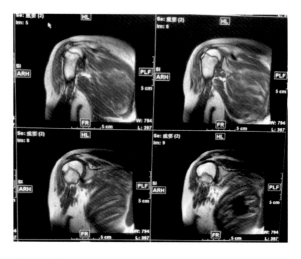

图4-2-15 分娩性臂丛神经损伤后肩关节内旋内收挛缩，MRI检查可见肱骨头发育不良

（3）混合型：指肩外展受限不仅有动力不足，还伴有阻力因素。

2. 根据病变程度及演变规律分型　Birch根据病变程度及演变规律将肩关节内旋内收挛缩畸形分为四型：

（1）单纯性肩关节内旋内收挛缩：患肩呈内旋位，被动外展只能达到正常的一半，无肩关节脱位及骨关节继发畸形。

（2）单纯性肩关节半脱位：患肩被动外旋只能达到$10°\sim20°$，伴肱骨头后倾、盂肱关节半脱位。

（3）单纯性肩关节全脱位：患肩呈内旋固定，不能被动外旋，伴肱骨头后倾、盂肱关节全脱位。

（4）复杂性脱位：患肩内旋固定，伴盂肱关节半脱位或全脱位，并有以下三个继发性骨关节改变：喙突过长呈钩状；肩峰向下延长；出现鞍状关节盂，即关节盂上出现一斜嵴，将原关节盂分为前上部和后下部两个关节盂，前上部为原关节盂，后下部为假关节盂。在肩关节半脱位时，肱骨头与假关节盂相关节，全脱位时，小结节与之相对应。

3. 根据肩关节内旋挛缩的发展过程和MRI的表现分型　Waters等根据肩关节内旋内收挛缩的发展过程和MRI的表现将其分为以下类型：

（1）Ⅰ型：与健侧相比，盂肱关节基本正常，肱骨头后倾$<5°$。

（2）Ⅱ型：与健侧相比，盂肱关节轻度畸形，肱骨头后倾$>5°$，肱骨头无半脱位。

（3）Ⅲ型：关节盂后倾明显，无假关节盂形成，肱骨头向后移位，脱位比率$<35\%$。

（4）Ⅳ型：关节盂后侧半后倾明显，并形成假关节盂；肱骨头向后半脱位，与关节盂后侧半形成关节。

（5）Ⅴ型：肱骨头及关节盂严重变平，肱骨头继续向后脱位或完全脱位。

（6）Ⅵ型：婴幼儿期肱骨头即向后脱位。

（7）Ⅶ型：肱骨近端骨骺早闭。

4. Mallet肩关节功能评分　该标准对肩外展、外旋、内旋等五个基本动作进行量化评价，每个动作依据患儿的完成情况给予$1\sim5$分，1分无任何动作，5分正常。

5. Gillbert肩关节功能分级　该标准将肩外展及外旋作为评定指标。

（1）0级：无主动外展及外旋。

（2）1级：外展$0°\sim45°$，无外旋。

（3）2级：外展$45°\sim90°$，外旋到中立位。

（4）3级：外展$90°\sim120°$，外旋$0°\sim30°$。

（5）4级：外展$120°\sim160°$，外旋$30°\sim60°$。

（6）5级：正常外展及外旋。

对肩关节功能状态的评价还有ASES、Neer、Constant-Murley量表等。

（六）治疗

肩关节内旋内收挛缩是继发性病变，通过预防性的康复治疗可以避免一部分病例的发生，或者减轻病变的程度。康复治疗的重点是避免出现内旋内收肌、盂肱关节前方关节囊和韧带因长期内旋内收固定出现的挛缩，以及盂肱关节后滑脱或者脱位；同时增强肩外展外旋肌的肌力训练。对于日常生活、活动受到明显影响的病例，可采用手术治疗。针对不同病患引起的肩关节内旋内收挛缩行手术治疗，要考虑原发伤病病情发展的影响，手术方法有所区别。本文主要介绍分娩性臂丛神经损伤后、成人臂丛神经损伤后和肩周创伤后肩关节内旋内收挛缩的手术治疗。治疗目的主要包括两个方面：限制性因素的解除和动力增强。

1. 分娩性臂丛神经损伤后肩关节内旋内收挛缩的治疗

（1）保守治疗：累及上干（C_5、C_6）的分娩性臂丛神经损伤后，发生肩关节内旋内收挛缩比例较高，应尽早开始运动康复治疗，做肩关节被动外旋及上举，或者间歇性肩外旋位固定，以拉伸内旋内收肌和盂肱关节前方的关节囊和韧带。同时要诱导患儿做主动上举外旋动作，并使用电刺激治疗，以促进肩外展外旋肌神经再生。

（2）手术治疗：若内旋内收挛缩影响到手触摸脸、嘴等日常活动，在康复治疗无效的情况下可采用手术治疗。手术的主要目的是松解挛缩的内旋内收肌和软组织；通过背阔肌（或加上大圆肌）的肌腱移位来加强外旋肌力并去除同步收缩；盂肱关节变性脱位严重的大龄患儿可行肱骨旋转截骨矫形。

1）开放性肩关节前路松解术：传统的肩关节内旋内收挛缩松解术是切断肩胛下肌及胸大肌的肱骨止点，将挛缩的肱二头肌短头和喙肱肌肌腱自喙突上剥离，以纠正患儿肩关节内旋挛缩。然而，由于胸大肌和肩胛下肌被完全离断，患儿术后将失去主动肩内旋功能，并存在引起肩关节不稳定甚至前脱位的可能。因此目前临床采用的方法都有改良，主要是肩胛下肌行Z字延长，切断的胸小肌、肱二头肌短头和喙肱肌肌腱修复。①手术指征：6个月龄以上肩关节内旋挛缩。②麻醉与体位：全麻，仰卧位，肩部抬高。③手术过程：于锁骨下三角肌、胸大肌间隙做长约6cm的纵行切口，保护好头静脉，并从其外侧进入。若喙突过长，则在剥离胸小肌、喙肱肌、肱二头肌短头的共同肌腱后，将喙突咬除1cm。于喙肱肌与肱二头肌短头起点深面找到肩胛下肌止点，做Z形切断，延长后缝合。必要时松解挛缩的关节囊，使肩关节能被动外旋至45°以上。将胸小肌、喙肱肌、肱二头肌短头的共同肌腱缝回原处。④术后处理：用石膏将患肢固定于肩关节外旋45°位，4周后去石膏，开始进行肩关节外旋上举等功能锻炼。

2）肩关节镜下松解：由于肩胛下肌是关节前方限制外旋的最主要病变结构，浅层的肌肉相对次要，开放松解浅层肌肉的创伤大，引起的粘连会影响疗效。另外，对挛缩严重的病例，肩胛下肌的延长难以获得理想的长度。自2003年以来，肩关节镜下松解也开始用于治疗患儿肩关节挛缩。镜下松解以切断部分肩胛下肌腱为主，也有人仅松解关节囊和韧带。关节镜下可以直接找出限制外旋的主要结构并进行松解，还可以观察盂肱关节是否有发育不良。松解后，还可通过关节镜直视下评估关节稳定性。关节镜下松解有松解目标准确、创口小、损伤小等优点，疗效与开放性松解手术相似。Nabil Ghaly（2017）等在对21位患儿进行关节镜下肩关节松解及肌腱转位后，患儿肩关节活动度及肩关节评分均有提高，与其他文献报告的结果基本相符，与开放性松解手术效果相似。目前，肩关节镜技术的应用还在继续发展中。①手术指征：2岁后肩关节内旋挛缩。②麻醉与体位：全麻，沙滩椅位或侧卧位。③手术过程：使用30°、直径2.7mm关节镜。常规肩关节后方入路，插入关节镜，进入盂肱关节，前上入路插入操作器械。常规盂肱关节结构检查后，做肩关节外旋时，用探针触试张力高的结构，重点依次为肩胛下肌腱、关节囊肩袖旋转间隙处和盂肱韧带。用射频切断张力高的结构，一般是肩胛下肌腱为主，边切边外旋肩关节，直到外旋达到45°后停止（图4-2-16）。

④术后处理：用石膏将患肢固定于肩关节外旋45°位，2周后去石膏，开始肩关节外旋上举等功能锻炼，大龄且依从性好的患者可以不固定，2天后开始锻炼。

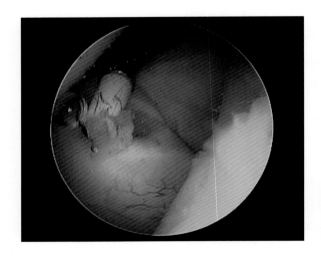

图4-2-16　分娩性臂丛神经损伤后肩关节内旋内收挛缩，关节镜下松解，切断部分肩胛下肌腱

3）内旋挛缩松解和背阔肌、大圆肌转位术：①手术指征。2岁后肩关节内旋挛缩，有背阔肌及大圆肌挛缩并同步收缩者。②麻醉与体位。全麻，开放松解取仰卧位，肩及胸部下垫高；关节镜下松解，取沙滩椅位。③手术过程。前路松解肩关节，如前文所述；背阔肌、大圆肌转位，在腋后做弧形切口，显露背阔肌腱及大圆肌腱，沿肌腱分离到其在肱骨止点处切断；保护入肌的神经血管，分离肌腹与周围筋膜，增加滑移度。从肩峰下缘肩外侧偏后做约5cm切口，纵行切开三角肌中后部间筋膜，纵行劈开三角肌。在两切口间三角肌深面做一隧道，将背阔肌腱、大圆肌腱断端从隧道引至肩峰下切口内，缝到冈下肌止点上（图4-2-17）。缝合三角肌筋膜以及两个皮肤切口。④术后处理：用石膏将患肢固定于肩关节外旋45°位，4～8周后去石膏，开始肩关节外旋上举等功能锻炼。

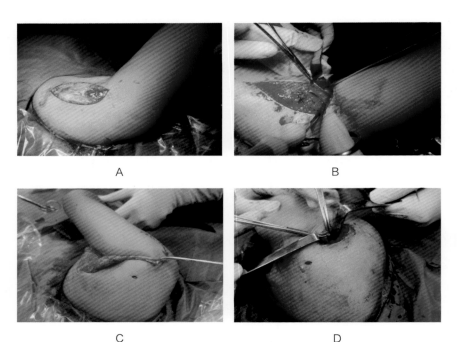

A

B

C

D

图4-2-17　分娩性臂丛神经损伤后肩关节内旋内收挛缩，行背阔肌、大圆肌转位术（左侧肩）

A. 在腋后做弧形切口　B. 显露背阔肌腱及大圆肌腱　C. 背阔肌腱切断，肌腹分离后　D. 背阔肌腱断端引至肩峰下切口内

4）肱骨外旋截骨矫形术：①手术指征。大龄肩关节内旋挛缩后遗症伴骨关节脱位或半脱位者以及盂肱关节发育不良者。②麻醉与体位。全麻，取仰卧位或沙滩椅位，肩部抬高。③手术过程。以三角肌止点为中点，沿三角肌、胸大肌间做切口，并延长至上臂中段，切断胸大肌肱骨止点处肌腱部分以充分暴露肱骨干近端。在胸大肌止点以远、三角肌止点以近水平锯断肱骨干，远端外旋适当角度，使手可触及颈部和嘴，一般60°～90°，然后做钢板内固定。④术后处理。肩人字石膏固定或支具固定4～8周，骨折愈合后进行康复锻炼。⑤注意事项。术中注意保护桡神经，避免过度矫正而引起外旋外展挛缩。

2. **成人臂丛神经损伤后肩关节内旋内收挛缩的治疗**

（1）保守治疗：对于成人臂丛神经损伤来说，预防性的康复锻炼可以预防大部分肩关节发生内旋内收挛缩，从损伤后就要进行预防性肩外展外旋锻炼。

（2）手术治疗：保守治疗无效的患者，日常动作如手接触嘴、脸完成有困难者，则可行手术改善其肩关节功能。手术目标一是无外展外旋动力或无力者重建或增强动力，二是松解关节挛缩。

1）重建或增强外展外旋动力：指征为无外展外旋动力或无力者。主要是肩胛上神经和腋神经修复重建，失去神经修复时机的，则根据病情不同，利用肌肉转位来重建或增强外展外旋动力，如同侧斜方肌上部或下部、对侧斜方肌、同侧背阔肌等。

2）肩关节镜下关节松解：只有对外展外旋动力已恢复而被动活动受限的病例才有意义。引起成人内旋内收挛缩的限制性病变结构主要在关节内，开放性松解手术创伤较大，并且不能直接观察关节腔内的情况；而镜下松解术创伤小，主要松解关节内结构，随着关节镜技术的发展，已经逐步替代开放性松解手术。①手术指征：外展外旋动力已经有效重建，肩关节内旋内收挛缩影响日常动作的完成。②麻醉与体位：全麻，沙滩椅位或侧卧位。③手术过程：使用30°、直径4mm的关节镜。常规肩关节后方入路插入关节镜，进入盂肱关节，前上入路插入操作器械。常规盂肱关节结构检查，可见关节囊、盂肱韧带以及肩胛下肌被纤维瘢痕覆盖、粘连。用射频清理瘢痕，切开关节囊，重点是关节囊肩袖旋转间隙处、肩胛下肌腱和盂肱韧带周围。肩胛下肌腱充分游离后，若外旋不能达到45°，还需切断部分盂肱韧带，直到外旋可获得45°后停止。然后探查肩峰下间隙，清理并松解此处的粘连和滑膜组织。手术要注意避免损伤神经，特别是路径已经改变的移位神经。④术后处理：药物及理疗止痛、消肿处理，第2天开始被动和主动的肩关节外旋和上举拉伸。若患者疼痛较重影响锻炼，可将患肢固定于肩关节外旋45°位2周后再锻炼。

3. **成人肩周创伤后内旋内收挛缩的治疗**　成人肩周创伤后内旋内收挛缩的主要病变是关节内外的纤维瘢痕挛缩和粘连，积极的康复锻炼可以预防大部分内旋内收挛缩的发生，要根据伤情尽早进行肩外展外旋锻炼。保守治疗无效者，需行手术松解关节挛缩，改善肩关节功能。

（赵新）

参考文献

［1］WONG J M. Management of stiff hand: an occupational therapy perspective ［J］. Hand Surg, 2002, 7（2）: 261-269.

［2］王澍寰. 手外科学［M］. 2版. 北京: 人民卫生出版社, 2005: 352-354.

［3］KAPLAN F T. The stiff finger［J］. Hand Clin, 2010, 26（2）: 191-204.

［4］顾玉东, 王澍寰, 侍德. 手外科手术学［M］. 2版. 上海: 复旦大学出版社, 2010: 565-573.

［5］WOLFE S W, HOTCHKISS R N, PEDERSON W C, et al. Green's operative hand surgery［M］. 6th ed. Philadelphia: Elsevier/Churchil Livingstone, 2011: 355-389.

［6］HOUSHIAN S, JING S S, CHIKKAMUNIYAPPA C, et al. Management of posttraumatic proximal interphalangeal joint contracture［J］. J Hand Surg Am, 2013, 38（8）: 1651-1658.

［7］YANG G, MCGLINN E P, CHUNG K C. Management of the stiff finger: evidence and outcomes［J］. Clin Plast Surg, 2014, 41（3）: 501-512.

［8］汤锦波. 手外科技术［M］. 济南: 山东科学技术出版社, 2017: 142-153.

［9］MORREY B F, ASKEW L J, CHAO E Y. A biomechanical study of normal functional elbow motion［J］. J Bone Joint Surg Am, 1981, 63（6）: 872-877.

［10］PALMER A K, WERNER F W, MURPHY D, et al. Functional wrist motion: a biomechanical study［J］. J Hand Surg Am, 1985, 10（1）: 39-46.

［11］NELSON D L. Functional wrist motion［J］. Hand Clin, 1997, 13（1）: 83-92.

［12］NELSON D L. Additional thoughts on the physical examination of the wrist［J］. Hand Clin, 1997, 13（1）: 35-37.

［13］HATTORI T, HIRATA H, NAKAO E, et al. Arthroscopic mobilization for post-traumatic contracture of the wrist［C］. American Society for Surgery of the Hand Annual Meeting Abstracts, Washington D.C., 2006: 7-9.

［14］LEE S K, GARGANO F, HAUSMAN M R. Wrist arthrofibrosis［J］. Hand Clin, 2006, 22（4）: 529-538; abstract vii.

［15］LUCHETTI R, ATZEI A, FAIRPLAY T. Arthroscopic wrist arthrolysis after wrist fracture［J］. Arthroscopy, 2007, 23（3）: 255-260.

［16］WOLFE S W, HOTCHKISS R N, PEDERSON W C, et al. Green's operative hand surgery［M］. 6th ed. Philadelphia: Elsevier/Churchil Livingstone, 2011: 717-718.

［17］STERN P J, NEALE H W, GRAHAM T J, et al. Classification and treatment of postburn proximal interphalangeal joint flexion contractures in children［J］. J Hand Surg Am, 1987, 12（3）: 450-457.

［18］威塞尔. Wiesel骨科手术学［M］. 张长青, 译. 上海: 上海科学技术出版社, 2013: 2973-2983.

［19］JUPITER J B, GOLDFARB C A, NAGY L, et al. Posttraumatic reconstruction in the hand［J］. J Bone Joint Surg Am, 2007, 89（2）: 428-435.

［20］FUFA M T, CHUANG S S, YANG J Y. Postburn contractures of the hand［J］. J Hand Surg Am, 2014, 39（9）: 1869-1876.

［21］PAKSIMA N, BESH B R. Intrinsic contractures of the hand［J］. Hand Clin, 2012, 28（1）: 81-86.

［22］LEIBOVIC S J, BOWERS W H. Anatomy of the proximal interphalangeal joint［J］. Hand Clin, 1994, 10（2）: 169-178.

［23］HOGAN C J, NUNLEY J A. Posttraumatic proximal interphalangeal joint flexion contractures［J］. J Am Acad Orthop Surg, 2006, 14（9）: 524-533.

［24］王澍寰. 手外科学［M］. 2版. 北京: 人民卫生出版社, 2005: 703.

［25］HATTORI T, TSUNODA K, WATANABE K, et al. Arthroscopic mobilization for contracture of the wrist［J］. Arthroscopy, 2006, 22（8）: 850-854.

［26］FOY C A, MILLS J, WHEELER L, et al. Long-term outcome following carpal wedge osteotomy in the arthrogrypotic patient［J］. J Bone Joint Surg Am, 2013, 95（20）: e150.

［27］VERHELLEN R, BAIN G I. Arthroscopic capsular release for contracture of the wrist: a new technique［J］. Arthroscopy, 2000, 16（1）: 106-110.

［28］SLUTSKY D J. Wrist arthroscopy through a volar radial portal ［J］. Arthroscopy, 2002, 18（6）: 624-630.

［29］GEISSLER W B, FREELAND A E, SAVOIE F H, et al. Intracarpal soft-tissue lesions associated with an intra-articular fracture of the distal end of the radius ［J］. J Bone Joint Surg Am, 1996, 78（3）: 357-365.

［30］MADHURI V, DHANRAJ P. Correction of post burns contracture of wrist with Ilizarov method ［J］. Burns, 1998, 24（6）: 576-578.

［31］OISHI S N, AGRANOVICH O, PAJARDI G E, et al. Treatment of the upper extremity contracture/deformities ［J］. J Pediatr Orthop, 2017, 37（Suppl 1）: S9-S15.

［32］顾玉东, 陈亮, 沈丽英. 产瘫患儿肩外展受限的病理类型及其临床意义 ［J］. 中华手外科杂志, 1999, 15（1）: 5-7.

［33］朱越. 产瘫肩关节内旋挛缩后遗症的诊疗进展 ［J］. 国外医学（创伤与外科基本问题分册）, 2000, 21（3）: 142-146.

［34］DODDS S D, WOLFE S W. Perinatal brachial plexus palsy ［J］. Curr Opin Pediatr, 2000, 12（1）: 40-47.

［35］朱越, 陈亮, 顾玉东. 产瘫后肩关节内旋挛缩发生机制的解剖学研究 ［J］. 中华手外科杂志, 2001, 17（1）: 7-11.

［36］KOZIN S H. Correlation between external rotation of the glenohumeral joint and deformity after brachial plexus birth palsy ［J］. J Pediatr Orthop, 2004, 24（2）: 189-193.

［37］WATERS P M. Update on management of pediatric brachial plexus palsy ［J］. J Pediatr Orthop, 2005, 25（1）: 116-126.

［38］PEARL M L, EDGERTON B W, KAZIMIROFF P A, et al. Arthroscopic release and latissimus dorsi transfer for shoulder internal rotation contractures and glenohumeral deformity secondary to brachial plexus birth palsy ［J］. J Bone Joint Surg Am, 2006, 88（3）: 564-574.

［39］BAE D S, WATERS P M. External rotation humeral osteotomy for brachial plexus birth palsy ［J］. Tech Hand Up Extrem Surg, 2007, 11（1）: 8-14.

［40］LEVY O, WEBB M, EVEN T, et al. Arthroscopic capsular release for posttraumatic shoulder stiffness ［J］. J Shoulder Elbow Surg, 2008, 17（3）: 410-414.

［41］ABZUG J M, CHAFETZ R S, GAUGHAN J P, et al. Shoulder function after medial approach and derotational humeral osteotomy in patients with brachial plexus birth palsy ［J］. J Pediatr Orthop, 2010, 30（5）: 469-474.

［42］MASCARENHAS V V, CASACCIA M, FERNANDEZ MARTIN A, et al. The role of subscapularis muscle denervation in the pathogenesis of shoulder internal rotation contracture after neonatal brachial plexus palsy: a study in a rat model ［J］. J Orthop Res, 2014, 32（12）: 1675-1679.

［43］IDRIS S, GHARBAOUI, GLORIA R, et al. Perspectives on glenohumeral joint contractures and shoulder dysfunction in children with perinatal brachial plexus palsy ［J］. J Hand Ther, 2015, 28（2）: 176-183; quiz 184.

［44］NABIL G, ELABD M, SHADY S, et al. Remodeling after arthroscopic reduction of glenohumeral joint in adduction internal rotation shoulder deformity in obstetric brachial plexus palsy ［J］. Cur Orthopaed Prac, 2017, 28（4）: 398-403.

［45］HAGERT E, GARCIA E M, FORSGREN S, et al. Immunohistochemical analysis of wrist ligament innervation in relation to their structural composition ［J］. J Hand Surg Am, 2007, 32（1）: 30-36.

［46］BERGER R A, LANDSMEER J M. The palmar radiocarpal ligaments: a study of adult and fetal human wrist joints ［J］. J Hand Surg Am, 1990, 15（6）: 847-854.

［47］BERGER R A. The ligaments of the wrist. A current overview of anatomy with considerations of their potential functions ［J］. Hand Clin, 1997, 13（1）: 63-82.

［48］MIZUSEKI T, IKUTA Y. The dorsal carpal ligaments: their anatomy and function ［J］. J Hand Surg Br, 1989, 14（1）: 91-98.

［49］RITT M J, BISHOP A T, BERGER R A, et al. Lunotriquetral ligament properties: a comparison of three anatomic subregions ［J］. J Hand Surg Am, 1998, 23（3）: 425-431.

［50］SMITH D K. Dorsal carpal ligaments of the wrist: normal appearance on multiplanar reconstructions of three-dimensional Fourier transform MR imaging ［J］. AJR Am J Roentgenol, 1993, 161（1）: 119-125.

［51］VIEGAS S F, YAMAGUCHI S, BOYD N L, et al. The dorsal ligaments of the wrist: anatomy, mechanical properties, and function ［J］. J Hand Surg Am, 1999, 24（3）: 456-468.

［52］SENNWALD G R, ZDRAVKOVIC V, OBERLIN C. The anatomy of the palmar scaphotriquetral ligament ［J］. J Bone Joint Surg Br, 1994, 76（1）: 147-149.

［53］BERGER R A. The anatomy of the ligaments of the wrist and distal radioulnar joints ［J］. Clin Orthop Relat Res, 2001,（383）: 32-40.

［54］BRYCE T H. Certain points in the anatomy and mechanism of the wrist-joint reviewed in the light of a series of Röntgen ray photographs of the living hand ［J］. J Anat Physiol, 1896, 31（Pt 1）: 59-79.

［55］LANDSMEER J M. Studies in the anatomy of articulation. Ⅰ. The equilibrium of the "intercalated" bone ［J］. Acta Morphol Neerl Scand，1961，3：287-303.

［56］WEBER E R. Concepts governing the rotational shift of the intercalated segment of the carpus ［J］. Orthop Clin North Am，1984，15（2）：193-207.

［57］LANGE A，KAUER J M，HUISKES R. Kinematic behavior of the human wrist joint: a roentgen-stereophotogrammetric analysis ［J］. J Orthop Res，1985，3（1）：56-64.

［58］BERGER R A，BLAIR W F，CROWNINSHIELD R D，et al. The scapholunate ligament ［J］. J Hand Surg Am，1982，7（1）：87-91.

［59］RUBY L K，AN K N，LINSCHEID R L，et al. The effect of scapholunate ligament section on scapholunate motion ［J］. J Hand Surg Am，1987，12（5 Pt 1）：767-771.

［60］TALEISNIK J. The ligaments of the wrist ［J］. J Hand Surg Am，1976，1（2）：110-118.

［61］MOOJEN T M，SNEL J G，RITT M J，et al. Three-dimensional carpal kinematics in vivo ［J］. Clin Biomech（Bristol，Avon），2002，17（7）：506-514.

［62］LICHTMAN D M，SCHNEIDER J R，SWAFFORD A R，et al. Ulnar midcarpal instability-clinical and laboratory analysis ［J］. J Hand Surg Am，1981，6（5）：515-523.

［63］CRISCO J J，MCGOVERN R D，WOLFE S W. Noninvasive technique for measuring in vivo three-dimensional carpal bone kinematics ［J］. J Orthop Res，1999，17（1）：96-100.

［64］EDIRISINGHE Y. Dynamic motion analysis of dart throwers motion visualized through computerized tomography and calculation of the axis of rotation ［J］. J Hand Surg Eur Vol，2014，39（4）：364-372.

［65］ZHAO K，BREIGHNER R，HOLMES D，et al. A technique for quantifying wrist motion using four-dimensional computed tomography: approach and validation ［J］. J Biomech Eng，2015，137（7）. 745011-745015.

［66］WOLFE S W，NEU C，CRISCO J J. In vivo scaphoid, lunate, and capitate kinematics in flexion and in extension ［J］. J Hand Surg Am，2000，25（5）：860-869.

［67］SANDOW M J，FISHER T J，HOWARD C Q，et al. Unifying model of carpal mechanics based on computationally derived isometric constraints and rules-based motion - the stable central column theory ［J］. J Hand Surg Eur Vol，2014，39（4）：353-363.

［68］ROHDE R S，CRISCO J J，WOLFE S W. The advantage of throwing the first stone: how understanding the evolutionary demands of Homo sapiens is helping us understand carpal motion ［J］. J Am Acad Orthop Surg，2010，18（1）：51-58.

［69］GARG R，KRASZEWSKI A P，STOECKLEIN H H，et al. Wrist kinematic coupling and performance during functional tasks: effects of constrained motion ［J］. J Hand Surg Am，2014，39（4）：634-642.

［70］BRAIDOTTI F，ATZEI A，FAIRPLAY T. Dart-Splint: An innovative orthosis that can be integrated into a scapho-lunate and palmar midcarpal instability re-education protocol ［J］. J Hand Ther，2015，28（3）：329-334；quiz 335.

［71］SALVA-COLL G，GARCIA-ELIAS M，LEON-LOPEZ M T，et al. Effects of forearm muscles on carpal stability ［J］. J Hand Surg Eur Vol，2011，36（7）：553-559.

［72］GARCIA-ELIAS M. Kinetic analysis of carpal stability during grip ［J］. Hand Clin，1997，13（1）：151-158.

［73］RIKLI D A，HONIGMANN P，BABST R，et al. Intra-articular pressure measurement in the radioulnocarpal joint using a novel sensor: in vitro and in vivo results ［J］. J Hand Surg Am，2007，32（1）：67-75.

［74］VIEGAS S F，PATTERSON R M，TODD P D，et al. Load mechanics of the midcarpal joint ［J］. J Hand Surg Am，1993，18（1）：14-18.

［75］FISK G R. The wrist ［J］. J Bone Joint Surg Br，1984，66（3）：396-407.

［76］GARCIA-ELIAS M，LLUCH A. Partial excision of scaphoid: is it ever indicated? ［J］. Hand Clin，2001，17（4）：687-695.

第 五 章

腕关节不稳定
及韧带损伤

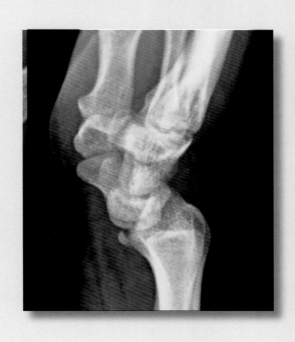

■ 第一节

腕关节功能解剖

熟悉正常腕关节解剖和功能，是正确治疗腕关节不稳定及相关疾病的基础。本节主要介绍腕骨与韧带的解剖。

一、骨骼解剖

腕关节连接前臂和手，由桡尺骨远端和8块腕骨、5块掌骨基底组成。桡骨和尺骨远端与近排腕骨构成桡腕关节，近排腕骨和远排腕骨构成腕中关节，远排腕骨与5块掌骨基底也构成关节。近排腕骨（由桡侧至尺侧）包括舟骨、月骨、三角骨、豌豆骨，远排腕骨（由桡侧至尺侧）包括大多角骨、小多角骨、头状骨和钩骨。不到2%的人群存在副豌豆骨。

桡腕关节由桡骨远端和三角纤维软骨构成的关节窝与向近端凸起的关节面组成。桡骨远端有两个关节凹面，即月骨窝和舟骨窝，并且在两个平面有倾斜，矢状面掌倾角平均为10°，冠状面尺偏角平均为24°。舟骨近端关节面的曲率大于月骨近端关节面。为了确保关节的匹配，桡骨远端两个关节面之间有一个位于矢状面的关节软骨嵴，称为关节面凸起。舟骨陷窝的曲率大于月骨陷窝，月骨陷窝浅，并且尺偏角小。

在水平面上，各腕骨组成一个凹陷，掌侧由腕横韧带覆盖形成腕管，腕管最狭窄的部分位于远排腕骨平面。

二、韧带解剖

腕关节由多条韧带将腕骨相互连接而成。腕关节韧带结构复杂，大小和形态个体差异很大。Hagert等认为，腕关节韧带的功能比以前的认知更为复杂，从组织学结构上看，一部分韧带如腕桡侧韧带由致密的胶原纤维构成，具有重要的稳定作用；另一部分韧带如腕背侧韧带虽然在结构上没有前述韧带致密，但它们含有丰富的机械性刺激感受器，对于向中枢神经传递本体感受信号非常重要。

除腕关节囊外的腕横韧带以及连接豌豆骨、钩骨和第5掌骨基底的两条韧带，腕关节韧带均位于关节囊内或关节内。关节内韧带完全被滑膜覆盖，而关节囊内韧带只有深层或关节面部分被滑膜覆盖。关节囊内韧带常被关节囊表面的软组织覆盖，因此在腕关节开放手术时很难辨别。相反，在关节镜手术时，从腕关节内可以清楚地辨别关节内韧带（舟月韧带、月三角韧带的近端膜部）和关节囊内韧带，后者被一薄层滑膜覆盖。

腕关节韧带以两种形式存在：外在韧带和内在韧带。外在韧带连接尺骨、桡骨和腕骨，内在韧带均起至腕骨。两种类型的韧带在解剖学、组织学和生物化学方面存在差异。外在韧带坚固，但其屈服强度小于内在韧带。内在韧带在软骨上的附着面积大于在骨质上的附着面积，并且内在韧带的弹性纤维含量较外在韧带少，在不同应力模式下的检测表明：外在韧带易出现韧带中部断裂，而内在韧带更多发生撕脱性损伤。

（一）腕部外在韧带

腕部外在韧带可进一步分为三组：桡腕掌侧韧带、尺腕掌侧韧带和桡腕背侧韧带，尺骨和腕骨间无背侧韧带。

1. **桡腕掌侧韧带** 桡舟头韧带起自桡骨茎突掌侧面，是桡腕掌侧韧带最外侧的韧带。根据Berger等的描述，它由三部分组成：桡侧副韧带起自桡骨茎突最桡外侧，向远侧止于舟骨腰部的桡掌侧，其余桡舟头韧带纤维向远尺侧走向头状骨，桡侧部分止于舟骨远极的近端，形成桡舟韧带，最大的桡头韧带止于头状骨头部掌侧，并与尺头韧带在此交叉。长桡月韧带位于桡腕掌侧韧带中间，起自桡骨远端掌侧面桡舟头韧带起点尺侧，向尺侧斜向止于月骨，支持舟月韧带掌侧部分。短桡月韧带起自桡骨远端月骨窝掌侧缘，向远端垂直走行，止于月骨掌侧近端。桡舟头韧带走行于舟骨掌侧凹面，构成舟骨旋转的铰链。在桡舟头韧带与长桡月韧带间存在一个韧带间隙（Poirier间隙）。该间隙是一个薄弱区域，易发生月骨周围脱位。有时长桡月韧带与掌侧月三角韧带相延续。尽管所谓的桡舟月韧带曾被认为是深部的关节囊韧带，但它并非真正的韧带，仅为一束带有血管的疏松结缔组织，营养舟月韧带膜部及周围骨质。

2. **尺腕掌侧韧带** 表浅的尺头韧带起自尺骨茎突基底的粗糙骨面（尺骨茎突基底凹窝），斜行走行，止于头状骨颈部。尺头韧带与桡舟头韧带构成远端V形结构或称为弓形韧带。在尺头韧带深面，尺三角韧带和尺月韧带起自三角纤维软骨，垂直向远端走行，分别止于三角骨和月骨掌侧。Berger等认为，尺月韧带、尺头韧带和短桡月韧带均位于同一平面，尺月韧带和短桡月韧带直接连接，构成尺腕关节掌侧近端的V形结构。

3. **桡腕背侧韧带** 外源性桡腕背侧韧带仅含桡腕背侧韧带。该韧带为宽大扇形，起自桡骨远端关节面的背侧缘 Lister 结节与乙状切迹之间，止于三角骨背侧缘，部分深部纤维止于月骨，与骨间背侧韧带有重叠。桡腕背侧韧带加强了月三角韧带的背侧部分，具有限制尺腕关节旋后和防止腕骨尺侧移位的作用。

（二）腕部内在韧带

腕部内在韧带为连接同排腕骨间短的掌、背侧纤维（骨间掌侧韧带和骨间背侧韧带）或连接两排腕骨间的韧带。

1. **舟月韧带** 舟月骨间的连接由三部分结构组成：骨间掌侧韧带和骨间背侧韧带及近端的纤维软骨膜。后者从背侧至掌侧，沿舟骨、月骨近端的弧面分布，并将桡腕关节和腕中关节隔开。舟月骨间韧带背侧位于背侧关节囊深面，连接舟骨背远侧角与月骨，由一束短且厚的胶原纤维组成，轻度斜行，其远侧与舟三角韧带融合，是维持舟骨、月骨稳定的关键结构。舟月骨间掌侧部为软骨性，被血管膜性的桡舟月韧带与近侧的纤维软骨性部分隔开，其强度比背侧部分弱，纤维较长，斜向走行。该结构的特点是允许舟骨相对于月骨在矢状面做更大幅度的旋转，但其对于稳定舟骨、月骨仅起次要作用。舟月韧带背侧部屈服强度最大（平均260N），舟月韧带掌侧部次之（118N），近端膜部屈服强度较小（63N）。近端膜部在老年人群中常出现穿孔，但这并不能说明不稳定性增高。

2. **月三角韧带** 月三角韧带同样由三部分结构组成：骨间掌侧韧带和骨间背侧韧带及近端的纤维软骨膜。骨间掌侧韧带和骨间背侧韧带由短纤维构成，分别在掌侧和背侧连接月骨和三角骨的关节面，这两部分韧带之间为封闭月三角关节近端的纤维软骨膜结构。与舟月韧带相反，月三角骨间韧带掌侧部较背侧部粗大而坚韧（平均屈服强度分别为301N和121N）。生物力学研究表明，骨间掌侧韧带和骨间背侧韧带对于防止背侧移位的作用相同，但掌侧韧带对于限制掌侧移位起到67.3%的作用。对于旋转稳定性而言，背侧韧带是最重要的结构。Ritt等选择性地切除骨间背侧韧带，发现月三角旋转角度增加15.3°。除非因退变或外伤导致的膜部穿孔，近端膜部可以隔开桡腕关节和腕中关节，对月三角关节起到较小的限制旋转、移位或分离作用。月三角韧带在活动范围内均比舟月韧带更加紧张，因此月骨与三角骨的运动学关系更为密切。月三角骨间韧带掌、背侧部的远端常常与舟月关节远端的纤维相连，构成所谓的舟三角韧带掌、背侧部。该结构通过加深腕中关节窝提高头月关节的稳定性，同时也能够增强舟月关节的稳定性。舟月骨间韧带和月三角韧带的联合作用使得月骨在舟骨和三角骨之间像扭力弹簧一样，舟月韧带提供屈曲的力矩，月三角韧带提供背伸的力矩。切断月三角韧带的背侧部分对腕关节的生物力学影响较小，而切除近端和掌侧部分会造成掌侧嵌入段不稳定（VISI），表现为月骨和三角骨屈曲。

3. **腕中关节韧带** 在背侧，仅有的腕中关节韧带称为腕骨间背侧韧带。该韧带起自三角骨背侧缘，横行经过月骨背侧缘，扇形展开后分别止于舟骨、大多角骨及小多角骨的背侧缘。背侧腕骨间韧带和背侧舟三角韧带难以区分，该结构通过加深腕中关节窝起到稳定头月关节的作用。在掌侧，有数条腕中关节韧带。在内侧，粗大的纤维束连接三角骨与钩骨、头状骨。三角头钩韧带复合体也被称为尺侧弓形韧带，三角头韧带起自三角骨远端掌侧缘近侧，向远侧和桡侧，止于头状骨掌侧皮质的尺侧部分，加入腕中关节囊的尺侧半；三角钩韧带起自三角骨远端掌侧缘，紧邻三角头韧带起点的尺侧，向远侧止于钩骨掌侧面。三角头韧带和三角钩韧带之间常有凹陷分隔。

在外侧，舟骨结节通过两组韧带连接于远排腕骨，分别为掌内侧的舟头韧带和背外侧的舟大、小多角韧带。这些韧带对于维持舟骨正常位置非常重要。月骨与头状骨间无韧带结构，腕关节也无真正意义上的桡侧副韧带或尺侧副韧带。腕关节并非铰链式关节，无直接的侧副韧带存在，因为上述结构会限制腕关节的活动范围。内侧的尺侧腕伸肌腱和外侧的拇长展肌腱可以在某些程度上替代缺失的侧副韧带功能。

4. 远排腕骨间韧带　远排腕骨间有多条强韧且紧张的横行韧带（背侧、掌侧及关节间深部）。尤其从背侧向掌侧存在压力时，远排腕骨间韧带能够维持腕横弓，从而起到保护腕管内容物的作用。

（蒋良福）

第二节

腕关节运动学及动力学

腕关节是一个复合运动的关节，可以承受巨大的应力而不变形，这主要归功于腕骨独特的形状、相互之间独特的连接，以及内在、外在韧带间约束的完美相互作用。已经有多种理论试图阐明腕关节运动的内在机制，简而言之，即腕关节如何运动（腕关节运动学）和腕关节如何承受应力负荷而不变形（腕关节动力学）。

一、腕关节运动学

过去的一个世纪，测量腕关节运动的技术取得了巨大的进展，促进了描述和解释腕关节功能运动理论的发展，从排理论和柱理论到当代基于三维研究的诠释都和这些测量技术息息相关。X线的出现使得最早的腕关节运动学研究成为可能，通过计算腕骨在屈伸或桡尺偏时角度或长度的二维变化推算出三维运动，应用这种方法最早提出了腕关节运动排理论（Bryce，1896）。该理论将腕骨分为远、近两横排，舟骨起连接两排腕骨的作用且分属两排。两排腕骨在腕中关节相对运动，近排在桡腕关节相对于桡骨运动，并且近排腕骨是作为一个整体而运动的。Landsmeer强调将近排腕骨当作一个嵌体。Ruby认为近排腕骨间运动有差异，但仍以一个整体的方式运动，而远排腕骨相互间的运动比较一致。就算是早期的排理论倡导者也认为这样把腕关节运动机制过于简单化了。Navarro根据腕关节的进化和功能的发展需要，进而于1921年提出腕柱理论。该理论将腕关节分为三个功能柱：中间柱（月骨、头状骨和钩骨）控制腕关节屈伸；外侧柱（舟骨、大多角骨和小多角骨）控制通过腕关节的应力；内侧柱或旋转柱（三角骨和豌豆骨）控制旋前和旋后。1976年，Taleisnik对

Navarro 的理论进行了修改，认为外侧柱包括舟骨，内侧柱为三角骨，其余腕骨构成中间柱。Moojen 对腕骨运动学进行三维研究后认为，柱理论、排理论忽略了微小的腕骨间运动，把现实简单化了。Gilford 于 1943 年提出铰链理论、链环理论，认为腕关节的功能类似铰链关节，包括三条纵行关节链：桡侧为桡舟头关节链；月骨的中心、头状骨的头部为腕关节的两个旋转中心，中央为桡月头关节链；腕尺侧为一个整体，组成尺侧关节链。这些纵行关节链的运动是相互依赖的。中间骨（舟骨、月骨）对腕骨间的稳定起重要作用。Weber 于 1980 年在生物力学研究的基础上提出纵行柱理论、双柱理论，将腕骨分为两个纵行柱：其一为受力柱，包括舟骨、月骨、大多角骨、小多角骨、头状骨；另一为控制柱，包括三角骨、钩骨斜行排列的螺旋状三角钩关节，起着稳定头状骨和月骨的作用。Lichtman 于 1981 年提出卵圆环理论，认为腕关节是由四个部分（远排腕骨、舟骨、月骨、三角骨）相互关联的功能组成，通过舟大多角关节和三角钩关节形成一个卵圆形环状结构。在该关节环上任何一处韧带、骨性损伤都会导致腕关节功能异常或腕关节不稳定。

这些基于测量屈伸和桡尺偏平面运动的研究有明显的局限，不能测量六个自由度：平移（前/后、尺/桡、远/近）和旋转（X、Y、Z轴）。随着立体摄像技术的发展，利用 CT 和 MRI 的三维研究可以评估体内腕骨的六个自由度的运动学，精确程度可以达到 0.5mm 和 0.5°，但是三维研究的局限是来源一系列腕关节静态的位置。最近更有四维影像研究，可以获得即时和立体的分辨率，获得动态的运动学。三维研究发现，腕关节运动既不是两个水平的横排运动，也不是三个纵向的柱状运动。但是这些排理论、柱理论方便解剖描述且在临床应用影响深远，我们仍将结合这些理论讨论腕关节运动学。

腕关节可以在外力作用下被动活动，也可以通过腕关节的前臂肌肉-肌腱功能单元主动收缩引起主动活动。某块肌肉收缩导致的运动学结果取决于腕关节处于特定体位时即刻旋转中心与肌腱位置和走行的相互关系。近排腕骨无直接的肌腱止点，因而肌肉收缩产生的旋转活动起自远排腕骨。当腕中关节囊张力达到一定程度时，近排腕骨开始产生运动。因此，当腕关节运动自中立位迅速启动时，大多数活动发生在舟月头关节。

在正常腕关节中，远排腕骨间的活动很少，因此远排腕骨被认为是一个固定的功能单元。近排腕骨间相互连接，但没有远排腕骨间牢固，因此尽管协同运动，但舟骨、月骨及三角骨在运动方向以及旋转幅度方面仍存在明显差异。当腕关节在矢状面做屈伸运动时，舟骨的旋转幅度最大（平均运动幅度为 90%），月骨为 50%，三角骨为 65%。腕关节最大屈曲时，舟月角为 76°；最大背伸时，舟月角为 35°。尽管腕关节运动学存在明显的个体差异，但受试者在腕关节屈伸时有相对的一致性，并在屈曲 60° 到伸直 60° 的范围内遵循一定的模式。研究表明，从中立位至腕关节屈曲 60° 时，舟状骨屈曲为头状骨屈曲的 70%，月骨屈曲约为头状骨屈曲的 45%，表明屈曲时腕中关节和桡腕关节屈曲程度大概各占一半。在中立位至伸腕 60° 时，舟骨和头状骨背伸程度相同，而月骨背伸角度为头状骨的 65%，意味着伸腕时桡腕关节背伸程度超过腕中关节；而在极度背伸如做推举运动时，舟骨和月骨旋转比头状骨少 25%，提示最大范围的运动主要通过腕中关节完成，这可能与掌侧韧带的限制有关。

在腕关节做桡尺偏运动时，三块近排腕骨协同运动，从桡偏的屈曲位至尺偏时的背伸位。这种多平面运动存在个体差异。大多数人在进行桡尺偏运动时，近排腕骨会出现屈伸运动（所谓的柱状关节），然而少数人在桡尺偏运动时，内外侧移位的程度大于屈伸活动（所谓的排状关节）。由于个体差异，包括腕关节松弛程度、头钩骨近端关节面形状以及月骨类型等，桡尺偏运动时，会产生一系列介于上述两种情况之间的复合运动。这种复合运动是为了保持腕关节在不同体位时桡骨和远排腕骨关节面的匹配。

在腕关节不受限制的情况下做屈曲运动时，远排腕骨同步屈曲，但同时伴有一定程度的尺偏。相应的，当腕关节背伸时，远排腕骨在背伸时伴有轻度桡偏。腕骨运动的三维研究可以测量腕关节的耦合运动，即同时包含屈伸轴和桡尺偏轴的复合运动。这些研究发现，当腕关节从桡偏背伸向尺偏屈曲运动时，即所谓的投掷飞镖动作，舟、月骨在腕尺偏时的背伸倾向被腕关节屈曲所平衡，导致腕关节在很大运动范围内舟、月骨无明显旋转。也就是说，腕桡偏背伸至尺偏屈曲的过程中，几乎所有腕关节运动都发生在腕中关节，这个耦合动作的方向称为投掷飞镖路径。当背伸屈和桡尺偏比例为1∶1时，舟、月骨在纯投掷飞镖平面（与冠状面和矢状面成45°的平面）的活动度为0°。进一步的研究表明，腕骨韧带力学轴线是沿着投掷飞镖平面的，这对投射运动及其他职业和日常运动很重要。投掷飞镖运动与肌肉止点方向有关，从水平面观察，桡侧腕长、短伸肌和尺侧腕屈肌止于投掷飞镖平面的一个斜轴。除了沿该平面产生运动，这些肌肉还使舟骨旋后，从而稳定舟月关节，进一步保护舟月背侧韧带。

二、腕关节动力学

在重体力劳动过程中，腕关节承受了巨大的压力和剪切应力。这不仅来自所施加的外力，也来自为了维持手部稳定而产生的肌肉收缩力。腕关节不受限制地主动屈伸时，通过腕关节传导的应力达25kg。手指对捏时，第1腕掌关节所承受的应力是其产生捏力的1.5～4.2倍。相应的，当指端施力时，所有腕掌关节所承受的应力是指端所施加力量的10倍以上。如男性最大平均握力为52kg，女性为31kg，则腕关节承受的相应负荷分别为520kg和310kg，这已被Rikli及其同事通过一系列体内试验证实。

在腕关节内，应力的分布模式取决于多种因素，如外力的大小、方向及受力点，关节面不同的方向和形状，以及相关韧带的弹性特征。根据Viegas及其同事的体外研究结果表明，在腕中关节平面，60%的远排腕骨应力通过舟月头关节传递。进一步向近侧应力分布如下：桡舟关节占全部应力的50%～56%，桡月关节占29%～35%，尺月关节占10%～21%。这些数字因腕关节的位置而异。当腕关节尺偏时月骨窝压力增大，而桡偏时舟骨压力增大。在轻度背伸桡偏的功能位，通过月骨的应力负荷增加。

腕骨是桡骨和掌骨之间的连接，因为远排腕骨由坚韧的腕骨间横韧带连接，它们之间无明显的运动，因此从功能上看，远排腕骨是掌骨近侧的延伸。动力学理论更关注近排腕骨的稳定机制，Gilford（1943）提出舟骨有桥接近排腕骨与远排腕骨间的作用，能够防止腕关节在负荷下发生塌陷。Fisk（1970）介绍了手风琴畸形的概念，舟月关节分离会导致月骨过度背伸，相应的头状骨屈曲和舟骨屈曲。Linscheid（1972）认为，由于舟骨在桡骨与远排腕骨间处于斜行位置，因此舟骨以曲柄滑块机制（三杆联动装置）来提供稳定。Kaurer（1974）发现近排腕骨存在屈伸平衡，负荷时，斜行的舟骨有屈曲的趋势。月骨由于其掌侧的楔形轮廓，有背伸的趋势。Weber将近排腕骨的稳定归功于螺旋状三角钩关节的轴向负荷导致的月骨背伸，起到了平衡舟骨屈曲的作用。Garcia-Elias后来描述这种近排腕骨在腕骨屈曲和背伸相对运动的自平衡机制，这种相对运动力臂任一方缩短都会打破平衡，如舟骨远端切除，舟骨或三角骨从月骨分离。大、小多角骨通过舟-大多角-小多角骨（STT）韧带传导至舟骨，由于舟骨斜行，它产生屈曲并对近排腕骨造成屈曲运动。第4、5掌骨的负荷传递至钩骨，钩骨在三角骨背侧下滑，造成三角骨背伸运动。完整的舟月韧带和月三角韧带传递两种相等但方向相反的运动至月骨，保持月骨中立。

（蒋良福）

第三节
腕关节不稳定的机制和分类

一、腕关节不稳定的机制

两种暴力机制可以导致腕关节排列紊乱，即直接暴力和间接暴力。直接暴力为致伤物直接将暴力作用于脱位的腕骨，间接暴力则是暴力作用于远离受伤的部位。在间接暴力中，应力通过韧带传递，负荷通过相邻的关节面传递。

（一）直接暴力

一种典型的直接暴力是由冲压暴力或旋转型机器导致的腕横弓塌陷，进而导致腕关节不稳定；另一种直接暴力则是由爆炸伤造成的。上述两种暴力作用范围较大，常导致广泛的腕关节骨折脱位。当直接暴力作用范围较小时，可导致腕关节局部的骨折脱位。

（二）间接暴力

大部分月骨周围脱位由间接暴力造成。高处坠落伤和车祸伤时，当腕关节过伸并伴有不同程度尺偏和腕中关节旋后时，易导致月骨周围脱位。该类型机制还可导致其他腕关节损伤，如桡骨远端骨折以及舟骨骨折。尽管桡骨远端骨折可能伴发月骨周围脱位，但这种情况并不多见。其他的相关因素还包括与年龄相关的骨量不同、应力的方向和范围不同，以及受伤时腕关节所处的位置不同等。

为了阐明间接暴力与韧带损伤进展之间的关系，Mayfield 等进行了一系列尸体标本研究。他们的研究结果证实，大部分月骨周围脱位（从轻度舟月骨扭伤至完全性月骨掌侧脱位）的病理学机制相似，即进行性月骨周围不稳定，并可分为四期（图5-3-1）。

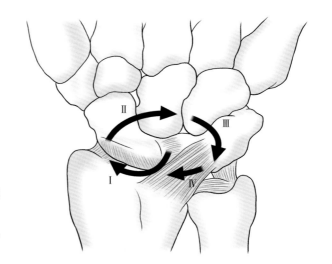

图5-3-1 Mayfield进行性月骨周围不稳定的分期示意图

Ⅰ期：舟月分离或舟骨骨折；Ⅱ期：头月关节脱位；
Ⅲ期：月三角分离或三角骨骨折；Ⅳ期：月骨脱位

1. Ⅰ期：舟月分离或舟骨骨折　　当远排腕骨在外力作用下过伸时，腕中关节掌侧的舟大、小多角骨韧带和舟头韧带张力增高，舟骨背伸。背伸的趋势通过舟月韧带传递至月骨，但月骨被长、短桡月韧带牢固约束，因此这种扭矩的增加将导致舟月韧带从掌侧至背侧发生撕裂，最终造成完全的舟月分离。当腕关节桡偏时，月骨及舟骨近极被桡舟头韧带牢靠固定。上述情况发生时可能发生舟骨骨折，而非舟月分离。极少数情况下，腕关节过伸致伤时导致的结果既不是舟骨骨折也不是舟月分离，而是更远平面的舟大多角骨分离。

2. Ⅱ期：头月关节脱位　　舟月关节分离或舟骨骨折发生后，腕关节继续过伸，远排腕骨向背侧移位，相对于月骨发生脱位，或出现头状骨骨折，骨折远端和其他远排腕骨一起向背侧发生脱位。这两种情况下，远排腕骨移位会造成桡舟头韧带从桡骨茎突处撕裂，进而导致Poirier间隙水平出现关节囊弧形裂口，使腕中关节的掌侧暴露。

3. Ⅲ期：月三角分离或三角骨骨折　　头状骨向背侧脱位后，三角钩月韧带复合体极度紧张，并导致三角骨承受着巨大的背伸和背侧移位的负荷。这种应力会造成月三角韧带撕裂，进而导致月三角分离或矢状面三角骨骨折。

4. Ⅳ期：月骨脱位　　月骨周围韧带均发生撕裂，月骨相对于桡骨的位置仅由桡腕背侧韧带及掌侧桡月韧带维持。此时已发生背侧脱位的头状骨作用于月骨背侧，导致月骨向掌侧脱位。该脱位常伴有月骨向腕管内不同程度的掌屈。根据月骨掌屈的不同程度，Ⅳ期又可分为三个亚型：①月骨脱位Ⅰ型，月骨轻度掌屈（<90°）；②月骨脱位Ⅱ型，月骨掌屈>90°，但桡月掌侧关节囊（短桡月韧带）完整；③月骨脱位Ⅲ型，月骨从破裂的掌侧关节囊中完全脱出。

进行性月骨周围不稳定的概念合理地解释了桡侧腕关节不稳定，但并不能说明尺侧腕关节不稳定的机制。Mayfield等在试验中并未发现伴有桡侧不稳定的尺侧月骨周围不稳定。月三角韧带损伤可在Ⅲ期出现，但一些学者认为这是逆向月骨周围不稳定的结果。当腕关节在外力作用下背伸桡偏而非尺偏时，应力集中于三角钩头韧带。此外，若腕关节受伤时极度旋前，并且外力作用于小鱼际区域，如向后跌倒，伸手触地且前臂伴内旋时，在豌豆骨应力的作用下，三角骨相对月骨发生背侧移位，即导致逆向腕关节不稳定。该型腕关节不稳定模式分期如下：月三角分离为Ⅰ期，头月关节

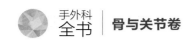

脱位为Ⅱ期，舟月分离为Ⅲ期。尽管有学者认为这种逆向腕关节不稳定的机制合理，但目前还未被试验证实。

二、 腕关节不稳定的诊断

临床常见两类腕关节不稳定，一类发生于明确外伤后，如高处坠落伤、车祸伤或腕部压砸伤等，该类患者多存在明显的腕关节骨折脱位。另一类患者可能没有明确的外伤史，但腕关节存在明显症状。前者腕骨排列紊乱显著，但后者诊断相对困难。

（一）临床检查

首先询问病史，尤其需要了解受伤机制。仔细询问如下内容：疼痛部位、疼痛持续时间及特点，症状加重或缓解的因素，是否进行过相关治疗。对于慢性腕关节不稳定患者，还应询问患者的工作情况，了解其腕关节是否反复承受应力，是否使用摆动性工具以及其他潜在的致伤因素。

除开放伤外，多数腕关节不稳定的临床表现并不明显，容易发生漏诊。通过触诊找到最明显的压痛部位是诊断腕部损伤最重要的方法之一，尤其是对于慢性腕关节不稳定的病例。急性腕关节脱位病例中，由于软组织损伤广泛，很难在特定部位诱发疼痛，表现为广泛的疼痛，但仍应按顺序进行常规触诊。急性病例的腕关节活动因疼痛而受限，慢性病例的活动度多为正常。对于慢性患者，被动活动腕关节不但有助于发现异常的腕骨活动，而且能够复制出疼痛的发生机制。慢性腕关节不稳定患者需要进行捏力和握力检查，肌力减弱或局部疼痛均可造成测量值下降。

神经血管的检查，尤其是正中神经、尺神经的检查十分必要。正中神经和尺神经可能由于暴力的直接作用或脱位腕骨、腕管肿胀等因素致伤。对于可能伴发的软组织、骨关节损伤（腕掌关节脱位、桡尺远侧关节脱位、桡骨小头骨折、腕关节脱位等），均应进行仔细检查。

（二）影像学检查

1. 常规体位　腕关节损伤的常规影像学检查至少应包括腕关节的四种体位：后前位、侧位、舟骨位（尺偏后前位）以及45°旋前斜位。拍摄后前位时，患者肩外展90°，屈肘90°，前臂中立位。拍摄侧位片时，患者肘内收至身体侧方，前臂中立位，腕关节屈伸0°，保持第3掌骨和桡骨、尺骨成一条直线，以便观察和测量腕骨排列的改变。标准侧位片中，豌豆骨掌侧缘应位于舟骨结节掌侧缘和头状骨掌侧缘的中间位置。尺偏后前位时，投照中心应位于舟骨。45°旋前斜位片可以清楚地显示尺骨背侧和腕骨桡掌侧的轮廓。

正常的腕关节后前位可见三条光滑的弧线，即Gilula线。任何一条弧线中断，说明该处存在腕骨骨折脱位。正常情况下，构成关节的腕骨面间距≤2mm。出现腕骨轮廓重叠或腕骨间距明显大于健侧，提示腕骨间结构异常。

在腕关节后前位X线片上，正常月骨的轮廓为梯形。当月骨轮廓为三角形或楔形时，应当怀疑月骨发生脱位。当月骨发生异常旋转（屈曲或背伸）时，从后前位X线片月骨的形状可以进行判断。DISI时，月骨表现为三角形；VISI时，月骨轮廓为典型的月形。

在评估腕关节损伤时，关节周围软组织的改变有助于诊断。舟骨桡侧面的脂肪纹消失或局部膨隆，提示存在舟骨损伤。

2. **补充体位**　当怀疑存在腕关节损伤的患者不能通过常规体位的影像学检查确诊时，需要拍摄补充体位。常用的补充体位包括：

（1）握拳前后位：握拳增加了腕关节的轴向应力，能够使舟月分离患者的舟月间隙更加明显。由于舟月关节背侧和掌侧较中间宽，因此测量舟月间隙时，最好在腕关节屈伸中立位的情况下来测量舟月间隙中间部（近端）。通过观察第3腕掌关节有助于判断腕关节体位。当腕关节无屈伸时，第3腕掌关节轮廓清晰。

（2）球管尺偏10°后前位：该体位能够更好地显示舟月间隙。测量舟月间隙时，应测量舟月关节的中间部。仅测量患侧舟月间隙是不准确的，需要与对侧腕关节及其周围的关节进行比较。

（3）侧位20°旋前斜位：该体位用于检查易发生撕脱性骨折的三角骨背侧，以及舟骨的远极和腰部。该体位也有助于显示第5腕掌关节的骨折脱位。

（4）侧位30°旋后斜位：该体位用于观察三角骨、豌豆骨以及钩骨钩。

（5）腕桡偏侧位：钩骨钩在腕桡偏侧位时轮廓清晰，同时虎口打开，第1掌骨相对其他掌骨向掌侧移位，此时钩骨钩位于第1掌骨基底和其他掌骨基底之间。

（6）腕管切线位：该体位显示腕管凹面轮廓，可以获得钩骨钩、豌豆骨以及大多角骨掌侧缘的清晰影像。然而对于畸形或外伤患者，由于无法完成腕关节背伸而不能进行该体位的拍摄。

（7）静态动力位：考虑有腕关节不稳定的患者，建议常规拍摄系列动力位片，包括腕关节桡偏和尺偏时的后前位、前后位，以及腕关节背伸和屈曲时的侧位。

3. **腕关节X线测量**　腕关节排列异常需要通过测量后前位和侧位腕骨间特定的角度和距离来明确。常用的角度包括头月角、舟月角、桡舟角和桡月角等，上述角度的测量是基于侧位X线片上腕骨的轴线。常用的距离包括尺骨变异、腕高比、头桡指数以及腕骨尺侧移位等，这些距离均在腕关节的后前位X线片上测量。需要掌握这些测量数据的正常范围。拍片时手部的体位非常重要，摆放位置很小的偏差能够导致测量结果明显异常。

测量腕关节时常用的轴线包括第3掌骨轴线、桡骨轴线、头状骨轴线、舟骨轴线、月骨轴线等。第3掌骨和桡骨为管状骨，相对容易定义，轴线分别为该骨长轴。腕骨为不规则骨，需要分别进行定义。头状骨轴线为头状骨头部的中心与其远端腕掌关节面中心的连线，舟骨轴线为舟骨掌侧凹面远、近极的切线，月骨轴线为垂直于月骨掌、背侧连线并通过月骨中心的垂线。

（1）头月角：理论上，桡骨、月骨、头状骨和第3掌骨的轴线应位于同一条直线上，但该情况在正常人群中出现的比例不足11%。尽管如此，为了获得标准的侧位X线片，需要保持第3掌骨和桡骨的长轴尽可能平行。当手部位置摆放正确时，头月角将有助于判断腕中关节是否排列异常。腕关节中立位时，头月轴线的夹角理论上为0°，但实际临床工作中正常值范围为0°～15°。

（2）舟月角：舟月角为舟骨轴线和月骨轴线构成的夹角，是判断舟月分离的主要指标之一。舟月角的正常范围为30°～60°（平均为47°）。尽管舟月角大于80°提示舟月韧带完全断裂，但舟月角小于80°时，并不能排除这种病理情况。舟月角小于30°在舟大、小多角骨关节炎患者中并不少见。

（3）桡舟角：桡舟角的范围为33°～73°，平均为58°。当舟骨发生旋转半脱位时，桡舟角增大。

（4）桡月角：桡月角大于或小于15°是判断月骨掌侧或背侧倾斜的依据，适用于评估DISI或VISI畸形，但若手、腕未置于中立位，则桡月角的诊断作用将减弱。

（5）尺骨变异：尺骨远端长于桡骨远端为正变异，反之为负变异。尺骨变异应在标准后前位X线片上测量。拍片时，肩外展90°，屈肘90°，腕关节中立位，投照中心位于腕关节。当尺侧腕伸肌腱沟位于尺骨茎突中线的桡侧时，可客观地判定为正确的后前位片。一些研究认为，在腕关节不稳定的患者中，尺骨负变异的发生率高于正常人群，但目前还没有这种差异的结论性解释。

（6）腕高比：腕高是指在第3掌骨长轴近端延长线上，第3掌骨基底与桡骨远端关节面之间的距离。腕高比为腕高除以第3掌骨的长度，正常腕关节的腕高比为0.54±0.03。由于腕关节X线片常不能完整包括第3掌骨，因此有研究者建议用头状骨的长度代替第3掌骨。该测量方法较利用第3掌骨的方法更准确。腕高比的正常值为1.57±0.05。腕高比有助于判断进行性腕关节塌陷。

（7）头桡指数：头桡指数是通过测量患侧与健侧头状骨与桡骨茎突间的最短距离进行比较。Zdravkovic和Sennwald认为，在测量腕高比的所有方法中，左/右头桡指数诊断的准确率最高。

（8）腕骨尺侧移位：在部分腕关节不稳定的病例中，腕骨向尺侧偏移。多种方法可用来量化移位的程度，最常用的方法是测量自头状骨头部中心至桡骨茎突平行于桡骨长轴直线的垂直距离。

4. 其他影像学检查

（1）CT：在腕关节，CT通常扫描间隔为0.8～2mm，可沿横断面、矢状面、冠状面或其他平面对目标结构进行扫描。沿舟骨轴线，即与桡骨长轴成45°轴线进行CT扫描，有助于显示舟骨驼背畸形中的掌侧塌陷。尽管在许多病例中金属内固定物会对图像质量产生影响，但CT有助于判断骨折及关节融合的愈合情况。CT还能够通过计算机处理合成腕骨的三维图像，有助于全面显示目标结构的轮廓。畸形愈合的舟骨或复杂的腕关节脱位手术前，三维重建图像能够展示骨折脱位的详细信息。

（2）牵拉位X线片：腕关节急性脱位时，上述四种常规体位的X线片能够确诊。然而由于脱位的腕骨相互重叠，为了进一步明确诊断，可以用指套将手部悬吊，拍摄后前位及侧位。在牵拉位X线片上，常常能够发现新的及更大范围的损伤。牵拉位对于隐匿病例的诊断也有帮助，例如诊断动态型舟月分离及月三角分离，在牵引状态下才能观察到腕骨不同步的异常运动。

（3）应力位X线片：动态不稳定常需要通过动力位X线片才能明确诊断，在不同方向对腕关节施加应力，从而显示腕骨的运动异常。检查者向远排腕骨施加掌侧或背侧移位的力量，即抽屉试验，是诊断腕中关节不稳定的常用方法。最大桡偏位和最大尺偏位虽然使用不多，却是诊断腕关节桡侧柱异常的有效体位。屈曲侧位对于发现舟骨近极是否从舟骨窝动态的半脱位非常有效。应力位时，若舟月韧带完全断裂，月骨保持中立或过伸，舟月角显著增大。

（4）动态透视：腕关节的动态不稳定在常规及补充X线检查中均不能发现潜在病变，而腕关节动态透视检查能够提供许多有效信息。一些异常的关节半脱位只有在特定的应力作用下才能表现出来。此外，应用透视可研究腕关节的主动活动。通过记录透视结果，便于对腕关节运动进行细节研究。通常动态透视包括观察后前位时腕关节主动由桡偏转向尺偏，侧位时腕关节由屈曲转至背伸，以及侧位时腕关节由桡偏转向尺偏。如果腕关节存在痛性弹响，则在透视检查中务必将症状复制。有时患者能够在主动活动中复制，有时需放射科医生对其施加应力进行复制。

（5）关节造影：长期以来，腕关节造影被认为是诊断腕关节排列紊乱的"金标准"，然而该技术很少单独应用。腕关节造影技术最初基于如下理论：当造影剂从桡腕关节流入腕中关节或从腕中关节流入桡腕关节时，表明韧带的完整性被破坏。但随着进一步研究，人们逐渐发现舟月韧带或月三角韧带近端膜部的无症状撕裂并不少见，尤其在老年人群中。症状部位与造影显示的病变部位往往并不吻合。当腕关节造影与高清晰度体层摄影或腕关节CT联合应用时，影像结果对软骨及韧带损伤的诊断比MRI检查的准确度更高。注入造影剂后，观察造影剂的流动方式和部位非常重要，这些信息一方面有助于发现和判断病损范围，另一方面有助于明确残存韧带导致瓣膜效应所造成的单向流动。

（6）MRI：早期的MRI检查很难清晰显示细微的韧带损伤。相对于腕关节造影，无专用腕关节线圈MRI诊断舟月韧带损伤的敏感度和特异度分别为63%和86%，即使应用静脉造影剂也无明显提高。结合腕关节造影，MRI显示韧带断裂明显优于结合静脉造影剂的MRI检查。随着硬件、软件、成像序列、腕关节成像算法的改进，MRI可以高清晰度地显示关节软骨、关节囊韧带、腕骨间韧带以及软骨盘的细节影像。由于MRI具有良好的软组织对比度，直接获取多维图像以及不产生电离辐射，因此是诊断腕关节稳定性安全有效的方法。

（7）关节镜：腕关节镜的应用在骨科领域是革命性的实践。该技术无须进行关节开放手术便能对关节内疾病进行检查和治疗。除了能够直接观察关节面、滑膜和韧带外，关节镜已经成为各种急性和慢性腕关节损伤的有效治疗手段。

三、腕关节不稳定的分类

许多外伤和疾病均可导致腕关节不稳定。先天性畸形中，如Madelung畸形、舟骨发育不良或腕骨融合等造成的腕关节不稳定，多数需进行治疗。此外，腕骨缺血性坏死、感染、关节炎等疾病，能够造成腕骨形状改变，破坏腕骨间的正常连接，进而导致腕关节不稳定。本章主要讨论与外伤相关的腕关节不稳定。

腕关节不稳定的分类方法很多，一些分类基于最显著功能障碍的部位，一些分类强调腕骨异常排列的方向，还有一些分类根据腕关节不稳定的程度等。在临床实践中，定义任何一种腕关节不稳定需要考虑下述六个要点。

1. 损伤时间　根据韧带损伤至诊断所经历的时间分为三型：急性、亚急性和慢性。伤后1周内明确诊断为急性损伤，该型韧带愈合能力最强。1～6周为亚急性损伤，畸形复位容易，但由于韧带残端回缩、坏死，导致韧带愈合能力下降。超过6周为慢性损伤，尽管仍有获得满意复位及韧带修复的可能，但韧带的愈合概率很小。

2. 严重程度　任何腕关节不稳定均可按照腕关节半脱位的严重程度进行分析。若腕关节的排列异常仅出现在腕关节处于某些特定体位或在较大应力的作用下出现，则该型腕关节不稳定的程度较持续的腕关节排列紊乱者轻。通常根据腕关节不稳定的严重程度可以分为三型：①前动态型不稳定，即部分韧带撕裂，不伴有应力作用下的腕关节排列紊乱；②动态型不稳定，即韧带完全断裂，仅在特定应力作用下出现腕关节排列异常；③静态型不稳定，即韧带完全断裂，出现持续的腕关节排列紊乱。

3. 致伤原因　尽管大多数腕关节不稳定由外伤造成，但某些特定疾病，如腕关节炎等，也能够导致类似异常。外伤性病例中，尤其是急性期病例，断裂的韧带常愈合良好。若韧带断裂是由类风湿性关节炎引发的，则愈合的概率很低。

4. **损伤部位** 明确主要的损伤部位非常关键。该部位与遭受暴力的部位可为同一处，也可能出现在不同的部位。此外，确定为单发损伤或多发损伤也很重要。

5. **移位方向** 腕关节不稳定时，腕关节排列异常的方向也是需要考虑的重要因素，现已明确多种腕骨排列的异常模式，包括：①DISI，月骨表现为异常背伸；②VISI，月骨表现为异常屈曲；③尺侧移位，部分或全部近排腕骨主动（或被动）向尺侧移位超出正常范围；④桡侧移位，近排腕骨向桡侧移位超出正常范围；⑤背侧脱位，通常由于桡骨畸形愈合，掌倾角消失甚至出现背倾角，腕关节髁发生背侧半脱位或脱位。

6. **不稳定模式** 腕关节不稳定模式主要有四种：①分离型腕关节不稳定（CID），主要的排列紊乱包括骨折、韧带撕脱或二者兼有，发生在同排腕骨；②非分离型腕关节不稳定（CIND），同排腕骨间无异常排列，桡骨与近排腕骨或近排腕骨与远排腕骨间存在异常排列；③复杂型腕关节不稳定（CIC），该型中CID和CIND同时存在；④适应型腕关节不稳定（CIA），导致腕关节排列的因素不在腕关节而在其近端或远端。

月骨周围脱位是复杂型腕关节不稳定（CIC）的典型模式，此时不但有舟月分离和月三角分离，还伴有桡腕关节和腕中关节脱位。桡骨远端畸形愈合导致的腕关节不稳定是适应型腕关节不稳定（CIA）模式的较好例证。

临床中，最常见的腕关节不稳定包括舟月分离、月三角分离、腕中关节不稳定、月骨周围脱位等。

（杨勇　田文）

分离型腕关节不稳定

一、舟月分离

舟月分离（scapholunate dissociation，SLD）是指由于舟骨与月骨间的连接结构松弛或断裂，造成舟骨和月骨排列异常，从而无法有效地传导应力，进而导致有症状的腕关节功能障碍。尽管舟月分离在20世纪初已经被认识，但直到1972年，舟月分离的临床特点才被Linscheid等进行了详尽的描述。舟月分离可能是最常见的腕关节不稳定，尽管舟月分离主要发生于成人，但已有未成年人发病的报告。

以前临床上认为舟骨旋转半脱位等于舟月分离，但这种认识并不准确。舟骨旋转半脱位是舟月分离的晚期表现，此时舟骨主要和次要稳定结构均失效，舟骨屈曲并处于屈曲旋前位。在早期的病例中，仅近端韧带结构断裂，舟骨与远排腕骨连接正常，并未出现舟骨屈曲。

（一）舟月分离的病理基础

多数舟月分离是月骨周围进行性腕关节不稳定的第一阶段，常在腕关节背伸、尺偏以及腕中关节旋后位时致伤。

舟月韧带是舟骨的主要稳定结构。有学者对舟月韧带不同程度损伤后腕骨的运动学及动力学进行了研究后发现，仅切除舟月韧带掌侧部及近端膜部，会出现轻度的运动学改变（前动态型不稳定）。这种情况能够导致出现有症状的滑膜炎，并需要进行治疗干预。完全切除舟月韧带膜部及掌、背侧韧带后，可以导致腕骨运动学及应力传导参数发生明显变化，但并不表现为持续的腕关节

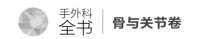

排列异常。舟骨近端不受限制，桡舟关节活动范围增大，但桡月关节活动度减小。

当舟月韧带损伤伴发舟骨次要稳定结构，即桡舟头韧带、舟头韧带以及STT韧带失效后，才会出现持续的舟骨和月骨排列异常。次要稳定结构失效可能是由于过伸应力导致的急性损伤，或由于继发的进行性牵拉导致上述结构失效。此时，月骨和三角骨常发生异常背伸、旋后以及桡偏，而舟骨以桡舟头韧带为支点，发生异常的屈曲、尺偏以及旋前。

舟月分离后，各腕骨位置异常的原因仍存在争议。Kauer等认为由于月骨为楔形轮廓，因此在不受约束时有背伸的自然趋势。Watson等发现23%的月骨呈反楔形轮廓，故认为这些舟月分离病例将发生VISI，而不是DISI畸形。还有研究者认为，月骨不受舟骨约束后，将在螺旋形的钩三角关节影响下，与三角骨一起背伸。

舟月完全分离后，随着舟骨近极向桡背侧半脱位，通过腕关节的应力分布出现异常。位于桡骨远端舟骨窝的背外侧关节面的挤压应力和剪切应力增加，Watson等用两把重叠的勺子模型加以说明，当勺柄不在同一轴线上时，舟骨与舟骨窝的周缘接触，因此桡舟关节桡侧缘即桡骨茎突处首先出现退行性改变。月骨尽管发生背伸，但在短桡月韧带的约束下，仍以正常的关节软骨与桡骨远端月骨窝相接触，并且关节面相对匹配，因此桡月关节很少出现退行性改变。Watson等提出的舟月关节进行性塌陷（SLAC）的概念是指舟月分离后退行性改变的进展过程，Ⅰ期为桡骨茎突退行性改变，Ⅱ期为整个桡舟关节骨关节炎，Ⅲ期为腕中关节骨关节炎，Ⅳ期为全腕关节骨关节炎。

（二）舟月分离的临床类型

根据月骨周围不稳定及继发关节退变的进展，人们已经认识到有多种不同临床类型的舟月分离。按照韧带断裂的程度、修复能力、次要稳定结构状态、能否复位以及是否存在软骨缺损，舟月分离共分为六期。

1. **Ⅰ期：舟月韧带部分损伤** 舟月分离Ⅰ期，舟月韧带仅表现为松弛或部分断裂。该类型损伤能够通过关节镜检查确诊，术中探查可见舟月韧带背侧部完整。舟月韧带的损伤程度由轻度拉伤至不伴有明显不稳定的近端膜部部分断裂。本期中腕关节在标准位或应力位X线片上无排列异常及舟月间隙增宽。基于上述发现，部分学者建议用前动态型或隐性腕关节不稳定来描述该类型损伤。由于舟骨与月骨间活动范围增大以及产生异常的剪切应力，导致出现局部滑膜炎和疼痛症状。

2. **Ⅱ期：舟月韧带完全损伤，可修复** 舟月分离Ⅱ期，舟月韧带完全断裂。但由于韧带背侧部可以修复，因此有较好的愈合潜力。此时腕骨排列相对正常，无软骨退行性改变。舟骨远端掌侧与远排腕骨间的连接（STT韧带和舟头韧带）完整，无舟骨旋转半脱位，桡舟角正常，舟月间隙正常或轻度增宽。

3. **Ⅲ期：舟月韧带完全损伤，不可修复，舟骨位置正常** 舟月分离Ⅲ期，舟月韧带完全断裂，背侧部无法修复，愈合能力差。但舟骨远端掌侧的STT韧带及舟头韧带，以及腕骨间背侧韧带最近端的纤维即舟三角背侧韧带功能正常，因此舟骨及其他腕骨的排列正常。尽管无持续的腕骨排列异常，但在特定应力作用下，舟月间隙可能会增宽，并且在完成特定动作时，腕关节可能出现塌陷。从影像学角度来说，Ⅱ期和Ⅲ期为动态型不稳定。

4. **Ⅳ期：舟月韧带完全损伤，不可修复，舟骨的旋转半脱位可复位** 舟月分离Ⅳ期，舟月骨间所有连接均破坏，包括舟三角背侧韧带从月骨上完全撕脱，以及舟骨远端稳定结构（STT韧带和舟头韧带）的强度不足。此时舟骨明确表现为旋转半脱位，月骨可出现尺侧移位和DISI。当DISI发生时，说明掌侧长、短桡月韧带松弛。在本期中腕骨的排列异常容易复位，多无软骨损伤的表现。但由于次要稳定结构失效，此时腕骨表现为持续的排列紊乱，为静态型不稳定。

5. **V期：舟月韧带完全损伤，腕骨的排列异常无法复位，但关节软骨正常**　陈旧性的舟月韧带损伤或长期的舟月韧带强度不足能够造成舟骨与其他腕骨间的纤维化。此时，腕骨的排列异常无法复位。若无明显的软骨退行性改变，则也表现为静态型舟月分离。

6. **VI期：舟月韧带完全损伤，腕骨的排列异常无法复位，关节软骨退行性改变**　腕骨排列紊乱并伴有舟骨旋转半脱位，在长期使用过程中将出现骨关节炎，此时无法进行韧带修复或重建。VI期相当于SLAC腕，治疗该型时需要通过腕骨切除、腕骨间融合或两者联合应用以减轻疼痛，改善症状。

（三）舟月分离的诊断

舟月分离经常被漏诊，尤其当损伤不典型（前动态型或动态型的 I 期或 II 期）或合并其他更为严重的损伤时。相对而言，静态型或月骨周围脱位导致舟月分离的诊断相对容易。当患者有跌倒后手部撑地的外伤史时，即使发生桡骨远端骨折或舟骨骨折，临床医生也应当注意舟月关节损伤的可能。有研究证实，30%的桡骨远端骨折合并不同程度的腕关节韧带损伤。除腕部外伤外，以下情况也可能导致舟月分离，包括腕背腱鞘囊肿手术时过多地切除腕背关节囊、腕关节类风湿、腕部先天性畸形以及腕部感染等。尽管儿童发生舟月分离的概率很低，但诊断更为困难。根据外伤的程度和范围，以及受伤时间的长短，舟月分离症状差异很大，常表现为腕桡侧疼痛、腕背肿胀、握力下降、腕关节活动受限以及舟月间隙背侧压痛。腕部疼痛最常见，可因过度使用而加重，并且可能在运动时伴有弹响。

1. **临床检查**　舟月分离的临床表现有时并不明显。在急性期，部分病例仅表现为轻度的腕部肿胀。舟月背侧的压痛有助于诊断，尤其是慢性舟月不稳定。Lister 结节的远端对应舟月间隙，屈腕时进行该部位的触诊，有助于获得有关舟月关节的重要信息。当按压该部位时疼痛明显，说明近期有损伤或存在局限性滑膜炎。大部分舟月分离患者还伴有解剖鼻烟窝以及掌侧舟骨结节处压痛。急性病例常因疼痛导致腕部活动受限，而慢性患者的活动范围多正常。

特异性的检查包括舟骨漂移试验、抗阻力伸指试验以及舟月冲击试验。

（1）舟骨漂移试验：被动检查舟月关节非常重要，一方面能够判断是否存在异常桡舟关节半脱位，另一方面能够复制出诱发患者疼痛的原因。Watson 等认为，舟骨漂移试验阳性可明确诊断。检查者用一侧拇指按压舟骨结节，另一只手将患者的腕关节被动地由尺偏转为桡偏。尺偏时，舟骨背伸，与前臂轴线的夹角较小；桡偏时，舟骨屈曲，但此时拇指按压舟骨结节，阻止舟骨屈曲。若舟月韧带强度不足或完全撕裂，舟骨近极相对于桡骨远端发生半脱位，并引发腕关节的桡背侧疼痛。当放松舟骨结节时出现明显弹响，说明舟骨近端从桡骨背侧缘自行复位。舟骨漂移试验的特异性较低，假如舟月韧带完好，但局部存在可导致舟月关节滑膜炎的其他病变，如隐性腱鞘囊肿或桡舟背侧撞击，该试验仍可诱发明显的疼痛，且很难鉴别是否存在舟骨近端半脱位。此外，韧带广泛松弛的患者进行该项检查时，也可表现为无痛性弹响。有时对侧无症状腕关节在进行舟骨漂移试验时也会出现疼痛，因此双侧对比检查非常重要。

（2）抗阻力伸指试验：检查时，嘱患者腕关节处于部分屈曲位，并抗阻力伸直示、中指。通过该试验可检查舟骨近端是否能够无痛地耐受应力负荷。当舟月韧带背侧损伤或强度不足时，舟月关节间隙会出现明显疼痛。该试验敏感度较高，但特异性较低。

（3）舟月冲击试验：检查者用双手拇、示指分别从掌、背侧固定患者的舟骨和月骨，将舟骨和月骨分别进行反向的掌、背侧运动，当明显诱发局部疼痛时，为舟月冲击试验阳性，说明舟月韧带可能存在损伤或舟月关节存在滑膜炎。

2. **影像学检查** 静态型舟月分离在标准位X线片上容易诊断，但动态型不稳定者需要在特殊投照体位或应力负荷条件下才能表现出相应的特点。

（1）舟月间隙增宽：腕关节后前位X线片中，正常腕关节的舟月间隙小于2mm。当舟月间隙较对侧明显增宽时，为特里-托马斯征（Terry Thomas征）阳性。任何不对称的舟月间隙大于3mm，提示为舟月分离（图5-4-1）。

（2）舟骨环形征：舟骨屈曲塌陷（旋转半脱位）时，舟骨在后前位X线片上短缩。此时，舟骨结节在冠状面上呈密度增高的圆环形，并且环形的范围超过舟骨远端的2/3（图5-4-1）。任何导致舟骨异常屈曲的情况均出现环形征。因此，该环形征的出现并不能证实SLD，其不存在也不能排除SLD，需要与其他影像学结果结合后综合判断。

（3）不平行征：正常腕关节中，当舟月关节置于适当的方向进行投照时，两个相对的关节面光滑且平行。当出现不平行时，与其他相关证据可联合进行舟月分离的诊断。

（4）舟月角增大：腕关节侧位X线片上，正常的桡舟角平均为58°，舟月角平均为47°。若舟骨长轴与桡骨长轴更接近垂直，月骨位置正常或异常背伸时，应考虑舟月分离（图5-4-2）。当舟月

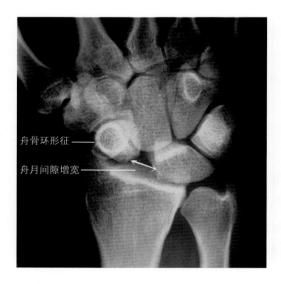

图5-4-1 腕关节后前位X线片显示舟月间隙增宽和舟骨环形征

舟月分离后，舟月间隙明显增宽；舟骨屈曲，在后前位X线片上舟骨短缩，同时舟骨结节在冠状面上呈密度增高的圆环形，且环形的范围超过舟骨远端的2/3，表现为舟骨环形征

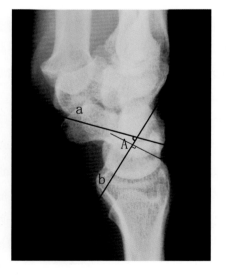

图5-4-2 腕关节侧位X线片显示舟月角增大和DISI畸形

a为舟骨轴线，b为月骨轴线，二者夹角A为舟月角，当舟月角大于70°时，提示舟月分离。月骨轴线相对于桡骨轴线背伸，表现为DISI畸形

角大于70°时，提示舟月分离。该数值可随月骨背伸的进展而进一步增加。

（5）掌侧V形征：在正常的腕关节侧位X线片上，舟骨掌侧缘和桡骨远端掌侧缘构成弧度较大的C形。当舟骨异常屈曲时，舟骨掌侧缘与桡骨远端掌侧缘交叉形成锐角，构成V形征。

（6）动态透视：尽管标准位X线片足以诊断静态型舟月分离，但仍推荐应用动态透视以进一步获取信息。动态透视不仅能显示舟月间的异常活动，还可以显示腕中关节活动的明显变化。正常情况下，钩骨与三角骨在尺偏时完全对合，桡偏时完全分开；而舟月分离伴DISI患者，钩三角关节始终对合。

（7）关节造影：依次向腕中关节及桡腕关节注入造影剂，并在每次注射后进行扫描分析，一方面有助于明确舟月韧带撕裂的部位和程度，另一方面有助于发现局部的其他问题，如骨软骨缺损或关节囊韧带断裂。阅片时，应注意不要将舟月膜部的退行性穿孔与真正的韧带损伤混淆。近年来，关节造影的应用明显减少，手术医生更倾向于使用关节镜检查。

（8）关节镜检查：许多医生认为，关节镜检查是诊断关节不稳定的"金标准"，而且该检查有助于明确腕骨间韧带的损伤程度。

（四）舟月分离的治疗

舟月分离治疗困难，疗效并不确定。舟月韧带部分损伤时，影像学表现多正常，容易漏诊。尽管有时得到了早期诊断，但残存韧带很短，修复困难。由于舟月韧带承受着非常大的张力和扭力，因此虽然进行了韧带修复，但随着时间的推移，舟月分离加重的情况仍很常见。舟月韧带损伤即便得到了早期的诊断和及时的治疗，仍无法确保恢复正常的力量和足够的稳定性。多数情况下，舟月分离被发现时已处于亚急性期或慢性期，X线片上能够明确地发现腕骨排列紊乱。此时，除了舟月韧带损伤外，次要稳定结构也已受到破坏，尤其是掌侧的STT韧带。病变不仅累及单一结构，还包括复杂的多韧带损伤。一些韧带残端回缩，另一些韧带强度减弱，不足以维持腕骨和关节的稳定性。若距离初始损伤已有很长时间，则很可能出现退行性关节炎，因而更难获得满意的疗效。

在愈合能力良好的急性期，治疗效果相对较好。本节将讨论不同形式或阶段舟月分离治疗方案的选择。但确定治疗方案时，需要结合患者的选择，同时综合考虑患者的年龄、职业、兴趣爱好，以及症状的程度。

1. I期的治疗　该期舟月韧带部分损伤。舟月韧带掌侧部和膜部是最易损伤的部位，仅少数情况下舟月韧带背侧部首先损伤。舟月韧带部分损伤后，舟月间剪切应力增加，导致腕关节的痛性功能障碍。关节造影可能有助于该型损伤的诊断，但目前主要诊断手段是关节镜检查。在韧带最具修复潜力的急性期，建议行经皮或关节镜引导下的克氏针固定术。

亚急性、慢性前动态型或隐性不稳定有三种不同的治疗方案：重塑桡侧腕屈肌本体感受，关节镜下对撕裂韧带边缘进行清创，舟月韧带电凝皱缩。关于急性和慢性I期不稳定关节镜下的治疗技术将在相关章节讨论。

（1）经皮克氏针固定舟月关节：对于舟骨和月骨位置基本正常的急性舟月韧带部分损伤的患者，克氏针固定舟月关节能够使舟月韧带获得较好的愈合和满意的疗效。为了更好地复位舟骨和月骨，推荐关节镜下引导克氏针固定。分别在舟骨和月骨背侧经皮各置入一枚克氏针作为操纵杆来进行复位。如果舟骨和月骨间无软组织嵌入，轻度的移位可通过将舟骨克氏针推向近端及尺侧，将月骨克氏针推向远端及桡侧来获得复位。在桡骨茎突远端做一个小切口，血管钳钝性分离，以便在舟骨上直接放置软组织保护器，从而避免损伤桡神经浅支。经舟月关节置入两枚或更多的1.2mm克氏针，以维持在舟月韧带愈合过程中舟骨与月骨的紧密接触。同时可以用克氏针固定舟头关节，从而获得更大的稳定性。

术后前臂掌侧石膏托固定腕关节，定期复诊。术后即可进行手指的屈伸活动。克氏针通常固定8周，此后利用可拆卸支具保护4周。术后3个月开始进行腕关节活动度及握力的功能锻炼。术后6个月内不建议进行重体力活动。

（2）重塑腕关节本体感受：应当重视重塑腕关节本体感受在治疗轻度舟月关节不稳定中所起的作用。尤其是当舟月韧带部分损伤而背侧部完整时，通过完善特定的前臂肌肉对腕关节负荷的反应时间，重建足以传递负荷所需的平衡。由于桡侧腕屈肌腱利用舟骨结节作为其远端，止于第2掌骨基底的折点，因此该肌腱可以作为动态型舟骨稳定装置。桡侧腕短伸肌腱通过增加对头状骨的拉力，提高了头月关节掌侧部的压力，从而对抗月骨背伸的趋势，因此该肌腱可作为月骨的稳定装置。

当桡侧腕屈肌和桡侧腕短伸肌同时收缩时，两个相反方向的旋转趋势（舟骨屈曲和月骨背伸）可相互中和。若舟月韧带背侧部未完全撕裂，通过这两块肌肉本体感受的训练可以加强舟月关节动态的稳定性。然而，若舟月韧带背侧部断裂，桡侧腕屈肌产生的背伸作用将无法控制舟骨，反而引起舟骨近极的背侧半脱位。因此，对韧带损伤范围的评估是该治疗方式的先决条件。关于应用桡侧腕屈肌和桡侧腕短伸肌重塑治疗动态型舟月关节不稳定的疗效仍无远期结果的报告。

2. Ⅱ期的治疗　该期舟月韧带完全损伤，可修复。该期的特征为舟月韧带（包括背侧部）完全断裂，舟骨的次要稳定结构（STT韧带和舟头韧带）完整。因此，腕骨的排列紊乱为动态型而非静态型，且仅在特定负荷条件下，如握拳、尺偏时出现。该期的特点是当腕关节承受负荷时，腕骨间活动度及稳定性明显改变。在断裂韧带愈合能力好和血供丰富的条件下，建议直接修复舟月韧带背侧部。此外，还需要经皮克氏针的进一步加强固定。有时韧带为撕脱伤，伴有或不伴有小的撕脱性骨折块，这种骨折块多来自舟骨。伴有撕脱性骨折块的病例通常恢复效果更好。

切开复位内固定，修复舟月韧带背侧部：当舟月韧带背侧部具有较好愈合潜力，舟骨远端次要稳定结构完整，且无软骨损伤（外伤性或退行性）时，建议直接修复韧带。修复时的注意事项包括：①确保舟骨半脱位的复位；②检查并处理相关的骨软骨损伤；③直接修复损伤的韧带。韧带修复后疗效不理想的原因包括：①头状骨有造成舟月关节分离的趋势；②舟月韧带断端缺血，修复能力差；③术后长期制动。尽管存在上述不利因素，但直接修复损伤韧带仍是多数医生首选的治疗方式。

通过掌侧和背侧联合切口修复舟月韧带掌侧部和背侧部在理论上是最理想的方法，但由于显露舟月韧带掌侧部时需要切开掌侧关节囊韧带，因而多数学者建议仅修复舟月韧带背侧部。此外，尸体标本的生物力学研究表明，仅修复舟月韧带背侧部能够获得相对正常的腕关节运动。

韧带背侧部的修复方法如下：多采用腕背纵行切口，分别切开第2、3伸肌间室，从第4伸肌间室深面掀起该间室，充分显露腕背关节囊。按照Berger切口切开关节囊，切口起于桡骨茎突尖，沿着桡骨背侧缘向尺侧，至月骨窝中点后，按照桡腕背侧韧带的走行方向，止于韧带在三角骨背侧的止点处。另一个切口起于STT关节水平，向尺侧走行，沿腕骨间背侧韧带方向，止于韧带在三角骨背侧的止点处。这样即形成了以桡侧为基底的关节囊瓣，锐性切开关节囊瓣与近排腕骨背侧的连接，重复将关节囊瓣掀起，注意在三角骨背侧应当重复保留桡腕背侧韧带和腕骨间背侧韧带的止点。由于近端的横行关节囊切口必然切断骨间背神经，因此应在腕关节近端部分切除该神经。若在关节囊水平切断，容易形成神经瘤，导致屈曲时腕关节疼痛。

当舟月韧带撕裂早期进行修复时，通常断裂的韧带结构能够直接缝合。若韧带为撕脱而非断裂时，可以将撕脱韧带通过缝合锚钉重新固定于舟骨或月骨背侧缘的新鲜骨面。当撕脱的韧带带有小骨片时，将小骨片重新固定回原位。用克氏针分别固定舟月关节和舟头关节以保护修复的韧带。还可以同时行背侧关节囊固定术来加强韧带修复的强度。克氏针保留8～10周，此后用可拆卸的支具继续固定4周。

结合既往文献报告的结果，直接修复舟月韧带后，70%的患者疼痛消失或明显减轻，握力大于健侧的80%，活动度超过健侧的75%。影像学结果显示，除每天高强度使用腕关节患者外，近1/3患者出现轻度退行性改变，并且大多数没有进展为腕关节塌陷。

3. Ⅲ期的治疗　该期舟月韧带完全损伤，不可修复，舟骨位置正常。当舟月韧带背侧部于中间水平断裂时，韧带两断端回缩退变，因而丧失直接愈合的潜力。如果舟月韧带背侧部不能修复，而舟骨次要稳定结构仍然能够有效防止腕关节塌陷，此时有两种手术方式可供选择：一种方法是通过移植邻近韧带组织或移植自体骨-韧带-骨结构重建韧带，另一种方法是关节囊固定术。其中后者在临床上的应用更为广泛。

（1）背侧关节囊固定术：当舟骨与月骨分离后，舟骨有屈曲旋前的自然趋势。已有多种背侧关节囊固定术用来防止这种塌陷。目前最常用的术式是由Blatt等设计的利用桡腕背侧关节囊瓣固定舟骨远端以防止舟骨过度屈曲的方法。制作宽约1cm的关节囊组织瓣，保留其近端桡骨背侧缘的附着点。将舟骨复位后，用1～2枚克氏针自舟骨远极向头状骨斜行固定以维持复位，在舟骨旋转轴以远的舟骨背侧凿骨槽，将背侧关节囊组织瓣牢固嵌入。经舟骨做抽出式缝合，并在大鱼际处皮肤以纽扣固定，也可以使用缝合锚钉固定。术后用拇人字形石膏固定2个月，拆除石膏后开始主动功能锻炼。克氏针可继续保留1个月，术后3个月开始腕关节功能锻炼。

现有多种Blatt术式的改良方法。Linscheid和Dobyns将一半背侧腕骨间韧带的止点自三角骨处剥离，并断开其与月骨背侧缘之间的连接，转位后，牢靠固定于桡骨背侧。Gajendran等将背侧腕骨间韧带在舟骨的止点移位，从舟骨背侧缘移位至远端的舟骨颈背侧，以控制舟骨屈曲旋转畸形。

上述术式的临床报告均取得了良好的疗效，多数学者认为背侧关节囊固定术与其他方法相比，手术简单，并发症低。有研究表明，术后2/3的患者症状消失，握力可达健侧的75%。MRI检查发现，这些患者的关节囊增厚，能够防止舟骨发生屈曲半脱位，但腕关节屈曲平均受限20°。对于大多数病例而言，背侧关节囊固定术的稳定作用在远期会逐渐减小。但对于动态型不稳定，该术式疗效满意。背侧关节囊固定术可用于未成年人，对其腕骨生长并无显著影响。

（2）舟月韧带背侧部的软组织重建：应用部分腕骨间背侧韧带或桡腕背侧韧带重建无法修复的舟月韧带背侧部，在动态型舟月不稳定病例中疗效满意。这两种方法均利用上述韧带位于三角骨的附着点，将韧带附着点完整保留，而韧带的另一端则重新固定于舟骨近极的尺背侧角。术中需用骨锚钉将韧带固定于舟骨和月骨近端背侧。这种重建舟月韧带背侧部的术式创伤相对较小，但能够有效加强韧带强度（图5-4-3）。

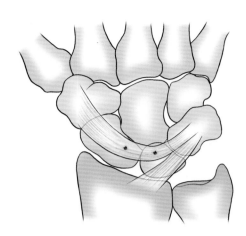

图 5-4-3　腕骨间背侧韧带移位重建舟月韧带背侧部示意图

腕骨间背侧韧带游离后向近端移位，并分别将韧带在舟月关节背侧进行固定，重建舟月韧带背侧部

（3）骨–韧带–骨移植术：该方法已证实可以成功地修复膝关节韧带，因此一些研究者尝试在体外应用同种异体组织替代舟月韧带背侧部的可行性。目前报告的供区包括 Lister 结节区的自体骨–支持带–骨移植和第3腕掌关节背侧骨–韧带–骨移植。上述手术入路同直接进行舟月韧带修复。舟骨与月骨复位后，用克氏针固定，在舟骨与月骨背侧各凿出一道骨槽，置入骨块，并行小螺钉固定或细克氏针固定。

从理论上讲，采用与原始结构弹性和强度近似的组织修复舟月韧带的效果最为理想。然而骨–韧带–骨移植的方式在重建舟月韧带背侧部中仍存在一些问题：①由于舟骨近端血供差，因此移植骨块难以获得坚强愈合；②经过长期制动，移植韧带的机械特性失效，因此不能承受相应的负荷；③仅重建舟月韧带背侧部并不能解决在舟月静态型不稳定时舟骨远端的韧带异常，因此在次要稳定结构功能良好时（动态型不稳定），该术式早期的临床疗效满意，但对于静态型不稳定疗效并不理想。

4. Ⅳ期的治疗　该期舟月韧带完全损伤，不可修复，可复位的舟骨旋转半脱位。稳定舟骨的主要结构和次要结构都失效时，将导致舟骨静态型旋转半脱位，舟月分离进入Ⅳ期。此时排列异常的腕骨仍可复位，并且无软骨退行性改变。若舟月韧带背侧部从舟骨或月骨整齐地撕脱，只要同时行背侧关节囊固定术代偿次要稳定结构，即可尝试进行韧带的修复。但多数情况下，该型韧带无法修复，并且长期的腕骨异常排列拉伸关节囊韧带，造成腕关节软组织整体薄弱。对于该型病例，建议以下两种手术方案：肌腱移位固定重建舟月韧带和舟月关节复位纤维融合术。

（1）肌腱移位固定重建舟月韧带：从20世纪70年代开始，有学者开始利用肌腱移位或移植重建舟骨的稳定性。最初的方式是分别在舟骨和月骨钻孔，移植肌腱穿过骨孔，通过紧缩固定肌腱稳定舟月关节。但该术式需要在血供较差的区域钻出骨孔，进一步破坏腕骨血供，容易导致骨折及关节退变。由于远期效果差，该方法已经弃用。

此后，逐渐开始使用肌腱移位固定重建韧带的改良方法。Almquist 等应用四骨韧带重建法获得较好疗效。经由掌侧和背侧入路，在头状骨、舟骨和月骨上分别钻孔，劈出一束桡侧腕短伸肌腱，保留其远端位于第3掌骨的附着点，将该腱束穿过上述骨孔，重建横行的舟月韧带背侧部。术后腕关节支具保护3～4个月。

Linscheid 和 Dobyns 建议采用另一种术式。他们在利用一束桡侧腕短伸肌腱重建横行的舟月韧带背侧部的同时，用该腱束拴住舟骨远端，防止其过度屈曲。

1990年，Brunelli 等提出用桡侧腕屈肌腱的部分腱束同时处理舟骨远端的旋转半脱位和近端的舟月不稳定。术中在前臂掌侧作两个横行的小切口，找到并切取桡侧腕屈肌腱的部分腱束，同时保留远端止点。通过另一个背侧切口，清除舟、月骨及舟大、小多角骨间的所有瘢痕组织，同时复位半脱位的舟骨。在舟骨远端钻孔，并将腱束通过骨孔引导至背侧。将腱束向近端拉紧，并固定于桡骨远端背侧缘。Abbeele 等建议肌腱束不跨越桡腕关节固定，而是将背侧桡腕韧带作为移位肌腱牢固的锚定点。这种改良的 Brunelli 术式，也叫三韧带肌腱固定术（图5-4-4）。术后总体疗效满意，多数患者疼痛减轻，重新回到原工作岗位。与健侧比较，握力良好，屈腕平均减少45%。

三韧带肌腱固定术不仅解决了舟月关节不稳定，更重要的是舟骨远端掌侧不稳定也得到了有效的控制。该术式未在血运较差的舟月关节附近钻孔，而是在舟骨血运相对较好的远端区域进行操作。有研究表明，三韧带肌腱固定术较既往的肌腱移位固定重建舟月韧带术式，在活动度、力量、DASH（上肢、肩、手功能障碍）评分以及疼痛减轻方面明显提高。

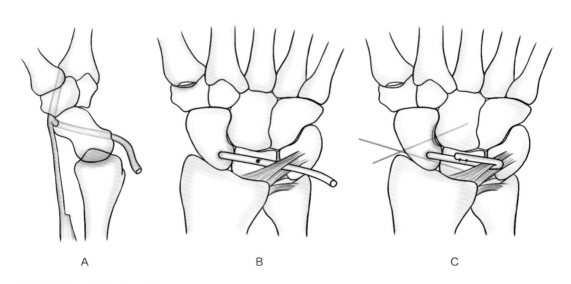

图5-4-4 三韧带肌腱固定术
A. 切取桡侧腕屈肌腱的部分腱束，同时保留远端止点。复位半脱位的舟骨后，在舟骨远端钻孔，并将腱束通过骨孔引导至背侧 B. 将腱束向近端拉紧，并将桡腕背侧韧带作为移位肌腱牢固的锚定点 C. 克氏针固定舟骨

（2）舟月关节复位纤维融合术：由于舟月融合失败患者的临床疗效优于融合成功的患者，因此 Filan 等提出了一个治疗静态型舟月不稳定的新术式。术中行腕关节切开复位，修复韧带残端，并利用 Herbert 钉横行固定舟月关节12个月或更长时间，以保护修复的韧带。手术目的是使舟月关节间发生纤维融合，从而使舟骨与月骨之间相对稳定。据报告，该术式早期效果良好，多数患者可恢复接近正常的活动度和握力。但随着时间的推移，其疗效有待于进一步观察。

5. Ⅴ期的治疗 该期舟月韧带完全损伤，不可复位的腕骨排列异常，但关节软骨正常。当舟骨和月骨间主要和次要的稳定结构均发生断裂或强度不足时，将导致异常的舟骨旋转和舟骨与周围腕骨间纤维化改变。随着时间的推移，半脱位的关节面发生变形，使复位更加困难。尽管如此，如果没有明显的软骨退行性改变，则符合舟月分离 V 期的诊断。若存在明显腕部症状，建议行局限性腕关节融合。与全腕关节融合相比，仅融合病变关节能够更多地保留腕关节的活动度。治疗舟月分离常用的局限性腕关节融合方法如下所述。

（1）舟大、小多角骨融合术：该术式的目的是恢复舟骨近极与舟骨窝的正常位置，从而保持桡舟关节的匹配，降低继发桡舟关节退行性改变的概率。术前需要明确融合形成的骨块要与正常腕关节舟骨、大多角骨及小多角骨具有相同的体积和空间排列。复位不足（舟骨屈曲）则不能正确恢复舟月间隙，过度复位（舟骨背伸）将导致术后更加明显的活动受限和桡舟撞击。

随着 STT 关节融合经验的增加，已有关于该术式并发症和长期疗效的报告。综合文献中的结果，不愈合的平均发生率为 14%。术后活动范围和力量常有所下降，疼痛缓解的效果并不确定。由于腕桡偏时融合的舟骨远端不再屈曲，将导致舟骨窝的压力升高，为了改善这个问题，Watson 等建议将桡骨茎突背外侧切除作为 STT 关节融合术的常规步骤，切除后有助于防止周围型撞击。术前舟骨与桡骨间存在退行性改变是 STT 关节融合术的绝对禁忌证。

（2）舟月融合术：该术式曾被认为是治疗舟月分离的理想术式，但现已证实是最不可靠的方法之一。由于舟月关节接触面小，来自头状骨使舟月关节分离的巨大应力共同导致该融合愈合困难。术后舟骨与月骨间不再存在相互旋转，而舟月间的相对运动为维持腕关节整体协调运动的关键因素之一，因而可能导致更多的关节发生退变，需要进一步融合。该术式的骨性融合率仅为 50%，然而未融合的舟骨与月骨间所产生的纤维愈合减轻了患者的部分症状。

（3）舟头融合术：从理论上讲，舟头融合应当和 STT 关节融合的效果相似。实验结果显示，两种术式术后腕关节的运动学和动力学近似，均导致应力传导异常和明显的腕中关节活动丧失，尤其在腕关节进行桡偏和尺偏时。Watson 等发现 STT 关节融合术后，腕关节活动幅度的损失较舟头融合术小，这可能是由于小多角骨与头状骨之间存在适应性活动所致。舟头融合术远期效果较好，2/3 的患者功能障碍轻微，疗效满意。

（4）舟月头融合术：将月骨与舟骨和头状骨融合，能够控制舟骨与月骨的位置异常，但腕关节活动度减少 50%。该方法适用于舟骨近极与桡骨舟骨窝无退行性改变的严重固定型不稳定。

（5）桡舟月融合与舟骨远端切除术：日常生活中，大多数活动沿着投镖平面或生理性屈伸平面，即从背伸桡偏至屈曲尺偏体位，并且这些运动大多发生在腕中关节，因此如果舟骨与月骨发生固定的排列异常或退行性关节炎，并且未累及腕中关节时，融合桡舟月关节而非腕中关节从理论上来讲是非常合理的。桡舟月关节融合消除了因局部滑膜炎而引起的疼痛，也稳定了腕中关节的近端关节面。

桡舟月关节融合后，由于腕关节屈曲或桡偏时舟骨远端易发生局部撞击，因此 STT 关节随时间推移将产生退行性改变。为了避免该并发症并增加腕关节活动度，切除舟骨远端 1/3 可能是一个很好的选择。通过该改良术式，腕中球窝关节解除了桡侧的束缚，可以保留超过 50% 腕关节总体活动度，早期效果非常满意。

6. VI 期的治疗　该期舟月韧带完全损伤，腕骨排列异常无法复位，关节软骨退行性改变。长期舟月分离不断破坏邻近关节软骨面，最终导致 SLAC 腕。软骨磨损最早发生在桡骨茎突尖与舟骨之间，并不断向近端进展，直至累及整个桡舟关节。后期腕中关节发生退行性改变，通常始于头月间隙。在晚期病例中，除常豁免于发生退行性改变的桡月关节外，其余腕部关节均可累及。SLAC腕并非均有症状，当症状出现时，单纯软组织重建手术不能缓解疼痛。存在广泛的关节炎时，禁止使用这些软组织重建手术。无论采用何种手术，术前均应对各个手术的特点以及患者的病情和要求进行综合考虑。

（1）关节镜技术：腕关节镜对于SLAC腕患者来说是一种有限的补救方法。关节镜有助于评估关节退行性改变的程度和范围，从而确定最佳的补救术式。尤其是在决定选择四角融合或近排腕骨切除时，腕关节镜有助于评估桡骨与头状骨关节软骨面的情况。

（2）桡骨茎突切除术：桡骨茎突切除术是用来缓解由于桡骨茎突尖部与位置异常的舟骨远端撞击导致局部疼痛的术式。除切除退变的桡骨茎突外，舟骨排列异常的根本性病因（舟骨骨折不愈合、SLD或STT关节融合）并未得到治疗，因此SLAC腕将继续存在。当采用侧方入路切除桡骨茎突时，注意保护桡神经浅支。在桡骨茎突掌侧缘注意避免过多地剥离桡腕韧带的起点，否则将导致进一步不稳定。当患者要求尽量少地进行手术干预时，可以选择关节镜下清创及桡骨茎突切除术。

（3）舟骨切除与腕中关节融合术：由Watson等设计的SLAC腕术式，即舟骨切除与头-月-三角-钩骨融合术，也称为四角融合，在治疗慢性舟月分离方面取得了非常好的效果。该手术成功的前提是桡月关节软骨条件较好。术后桡骨背侧缘与头状骨在腕背侧撞击是常见并发症，防止该并发症的重要步骤是在固定腕中关节前彻底纠正DISI畸形。

在一些病例中，可以选择头月关节融合，尤其是对于尺骨正向变异的患者，过度牢固的三角骨将加速尺腕关节撞击。另一种选择适合舟月不稳定合并月三角不稳定的患者，即在融合头月关节前切除舟骨和三角骨。

（4）近排腕骨切除术：近排腕骨切除术是存在争议的补救性手术，手术内容包括完整切除舟骨、月骨及三角骨，从而在头状骨与桡骨月骨窝之间形成新的关节。该术式通常为背侧入路，但也可从掌侧切开。多数报告证实该术式有效，可以缓解疼痛，恢复腕关节的运动功能和握力，患者总体疗效满意。

从运动学角度来讲，近排腕骨切除术将复杂的复合关节转变成关节并不匹配的简单球窝关节。只有当头状骨近极和桡骨月骨窝都具有良好的关节软骨时，腕关节才能适应这种不匹配。与四角融合相比，该方法避免了长期制动及融合端不愈合的风险。若后期发展为痛性骨关节炎，患者还能够进行关节融合或关节置换术。在随访超过10年的患者中，大约1/3会出现远期的桡头关节间退行性改变，但这些退行性改变多数没有症状。

（5）全腕关节置换术：随着全腕关节置换术技术的进展，该术式成为对腕关节强度和活动度要求较低患者的合理选择，但年轻的活跃个体或体力劳动者应慎用假体置换。

（6）全腕关节融合术：尽管有医生认为外伤后造成的不稳定性腕关节炎患者不适合全腕关节融合术，但该术式仍然是重要的补救性手术。研究表明，腕关节融合术后85%的患者疼痛完全缓解，65%的患者重返原工作岗位。多数患者通过学习如何代偿腕关节活动的丧失，能够完成所有日常活动。

二、月三角分离

由外伤或退行性改变导致的月骨和三角骨分离并不常见。月三角分离相关的文献较少，在发病机制、诊断及治疗方面仍有许多不明确的地方，因此在临床上，月三角分离常被漏诊或与其他如腕中关节不稳定、TFCC损伤等腕尺侧疾病相混淆。尽管月三角分离在20世纪初已有详细记载，但直到20世纪70年代，Linscheid以及后来的Reagan等才对月三角分离进行了详尽的描述。

（一）月三角分离的病理力学

月三角韧带的单发损伤多继发于向后跌倒时伸出手臂，上肢外旋，前臂旋后，腕关节背伸桡偏位。在这种情况下，应力集中于小鱼际区域，尤其是豌豆骨，进而对背伸的三角骨产生挤压。该应力对三角骨向背侧近端的推挤导致三角骨脱位。由于月骨背侧被桡骨背侧缘、掌侧被长桡月韧带约束，因而月骨并不随三角骨发生移位，此时月三角关节间出现的剪切应力导致月三角韧带被进展性拉伸，并最终造成不同程度的月三角韧带撕裂。若在外力作用下远排腕骨进一步旋前，则作用于掌侧三角-钩-头骨间韧带的应力将导致月三角韧带掌侧部损伤。

月三角韧带损伤常伴有TFCC周围性裂伤和尺三角韧带远端撕脱伤，这些复合损伤的产生机制类似单发的月三角韧带损伤。

另一种相当典型的合并损伤继发于由Mayfield等描述的舟月不稳定过程。这种情况多见于高处坠落伤或摩托车祸伤导致的腕关节背伸、尺偏以及腕中关节旋后位。此时，月三角韧带损伤发生于Ⅲ期，继舟月韧带断裂（Ⅰ期）和头月分离（Ⅱ期）之后。若舟月韧带修复而未处理月三角韧带损伤，则月三角不稳定的症状明显，需进一步治疗。

长期的尺腕关节撞击能够造成月三角关节不稳定。尺骨正向变异是导致月三角近端膜部退行性改变的原因，但这种损伤无须治疗。

有研究试图明确月三角韧带损伤的机制和后果。切断尸体标本的月三角韧带与桡腕背侧韧带，并向腕关节施加轴向负荷时，由于月骨丧失了三角骨的制约，导致舟骨与月骨同时屈曲，并引起头状骨发生半脱位。这种情况表明，损伤导致了静态型VISI不稳定。相反，若切断月三角韧带背侧部及掌侧部，仅出现月三角关节活动度增加（动态型不稳定），而非腕关节不稳定。Viegas等应用关节内压力感应膜检测桡腕关节应力传导，比较正常腕关节组与月三角韧带完全切断组之间压力传导未见明显差异。上述发现能够解释晚期月三角分离病例中桡腕关节的退变发生率较低。

（二）月三角分离的临床表现

月三角分离可以分为急性和慢性。病变可仅累及月三角韧带，表现为腕骨排列正常，也可累及腕骨间韧带和关节囊韧带，导致广泛的韧带强度不足，出现腕关节塌陷。病变可以表现为单发的尺侧问题，也可以表现为月骨周围不稳定的一部分。不同损伤程度的损伤在治疗和预后方面各异，临床上常见的月三角分离共有五型。

1. **无腕关节塌陷的急性月三角不稳定** 关节镜检查有助于诊断动态型或隐性的月三角不稳定。月三角韧带损伤的程度从轻度拉长至月三角韧带近端膜部及掌、背侧部分的完全断裂，但由于关节囊韧带功能正常，腕骨并未表现出排列异常。由于月骨与三角骨间活动度增加，因此产生的剪切应力和局部滑膜炎可能导致腕尺侧疼痛。

2. 无腕关节塌陷的慢性月三角不稳定　断裂韧带断端发生回缩变性，韧带修复后愈合的概率很低时，称为慢性月三角不稳定。若关节囊韧带发挥有效的次要稳定作用，则腕骨的排列仍正常。

3. 月三角分离伴腕关节塌陷　该型不稳定以月三角韧带完全断裂和次要稳定结构（背侧和掌侧的桡腕韧带）强度减弱或断裂为特征。由于韧带大范围强度不足，腕关节塌陷表现为分离型 VISI 畸形。

4. 急性月骨周围不稳定（舟月分离合并月三角分离）　Ⅲ期月骨周围不稳定累及月骨周围结构损伤，包括舟月韧带及月三角韧带的完全断裂。月三角韧带损伤若不及时治疗，其预后较单纯损伤更差。

5. 慢性月骨周围不稳定（舟月分离合并月三角分离）　若未得到适当的治疗，大多数月骨周围损伤将发展为永久性半脱位（腕骨塌陷为 VISI 或 DISI）伴腕关节活动受限，握力下降，腕关节进行性退变及痛性滑膜炎。

（三）月三角分离的诊断

根据损伤的不同情况，月三角分离会出现一系列临床表现，从无痛的部分撕裂至痛性完全分离伴静态型塌陷，以及导致腕关节呈餐叉样畸形、尺骨远端异常凸起等。部分患者自述当手部尺偏时可出现痛性骨擦音或清楚的弹响。腕关节尺偏和旋后时疼痛加剧。除伴发腕关节塌陷的晚期病例外，腕关节活动很少受限。腕关节无力是常见的主诉，部分患者出现尺神经刺激症状。

1. 临床检查　月三角冲击试验阳性是月三角不稳定的特征性发现。检查者一侧的拇、示指牢牢地固定月骨，另一侧拇、示指将三角骨及豌豆骨向掌、背侧移位。若诱发疼痛、骨擦音，以及关节的过度移位则为阳性。另一种改良的方法是由 Kleinman 描述的剪切试验。检查时，稳定月骨背侧面，将豌豆骨向背侧挤压，月三角关节间产生的剪切应力将导致疼痛。另一种剪切试验为 Derby 试验，腕关节背伸桡偏时向背侧挤压豌豆骨，将半脱位的月三角关节复位，使不稳定的感觉消失，并且在维持豌豆骨加压时，患者手部的握力增加。尺侧鼻烟窝试验为进一步筛查的方法。当腕关节桡偏时，于三角骨尺侧面及尺侧腕伸肌掌侧施加向桡侧的压力，如压力可以复制患者的症状，应当考虑存在月三角不稳定或尺骨茎突–三角骨撞击综合征。如该试验阳性，TFCC 损伤的可能性小。

大多数激惹试验敏感，但缺乏特异性。许多情况可以导致腕尺侧痛，包括先天性月三角融合的骨折、三角骨钩骨撞击导致的钩骨退行性改变、三角骨背侧的撕脱性骨折、豆三角关节病变、TFCC 创伤性或退行性裂伤、尺腕关节撞击综合征（尺骨正向变异）、尺侧腕伸肌腱鞘炎，以及尺神经的腕背支卡压等。

2. 影像学检查　大多数月三角韧带部分撕裂的患者在腕关节 X 线片上表现正常。有时慢性动态型不稳定可在月三角关节间隙出现轻度狭窄，并在临近关节面出现囊性变。然而这些影像学表现应当与月三角不完全融合的损伤相鉴别。

月三角韧带完全断裂或强度减低将导致静态型 VISI，影像学容易诊断。最具特征性的表现是近排腕骨正常的弧线（Gilula 线）中断。表现为在后前位 X 线片上月骨与三角骨之间出现台阶，月三角关节呈燕背状轮廓。极少数情况下，月骨和三角骨的间隙增大。若腕骨塌陷为静态型 VISI，由于舟月间隙增大以及舟骨屈曲环形征阳性，可能导致误诊为 SLD。舟月间隙增大并不代表舟月韧带断裂,由于舟月韧带掌侧部纤维较长且斜行,因此轴向压力作用时可能导致舟月间隙增加,但仍属正常范围的分离。

(1)静态型VISI:静态型VISI的月骨表现为三角形(月状),其背侧极与头状骨中部重叠,表明舟月复合体异常屈曲。尺偏时月骨形态不会改变,仅三角骨相对其他近排腕骨向近端移位增加。腕关节塌陷病例的腕高比可能异常。在侧位片上,除VISI畸形外,有时可见月三角角度减小,正常月三角平均角度为14°。该角度测量需要有高质量X线片和丰富的经验。

(2)骨扫描:骨扫描在怀疑病因为慢性月三角韧带裂伤时有诊断价值。慢性尺腕关节撞击造成的损伤,骨扫描常显示局部月骨放射性核素的摄取量增多。新鲜的单纯月三角不稳定骨扫描很少出现阳性表现。

(3)关节造影:关节造影可以显示桡腕关节和腕中关节之间存在造影剂相互交通。这种交通为非特异性,但可以表明存在创伤性裂伤、慢性穿孔或由于尺腕关节撞击而导致的韧带退行性改变。

(4)动态透视:动态透视有助于诊断,推荐使用。在急性期,腕关节尺偏时异常屈曲的月骨可能突然复位,并出现弹响。然而这种自行复位的能力很快丧失,VISI畸形变为静态型固定。

(5)关节镜技术:关节镜技术正成为腕尺侧疼痛诊断和治疗的重要工具,可以帮助术者明确以前未被认知的韧带损伤类型。

(四)月三角分离的治疗

类似于其他的腕关节不稳定,月三角分离的治疗需根据患者的年龄、职业、兴趣爱好和要求,以及症状的严重程度等进行个体化的治疗。由于慢性尺腕关节撞击导致月三角韧带近端膜部退变的病例不包括在本节中。

1. **无腕关节塌陷的急性月三角不稳定** 无腕关节塌陷的急性月三角不稳定为部分或完全的月三角韧带断裂,X线片上无腕骨排列异常。该类型病例应在断裂韧带修复的最佳时期,即外伤早期做出诊断。急性月三角不稳定仅有月三角韧带损伤,而次要稳定结构(关节囊韧带)完整且功能良好。

既往多数学者认为急性月三角不稳定适用于保守治疗,在豌豆骨掌侧及桡骨以远的腕背侧加入衬垫,仔细塑形石膏和支具以维持最佳的复位。然而该方法对于很多病例无效,部分病例进展为静态型VISI。多数治疗无效是由于月三角韧带不愈合以及继发的次要稳定结构强度不足导致的。除非石膏固定肘关节防止旋转,否则前臂旋转时,尺骨通过TFCC对腕关节的活塞效应是造成月三角关节活动的主要原因。这种局部的微动阻碍了月三角韧带的修复,因此保守治疗时需要肘上石膏进行制动。

腕关节损伤时,常规行腕关节镜探查可以更好、更早地明确损伤的范围(常比预期范围大),有助于了解这些损伤的潜在风险。由于这种对损伤的进一步明确以及保守的患肢制动治疗效果不佳,因而许多医生认为多根经皮克氏针固定月三角关节是治疗早期动态型月三角不稳定的"金标准",Osterman和Seidman报告该术式的成功率达80%。

2. **无腕关节塌陷的慢性月三角不稳定** 当月三角韧带断端发生短缩变性,修复后愈合的概率降低时,称为慢性韧带断裂。在这种情况下需要采取更为积极的方案来重建三角骨与月骨间一致的活动。有多种治疗方案,包括关节镜下单纯清创、电凝皱缩月三角韧带、利用一束尺侧腕伸肌腱行韧带重建以及月三角融合等,但治疗效果和方法的选择上仍存在争议。

治疗月三角韧带陈旧性撕裂的关节镜技术将在相关章节详述。这些技术包括对断裂近端膜部的不稳定碎片进行清创、关节囊皱缩以及关节镜下用聚二氧环己酮（PDS）缝线关闭尺月韧带和尺三角韧带的间隙。

利用肌腱重建月三角韧带损伤也是一种有效的治疗方法。具体的重建方法为利用一束尺侧腕伸肌腱，保留其远端止点，将该腱束穿过月骨与三角骨的骨孔。通过抽紧环绕月三角关节的腱束，获得关节稳定。用克氏针固定8周，此后支具保护4周。此外还有学者提出利用尺侧腕伸肌腱腱束拴系三角钩关节的背侧面。该方法治疗单纯月三角陈旧性分离时可以控制三角骨异常活动，明显缓解疼痛并获得满意功能。

临床上，部分医生选择月三角关节融合。该术式的成功率不确定，不愈合率较高，并且存在许多并发症。有学者认为多数月三角融合术的并发症是由于技术原因导致的，通过在月三角关节的螺旋形关节间隙内充填松质骨，并利用多根克氏针固定关节，术后愈合率为100%。该组共研究了26例腕关节，术后平均屈伸活动度为健侧的78%，疼痛缓解率为83%，并且88%的患者重返原工作岗位。然而，经过143例月三角融合病例进行荟萃分析发现，月三角融合并非没有问题，当进行不正确的设计或操作时，总的不愈合率为26%，并发症为43%，主要表现为持续性疼痛。当存在明显VISI畸形时，不宜用该方法。

Shin等报告了一组月三角韧带重建与月三角融合进行对比的病例。研究中对57例月三角韧带撕裂的患者进行回顾性研究，平均随访9.5年。肌腱重建月三角韧带患者的疗效优于月三角关节融合的患者，且并发症发生率低。

3. 月三角分离伴腕关节塌陷　月三角分离伴腕关节塌陷为月三角韧带完全断裂，同时次要稳定结构薄弱或损伤。由于关节囊广泛松弛，腕关节塌陷，表现为分离型VISI畸形。由于损伤累及范围广，因此月三角关节的局限性融合无法成功纠正腕骨的位置异常，仅行月三角融合以及任何形式的韧带重建均不能可靠地纠正如此复杂的不稳定状态，因此建议行更广泛的腕骨融合。有学者建议月三角融合同时增加桡月融合，也可以选择融合尺侧的腕中关节。

4. 急性月骨周围不稳定（舟月分离合并月三角分离）　由于该型损伤为不稳定损伤，因此所有月骨周围脱位均应手术治疗。多数学者赞成掌背侧联合入路，强调近排腕骨的解剖复位，韧带直接修复（尤其是重要的月三角韧带掌侧部），以及经皮克氏针固定。若舟月韧带损伤愈合较好，但月三角关节仍不稳定，将导致分离型VISI。相反，若舟月关节与月三角关节均不稳定，则腕关节塌陷常表现为DISI。

5. 慢性月骨周围不稳定（舟月分离合并月三角分离）　当月骨周围损伤未得到治愈时，病情将进展为永久性半脱位，即腕关节塌陷为VISI或DISI，腕关节活动度减少及手部握力下降，并最终导致腕关节的痛性退行性改变。处理慢性月骨周围不稳定非常困难，软组织重建难以获得满意疗效。关于这种特殊的问题文献报告很少。通常当近排腕骨表现出舟月分离合并月三角分离时，多数学者建议行近排腕骨切除术。另一种方法是切除舟骨和三角骨，同时融合头月关节。有研究表明，这种局限性融合能够取得良好的效果。

（杨勇　田文）

■
████

第五节
非分离型腕关节不稳定

当桡骨与近排腕骨或近排腕骨与远排腕骨间存在有症状的功能障碍，并且在同排腕骨间无韧带断裂和腕骨分离时，这类腕关节不稳定称为非分离型腕关节不稳定（CIND）。根据受累的关节部位，CIND可分为桡腕关节非分离型不稳定和腕中关节非分离型不稳定。

一、桡腕关节非分离型不稳定

CIND是由于桡腕韧带过度松弛、强度不足或断裂导致腕关节沿桡骨斜面滑移，表现为腕尺侧移位。这种情况更常见于类风湿性关节炎患者、发育性畸形如Madelung畸形患者、尺骨远端过度切除术后，偶见于单纯桡腕关节脱位。类风湿性关节炎患者由于慢性滑膜炎造成韧带强度不足，Madelung畸形患者由于韧带长期处于高负荷和反复过度的剪切应力，最终导致韧带失效。单纯外伤性桡腕关节脱位少见，但常引起慢性桡腕关节不稳定。下面将详述CIND的三种最常见形式——腕尺侧移位、腕桡侧移位以及单纯性桡腕关节脱位。

（一）腕尺侧移位

Rayhack等首先描述了由于关节囊韧带完全断裂而导致的腕关节尺侧移位。Taleisnik提出有两种类型的腕尺侧移位。Ⅰ型，整个腕关节包括舟骨发生移位，桡骨茎突与舟骨间距增大；Ⅱ型，远排腕骨、舟骨及桡骨的关系正常，舟月间隙增大，月三角复合体向尺侧移位。

Ⅰ型与Ⅱ型间的区别非常重要。从概念上讲，Ⅰ型是真正的CIND，而Ⅱ型同时具有CIND（月三角尺侧移位）和CID（舟月分离）的特点，因而为CIC型腕关节不稳定。在临床中由于两种腕尺侧移位的类型涉及完全不同的韧带，因此治疗方法不同。Ⅰ型是由于桡腕韧带包括桡舟韧带及桡舟头韧带失效所致，Ⅱ型是由于完全的舟月韧带及桡月韧带断裂所致。当舟月关节间隙明显增大时，需注意月三角复合体尺侧移位（Ⅱ型）的可能，以避免错误的诊断。

如前所述，有多种方法可以用来评估腕尺侧移位。对于Ⅱ型移位，由于仅发生月三角复合体明显移位，因此以头状骨头部为中心的腕关节参考指数适用于此类腕尺侧移位。相应的，当月骨作为参考时，若腕关节轻度桡偏或尺偏，这种测量也是不可靠的。

Rayhack等报告了一组8例外伤性腕关节尺侧偏移，治疗结果表明该类腕关节不稳定处理较为棘手。晚期的韧带修复效果不理想，可能桡月融合是唯一可靠的治疗方案。

（二）腕桡侧移位

腕关节桡侧移位多是桡骨远端骨折造成的，因桡骨高度丢失的畸形愈合所致，此时桡骨远端在冠状面23°的尺偏角部分消失或成为桡偏。当该型桡骨畸形愈合伴尺腕韧带薄弱、断裂或撕脱时，腕骨有向桡侧半脱位的趋势，造成腕部明显不适、握力下降等。腕桡侧移位也可发生在桡骨茎突过多切除术后。在少数情况下，甚至桡骨尺偏角正常时，腕尺侧韧带损伤也能导致动态型的腕桡侧移位。对于动态型腕桡侧移位的病例，只有腕关节承受向桡侧的应力时，才能看到桡腕关节的侧方半脱位。上述情况并不少见，通常行桡骨的截骨矫形以及手术重建尺头韧带附着点能够获得良好的疗效。

（三）单纯性桡腕关节脱位

Dumontier等将桡腕关节脱位分为两型：Ⅰ型为单纯桡腕关节脱位，不伴有桡骨远端骨折；Ⅱ型为桡腕关节脱位，伴有掌侧桡舟韧带及桡舟头韧带起点处的桡骨茎突撕脱性骨折（图5-5-1）。Ⅰ型极其少见，文献报告不足20例，通常是年轻个体在严重的剪切应力以及旋转应力作用下导致的。伴发神经血管损伤者并不少见，该型损伤闭合复位容易，但由于丧失了桡腕韧带附着点，复位维持困难。Ⅱ型桡腕关节脱位伴桡骨茎突撕脱性骨折报告相对较多。若桡腕韧带撕脱的桡骨茎突骨折获得解剖复位及牢靠固定，则预后良好。

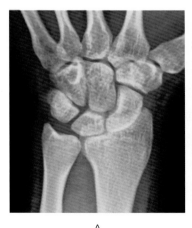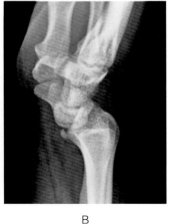

A   B

图5-5-1 Ⅱ型桡腕关节脱位，桡腕关节向掌侧脱位，并伴有桡骨远端掌侧缘撕脱性骨折

A. 后前位片可见桡腕关节间隙消失　B. 侧位片见腕骨向掌侧半脱位，以及桡骨远端掌侧缘的撕脱性骨折

二、腕中关节非分离型不稳定

腕中关节非分离型不稳定通常用来描述近排腕骨间无分离，但桡腕关节与腕中关节间存在功能障碍，且后者的症状更为明显。由于多数患者腕中关节及桡腕关节均存在不同程度的异常，Wright等认为命名为近排腕骨不稳定可能更为准确。

（一）腕中关节不稳定的病理力学

轴向压力负荷作用下，近排腕骨具有屈曲旋前的趋势，但该趋势被掌侧通过腕中关节的韧带所约束。重要的稳定结构包括掌侧三角钩头韧带、STT 韧带以及舟头韧带。上述韧带不仅在防止腕中关节塌陷中起关键作用，而且有助于腕关节从桡偏至尺偏时，维持近排腕骨从掌屈到背伸过程中平滑而和谐地运动。因此，当三角钩头韧带、STT 韧带及舟头韧带松弛或损伤时，可能导致两种结果：①动力学缺陷，表现为丧失了在传导应力时避免非分离型 VISI 畸形的能力；②运动学缺陷，近排腕骨由屈曲向背伸旋转时并非平滑和谐，而是突然发生，并且腕关节尺偏至一定程度时可能出现腕部疼痛。

在有关腕中关节复杂的稳定机制研究中，尽管通过切断腕中关节韧带能够复制出部分腕中关节不稳定的模型，但相对而言，上述韧带失效的原因仍不清楚。

（二）腕中关节不稳定的临床分型

腕中关节不稳定主要有两种类型，一种是由于腕关节以外的损伤或骨骼改变导致的外源性腕中关节不稳定，另一种是源于一条或多条通过桡腕关节或腕中关节韧带的强度不足或损伤，即内源性腕中关节不稳定。第一种类型将在后面部分讨论。内源性不稳定主要有三种模式：腕中关节前部不稳定、腕中关节后部不稳定和桡腕关节合并腕中关节不稳定。

1. 腕中关节前部不稳定　1934 年由 Mouchet 和 Belot 首先描述了腕中关节前部不稳定。该情况常见于三角钩头韧带、STT 韧带和舟头韧带的薄弱或断裂，常伴桡腕背侧韧带的强度不足。该型病例中，当腕关节从桡偏至尺偏的过程中，近排腕骨开始保持掌屈，最后阶段突然出现背伸，有时可伴明显的弹响，该现象称为归位弹响。多数病例合并桡侧及尺侧的韧带强度不足，一部分病例明显以 STT 关节功能障碍为主（腕中关节前部桡侧不稳定），另一部分则以三角钩头关节功能障碍为主（腕中关节前部尺侧不稳定）。

2. 腕中关节后部不稳定　通常为青年患者，双侧出现腕关节过度活动。腕中关节后部不稳定继发于掌侧桡舟头韧带薄弱伴腕骨间背侧韧带强度不足或先天性缺如。在大多数腕关节体位中，近排腕骨位置正常或轻度背伸。然而当腕关节尺偏时，头状骨半脱位至桡骨远端的月骨窝边缘，并导致近排腕骨张力增高。当头状骨向背侧半脱位时，若腕伸肌腱（包括尺侧腕伸肌腱、桡侧腕长伸肌腱、腕短伸肌腱）反应性收缩，远排腕骨发生突然复位，掌侧伴有弹响。该类型也称为头月不稳定。

3. 桡腕关节合并腕中关节不稳定　桡腕关节合并腕中关节不稳定常见于广泛关节松弛的青少年，尤其是桡骨远端关节面倾斜角大且存在尺骨负向变异的个体。在这些病例中，弹响的模式类似于腕中关节前部不稳定，但桡腕韧带的活动度增加。桡偏时，近排腕骨发生异常屈曲和尺侧偏移；

尺偏时，近排腕骨发生异常背伸及头状骨背侧半脱位。该类型也称为近排腕骨不稳定。

（三）腕中关节不稳定的诊断

内源性腕中关节不稳定多数不是由某一条特定的韧带损伤所导致的，而是先天性韧带松弛伴肌肉调控能力不足，在反复的应力作用下引发症状。无症状的腕关节弹响无须治疗，多数腕中关节不稳定通过正确的神经肌肉控制训练，能够获得良好的稳定性本体感受。

腕中关节前部不稳定、桡腕关节合并腕中关节不稳定两种类型，腕关节向掌侧明显移位，表明远排腕骨相对前臂发生明显的掌侧移位和旋后，这种腕骨的位置异常在腕尺偏时可自行纠正。腕中关节后部不稳定时，除腕尺偏时可能出现头状骨向背侧半脱位并伴有弹响外，腕骨位置多正常。

Lichtman等描述了一种可以有效确定腕中关节松弛程度的方法，称为腕中关节漂浮试验。该试验在前臂旋前位时，检查者造成腕关节被动掌侧脱位及尺偏时复制痛性弹响。根据腕尺偏时维持腕关节掌侧半脱位所需阻力的强度，将腕中关节不稳定分为五级。Ⅰ级是腕中关节掌侧韧带坚韧，远排腕骨无法向掌侧移位。Ⅱ级和Ⅲ级仍可出现在正常个体，尽管施加外力去除时可自行复位，但仍表现出腕中关节松弛程度的增加，腕尺偏时可出现掌侧移位。Ⅳ级易发生半脱位，并且当外力去除后，腕关节仍处于半脱位。Ⅴ级不稳定时，患者腕尺偏，在无检查者的帮助下，可自行复制并维持掌侧移位。

除腕中关节后部半脱位患者外，X线片多显示VISI畸形，尤其与对侧腕关节对比时显著。后前位时，舟骨短缩并表现为典型的环形征，而月骨则表现为月状外观，其远端凹面朝向舟骨。

应力位X线片有助于明确不同类型腕中关节不稳定和相关韧带松弛或强度不足的程度，然而这些应力试验也可在先天性关节松弛的人群中被发现，因此必须双侧进行对比。

1. **前抽屉试验** 动态透视下，将远排腕骨向掌侧推挤，观察舟骨、月骨与远排腕骨间的关系。若STT关节掌侧开大（也称为开口征），STT韧带和舟头韧带可能被拉伸或过度松弛，说明存在腕中关节前部桡侧不稳定的可能。若同时伴有头月关节掌侧半脱位，可能为腕中关节前外侧合并前部尺侧不稳定。

2. **后抽屉试验** 稳定桡骨，若检查者能够将头状骨被动移位并超出月骨背侧缘，则腕骨间背侧韧带可能过于松弛或先天性缺如。去除向背侧的应力后，腕骨的位置恢复正常。正常腕关节尺偏时，头状骨可能轻度半脱位。中立位时，若很小的应力即可使头状骨发生脱位，则很可能为腕中关节后部不稳定。后抽屉试验评估桡腕关节不稳定同样有效。月骨背侧倾斜导致头月关节间隙增大，说明掌侧桡月韧带松弛。

3. **尺偏应力试验** 当腕关节极度尺偏时，若STT韧带及舟头韧带撕裂或强度不足，则舟骨保持短缩并出现STT关节及舟头关节间隙增大。任何超出4mm的不对称关节间隙增大均表示腕中关节前部桡侧不稳定。

4. **桡偏应力试验** 当腕关节极度桡偏时，近排腕骨将发生最大屈曲。若桡腕背侧韧带断裂或拉长，将出现月骨发生异常的尺侧偏移，并超过桡骨的乙状切迹。

5. **动态透视** 有助于诊断大多数不稳定，尤其是以运动学功能障碍为主的病例。腕关节尺偏时，正常情况下近排腕骨一致地由屈曲转为背伸。当腕中关节前部不稳定和桡腕关节合并腕中关节不稳定时，在整个运动过程中，近排腕骨保持屈曲。仅当腕关节尺偏到一定程度时，近排腕骨突然迅速背伸，有时伴弹响。腕关节屈伸时，近排腕骨的运动无明显异常。

6. 关节镜检查　在非分离型不稳定的诊断和分级中发挥的作用很小。在牵拉作用下，被拉长的掌侧关节囊允许存在大于正常的关节间隙，但掌侧韧带外观正常。在慢性病例中，反复半脱位可导致钩骨近极发生退行性改变，关节镜可以对其进行评估及治疗。

当腕关节 X 线片显示近排腕骨异常屈曲时，需要和月三角不稳定相鉴别。利用月三角冲击试验及剪切试验可以明确诊断。这两项试验在非分离型不稳定中均为阴性，当存在月三角分离时，则可诱发疼痛以及典型的摩擦感。影像学上，舟月及月三角的角度在非分离型不稳定中正常，而在分离型不稳定中会发生改变。当月三角韧带完全断裂、尺偏应力试验时，三角骨相对于月骨向近端移位，该现象不会发生在非分离型不稳定中。仍不能确定时，建议行高分辨率 MRI 或关节镜检查。关节镜下用探针进行检查，非分离型不稳定的月三角间隙紧密。若月三角韧带明显损伤，则该间隙容易打开。

（四）腕中关节不稳定的治疗

有关痛性腕中关节不稳定的治疗有多种方案，选择治疗方案时要针对相应的病理改变，具体的治疗方案如下：

1. 腕中关节前部不稳定　内源性腕中关节前部不稳定最初的治疗为支具制动、抗炎药物以及避免造成痛性弹响的活动方式。在早期炎症阶段，用三点支撑支具保护腕关节以维持近排腕骨的解剖位置。当症状减轻时，建议制订康复治疗方案，重建控制腕关节的本体感受。加强尺侧腕屈肌与尺侧腕伸肌的配合，能够动态地控制过度屈曲的近排腕骨。尺侧腕屈肌的等长收缩通过豌豆骨向背侧推挤三角骨，该作用有助于将近排腕骨稳定于正常位置。此外，若尺侧腕伸肌同时收缩，远排腕骨相对于近排腕骨发生旋前，将进一步促进 VISI 畸形的复位。该型腕关节不稳定以本体感受较差和神经肌肉控制不足为特征。当保守治疗对控制腕中关节前部不稳定无效时，可根据主要损伤部位选择不同的手术方式。

2. 腕中关节前部桡侧不稳定　当损伤位于 STT 关节时，建议选择以下两种基本治疗方案：软组织重建 STT 韧带以及局限性腕关节融合。由于慢性损伤时韧带断端常发生回缩及退变，因此这些短结构很难重建，建议应用由 Brunelli 所描述的肌腱固定术。术中的步骤包括：切取桡侧腕屈肌腱的部分腱束，保留其远端止点，将腱束从掌侧穿过位于舟骨远端的骨孔至背侧，重建 STT 韧带。为了确保手术的成功，STT 关节软骨必须正常，否则将继发痛性关节僵直。若 STT 关节已经发生退变，但舟骨近端软骨质量好，STT 关节融合是一个较好的选择。

3. 腕中关节前部尺侧不稳定　当引发腕中关节前部不稳定的结构位于三角头钩关节时，有三种手术方案可以选择：关节囊皱缩、软组织重建腕中关节韧带以及局限性腕中关节融合。

（1）关节囊皱缩：电凝皱缩强度不足或被拉伸的关节囊韧带以恢复腕中关节前部尺侧的稳定性。对松弛的腕中关节掌侧和桡腕关节背侧关节囊韧带进行局部加热，破坏胶原蛋白，损伤后的成纤维细胞长入损伤部位，构建近似正常的组织结构。尽管从理论上应当有效，但其远期疗效仍需要观察。

（2）软组织重建腕中关节韧带：既往多数通过软组织重建来解决腕中关节前部尺侧不稳定结构的术式，均基于病理改变为尺侧弓形韧带松弛的假设。因此，手术内容包括重叠或前置该部分韧带。但由于术后疗效不佳，这类重建方法被认为无效。利用移植肌腱重建掌侧三角头钩韧带及桡腕背侧韧带可能是另一种有希望的治疗选择。

（3）局限性腕中关节融合：局限性腕中关节融合（多数为三角钩融合）也可用于腕中关节前部尺侧不稳定。Lichtman 等对局限性融合及软组织重建的结果进行比较后发现，三角钩关节融合治疗腕中关节前部尺侧不稳定效果更好。融合术后所有患者均能够恢复以前的活动，仅损失不到 1/3 的活动度，并且无腕关节弹响。尽管该术式有效地消除了腕关节弹响，但是以痛性桡腕撞击为代价。腕中关节融合后，投镖动作不协调，最终导致舟骨窝背外侧过度负荷或月三角进行性退变。

近年来，有学者发现通过桡月关节融合而非腕中关节融合能够解决关节弹响，并提出将月骨在中立位与桡骨融合，进而使腕中关节的活动更加稳定。术中交叉克氏针固定融合月骨和桡骨远端，并通过植骨来维持腕高，保证舟骨与三角骨的活动正常。术后不仅弹响消失，并且腕关节保留了较多的活动度，尤其在投镖运动平面，腕关节活动接近正常。

4. 腕中关节后部不稳定　腕中关节后部不稳定的患者需要行理疗康复。治疗重点在于对尺侧腕伸肌、桡侧腕长伸肌、桡侧腕短伸肌本体感受的再训练。当这些肌肉收缩时，远排腕骨背伸，导致腕中关节的接触应力由背侧移向掌侧，防止近排腕骨发生过伸。若保守治疗无效，可以考虑手术治疗。延长掌侧腕管切口，缝合长桡月韧带及桡舟头韧带以消除两者之间的 Poirier 间隙，限制头状骨背侧移位。术后多数患者能够获得良好的效果，仅丧失少量活动度。此外，另一种类似的方法，即采用腕中关节背侧关节囊横行固定术加强腕骨间背侧韧带，也能够取得满意的疗效。

5. 桡腕关节合并腕中关节不稳定　仔细检查发现，多数（68%）明显的腕中关节不稳定伴有桡腕韧带松弛。对于桡腕关节合并腕中关节不稳定，行桡月融合可能是最合理的选择。如前所述，融合时应在桡月间隙植骨来维持腕高，保证舟骨与三角骨能够正常活动。该术式不仅可以消除腕部弹响，而且能够尽量多地保留腕关节活动度。

三、适应型腕关节不稳定

腕关节的功能障碍并非完全由腕关节内损伤造成。部分腕关节不稳定的主要病理因素并不在关节内，而在关节外。典型的病例是桡骨远端骨折后关节面背侧倾斜的畸形愈合，该畸形将导致近排腕骨异常旋转，以适应背侧倾斜的桡骨远端关节面，通常表现为腕中关节屈曲及腕中关节韧带松弛。腕中关节韧带的强度不足将导致局部进行性疼痛、腕中关节压痛以及可能的痛性弹响。通过截骨纠正桡骨畸形后，上述症状消失，但月骨位置异常仍然存在。

Allieu 等在 1982 年介绍了适应型腕关节不稳定的概念，强调应将该型功能障碍区别于腕关节韧带损伤继发的功能障碍。1985 年，Taleisnik 报告了 13 例桡骨远端骨折后关节面背侧倾斜畸形愈合继发腕中关节功能障碍及排列异常的病例。该组患者通过桡骨远端截骨矫形均获得治愈。该型腕中关节不稳定也被称为外源性腕中关节不稳定，以区别源于关节内病变造成的腕中关节不稳定。诊断适应型腕关节不稳定，需要排除腕关节韧带损伤。桡骨远端截骨矫形的具体设计和操作详见相关章节。

（杨勇　田文）

第六节
月骨周围脱位

一、月骨周围脱位

月骨周围脱位是指桡月关系相对正常，月骨周围的腕骨相对于月骨发生脱位。多数情况下，腕骨向背侧脱位。大部分月骨周围脱位是由过伸暴力造成的，如高处坠落伤和车祸伤时腕关节过伸，并伴有不同程度的尺偏和腕中关节旋后，导致月骨周围脱位。Mayfield 等提出进行性月骨周围不稳定的概念，并用以解释月骨周围脱位韧带损伤的类型。进行性月骨周围不稳定可分为四期：Ⅰ期，舟月分离或舟骨骨折；Ⅱ期，头月关节脱位；Ⅲ期，月三角分离或三角骨骨折；Ⅳ期，月骨脱位。部分月骨周围脱位的病例，致伤时应力分布至邻近的骨骼，造成周围腕骨或桡骨远端骨折。因此，月骨周围的韧带称为小弧，包括舟月韧带和月三角韧带；而月骨周围可能发生骨折的部位称为大弧，包括舟骨、头状骨、三角骨和桡骨远端。其中合并舟骨骨折最为常见，称为经舟骨月骨周围脱位。

月骨周围脱位后，表现为腕部肿胀、疼痛，以及活动受限，部分患者合并正中神经损伤症状，影像学检查可以确诊。正常的腕关节后前位可见三条光滑的弧线，即 Gilula 线。月骨周围脱位后弧线中断，舟骨屈曲时可见环形征，近排腕骨间可能存在间隙增宽。腕关节侧位片显示桡月关系基本正常，但由于头状骨的挤压，月骨屈曲，并被挤向掌侧；其他腕骨相对于月骨向背侧脱位。此外，腕关节 CT 有助于进一步明确诊断（图 5-6-1）。

月骨周围脱位的病理特征包括月骨周围腕骨脱位、舟月韧带损伤和月三角韧带损伤。尽管可以通过闭合复位纠正脱位，但无法修复腕骨间韧带，尤其是舟月韧带，将会造成显著的腕关节不稳定。因此，月骨周围脱位建议手术治疗，行切开复位内固定，韧带修复。

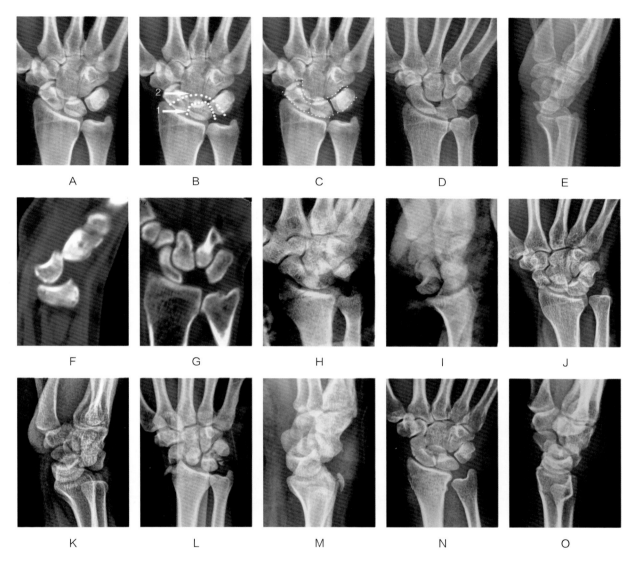

图5-6-1　月骨周围脱位的表现和常见类型

A. 正常后前位片　B. 箭头1为小弧，箭头2为大弧　C. 正常后前位片可见Gilula线光滑　D~G. 月骨周围脱位　H、I. 经桡骨茎突月骨周围脱位　J、K. 经舟骨月骨周围脱位　L、M. 经舟骨三角骨月骨周围脱位　N、O. 经舟骨头状骨月骨周围脱位（舟头综合征）

（一）**手术指征**　急性期月骨周围脱位。

（二）**手术步骤**（图5-6-2）

1. 切口　腕背正中切口，长8cm。

2. 显露腕骨　纵行切开腕背第2、3间室，向桡侧牵开伸肌腱；第4间室深面剥离，向尺侧牵开第4间室。显露腕背关节囊，并辨别桡腕背侧韧带和腕关节背侧韧带。Berger入路切开腕背关节囊，并向桡侧掀开，显露腕骨。

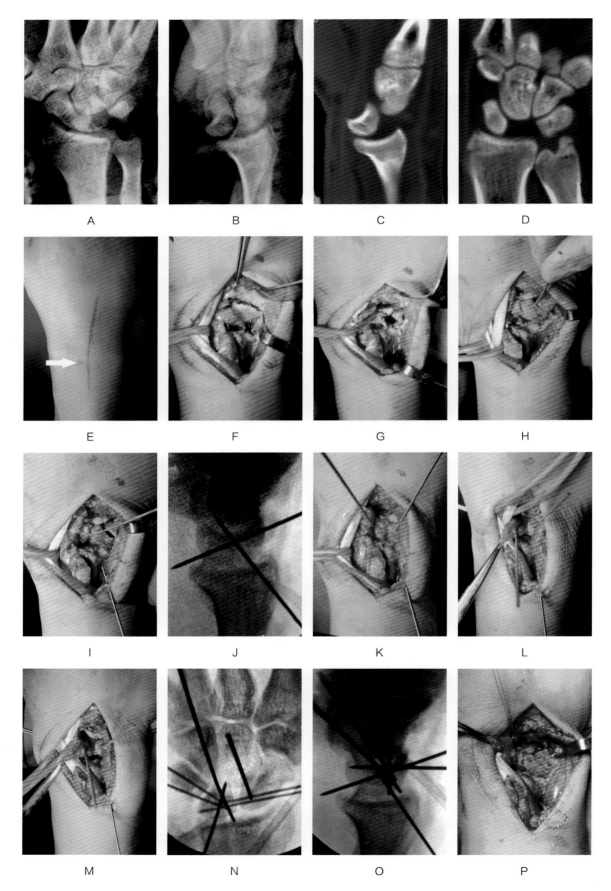

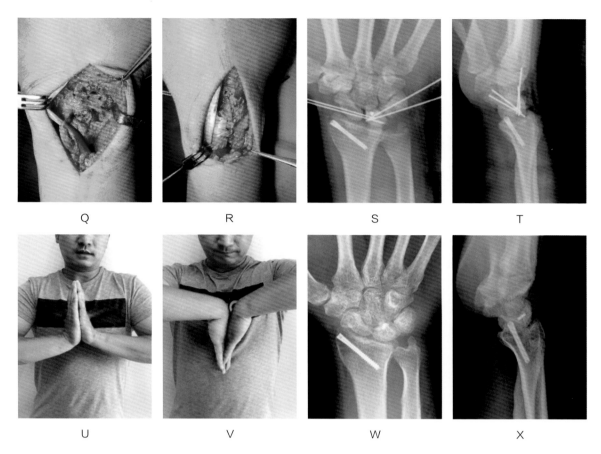

图5-6-2　月骨周围脱位的手术步骤

A~D. 月骨周围脱位（经桡骨茎突）术前影像学表现　E. 腕背纵行切口，箭头标记点为Lister结节　F. 显露腕背关节囊，并标记桡腕背侧韧带和腕关节背侧韧带　G. Berger入路掀开腕背关节囊，显露腕骨　H. 直视下腕骨大体复位后，月骨利用操纵杆纠正DISI畸形　I、J. 经桡骨背侧进针，维持桡、月骨正常位置　K. 舟骨近端置入操纵杆恢复舟、月骨正常解剖关系　L. 两枚克氏针经皮固定舟骨和月骨　M~O. 两枚克氏针经皮固定三角骨和月骨　P. 月骨背侧置入骨锚钉，修复舟月韧带背侧部　Q. 修复腕背关节囊　R. 修复腕背伸肌支持带　S、T. 术后即刻X线表现（桡骨茎突型无头加压螺钉固定）　U~X. 术后6个月的体位像及X线表现

3. **腕骨脱位的复位**　术中可见头状骨位于背侧，月骨位于其掌侧。适当向远端牵引腕关节，直视下用骨膜起子撬拨月骨，即可顺利复位。

4. **纠正月骨DISI畸形**　以1.2mm克氏针作为操纵杆，从背侧置入月骨。利用该克氏针纠正月骨DISI畸形，并经桡骨远端背侧置入克氏针固定月骨，维持桡、月骨的正常位置。

5. **修复舟月韧带**　舟骨近端置入克氏针作为操纵杆，纠正舟骨屈曲，并复位舟、月骨之间的正常解剖关系。两枚1.2mm克氏针经皮固定舟骨和月骨。在月骨背侧紧邻舟月间隙处置入1.6mm或1.8mm骨锚钉，修复断裂的舟月韧带背侧部。

6. **固定月三角间隙**　复位月三角之间的正常解剖关系，两枚1.2mm克氏针经皮固定月骨和三角骨。

7. **拔除操纵杆和固定桡、月骨的克氏针**　透视下观察内固定和腕骨位置满意后，修复关节囊和腕背支持带。留置引流，腕中立位石膏掌托固定。

（三）术后处理

1. 石膏固定6～8周后，拔针并拆除石膏。之后开始非持重的腕关节功能锻炼。

2. 术后3个月，可以正常使用腕关节。

二、经舟骨月骨周围脱位

月骨周围脱位中，经舟骨月骨周围脱位最为常见。经舟骨月骨周围脱位的发生机制与月骨周围脱位相同，但为大弧部位损伤。经舟骨月骨周围脱位的主要病理特征包括月骨周围腕骨脱位、舟骨骨折，以及月三角韧带损伤。舟骨骨折多发生在腰部，并且多数为粉碎性骨折，移位明显。因此，经舟骨月骨周围脱位建议手术治疗，行切开腕骨复位内固定、舟骨骨折复位内固定、韧带修复内固定（图5-6-3，图5-6-4）。

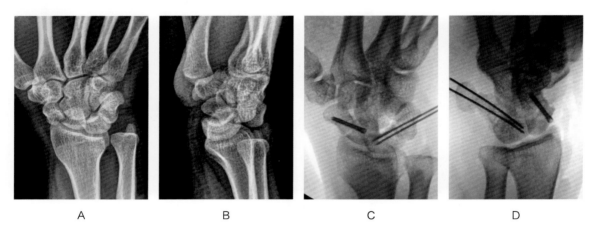

A   B   C   D

图5-6-3 经舟骨月骨周围脱位的病理表现（病例一）

A、B. 经舟骨月骨周围脱位的后前位片和侧位片   C、D. 复位固定后的X线表现

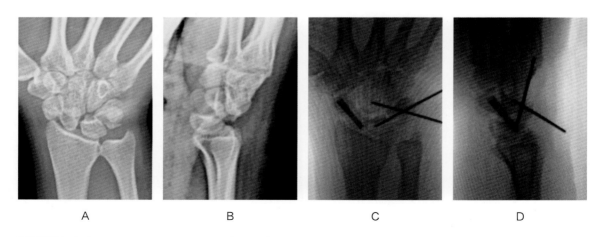

A   B   C   D

图5-6-4 经舟骨月骨周围脱位的病理表现（病例二）

A、B. 经舟骨月骨周围脱位的后前位片和侧位片   C、D. 复位固定后的X线表现

（一）**手术指征** 急性期经舟骨月骨周围脱位。

（二）**具体步骤**（图5-6-5）

1. **切口** 腕背正中切口，长8cm。

2. **显露腕骨** 纵行切开腕背第2、3间室，向桡侧牵开伸肌腱；第4间室深面剥离，向尺侧牵开第4间室。显露腕背关节囊，并辨别桡腕背侧韧带和腕关节背侧韧带。Berger入路切开腕背关节囊，并向桡侧掀开，显露腕骨。

3. **腕骨脱位的复位** 术中见头状骨位于背侧，月骨和舟骨近极位于头状骨掌侧。适当向远端牵引腕关节，直视下用骨膜起子撬拨，即可顺利复位。

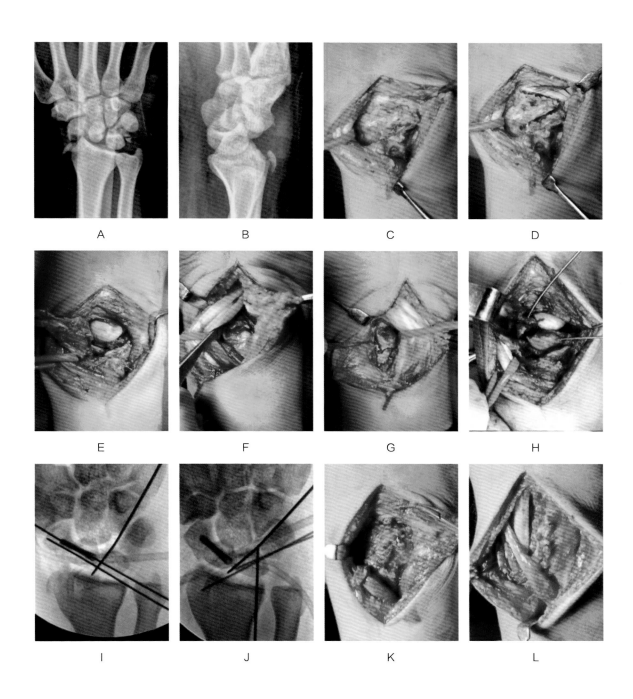

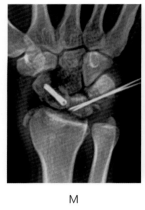

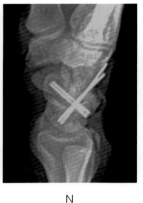

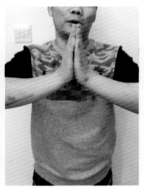

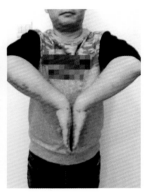

M N O P

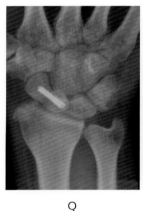

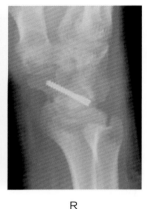

Q R

图5-6-5 经舟骨月骨周围脱位的手术步骤

A、B. 经舟骨月骨周围脱位（同时还经桡骨茎突和三角骨）的后前位片和侧位片　C. 牵开腕背伸肌腱，显露腕背关节囊　D. 标记桡腕背侧韧带和腕关节背侧韧带　E. 掀开腕背关节囊瓣，显露向背侧脱位的头状骨　F、G. 掌侧入路显露向掌侧移位的月骨和舟骨近极　H. 在腕关节背侧、舟骨近断端和远断端分别置入操纵杆，复位舟骨骨折　I、J. 从舟骨背侧置入螺钉固定舟骨骨折，两枚克氏针固定月三角间隙　K. 修复腕背关节囊　L. 修复伸肌支持带　M、N. 术后即刻的X线表现　O～R. 术后3.5个月的体位像及X线表现

4. 舟骨骨折复位内固定　两枚1.2mm克氏针作为操纵杆，从背侧置入舟骨的远断端和近断端。由于舟骨骨折常为粉碎性骨折，因此骨折端可能存在少量的骨质缺损。直视下观察舟骨骨折复位后，可以从背侧用直径2.8mm的无头加压螺钉固定，或从掌侧用直径3.5mm的无头加压螺钉固定。

5. 固定月三角间隙　复位月三角之间的正常解剖关系，两枚1.2mm克氏针经皮固定月骨和三角骨。

6. 透视下观察内固定和腕骨位置　复位满意后，修复关节囊和腕背支持带。留置引流，腕中立位石膏掌托固定。

（三）术后处理

1. 石膏固定6～8周后，拔针并拆除石膏。之后开始非持重的腕关节功能锻炼。

2. 术后3个月，明确舟骨骨折愈合后，可以正常使用腕关节。

（葛双雷　杨勇）

参考文献

[1] BERGER R A. The ligaments of the wrist. A current overview of anatomy with considerations of their potential functions [J]. Hand Clin, 1997, 13 (1): 63-82.

[2] BERGER R A. A method of defining palpable landmarks for the ligament-splitting dorsal wrist capsulotomy [J]. J Hand Surg Am, 2007, 32 (8): 1291-1295.

[3] BRUNELLI G A, BRUNELLI G A. Carpal instability with scapho-lunate dissociation treated using the flexor carpi radialis and scaphoid-trapezoid ligament repair: foundations, technique and results of preliminary series [J]. Rev Chir Orthop Reparatrice Appar Mot, 2003, 89 (2): 152-157.

[4] CRISCO J J, WOLFE S W, NEU C P, et al. Advances in the in vivo measurement of normal and abnormal carpal kinematics [J]. Orthop Clin North Am, 2001, 32 (2): 219-231, vii.

[5] CRISCO J J, COBURN J C, MOORE D C, et al. In vivo radiocarpal kinematics and the dart thrower's motion [J]. J Bone Joint Surg Am, 2005, 87 (12): 2729-2740.

[6] GARCIA E M. Kinetic analysis of carpal stability during grip [J]. Hand Clin, 1997, 13 (1): 151-158.

[7] GARCIA E M, LLUCH A L, STANLEY J K. Three-ligament tenodesis for the treatment of scapholunate dissociation: indications and surgical technique [J]. J Hand Surg Am, 2006, 31 (1): 125-134.

[8] GEISSLER W B, FREELAND A E, SAVOIE F H, et al. Intracarpal soft-tissue lesions associated with an intra-articular fracture of the distal end of the radius [J]. J Bone Joint Surg Am, 1996, 78 (3): 357-365.

[9] LICHTMAN D M, WROTEN E S. Understanding midcarpal instability [J]. J Hand Surg Am, 2006, 31 (3): 491-498.

[10] LINSCHEID R L, DOBYNS J H. Treatment of scapholunate dissociation. Rotatory subluxation of the scaphoid [J]. Hand Clin, 1992, 8 (4): 645-652.

[11] YANG Y, KUMAR K K, TSAI T M. Radiographic evaluation of chronic static scapholunate dissociation post soft tissue reconstruction [J]. J Wrist Surg, 2013, 2 (2): 155-159.

[12] 杨勇, 陈山林, 李忠哲, 等. 不同运动模式下近排腕骨间的适应性运动 [J]. 中华手外科杂志, 2017, 33 (3): 201-204.

[13] 杨勇, 陈山林, 李忠哲, 等. 桡腕关节的在体MRI三维运动学研究 [J]. 中国骨与关节杂志, 2016, 5 (9): 669-673.

[14] 杨勇, 陈山林, 田文, 等. 腕中关节的在体MRI三维运动学特征 [J]. 中华骨科杂志, 2015, 35 (12): 1228-1234.

[15] 杨勇, 蔡志明, 陈山林, 等. 背侧腕骨间韧带关节囊固定术治疗陈旧性静态型舟月分离 [J]. 中国修复重建外科杂志, 2014, 28 (10): 1189-1193.

[16] 杨勇, 休伊, 陈山林, 等. 韧带重建肌腱团填塞术治疗第一腕掌关节骨关节炎的疗效分析 [J]. 中华骨科杂志, 2014, 34 (10): 1030-1036.

[17] 沃尔夫, 霍奇基斯, 佩德森, 等. 格林手外科手术学 [M]. 田光磊, 蒋协远, 陈山林, 主译. 6版. 北京: 人民军医出版社, 2012: 423-479.

第 六 章

三角纤维软骨复合体损伤

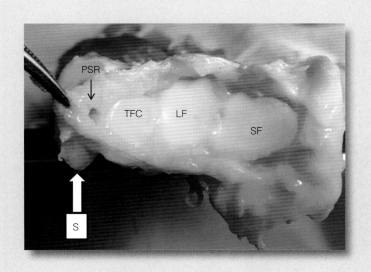

■ 第一节
三角纤维软骨复合体的解剖

1981年，Palmer 和 Werner 将三角纤维软骨（triangular fibrocartilage，TFC）连同其周围各韧带结构合并命名为三角纤维软骨复合体（triangular fibrocartilage complex，TFCC），因而 TFCC 是解剖学和生物力学意义上的多种坚韧组织的复合体。

一、解剖构成

TFCC 在结构上包括三角纤维软骨，半月板同系物，桡尺远侧关节掌、背侧韧带，腕尺侧副韧带，尺侧腕伸肌腱鞘，尺腕韧带（图6-1-1）。这些结构功能相近，联系紧密，很难单独地解剖出

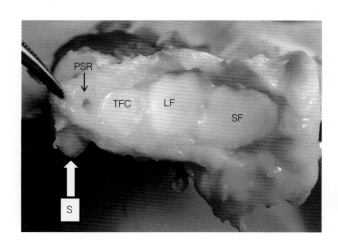

图6-1-1 桡骨远端及 TFCC 俯视图

SF 为舟骨窝；LF 为月骨窝；TFC 为三角纤维软骨；PSR 为茎突前隐窝；S 为尺骨茎突

来而不伤及其他结构。Palmer和Werner从二维角度研究TFCC，而自Nakamura的研究团队开始，更偏重于研究TFCC的动态功能及其三维结构。Nakamura等认为，TFCC的外形为吊床样结构，桡侧缘附着于桡骨乙状切迹，尺侧附着于尺骨茎突，底层通过深支附着于尺骨小凹。

（一）三角纤维软骨（TFC）

TFC是TFCC的水平部分，位于尺骨头和月骨、三角骨之间，呈三角形，其三角形的底边附着在桡骨远端腕关节面尺侧缘即乙状切迹，其尖端附着在尺骨茎突全长和根部。TFC边缘厚、中央薄，远、近侧面均为凹面，与腕骨和尺骨头的凸状关节面相关节。其厚薄程度与尺骨变异呈负向相关，即尺骨呈正向变异时，三角纤维软骨较薄，负向变异时相对变厚。TFC可有先天性穿孔，且发生与性别、手别无关。先天性穿孔呈裂隙状，边缘光滑并相互贴合，多位于三角纤维软骨与桡骨远端腕关节面尺侧边缘交接区。先天性穿孔可单侧发生，也可双侧发生。

TFC周围围绕着诸多韧带。TFC的掌、背侧缘与桡尺远侧关节的掌、背侧韧带紧密相连，彼此互相加强。TFC通过两种组织附着于尺骨，远侧通过半月板同系物附着于尺骨茎突全长，近侧通过远侧尺桡韧带的深部纤维附着于尺骨茎突基底内侧的尺骨小凹。另外，还与腕尺侧副韧带相连，并一起向远侧延伸，与尺侧腕伸肌腱鞘相连，最后止于三角骨、钩骨和第5掌骨基底。

（二）半月板同系物

尺侧半月板形状不规则，起自桡骨远端尺背侧角，向腕尺侧走行，其尺侧缘与尺侧关节囊相连，桡侧缘游离于关节腔内，终止于三角骨和豌豆骨掌侧。在尺骨茎突前方，尺侧半月板与三角纤维软骨之间有一个较大的腔隙，称茎突前隐窝。此处滑膜血供丰富，是滑膜炎的好发部位。尺侧半月板与三角纤维软骨位置贴近，常常相互交织而难以区分，边界清晰完整的半月板并不能经常见到。

（三）桡尺远侧关节掌、背侧韧带

这两条韧带分别起自桡骨远端尺掌侧角和尺背侧角，行经三角纤维软骨的掌侧缘和背侧缘，止于尺骨茎突处。它与关节囊、三角纤维软骨连接紧密，极难区分。尺桡韧带（掌侧及背侧部分）起于桡骨远端内侧部分，止于尺骨：深部纤维止于尺骨小凹，浅部纤维止于尺骨茎突。

桡尺远侧关节掌侧韧带在前臂旋后时紧张，旋前时松弛，背侧韧带则与之相反。这两条韧带的功能是稳定桡尺远侧关节，防止其分离和脱位。

（四）腕尺侧副韧带

腕尺侧副韧带是一个极有争议的结构。一般认为，腕尺侧副韧带和腕桡侧副韧带一样是关节囊增厚所形成的韧带，起自尺骨茎突或茎突尺侧，在尺骨茎突远侧与尺侧半月板结合变厚，止于三角骨掌面和豌豆骨上，但其功用不详。腕关节韧带的排列甚为紧凑，彼此间也多有胶原纤维交叉联系，因而解剖分离难度很大。在韧带划分和认定上，解剖者很难不带有一点主观意愿，尤其是那些纤维束带稀疏分散、边缘轮廓不清的韧带，是产生上述分歧的主要原因之一。

（五）尺侧腕伸肌腱鞘

尺侧腕伸肌腱鞘位于尺骨头的背侧和远侧，由前臂筋膜深层形成，近端附着在桡骨远端尺背侧角，远端止于三角骨上，深面与三角纤维软骨相连，是稳定尺侧关节的结构之一。尺侧腕伸肌腱鞘在尺骨上无止点，所以与其他伸肌腱鞘不同，是一个单纯的纤维鞘，而不是骨纤维鞘。

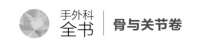

一方面，当前臂旋转运动时，此腱鞘在尺骨头的背侧有轻微的移动，但不影响前臂的旋转运动。另一方面，此腱鞘的远、近端分别止于腕骨尺侧和桡骨背侧，使尺侧腕伸肌腱与腕关节的位置关系不会因前臂旋转而发生变化，由此确保了尺侧腕伸肌在腕关节力学效应上的相对恒定。尺侧腕伸肌腱鞘损伤后，尺侧腕伸肌腱可向腕尺掌侧滑脱，是引起腕关节尺侧疼痛的原因之一。

（六）尺腕韧带

尺腕韧带，包括尺月韧带及尺三角韧带，并不单纯止于尺骨，而是源于 TFCC 前部，同时以尺桡韧带掌侧部分连接月骨、三角骨及头状骨至韧带起始部尺骨小凹。

二、组织学

TFCC 含有两种不同组织类型的软组织。中央部为纤维软骨盘，占 TFCC 面积的 80%。它缺乏血供，由基质中含有纺锤形软骨细胞的 I 型胶原的纤维组成。纤维方向与张力方向一致，并集结成束。此中央部软骨盘附着于桡骨远端，被覆透明软骨处，并向尺侧延伸为类半月板。周边部占 TFCC 面积的 20%，富含血供，向掌侧延伸为尺腕韧带，向背侧延伸为尺侧腕伸肌腱鞘。这些结构包括富含血供的疏松的结缔组织。此类结缔组织的主要细胞成分为分泌蛋白聚糖及细胞外基质的成纤维细胞。它们散布于包含胶原纤维及弹性纤维的凝胶状基质中。

TFCC 通过垂直走行的夏贝氏纤维（Sharpey's fiber）止于尺骨小凹。在尺骨茎突基底部，其纤维为水平走向。尺侧腕伸肌腱鞘也通过夏贝氏纤维牢靠固定于尺骨小凹的背侧部分。相反，尺腕韧带不具有夏贝氏纤维。

TFCC 由无血供的中央部和有血供的周边部组成，其周边 10%～40% 宽度的区域有从外周来源的血管网结构。其血供主要来源于骨间前动脉掌背支和尺动脉。血管从掌、背侧尺桡韧带和尺骨茎突进入，而在 TFCC 的桡骨附着缘无血管进入 TFCC，所以 TFCC 的中央部无血管，由滑液供给营养。由于中央部软骨盘及其桡侧止点缺乏血液供应，所以不能自行愈合；而周边部血供较丰富，具有较好的愈合潜力。这一组织学差异是进一步解释 TFCC 损伤的病理、生理学基础。因此，从损伤修复的角度看，TFCC 周边部营养充分，修复后愈合潜力较大，而中央部修复后自行修复的可能性很小。

对于 TFCC 组成成分的组织学差异的认识，尤其是对局部血供的了解，能更好地帮助我们了解 TFCC 不同损伤类型的预后。

三、镜下解剖

腕关节镜与肩关节镜和膝关节镜相比，显得更细小和精致。腕关节镜检查宜采用具有 30° 前倾视角、直径 1.9mm 的棒状透视系统，光导纤维内镜很少使用。镜头直径较大则不易在腕关节间隙内操作，并且容易碰撞软骨，造成医源性损伤。与关节镜相匹配的套管及带钝头套芯的套管用于关节镜入路的制作，同时在操作中保护关节镜。桡腕关节可以利用 3-4、4-5、6R、6U 入路对 TFCC 进行察看和探查（图 6-1-2）。在关节镜检查前对 TFCC 复杂解剖的进一步研究，有利于对损伤类型的识别，尤其是那些 TFCC 周边部损伤的分型与鉴别。

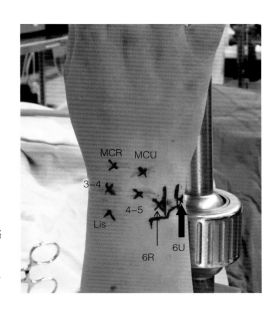

图6-1-2 右侧手腕关节镜背侧入路标记图

Lis仪表，Lister结节；3-4、4-5、6R、6U、MCR、MCU分别为入路位置

（一）3-4入路下TFCC的解剖识别

3-4入路可用于从桡侧观察TFCC。这一入路位于桡骨茎突背侧突起（即Lister结节）远端约1cm处的腕部凹陷，在拇长伸肌腱与示指固有伸肌腱之间，为腕关节镜检查的常规首选入路。操作中，套管针远端应向近端倾斜15°～20°，以与桡骨远端关节面平行。从这一入路插入关节镜，可直接观测到舟月韧带，将内窥镜头端向尺侧转动，即可观察到TFCC。首先可见到与桡骨乙状切迹连接的桡侧缘，然后可探查中央部、掌背侧缘、尺侧缘及茎突前隐窝。

（二）4-5入路下TFCC的解剖识别

4-5入路与3-4入路类似，也可用于从桡侧观察TFCC。该入路位于指总伸肌腱与小指固有伸肌腱之间。该入路一般位于3-4入路尺侧约1cm处。由于桡骨远端关节面向尺侧倾斜，因而4-5入路通常要比3-4入路稍靠近TFCC。

（三）6R入路下TFCC的探查

6R入路位于TFCC上方，可作为操作器械入路，进行TFCC各部位质地与张力的探查。该入路位于尺侧腕伸肌腱桡侧，远端是三角骨，近端是TFCC。定位时应注意勿损伤TFCC，可在3-4入路建立后，直视下操作，建立6R入路。通过此入路，能够直接进行清创或修复TFCC损伤。

（四）6U入路下TFCC的解剖识别

6U入路位于尺侧腕伸肌腱尺侧、尺骨茎突的远端，可用于观察尺侧缘的连续性。器械经6U入路穿入，须紧贴尺侧腕伸肌腱深面，以免损伤尺神经手背支。该入路通常用作出水道，也可用作尺侧缘撕裂口的直接观察。

（五）桡尺远侧关节远端入路下TFCC的解剖识别

该入路位于桡尺远侧关节的远端，小指固有伸肌腱的尺侧。近端为尺骨小头，远端是TFCC。插入镜头后可见桡侧的乙状切迹，沿尺骨小头的软骨面转向尺侧，可见TFCC止于尺骨小凹的深部纤维。

（尹华伟）

第二节
三角纤维软骨复合体的生物力学

三角纤维软骨复合体（TFCC）在腕骨及桡尺远侧关节的生物力学中起重要作用。TFCC可稳定桡尺远侧关节及尺腕关节，有利于腕部力量向尺骨传导及分散，同时提供了复杂腕关节运动时腕骨的滑移平面。中央部关节盘对于向三角骨及月骨近端分散机械应力极为重要。TFCC及其构成部分的存在使得腕关节可产生6个角度的运动，包括掌屈、背伸、旋前、旋后、尺偏及桡偏。也正是这些多维度的复杂腕部运动将人类与灵长类动物区分开。

TFCC的生物力学作用是承受和传递压力，维持尺侧腕关节稳定。TFCC通过其各组成部分实现以下功能：TFC充当尺侧腕关节的衬垫，承受腕轴向力整体的20%左右，前臂旋后导致尺骨相对负变异而旋前导致尺骨相对正变异，因而旋转时TFCC承受不同的压力；掌侧和背侧桡尺关节韧带是桡尺远侧关节的主要稳定结构，在完全旋前和旋后位时，掌侧部分或背侧部分变得紧张，因而起着限制和稳定桡尺远侧关节的作用；尺侧腕伸肌腱鞘、尺侧副韧带、尺腕韧带是尺侧腕关节的稳定结构。

一、三角纤维软骨

三角纤维软骨（TFC）具有传导纵向负荷和缓冲外力冲击的作用，也是维持腕关节尺侧稳定的主要结构。此外，它对桡尺远侧关节的稳定也具有一定的作用。切除三角纤维软骨后，尺骨头所承受的纵向负荷比可由18.4%降至6.2%，而桡骨负荷比却剧增，易诱发桡腕关节软骨的退行性改变。

二、半月板同系物

半月板同系物是生物进化的产物，也是人类有别于其他灵长类动物的特征之一。在低级灵长类动物中，尺骨和三角骨相互融合成关节，以后随进化才逐渐分离，留下的空隙被三角纤维软骨和尺侧半月板所充填。尺侧半月板的出现扩大了由桡骨远端腕关节面、三角纤维软骨所组成的桡腕关节近侧面的面积，使近排腕骨在其上的范围大为增加，更有利于人体手功能的充分发挥。此外，它对腕关节尺侧的稳定也具有一定的作用。

三、桡尺远侧关节掌、背侧韧带

TFCC近端部分可维持桡尺远侧关节的稳定性，同时TFCC远端部分如同吊床般支撑尺侧半腕骨。在旋前旋后运动过程中，TFCC中央关节盘仅发生轻微形变，而三角韧带在尺骨小凹止点处发生明显纤维束扭曲，尺侧副韧带在旋转运动中也发生明显形变。

在旋前旋后运动过程中，桡尺骨的相互关系变化：旋后时，尺骨头相对于桡骨偏向掌侧；旋前时，尺骨头和桡骨远端相对偏向背侧。事实上，旋后时，桡骨发生背侧移位导致TFCC特定纤维，即尺桡韧带掌侧浅支及尺桡韧带背侧深支紧张。旋前时则相反，桡骨发生掌侧移位，尺桡韧带背侧浅支及尺桡韧带掌侧深支纤维紧张。因此，在镜下检查TFCC时，在整个旋前旋后活动范围内旋转桡尺远侧关节是极有必要的。

TFCC在维持桡尺远侧关节内在稳定性中起着关键作用，而维持其外在稳定性的结构包括尺侧腕伸肌腱鞘、骨间膜远端纤维及旋前方肌。此外，桡尺远侧关节囊可防止腕关节极度旋转时发生关节脱位。

（尹华伟）

第三节
三角纤维软骨复合体损伤的分型和临床表现

三角纤维软骨复合体（TFCC）损伤是腕尺侧疼痛的重要原因。其损伤通常发生在腕背伸位摔倒撑地或作为桡骨远端骨折的并发症，其中中央性穿孔多见于和年龄相关的退行性改变。

一、损伤分型

（一）Palmer分型

根据TFCC损伤的性质，1989年Palmer将TFCC损伤分成Ⅰ型（创伤性）和Ⅱ型（退行性）两大类（表6-3-1）。

1. Ⅰ型，创伤性TFCC损伤　常由于摔倒时手掌撑地，或前臂猛烈过度旋前或旋后，腕关节尺侧轴向过度负重或腕尺侧牵张导致。ⅠA型：TFCC中央部撕裂。ⅠB型：TFCC周边部撕裂，可伴有或不伴有尺骨茎突骨折。ⅠC型：TFCC尺腕韧带撕裂。ⅠD型：TFCC从桡骨起点处完全撕脱。

2. Ⅱ型，退行性TFCC损伤　此类损伤由于腕尺侧反复负重导致，常被认为与尺腕关节撞击综合征相关。ⅡA型：TFCC水平部在近侧面或（和）远侧面磨损，但未发生穿孔。ⅡB型：除水平部磨损外，还有月骨的尺侧面或（和）尺骨头桡侧面软骨破坏。ⅡC型：TFCC水平部穿孔，月骨或尺骨软骨软化。ⅡD型：退变进展期，月骨和尺骨头的关节面出现退行性改变，TFCC水平部穿孔，月三角韧带断裂。ⅡE型：尺腕关节撞击综合征的终末期，发生创伤性关节炎，TFCC水平部通常完全消失，月三角韧带完全断裂。

表6-3-1 TFCC损伤分型

分型	亚型	损伤特点
Ⅰ型 创伤性	A	中央部撕裂
	B	周边部撕裂
	C	尺腕韧带撕裂
	D	自桡骨起点处完全撕脱
Ⅱ型 退行性	A	TFCC磨损、变薄
	B	A型＋月骨和(或)尺骨软骨软化
	C	TFCC穿孔＋月骨或尺骨软骨软化
	D	C型＋月三角韧带断裂
	E	D型＋创伤性尺腕关节炎

（二）Atzei分型

临床上，TFCC损伤中以Palmer ⅠB型较为多见。2009年，Atzei提出以治疗为导向的ⅠB型损伤的进一步分型。TFCC的尺侧止点有远侧的茎突止点及近侧的小凹止点，可某一部位单纯损伤也可同时损伤，严重损伤病例该处可出现缺损，后期可出现桡尺远侧关节炎。基于关节镜检查发现，按TFCC尺侧止点损伤的不同部位分为如下5个亚型，并提出相应的治疗方案（表6-3-2）。

表6-3-2 TFCC损伤周边部撕裂的Atzei分型

分型	临床表现	桡尺远侧关节不稳	TFCC远侧情况	TFCC近侧情况	TFCC损伤愈合潜力	桡尺远侧关节软骨情况	治疗
1型	可修复的远端撕裂	无/轻度	破裂	完整	好	好	缝合（韧带到关节囊）
2型	可修复的全层撕裂	中度/严重	破裂	破裂	好	好	缝合（小凹止点重建）
3型	可修复的近端撕裂	中度/严重	完整	破裂	好	好	缝合（小凹止点重建）
4型	有缺损不可修复的撕裂	严重	破裂	破裂	差	好	肌腱移植重建
5型	桡尺远侧关节炎	中度/严重	情况不一	情况不一	情况不一	差	姑息切除或关节置换

二、临床表现

（一）典型病史

TFCC损伤以中老年人为主，腕部使用过度或有外伤史者多见。多数患者有明确的外伤史，但部分患者无外伤史可追溯。TFCC损伤Ⅰ型为创伤性，多由于摔倒时伸手扶地造成，此时手部处于伸直、旋前位，腕部受到轴向应力。Ⅱ型为退行性，为尺侧嵌顿或撞击所致，三角纤维软骨磨损会逐渐加重导致撕裂，月骨和尺骨远端的软骨出现退变，最终导致月三角韧带穿孔。

Ⅰ型损伤时检查局部有肿胀，但不明显，用力抓握及过度旋前或旋后时出现疼痛。在亚急性期，前臂旋转时出现摩擦音并出现间歇性肿胀。Ⅱ型损伤的患者可表现为隐匿的症状，或由于创伤而出现急性症状发作，通常有反复活动或腕部创伤的病史，发作时症状及检查所见与Ⅰ型损伤相似。

（二）体格检查

TFCC损伤的基本症状是腕尺侧疼痛。疼痛常为慢性，伴有腕部无力、酸胀、活动受限、活动疼痛等。体检可查及腕尺侧、桡尺远侧关节处压痛，腕部旋前、旋后、尺偏、屈伸受限，手握力下降，关节弹响。

1. TFCC按压试验　患者立位下双侧手掌同时按压桌面，腕关节背伸90°位，腕尺侧出现疼痛为该试验阳性，提示TFCC有病变的可能。

2. TFCC研磨试验　患者肘部置于桌面上，前臂竖直向上，检查者一只手握住患者的前臂，另一只手握住患者的手掌，在尺偏位下进行腕关节的环转运动，诱发疼痛则提示尺腕关节病变。

3. 尺骨小凹挤压试验　尺骨小凹的体表投影位于腕尺侧，尺骨茎突与尺侧腕屈肌腱之间，按压该处出现疼痛为该试验阳性，提示TFCC病变。该试验敏感性较高，特异度较差。

（三）影像学检查

X线、CT或MRI检查，腕关节造影和腕关节镜检查是确定TFCC损伤以及了解损伤程度的重要依据。腕关节造影对TFCC穿孔有重要的诊断价值。

1. X线检查　TFCC损伤本身并不能在X线片上反映出来，但患者可以有尺骨正变异、尺骨小头退变，严重病例伴有尺骨茎突骨折或桡尺远侧关节损伤，部分病例在X线片上无异常表现。X线片虽不能明确提示损伤，但显示的尺骨变度、尺骨远端完整性和腕部轴向力线变化，为诊断提供了必要的参考依据，因而应常规检查。TFCC损伤病例的尺骨变度常为正性或中性，在尺骨变度为负性时，TFCC较少发生。腕关节X线正位摄片要求是肩外展90°，屈肘90°，腕、指平伸。

2. CT检查　与X线片类似，TFCC损伤本身也不能在CT上直接显示，但CT是评估尺骨小头有无掌背侧移位的标准检查，反映桡尺远侧关节的稳定性情况，间接反映TFCC的功能完整性。

3. MRI检查　MRI检查对发现TFCC穿孔有重要意义，对比度较好的摄片可发现TFCC的缺损、变形或破坏。当然，MRI有一定的假阴性，MRI未表现出有异常并不能肯定TFCC无病损，因为TFCC损伤引起临床表现者往往仅有磨损、退变，而此时MRI上可能无明显异常表现。

4. 关节造影　腕关节造影对TFCC穿孔有重要诊断价值。在桡腕关节间隙注入造影剂，见到造影剂渗漏到桡尺远侧关节间隙，提示TFCC水平部有穿孔。若发现造影剂进入腕尺侧软组织之中，提示TFCC从远侧尺骨面上撕裂。向桡腕关节间隙注入造影剂，若向尺侧渗漏，则提示TFCC周边部尤其是尺侧副韧带、尺侧腕伸肌腱鞘及周围发生损伤。造影剂向腕中关节渗漏，则提示舟月韧带或月三角韧带断裂。

5. 关节镜检查　关节镜检查是诊断腕关节尺侧疼痛的"金标准"。腕关节镜检查可以了解TFCC水平部穿孔的大小和形状，软骨面破损的存在与否及其程度，腕关节内在韧带如舟月韧带、月三角韧带的完整性和强度，以及腕关节内滑膜炎症程度。腕关节镜检查的另一个优点是在明确损伤后，可在镜下直接进行清创或修复手术。

（四）镜下表现

在关节镜下，对于 TFCC 损伤可以利用如下三种试验进行检查。

1. 弹簧床征 这一试验主要用于评估 TFCC 整体弹性。通常，TFCC 如同紧绷的弹簧床。弹簧床效果的丢失常见于 TFCC 周边部的较大范围的撕裂。在单纯性的 TFCC 深支损伤或是可疑的浅支部分损伤时，此试验可表现为阴性。

2. Hook 征 在整个试验过程中，在将 TFCC 的尺骨附着点推向桡骨时，可看到 TFCC 的表面呈波纹形状。阳性征见于 TFCC 完全损伤的患者。检查过程中，探钩于小凹所在区域置入后，置于 TFCC 下。当对 TFCC 下方的探钩施以拉力时，可见 TFCC 抬起。在小凹止点深支与浅支同时损伤的患者中，探钩可在 TFCC 上产生波纹形状，这种情况下认为该试验为阳性。

3. 幽灵征 也称为反弹簧床试验。当探钩置入桡尺远侧关节时，从桡腕关节一侧可观察到 TFCC 拱起如幽灵状，提示 TFCC 深部纤维有撕脱。与 Hook 征不同，幽灵试验在浅支损伤的患者中呈阴性，而单纯深支损伤的患者则呈阳性。

（徐文东）

三角纤维软骨复合体损伤的治疗

目前，对于TFCC损伤虽尚存许多争议，但在治疗原则和具体方法上已有一些共识。尽管TFCC损伤原因和类型不一，起初均应尝试保守治疗，不少患者在保守治疗后有效，并不需要手术治疗。保守治疗包括去除病因、限制活动、理疗和对症药物治疗等。

决定是否手术可根据患者症状、体检、X线、关节造影和MRI检查结果而定。保守治疗2~3个月无效的可进行手术治疗。TFCC周边部损伤，伴骨质信号改变的退变性TFCC中央部损伤，应考虑早期手术治疗。

一、保守治疗

保守治疗包括石膏固定或支具固定限制活动、贴膏药或中药外敷等温热疗法促进局部血液循环，非甾体抗炎药局部封闭等减轻炎症及止痛。

目前，石膏固定为临床上进行保守治疗较常采用的方法，一般利用长臂管型石膏固定于屈肘前臂旋后位，固定时间至少6周，视情况可适当延长至12周。

二、手术治疗

（一）TFCC手术处理技术

由于TFCC的血供为边缘向中央呈辐射状，中央血管直径较小，数量也最少，因而只有ⅠB型和ⅠC型可进行修复，其余类型则需要清创改善症状。当TFCC结构被严重破坏，无法修复，出现桡尺远侧关节不稳时，可考虑行TFCC重建技术。

1. 清创术 关节镜下，在中心部或桡侧缘发现撕裂口或活瓣样结构，可配合使用咬骨钳、刨削器、射频器等，对破损处进行清创扩大，并在边缘进行皱缩成形，修整切除撕裂的TFCC部分或穿孔的周边，被形象地称为穿孔扩大术。TFCC水平部中央不具有韧带功能，损伤后愈合能力较差，作局限切除有利于缓解症状，同时对整体功能影响较小。清创时需注意保护掌背侧的尺桡韧带。

2. TFCC修复术 TFCC修复技术已有大量报告，根据缝线穿过的方向大致可以分为从外向内（outside-in）、从内向外（inside-out）和全关节腔内（all-inside）三种。

（1）从外向内（outside-in）修复技术：可使用TFCC专用修复器，也可配合使用18号针头和直蚊式血管钳。从6U入路近端侧，将对折的2-0 PDS缝线通过18号注射针头导入TFCC尺侧撕裂区域，经裂口深面，从TFCC桡侧断端穿出，接着通过6U入路，利用直蚊式血管钳咬住缝线后穿越尺腕关节囊，在皮下引导至6U近端小切口，拉紧缝线打结，从而起到闭合裂口的修复作用。为避免误伤尺神经手背支，可于此处设计一纵行约1cm的皮肤切口，便于直视下避开尺神经手背支。重复相同的步骤以形成双道或三道缝合，去除腕关节牵引后于前臂旋后、屈腕尺偏位将缝线在关节囊外直视下收紧并打结（图6-4-1）。

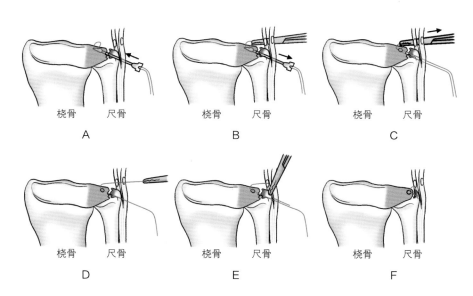

图6-4-1 outside-in缝合方式1：TFCC止点浅支修复示意图

A. 从6U入路近端侧，将对折的2-0 PDS缝线通过18号注射针头导入TFCC尺侧撕裂区域 B~D. 通过6U入路，利用直蚊式血管钳咬住缝线后穿越尺腕关节囊 E. 在皮下引导至6U近端小切口 F. 拉紧缝线打结

近期研究表明，TFCC尺侧止点的深支对于桡尺远侧关节的稳定性更加重要。因而，当TFCC隐窝处深支撕裂时，可利用线襻技术，将TFCC向尺骨小凹处拉拢缝合（图6-4-2）。另外，修复深支时可以在尺骨小凹处打入铆钉，利用铆钉缝线缝合TFCC，使固定更加牢靠（图6-4-3）。

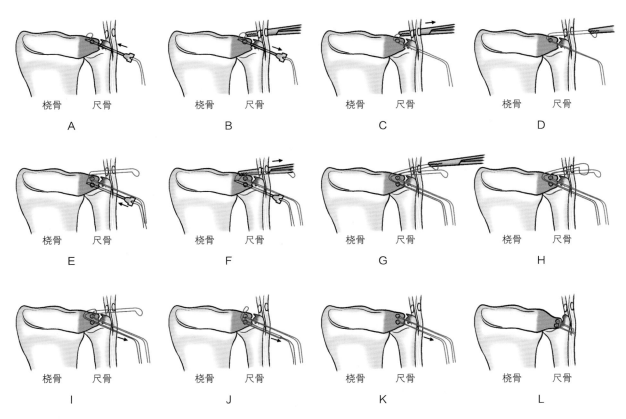

图6-4-2 outside-in缝合方式2：TFCC止点深支修复示意图

A. 从6U入路近端侧，将对折的2-0 PDS缝线通过18号注射针头导入TFCC尺侧撕裂区域　B～D. 通过6U入路，利用直蚊式血管钳咬住缝线后穿越尺腕关节囊　E. 在原来穿刺的位置，平行再穿刺一针　F～K. 第二根线作为线襻，将第一根线从第二个穿刺口拉出　L. 拉紧缝线打结

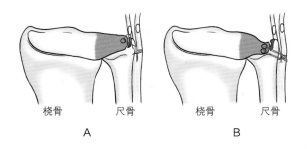

图6-4-3 outside-in两种缝合方式张力效果比较示意图

A. 将TFCC拉向关节囊的缝合方式　B. 将TFCC拉向尺骨小凹的缝合方式

　　（2）从内向外（inside-out）修复技术：该技术需要使用钝头腰穿针。自1-2或3-4入路进入，缓慢伸至尺腕关节，在TFCC损伤的桡侧边缘穿过TFCC，并自尺侧穿出皮肤，以缝线贯穿腰穿针。将腰穿针再次于TFCC损伤的桡侧边缘穿过TFCC，并穿出皮肤，将缝线打结，即可将TFCC损伤裂口拉合。根据不同的出针方向，可分别用来修复TFCC止点的浅支或深支（图6-4-4）。

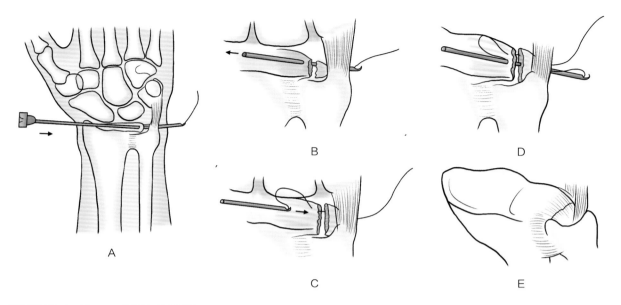

图6-4-4 inside-out修复技术示意图

A～D. 钝头腰穿针自手术入路进入尺腕关节，在TFCC损伤桡侧边缘穿过TFCC，并自尺侧穿出皮肤，以缝线贯穿腰穿针，再次于TFCC损伤的桡侧边缘穿过TFCC E. 术后TFCC损伤裂口拉合

（3）全关节腔内（all-inside）修复技术：all-inside技术由Yao J等报告，需利用Fast-Fix修复器械。该器械由两个可吸收聚左旋乳酸铆钉组成，两个铆钉之间有预先制作但未拉紧的线结。从6R入路插入关节镜观察，将该Fast-Fix器械从3-4入路置入，向尺侧关节囊穿刺，有突破感时回拉，将第一个聚左旋乳酸铆钉置于尺腕关节囊外，即TFCC裂口的尺侧远端。再利用该修复器械穿过TFCC中间部分，即将第二个聚左旋乳酸铆钉置于TFCC裂口的桡侧近端，利用推结器将预制的线结拉紧后切断。

（4）TFCC修复的围手术期注意事项：术后腕关节以长臂石膏屈肘60°、腕尺偏位固定3周，然后用短臂石膏托继续固定3周。6周后拆除固定，开始康复训练。缝线通常在3～6个月内吸收，可能会导致暂时性的刺激性不适等。术前应告知患者，术后需固定以及较长时间的康复治疗。

3. TFCC重建术 当TFCC结构严重破坏无法修复，出现桡尺远侧关节不稳时，可利用移植肌腱模拟桡尺掌、背侧韧带的走行，重建TFCC的功能。

这一技术需行游离肌腱移植，由Adams和Berger在2002年报告。这一手术主要用于重建韧带，恢复功能，从而提供多角度稳定性。肌腱移植多选择掌长肌腱在桡骨远端建立骨隧道，置入肌腱，将两端分别引至尺骨小凹处，经尺骨小凹处骨洞穿出，缝合固定。这一操作过程可作为开放性手术或是作为关节镜辅助下的微创手术。

关节镜手术需要若干小切口。于桡骨远端尺侧角的掌、背侧做切口，以便暴露桡骨远端尺侧。使用保护套筒，将导针从背侧打入掌侧。注意保护软组织，尤其是正中神经。导针进针点位于月骨窝近端数毫米、桡骨乙状切迹关节面的桡侧。导针与桡骨远端关节面及乙状切迹平行。术中透视确定导针位置，再用空心钻打通骨隧道后，从掌侧切口穿出。通常采用2.5mm的空心钻头。然后将移植肌腱从背侧置入，从掌侧拉出。

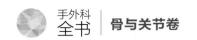

在关节镜下行TFCC清创，直至暴露小凹及尺腕关节面。小凹得以清楚暴露时，将前臂旋后，在6U入路近端做一长1~1.5cm的小切口，术中注意确认并保护尺神经手背支。

导针以倾斜并向远端指向小凹的角度进入尺骨，多数情况下，导针方向为近端指向远端。可使用靶向器简化此步骤。此处需用3.2mm空心钻头从近端向远端建立骨隧道。隧道大小至关重要，同时注意避免尺骨骨折的发生。

镜下骨洞完成后，用细直蚊式血管钳从近端到远端穿过骨洞。掌长肌腱两端置于关节内。先将移植肌腱掌侧端置于稍远处桡骨边缘，将缝线尾部置入关节内，用细直蚊式血管钳将缝线拽出尺骨隧道，这时肌腱掌侧末端被拉入关节腔内。很重要的一点是，先将掌侧移植肌腱穿过骨隧道，再将背侧移植肌腱穿过骨隧道，否则移植肌腱背侧末端将阻挡镜下视野。下一步在背侧关节囊桡骨骨洞的远尺侧建一个小窗，将背侧移植肌腱置入关节内，此时用细直蚊式血管钳抓住缝线尾部，同法将缝线从尺骨远端骨洞中拉出。

肌腱的两端均置入关节腔内，两侧缝线尾部从骨隧道穿出。同时将肌腱两端拉出骨洞可能较容易些。当移植肌腱两端均穿过骨洞，拉出尺骨后，给予张力，稳定肌腱。解除腕部轴向牵引力，在肌腱保持张力的状态下挤入挤压螺钉。也可将肌腱用锚钉固定于尺骨远端或围绕尺骨远端后再用锚钉固定。

术后使用食物夹样的夹板固定6周，防止前臂旋转及腕关节掌屈背伸。其间，肘关节可做屈伸运动。去除夹板后，即开始行康复理疗。去除支具后6周内禁止从事繁重的工作或是拎举重物。

（二）伴尺骨正变异的手术处理技术

TFCC Ⅱ型退行性损伤被认为与尺骨正变异有关，在这种情况下进行TFCC清创或修复，常不能有效解除临床症状，一般需进行尺腕关节减压等相关手术。

1. **尺骨干短缩术**　该术式最早于1941年由Milch等报告，旨在降低尺腕关节的压力。尺骨干短缩术能够减少尺骨头对腕部的撞击压迫，对于TFCC尚未穿孔的病例可以不影响TFCC的结构和功能，对于TFCC穿孔的病例在尺骨正变异超过4mm时也需要考虑该术式。目前该手术已较为广泛地开展，报告提示此术式对缓解症状有明显疗效。临床上有多种精确截骨器械组可以利用，一般在尺骨小头近端5cm处截除数毫米骨干，达到1~2mm的负变异，并利用钢板坚强内固定。

2. **三角纤维软骨切除术**　切除TFCC中心部的三角纤维软骨。该手术方式与TFCC清创术类似，可配合使用咬骨钳、刨削器、射频器等，切除三角纤维软骨后可起到尺腕关节减压的作用，但清创时需注意保护掌、背侧的桡尺关节韧带。

3. **Wafer手术**　Wafer手术也是用来治疗TFCC损伤的一个引人注目的方法，可行开放性手术或在关节镜下进行。Wafer的中文意思为"薄饼"，该手术是在尺骨小头远端做薄片样截骨而得名，于1992年由Feldon等报告开放性手术，可以避免骨不连的问题。随后出现了关节镜下Wafer手术技术的相关介绍。

关节镜下进行该操作，可在TFCC清创之后，利用直径2.5mm的机械磨钻头在尺骨头进行打磨，同时应进行前臂的旋转，从而在尺骨头打磨出C形的凹槽（图6-4-5）。操作时应注意保护尺侧止点，包括尺骨茎突及小凹。

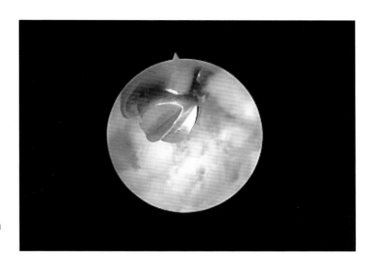

图6-4-5 关节镜下Wafer手术，利用直径2.5mm 的机械磨钻头在尺骨头进行打磨

4. 尺骨干骺部短缩术 尺骨干骺部短缩术由Slade等在2007年报告，是在尺骨干骺部做一楔形截骨，从而短缩尺骨头的桡侧缘，并保留尺侧皮质的连续性。该手术方式旨在减少尺骨小头与月骨的接触，同时减少骨不连的发生率。随后，相继有了关节镜下尺骨干骺部短缩手术及尺侧入路尺骨干骺部短缩手术等方法的报告（图6-4-6）。

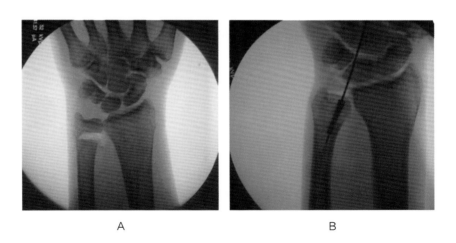

A
B

图6-4-6 尺骨干骺部短缩术

A. 尺骨干骺部截骨 B. 截骨后用空心钉固定

（徐文东）

参考文献

[1] PALMER A K, WERNER F W. The triangular fibrocartilage complex of the wrist—anatomy and function [J]. J Hand Surg Am, 1981, 6 (2): 153-162.

[2] BEDNAR M S, ARNOCZKY S P, WEILAND A J. The microvasculature of the triangular fibrocartilage complex: its clinical significance [J]. J Hand Surg Am, 1991, 16 (6): 1101-1105.

[3] NAKAMURA T, YABE Y. Histological anatomy of the triangular fibrocartilage complex of the human wrist [J]. Ann Anat, 2000, 182 (6): 567-572.

[4] PALMER A K, WERNER F W. Biomechanics of the distal radioulnar joint [J]. Clin Orthop Relat Res, 1984, (187): 26-35.

[5] EKENSTAM F, HAGERT C G. Anatomical studies on the geometry and stability of the distal radio ulnar joint [J]. Scand J Plast Reconstr Surg, 1985, 19 (1): 17-25.

[6] SCHUIND F, AN K N, BERGLUND L, et al. The distal radioulnar ligaments: a biomechanical study [J]. J Hand Surg Am, 1991, 16 (6): 1106-1114.

[7] WARD L D, AMBROSE C G, MASSON M V, et al. The role of the distal radioulnar ligaments, interosseous membrane, and joint capsule in distal radioulnar joint stability [J]. J Hand Surg Am, 2000, 25 (2): 341-351.

[8] PALMER A K. Triangular fibrocartilage complex lesions: a classification [J]. J Hand Surg Am, 1989, 14 (4): 594-606.

[9] ATZEI A. New trends in arthroscopic management of type 1-B TFCC injuries with DRUJ instability [J]. J Hand Surg Eur Vol, 2009, 34 (5): 582-591.

[10] FELDON P, TERRONO A L, BELSKY M R. The "wafer" procedure. Partial distal ulnar resection [J]. Clin Orthop Relat Res, 1992, (275): 124-129.

[11] ARAUJO W, POEHLING G G, KUZMA G R. New Tuohy needle technique for triangular fibrocartilage complex repair: preliminary studies [J]. Arthroscopy, 1996, 12 (6): 699-703.

[12] CORSO S J, SAVOIE F H, GEISSLER W B, et al. Arthroscopic repair of peripheral avulsions of the triangular fibrocartilage complex of the wrist: a multicenter study [J]. Arthroscopy, 1997, 13 (1): 78-84.

[13] ADAMS B D, BERGER R A. An anatomic reconstruction of the distal radioulnar ligaments for posttraumatic distal radioulnar joint instability [J]. J Hand Surg Am, 2002, 27 (2): 243-251.

[14] SLADE J F, GILLON T J. Osteochondral shortening osteotomy for the treatment of ulnar impaction syndrome: a new technique [J]. Tech Hand Up Extrem Surg, 2007, 11 (1): 74-82.

[15] YAO J. All-arthroscopic triangular fibrocartilage complex repair: safety and biomechanical comparison with a traditional outside-in technique in cadavers [J]. J Hand Surg Am, 2009, 34 (4): 671-676.

[16] YIN H W, QIU Y Q, SHEN Y D, et al. Arthroscopic distal metaphyseal ulnar shortening osteotomy for ulnar impaction syndrome: a different technique [J]. J Hand Surg Am, 2013, 38 (11): 2257-2262.

第 七 章

桡尺远侧关节不稳定

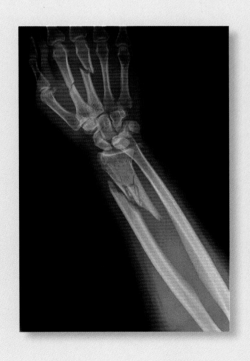

■ 第一节

桡尺远侧关节的解剖

桡尺远侧关节（distal radioulnar joint，DRUJ）由桡骨远端乙状切迹与尺骨小头组成，属于滑车关节。DRUJ连同桡尺近侧关节（proximal radioulnar joint，PRUJ）、桡尺骨和骨间膜使得前臂旋前、旋后并且将负荷传输到腕部（图7-1-1）。它的旋转活动范围为150°～180°（随个体差异而略有不同）。稳定DRUJ的结构包括三角纤维软骨复合体（TFCC）、尺腕韧带复合体（UCLC）、尺侧腕伸肌及腱鞘、旋前方肌、前臂骨间膜、桡尺骨结构本身以及腕关节囊。

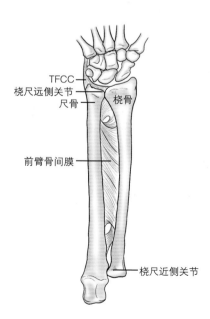

TFCC
桡尺远侧关节
尺骨　桡骨

前臂骨间膜

桡尺近侧关节

图7-1-1 桡尺远侧关节稳定性相关的骨与韧带组成示意图

尺骨头是不完全对称的，桡骨的乙状切迹提供给DRUJ约20%的稳定性，乙状切迹宽度在不同人群中从平坦到半圆柱状，具有一定的个体解剖差异性（图7-1-2）。相对于尺骨头的凸面，乙状切迹曲率半径大的形成了一个浅的凹面，尺骨可以向掌侧和背侧两面移位，从而允许完全的旋前和旋后。DRUJ大约有150°的移动弧（图7-1-3）。

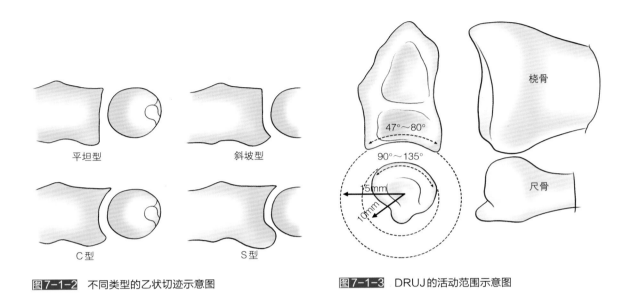

图7-1-2 不同类型的乙状切迹示意图

图7-1-3 DRUJ的活动范围示意图

三角纤维软骨复合体（TFCC）是桡尺远侧关节（DRUJ）的主要稳定结构。TFCC位于尺骨和腕关节的月骨、三角骨之间，靠月骨、尺骨和尺三角韧带等连接固定。它由三角纤维软骨、半月板同系物、尺腕韧带复合体、尺侧腕伸肌腱鞘和桡尺远侧韧带等组成（图7-1-4），各组成部分分别从桡侧不同的起点，在背侧和掌侧作为复合韧带附着在尺骨茎突基底，并覆盖尺骨茎突（图7-1-5，图7-

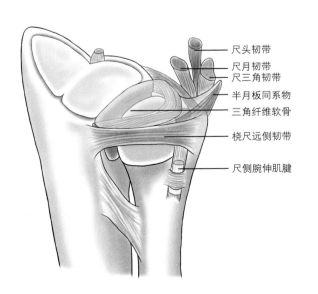

图7-1-4 TFCC解剖示意图

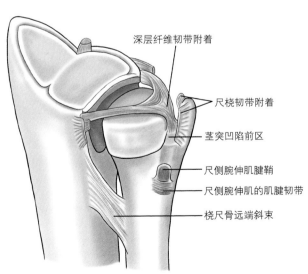

图7-1-5 TFCC浅层和外侧纤维组织的背侧观示意图

1-6）。三角纤维软骨来源于月状窝和乙状结节的接合处，延伸至尺骨茎突基底部。其中心部位由软骨组成，称为关节盘，起承重的作用。桡尺远侧关节韧带由浅层和深层两部分组成，其中浅层为桡骨内侧缘与月骨窝的掌侧至尺骨茎突部分，而深层同样从桡骨内侧缘至尺骨茎突基底凹陷处，也是血管丰富区，因此深韧带通常被称为血管化的韧带组织。

Nakamura 等在1996年提出 TFCC 由三部分组成：具有稳定关节作用的远侧韧带、尺三角韧带和真正的近侧尺桡韧带。Atzei 等把 TFCC 类比为冰山，认为 TFCC 分为远端 TFCC（即露出水面的冰山一角）和近端 TFCC（即淹没的部分）。TFCC 的浅层部分或关节内韧带包括半月板，支持固定尺腕韧带，起着减震、传递腕关节尺侧负荷等作用。近端 TFCC 由附着于凹陷位置的深层韧带组成，起着稳定桡尺远侧关节和腕尺侧关节的作用，被认为是最大和最重要的部分。磁共振成像和解剖研究结果提示 TFCC 由三层复合体构成：近端或深层是韧带，中层是连接至尺侧腕伸肌腱鞘的纤维组织，远端或浅层是纤维连接至茎突（图7-1-7）。

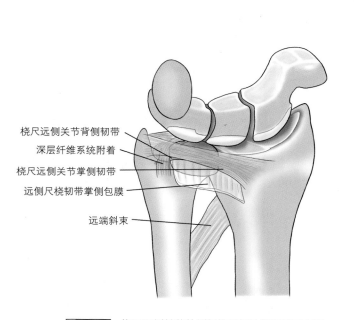

桡尺远侧关节背侧韧带
深层纤维系统附着
桡尺远侧关节掌侧韧带
远侧尺桡韧带掌侧包膜
远端斜束

图7-1-6 桡尺远侧关节外侧纤维组织的掌侧观示意图

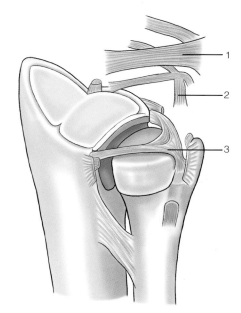

图7-1-7 TFCC 的三个不同层次的复合体示意图（以不同颜色区别）

1. 桡尺远侧关节掌侧、背侧韧带；2. 在桡掌侧至骨膜和尺侧腕伸肌腱鞘、桡背侧至掌侧茎突的交叉纤维；3. 深层纤维系统

（一）旋前方肌

旋前方肌位于前臂远侧前1/5区，紧贴桡尺骨和骨间膜，肌束起自尺骨下1/5前侧及内侧，止于桡骨下1/5掌面。

旋前方肌分为深头和浅头两部分（图7-1-8），深头的主要作用是稳定 DRUJ，浅头的主要作用是提供旋前力。通过肌腱的弹力，在旋前时旋前方肌深头主动地把尺骨头压在乙状切迹里，在旋后时深头起到的作用是比较小的。

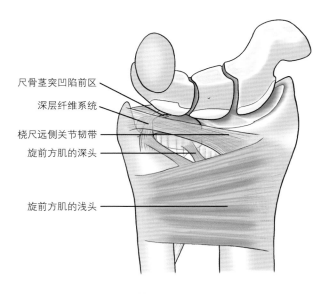

尺骨茎突凹陷前区
深层纤维系统
桡尺远侧关节韧带
旋前方肌的深头
旋前方肌的浅头

图7-1-8　旋前方肌解剖示意图

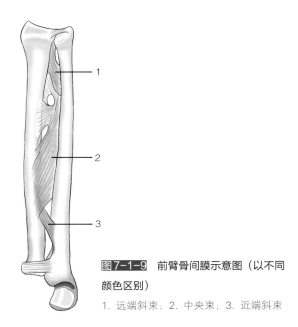

1
2
3

图7-1-9　前臂骨间膜示意图（以不同颜色区别）

1. 远端斜束；2. 中央束；3. 近端斜束

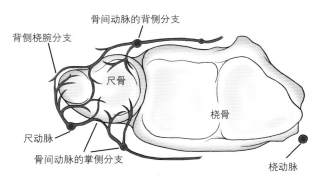

背侧桡腕分支
骨间动脉的背侧分支
尺骨
桡骨
尺动脉
骨间动脉的掌侧分支
桡动脉

图7-1-10　桡尺远侧关节的血管示意图

（二）尺腕韧带复合体（UCLC）

尺腕韧带复合体包括尺月韧带、尺三角韧带以及尺头韧带。该韧带复合体起自尺骨茎突基底及隐窝部，联合桡尺远侧关节掌侧韧带，分别止于月骨、三角骨以及头状骨的掌侧面。

尺侧腕伸肌的部分腱鞘以及支持带止于尺骨头基底的背侧和尺侧，联合桡尺远侧关节背侧韧带，覆盖整个尺骨茎突以及尺骨头小凹。

（三）前臂骨间膜

前臂骨间膜是一坚韧的纤维膜，附于尺、桡骨的骨间缘，近侧始于桡骨粗隆下方约2cm，远侧与桡尺远侧关节囊相融合。Nodaetal研究描述了尺桡骨间的远端骨间膜较粗的纤维，称其为远端斜束，在尸体标本的研究中仅有40%存在。该肌束起于尺骨远端，距尺骨头约54mm（50～57mm）处，止于桡骨乙状切迹背侧缘，与TFCC有紧密的联系（图7-1-9）。远端斜束被认为对桡尺远侧关节的稳定起到仅次于TFCC的稳定作用。

桡尺远侧关节囊是一层菲薄且相互连接的纤维组织，包裹尺骨远端关节面和桡骨乙状切迹，其掌侧部分较背侧松弛，并有由众多皱襞形成的袋状结构。这不仅为前臂的旋后留有充分空间，也限制尺骨移位。桡尺远侧关节背侧关节囊较掌侧薄，并且由均一的横行纤维组成，对桡尺远侧关节的稳定性作用较小。

（四）桡尺远侧关节的血管、神经分布

DRUJ的神经支配大部分来源于尺侧前面的骨间神经，小部分来源于尺侧后面的骨间神经。尺侧的神经支配也是从关节背侧的神经分支穿入的。动脉的供给是通过一个掌侧的骨间动脉来实现的。背侧的骨间动脉提供DRUJ背侧的血供（图7-1-10）。

（王欣）

第二节
桡尺远侧关节的运动及生物力学

前臂的旋前运动和旋后运动主要由桡尺近侧关节和桡尺远侧关节的相对运动来完成，肩关节和桡腕关节可协助完成旋转运动，并可提供30°的旋转活动。在前臂的旋转运动过程中，桡尺近侧关节内，桡骨头在环状韧带内做自转运动；而在桡尺远侧关节内，桡骨围绕尺骨头做旋转运动。桡骨从近端至远端的总体运动路径呈圆锥状，旋转轴线是桡骨头到尺骨茎突的连线。桡骨的旋转轴线并不是持续不变的，特别是在负重时，其旋转轴线更是不断变化，并且在桡尺远侧关节平面旋转过程中，旋转轴线有轻微的前后移位，在旋前时偏向背侧，旋后时偏向掌侧。由于桡骨乙状切迹的曲率半径是尺骨头曲率半径的1.5倍，使得桡尺关节面在前臂旋转时不仅有桡骨的滚动，并且有滑动，在旋前时尺骨滑向背侧，旋后时滑向掌侧。在前臂中立位、非负重时，桡尺关节内桡骨和尺骨头间接触面积最大，能达到关节面的60%，而在极度旋前或旋后时，尺骨头与桡骨乙状切迹的背侧或掌侧缘接触宽度仅有2mm，关节接触面积小于10%（图7-2-1）。

由于桡尺远侧关节内乙状切迹关节凹较浅，并且关节面接触面积小，这虽然满足了大范围旋转活动的需要，但也降低了桡尺关节的稳定性，因此在桡尺远侧关节的稳定结构中，骨性结构仅

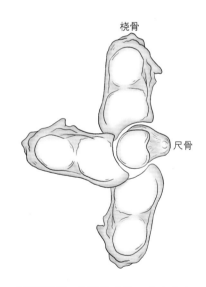

桡骨

尺骨

图 7-2-1 前臂旋后位、中立位和旋前位，桡骨和尺骨的相对位置关系及关节面接触情况示意图

提供20%的稳定性，而80%的稳定性由桡尺远侧关节周围软组织提供，包括关节内和关节外的稳定结构，如TFCC、桡尺远侧关节囊、旋前方肌、骨间膜和尺侧腕伸肌腱。

对桡尺远侧关节来说，TFCC为重要的稳定结构，其中以桡尺关节掌背韧带最为重要。尺桡韧带在冠状面上分为深支（近端支）和浅支（远端支），分别止于尺骨小凹和尺骨茎突的基底部或中部。因此，尺骨茎突基底部骨折不仅影响尺桡韧带浅支，并且可能导致深支止点的撕脱，影响桡尺远侧关节的稳定性。桡尺关节掌侧韧带和背侧韧带的确切功能一度存在较大争议，认为掌侧韧带和背侧韧带仅单纯限制尺骨背侧和掌侧移位。近年来，随着对TFCC解剖研究及桡尺远侧关节生物力学研究的不断深入，认为桡尺关节掌侧韧带和背侧韧带在功能上存在相互协同作用，掌侧韧带的深支和背侧韧带的浅支限制尺骨头背侧移位，而掌侧韧带的浅支和背侧韧带的深支限制尺骨头掌侧移位。

尺侧腕伸肌腱鞘能加强桡尺远侧关节囊的张力，增加桡尺远侧关节的稳定性，其作用不同于尺侧腕伸肌腱对桡尺远侧关节提供的动态稳定。

由于尺三角韧带、尺月韧带和尺头韧带起自桡尺关节掌侧韧带或有共同的止点，当创伤或慢性病变累积尺骨下凹而导致桡尺远侧关节不稳时，均会合并桡尺关节掌侧韧带损伤，因此，它们是否与桡尺远侧关节稳定相关尚存在争论。

旋前方肌和尺侧腕伸肌腱为桡尺远侧关节提供动态稳定。在主动旋前和被动旋后时，旋前方肌将尺骨头拉向桡骨，使其紧密结合，防止尺骨和桡骨相互分离。在旋前时，尺侧腕伸肌腱收缩，向背侧提升尺侧腕骨，直接向掌侧挤压尺骨，防止尺骨头背侧移位。

前臂骨间膜是维持前臂机械力学功能完整的重要组织结构。当前臂骨间膜完整时，桡尺远侧关节不可能发生完全脱位；而在桡尺远侧关节脱位时，不可避免地损伤前臂骨间膜。前臂骨间膜中央束的作用是维持前臂的轴向稳定性，而与桡尺远侧关节稳定性相关的前臂骨间膜的远端部分为桡尺骨远端提供坚强而弹性较小的纤维连接。

桡尺远侧关节囊过于薄弱时，一度认为不能影响桡尺远侧关节的稳定性。虽然生物力学研究并未显示其有稳定桡尺远侧关节的作用，但组织学研究表明，桡尺远侧关节囊纤维走行明确，并认为其是桡尺远侧关节潜在的稳定组织结构。临床应用也表明，在进行单纯桡尺远侧关节囊紧缩或组合其他术式时，能增加桡尺远侧关节的稳定性，因此桡尺远侧关节囊也是稳定桡尺远侧关节的组织结构之一。

（王欣）

第三节
急性桡尺远侧关节不稳定

　　桡尺远侧关节是完成前臂旋转功能的重要结构，其不稳定可以导致前臂旋转疼痛、活动范围受限，继而引起功能障碍。桡尺远侧关节不稳定可以是骨结构或（和）软组织结构损伤所致，可以不合并骨折单独出现，也可以伴随桡骨骨折或尺骨骨折等出现，在临床上较为常见，但也容易成为被忽视的病理情况。理解桡尺远侧关节的解剖结构及稳定结构对此病理情况的诊断与治疗至关重要。

一、应用解剖

　　桡尺远侧关节的稳定性是由其骨性结构及周围的韧带等软组织结构共同维持的。桡尺远侧关节由尺骨远端基底的环状关节面和桡骨远端的乙状切迹构成。由于桡尺骨远端曲度不同，匹配程度非常有限，桡骨远端乙状切迹与尺骨头接触面积小于50%，而极度旋前、旋后时的接触面积只有2～3mm，两个骨质结构曲率半径明显不匹配，因此骨性结构在维持桡尺远端关节稳定性中的作用有限，仅占20%。但是桡骨远端乙状切迹的形状对外伤后不稳定的可能性及治疗的选择有潜在的影响。乙状切迹的形状分为四型，分别为平坦型（42%）、斜坡型（14%）、C型（30%）及S型（14%），其中平坦型易发生关节不稳定。前臂旋转活动中，尺骨头与乙状切迹之间产生滑移，在旋后活动时，尺骨头向掌侧移位，而旋前活动时，尺骨头向背侧移位。尺骨头周围的软组织结构在维持桡尺远侧关节的稳定性方面作用更加突出，其中包括静态稳定结构（关节囊、尺腕韧带复合体、TFCC、骨间膜）及动态稳定结构（旋前方肌及尺侧腕伸肌腱鞘）。

　　各种软组织结构对于维持桡尺远侧关节的稳定性的作用一直存在争议，其中TFCC的作用越来越被重视，而复合体结构中，最主要的稳定部分是桡尺远侧关节掌背侧韧带。掌背侧韧带为关节囊增厚部分，分为浅层及深层纤维，两部分在桡骨附着点汇聚，向尺侧走行时，深层纤维向近端移行，止于尺骨茎突基底小凹部分，浅层纤维围绕关节盘，止于尺骨茎突的基底及中部，其中TFCC的止于基底小凹部分的深层纤维是维持关节稳定性的最重要的结构。桡尺远侧关节掌背侧韧带在前臂旋前、旋后运动中主要的稳定作用由浅层及深层纤维共同参与完成，随着旋前、旋后时桡尺远侧关节的位置变化，深层纤维在尺骨茎突基底的止点部分保持等长不变，而远端部分随之改变。前臂旋前时，掌侧深层韧带及背侧浅层韧带变得紧张；而前臂旋后时，以上结构变得松弛。这种生物力学活性为前臂旋前、旋后活动时的桡尺远侧关节提供了最大的稳定性。

另外，骨间膜的远端斜束对于桡尺远侧关节的稳定性也具有一定的作用，其远端1/6的斜束起于尺骨干，止于桡尺远侧关节的关节囊部分。生物力学研究表明，在整个旋前、旋后活动中，骨间膜的远端斜束均能起到维持关节稳定的作用。但是也有试验证明，单独维持TFCC的完整性能够提供足够的关节稳定性，而且临床上也证实修复损伤的TFCC即可获得关节稳定。标本实验证明，关节囊对于维持桡尺远侧关节稳定性具有一定的作用，急性损伤时应注意修复关节囊。旋前方肌及尺侧腕伸肌腱作为拮抗肌，在旋前、旋后活动中，起到动态维持稳定的作用。

二、分型与受伤机制

急性桡尺远侧关节不稳定可以单独出现，也可以合并桡骨远端骨折、尺骨茎突骨折、前臂双骨折、加莱亚齐骨折（又称盖氏骨折，Galeazzi骨折）或Essex-Lopresti损伤等出现，多为腕关节过伸位撑地所致。一般把尺骨相对于桡骨移位的方向作为脱位的方向，多为尺骨头向背侧脱位，掌侧脱位较少见。掌侧脱位的损伤机制多见于腕关节过伸位、旋后位损伤，而背侧脱位的损伤机制却是腕关节过伸旋前位损伤。

单纯桡尺远侧关节脱位（不合并骨性结构损伤）多由于桡尺远侧关节软组织结构损伤导致，包括TFCC创伤性损伤或尺骨头掌侧或背侧的绞锁。

前臂的各种类型骨折也可以导致急性桡尺远侧关节不稳定。约10%～19%的桡骨远端骨折会引起急性桡尺远侧关节不稳定，多数由于TFCC损伤（周围型损伤或小凹止点损伤）造成（图7-3-1）。

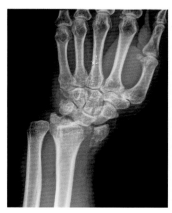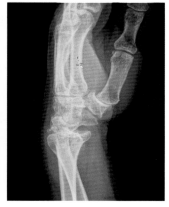

图7-3-1 桡骨远端骨折，桡尺远侧关节脱位

A　　　　　　　　　　　　　　　B

尺骨茎突骨折在临床上经常被忽略。一般Ⅰ型尺骨茎突骨折位于深层尺桡韧带止点的远端，不影响桡尺远侧关节的稳定性，而Ⅱ型尺骨茎突骨折位于尺骨茎突基底，累及深层尺桡韧带小凹处止点，或尺骨茎突骨折块大，移位超过2mm的骨折，可能会影响桡尺远侧关节的稳定性，应该采取内固定治疗（图7-3-2）。

加莱亚齐骨折（又称盖氏骨折，Galeazzi骨折）是桡骨干远端1/3骨折合并桡尺远侧关节脱位（图7-3-3），由Astley Cooper在1822年首先描述，1934年Riccardo Galeazzi进行了详细的描述并以他的名字命名。脱位多为背侧脱位，也可偶见掌侧脱位，移位的桡骨干骨折可累及并造成尺骨干、尺骨颈或尺骨头骨折，更重要的是会造成桡尺远侧关节的软组织稳定结构损伤，造成不同程度的桡尺远侧关节不稳定。

Essex-Lopresti损伤由Brockman在1931年首先描述，Essex-Lopresti对这类骨折进行了进一步描述。其表现为手伸展位轴向负荷损伤，可损伤整个前臂轴，包括向近端移位的桡骨头骨折及骨间膜、TFCC损伤，导致桡尺远侧关节不稳定（图7-3-4）。

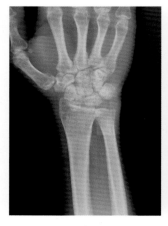 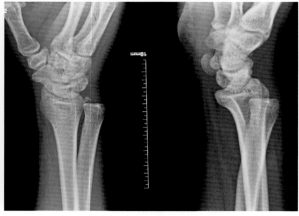

A   B

图7-3-2 尺骨茎突骨折

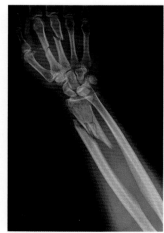 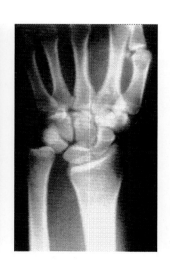

图7-3-3 Galeazzi骨折   图7-3-4 Essex-Lopresti损伤

三、临床表现及检查

急性桡尺远侧关节不稳定在临床上多表现为腕关节旋转活动时疼痛或活动受限，偶有撞击音或扳机现象、握力下降等。合并急性骨折的患者可能由于疼痛，以上临床表现不明显，需要依靠临床查体进行确定。临床体检一般可以清楚地检测到桡尺远侧关节不稳定，但是检查时应注意由健侧开始，与健侧对比。

查体应包括视诊、触诊以及诱发试验。体格检查时，患者坐于检查者对面，肘关节屈曲，手朝上。首先望诊，看是否有明显肿胀、淤斑、红斑或明显畸形，一般尺骨远端过度背突多提示背侧脱位，而在掌侧可触及尺骨头多提示掌侧脱位。

接下来应该检查患者前臂被动活动度并与对侧对比。前臂旋转时出现腕关节疼痛提示疼痛可能源于桡尺远侧关节。如果患者表现为腕尺侧疼痛，但与前臂旋转无关，则可能病因在尺腕关节。测量腕关节主动、被动活动度并与对侧对比。伴有 TFCC 撕裂的腕关节损伤患者在极度旋前和旋后时会出现不适感。

下一步应该进行触诊，患者可表现为腕尺侧压痛，桡尺远侧关节挤压疼痛，旋前、旋后出现咔嗒声。另外，还可以进行诱发试验等手法检测，以明确诊断。

1. 琴键征（piano key test） 受检者前臂旋前，检查者向掌侧按压尺骨远端背侧，如果出现桡尺远侧关节疼痛、弹响或尺骨头向掌侧移位，停止按压后，尺骨远端如琴键样回至初始位置，即为琴键征阳性，提示桡尺远侧关节不稳定（图7-3-5）。

2. 桡尺远侧关节冲击试验 检查者用一只手固定受检者的桡骨远端，另一只手捏住受检者尺骨远端，在腕关节中立位、旋前位及旋后位，分别向掌侧、背侧推动尺骨，出现尺骨及桡骨相对移位增大，诱发疼痛及咔嗒声，即为阳性（图7-3-6）。

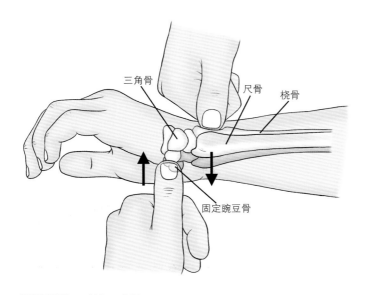

图7-3-5 琴键征示意图

琴键征多用于评估 DRUJ 的松弛度及不稳定情况

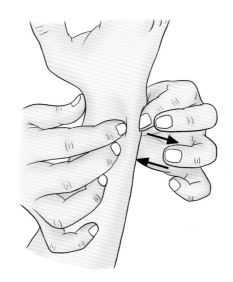

图7-3-6 桡尺远侧关节冲击试验示意图

检查者一只手固定桡骨，另一只手握住尺骨头，向掌背侧移动，与对侧对比，如出现活动度增加或疼痛，即为不稳定的指征

3. TFCC挤压试验　在前臂旋转中立位时尺偏腕关节，阳性表现为出现疼痛和（或）弹响。

与月三角韧带、豌豆骨、三角骨等相邻的重要结构受损或腕关节不稳定等腕部疾病，均可表现为腕关节尺侧疼痛。为了避免体格检查中出现遗漏，对桡尺远侧关节、TFCC和周围结构损伤患者的腕关节进行检查时，应该有一套系统的程序，以防止误诊。

四、诊断与鉴别诊断

（一）病史

诊断时应采集完整病史，损伤机制可以提示不稳定发生的可能性。急性桡尺远侧关节不稳定多有手过伸位摔伤或旋转负重损伤的病史，桡骨远端骨折、尺骨茎突骨折、前臂双骨折、Galeazzi骨折或Essex-Lopresti损伤均应警惕合并桡尺远侧关节不稳定的可能性。

（二）症状和体征

患者会有旋前、旋后活动时疼痛，旋转活动受限，偶有撞击音或扳机现象，握力下降等主诉，急性骨折的患者可能由于疼痛无法检查旋转活动，需要依靠临床查体进行确定。

体征检查主要包括尺侧压痛点、前臂旋转活动范围以及各种诱发试验，要注意与健侧相对比。

（三）影像学检查

1. X线检查　标准的X线检查包括后前正位、侧位，X线片常显示后前正位桡尺远侧关节间隙增宽，侧位显示尺骨远端向背侧或掌侧脱位或半脱位。

2. CT检查　CT是评价乙状切迹和尺骨头的重要手段，也是检查桡尺远侧关节不稳定的常用影像学方法。CT检查要同时检查患侧与健侧，并保证前臂旋转角度一致，以做双侧对比。Sclafani使用CT研究桡尺远侧关节不稳定，发现中立位时桡骨以尺骨头为中心，尺骨头旋前时向背侧移位，旋后时向掌侧移位。Mino等描述了桡骨远端画线法，即在桡骨背侧缘和掌侧缘分别画两条线，如果尺骨头位于两条线之间则认为桡尺远侧关节未脱位，如果尺骨头突出于两条线外则测量突出距离，桡尺远侧关节背侧脱位时为正，桡尺远侧关节掌侧脱位时为负（图7-3-7）。Nakamura等通过改良方法可以降低诊断半脱位的假阳性率，在这种方法中脱位超过桡骨乙状切迹宽度的1/4者可诊断为尺骨头半脱位（图7-3-8）。Wechsler等提出了中心点法，自尺骨头中心至尺骨茎突中心画线，自此线中点向乙状切

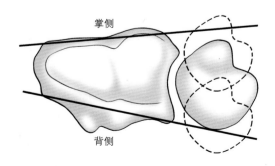

图7-3-7　CT扫描Mino法示意图

自桡骨尺侧及桡侧缘掌背侧画线，尺骨头如果位于两条线之间则为桡尺远侧关节稳定

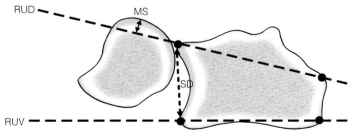

图7-3-8　CT扫描Nakamura法示意图

脱位超过桡骨乙状切迹宽度的1/4者可诊断为尺骨头半脱位（RUD为桡尺背侧连线，RUV为桡尺掌侧连线，MS为尺骨头脱位宽度，SD为乙状切迹宽度）

迹掌背侧连线作垂线，测量两线交点与乙状切迹掌背侧连线的中点之间的距离（图7-3-9）。如果此距离超过乙状切迹掌背侧连线的**25%**，即为桡尺远侧关节不稳定。沿桡尺远侧关节旋转中心作垂线，如果该线位于乙状切迹的中段，则认为桡尺远侧关节处于复位状态。在各个旋转体位下进行CT扫描可以诊断脱位、半脱位和复位，有学者认为这种方法诊断桡尺远侧关节脱位是特异的。

以上多种测量评估方法的测量结果及比例都具有偏差，尤其是对于骨结构异常的情况偏差更大，因此诊断时强调临床检查及应力试验的结合。

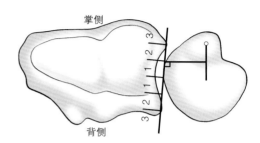

图7-3-9 Wechsler中心点法示意图

自尺骨头中心至尺骨茎突中心画线，自此线中点向乙状切迹掌背侧连线作垂线，测量两线交点与乙状切迹掌背侧连线的中点之间的距离

3. **MRI检查** MRI是一种诊断腕关节损伤很有用的工具，在诊断腕关节TFCC损伤方面有较高价值，敏感性约为80%、特异性约为70%。关节磁共振造影结果略好于单纯磁共振检查。

4. **关节造影** 腕关节造影术是诊断桡尺远侧关节和腕关节疾病的重要方法，其中三关节（桡腕关节、腕中关节及桡尺远侧关节）造影已经成为腕关节造影术的标准操作，对于诊断TFCC损伤及韧带损伤具有较高参考价值。但许多异常的交通可见于无症状的腕关节，因此腕关节造影术也仅仅是临床资料的一个方面，还应结合其他方面如病史、全面的体格检查和其他诊断方法共同使用，只有发现症状和体格检查与关节造影有相关性，造影结果才有参考价值。

（四）鉴别诊断

桡尺远侧关节不稳定应与各种原因导致的腕尺侧疼痛进行鉴别。腕尺侧疼痛临床上多见，被称为腕关节的"腰背痛"，并且腕尺侧解剖结构复杂，包括的解剖结构众多，也有可能与桡尺远侧关节不稳定同时发生，常见的包括尺侧腕伸肌腱滑脱、尺侧腕伸肌腱炎、尺腕关节撞击综合征、桡尺远侧关节炎等，应综合评估，结合患者的病史及主诉，详细查体，对照相应的临床辅助检查进行鉴别诊断。

五、治疗

对于稳定性尚好的桡尺远侧关节损伤，可以采取保守治疗，包括休息、制动、非甾体抗炎药及封闭注射治疗等。

不合并骨折的急性桡尺远侧关节脱位，首先考虑闭合手法复位。复位可以在局部麻醉下进行，背侧脱位，作一般牵引，尺骨头背侧加压并旋后，背侧脱位复位后，腕关节处于旋后位更加稳定，采用长臂石膏固定或支具固定于屈肘旋后位。掌侧脱位由于旋前方肌的牵拉，复位较困难，进行牵引时，尺骨头掌侧加压并旋前，复位后采用长臂石膏固定或支具固定于屈肘旋前位，固定时间为6～8周。

复杂的桡尺远侧关节脱位不稳定或桡尺远侧关节脱位不可复位时，一般是由于广泛的软组织及骨性结构损伤，导致桡尺远侧关节稳定结构广泛受损或有组织嵌顿，均应考虑手术治疗。背侧脱位时一般采取桡尺远侧关节尺背侧直行切口，自尺侧腕伸肌腱及小指固有伸肌腱之间进入，复位关节，修复关节囊及尺侧腕伸肌腱鞘，采取长臂屈肘、前臂旋后位石膏固定或支具固定6周。掌侧脱位时选择掌侧切口，自尺侧腕屈肌腱及尺神经血管束之间进入，切开部分旋前方肌，复位关节，修复掌侧关节囊，采取长臂屈肘、前臂旋前位石膏固定或支具固定6周。

TFCC作为桡尺远侧关节最重要的稳定结构，其急性损伤会导致桡尺远侧关节不稳定。单纯TF-CC损伤的治疗同样可以采取保守制动治疗或者手术修复，包括切开修复及关节镜下修复。

桡骨远端骨折造成的急性桡尺远侧关节不稳定，通常在骨折内固定后采取相应治疗。多数桡骨远端骨折的病例，无论采取什么方法，尽量恢复桡骨远端的解剖结构可以获得桡尺远侧关节的稳定，而桡骨远端骨折的治疗要注意恢复桡骨长度、掌倾角，恢复乙状切迹的解剖。乙状切迹骨折尤其是尺背侧或尺掌侧骨折，容易累及桡尺远侧关节的掌背侧韧带附着点，造成桡尺远侧关节不稳定，据文献报告，3%～37%的桡骨远端骨折病例存在腕尺侧疼痛的问题，通常是由于桡尺远侧关节不稳定所致，因此固定桡骨远端骨折后应常规检查桡尺远侧关节的稳定性。桡尺远侧关节脱位能复位时，可以考虑保守治疗。尺骨头向背侧脱位，可以采取长臂屈肘、前臂旋后位石膏固定或支具固定，尺骨头掌侧脱位，则采用长臂屈肘、前臂旋前位石膏固定。一般外固定持续4～6周。如果复位后桡尺远侧关节仍有明显不稳定，应关节镜探查或切开探查，修复TFCC损伤，并自桡尺远侧关节面近端以克氏针固定桡尺骨于中立位，控制前臂旋转，外固定时间同样为6周。

尺骨茎突骨折同样可能造成桡尺远侧关节不稳定，尤其是尺骨茎突基底部骨折（Ⅱ型尺骨茎突骨折），可能会累及TFCC位于小凹处的止点，造成桡尺远侧关节不稳定。复位固定尺骨茎突骨折可以恢复桡尺远侧关节的稳定性，内固定可以选择克氏针、张力带、加压螺钉、缝合骨锚钉等。粉碎性、不稳定或移位的尺骨远端骨折，同样可以采取内固定手术治疗，以恢复桡尺远侧关节的连续性及稳定性。手术应注意保护尺神经背侧支、尺侧腕伸肌腱鞘，术后使用长臂石膏固定或支具固定于桡尺远侧关节稳定位4～6周，之后更换为可拆卸式支具，逐步开始力量及活动范围练习。

Galeazzi骨折应采取骨折切开复位内固定手术治疗。桡骨切开复位内固定后，应常规检查桡尺远侧关节稳定性以及影像学检查，确定桡尺远侧关节的复位情况。一般来说，距离桡骨远端关节面7.5cm之内的骨折比较容易合并桡尺远侧关节损伤，而桡骨短缩5mm、尺骨茎突基底骨折、桡尺远侧关节间隙增宽、尺骨头向背侧突出更是提示桡尺远侧关节不稳定。如果桡尺远侧关节可复位但不稳定，可使用克氏针固定桡尺远侧关节于旋后位，术后辅以长臂石膏固定或支具固定6周。如果桡尺远侧关节不可复位或复位不良，应考虑软组织损伤广泛或嵌顿，应同时行切开手术，解除组织嵌顿，复位关节，修复TFCC等。

Essex-Lopresti损伤除治疗桡骨头骨折外，同样需要评估桡尺远侧关节的稳定性。如果存在关节不稳定，手术应同时修复TFCC等损伤组织，使用克氏针固定桡尺远侧关节（在桡尺远侧关节近端），并辅助以长臂石膏固定，6周后移除克氏针及外固定。

（朱瑾）

第四节
慢性桡尺远侧关节不稳定

慢性桡尺远侧关节不稳定可能由于桡尺远侧关节损伤急性期误诊或治疗不当而导致。

前臂骨折畸形愈合会引起桡尺远侧关节不稳定，包括桡骨远端骨折畸形愈合、掌倾角减少小于20°、桡骨短缩超过5mm或乙状切迹边缘的骨折，导致桡尺远侧关节不稳定或活动的丧失；前臂近端骨折，Essex-Lopresti损伤治疗不当，也会导致骨间膜损伤，影响整个前臂长轴，从而导致桡尺远侧关节不稳定；儿童桡尺骨骨折合并生长发育畸形，或先天性骨骼发育畸形，如马德隆畸形（Madelung畸形），也会逐渐缓慢出现桡尺远侧关节不稳定的症状。

桡尺远侧关节损伤即使不合并骨折，如TFCC损伤，急性期如果治疗不当，同样可以导致桡尺远侧关节不稳定。

腕关节类风湿性关节炎可以逐步破坏软骨、骨及韧带组织，进而影响桡尺远侧关节的稳定性。

一、应用解剖

桡尺远侧关节（DRUJ）是一个活动的枢轴关节，前臂正常运动时允许存在旋转和移位两种运动。其稳定性是由其骨性结构及周围的韧带等软组织结构共同维持的。桡尺远侧关节由尺骨远端基底的环状关节面和桡骨远端的乙状切迹构成，无论是获得性乙状切迹缺损，如乙状切迹边缘的骨折，还是乙状切迹发育性缺损，临床及生物力学上均有证据表明可以导致不稳定。尺骨茎突骨折可导致韧带失去稳定作用。在茎突基底有一小凹陷称为茎突隐窝，是韧带的附着点，辨明该处是修复和重建手术的基础。

影响桡尺远侧关节稳定性的软组织结构有旋前方肌、尺侧腕伸肌、骨间膜、桡尺远侧关节囊和三角纤维软骨复合体（TFCC），严重桡尺远侧关节不稳定需要多个结构损伤才能导致。旋前方肌和尺侧腕伸肌及肌腱提供了动态稳定性。旋前方肌在主动旋前和被动旋后时使桡尺远侧关节咬合而产生间接稳定作用，尺侧腕伸肌收缩时将尺侧腕骨拉向背侧，从而将尺骨头向掌侧挤压。骨间膜是将桡骨和尺骨构成前臂单一功能单位的重要一环，特别是桡骨头骨折或桡尺近侧关节损伤时，除非骨间膜不完整，否则不会在桡尺远侧关节发生桡、尺骨完全分离。

桡尺远侧关节是主要的静态软组织稳定结构。在复合体结构中，最主要的稳定部分是桡尺远侧关节掌背侧韧带。掌背侧韧带为关节囊增厚部分，分为浅层及深层两种纤维，两部分在桡骨附着点汇聚，向尺侧走行时，深层纤维向近端移行，止于尺骨茎突基底小凹部分，浅层纤维围绕关节盘，止于尺骨茎突的基底及中部，其中TFCC止于基底小凹部分的深层纤维是维持关节稳定性的最重要的结构。桡尺远侧关节掌背侧韧带在前臂旋前、旋后运动中主要的稳定作用由浅层纤维及深层纤维共同参与完成，随着旋前、旋后时桡尺远侧关节的位置变化，深层纤维在尺骨茎突基底的止点部分保持等长不变，而远端部分随之改变。前臂旋前时，掌侧深层韧带及背侧浅层韧带变得紧张；而前臂旋后时，以上结构变得松弛。这种生物力学活性为前臂旋前、旋后活动时的桡尺远侧关节提供了最大的稳定性。

二、分型与受伤机制

桡尺远侧关节不稳定分为轴向（纵向）不稳定及横断面不稳定。桡尺远侧关节轴向稳定性的维持主要依靠完整的桡尺远侧关节骨性结构及骨间膜。横断面不稳定是更为常见的桡尺远侧关节不稳定形式，除非特指，通常所说的桡尺远侧关节不稳定一般指此种不稳定。横断面不稳定根据尺骨头相对于桡骨远端的位置进行描述，包括背侧不稳定、掌侧不稳定及双向不稳定，其中背侧不稳定最为常见。大部分单纯性不可复位或锁定的桡尺远侧关节脱位为背侧脱位，由腕关节过度旋前和背伸导致，多为腕关节背伸位时摔倒引起。相反，掌侧脱位多发生于前臂旋后或前臂尺侧的直接暴力，见于摔倒时手处于旋后位触地或旋后向上猛力托举重物的情况。

三、临床表现及检查

慢性桡尺远侧关节不稳定的临床症状表现为腕关节旋转时疼痛、活动度降低、力量减弱和可有撞击音或扳机现象等机械性症状。慢性不稳定很少自发改善，但轻型患者的症状可以减轻并逐渐耐受。临床体检一般可以检测到桡尺远侧关节不稳定，但是检查时应注意由健侧开始，与健侧对比。

前臂主动和被动旋转活动时，由于尺骨头反复脱出和复位，可以看到并触及弹响。桡尺远侧关节半脱位比较隐匿，掌侧半脱位时可在腕关节掌侧看到尺骨头轻微隆起而背侧出现塌陷（即酒窝征）。

应在前臂中立位、旋前位和旋后位分别进行琴键征检查。受检者前臂旋前，检查者向掌侧按压尺骨远端背侧，如果出现桡尺远侧关节疼痛、弹响或尺骨头向掌侧移位，停止按压后，尺骨远端如琴键样回至初始位置，即为琴键征阳性，提示桡尺远侧关节不稳定。注意检查时应该与对侧进行对比。

抗阻力旋转前臂，特别是极度旋前和旋后时可诱发疼痛。检查时注意应该与对侧进行对比，以期得出准确的结果。

尺偏研磨试验又称尺腕应力试验，检查者一只手握住患者的前臂，另一只手握住手掌，被动尺偏腕关节，并向近端加压研磨，阳性表现为出现疼痛和（或）弹响（图7-4-1）。但本试验特异性不佳，其他腕尺侧疾病也可以表现为阳性。

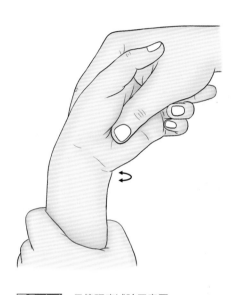

图7-4-1 尺偏研磨试验示意图

四、诊断与鉴别诊断

（一）病史

诊断时应采集完整病史，既往损伤史及损伤机制可以提示不稳定发生的可能性，包括手背伸位摔倒或腕关节用力旋转、继发腕关节尺侧肿胀和疼痛、前臂和腕关节活动可加重疼痛的病史。

儿童桡尺远侧关节不稳定常有桡骨远端骨折或前臂骨折史，多在骨折数年后发生。主诉腕关节疼痛伴弹响而影响活动，但很少出现休息位疼痛。前臂活动受限少见，但不稳定明显。

桡骨远端、尺骨远端或前臂中段骨折畸形愈合可继发成人桡尺远侧关节不稳定，表现为前臂活动度受限、尺骨头隆起和尺侧腕痛。前臂近端的损伤如Essex-Lopresti损伤引起的两骨长度不同伴发骨间膜损伤，可出现桡尺远侧关节不稳定。发育性骨骼畸形如Madelung畸形与创伤后畸形表现相似，然而症状一般发展更慢。

（二）症状和体征

患者伤后早期的疼痛、肿胀常可逐渐减轻，但手腕用力或旋转活动时的疼痛、无力、弹响和不稳感会持续存在。主诉腕关节尺侧肿胀和疼痛，旋前、旋后活动时疼痛加重，旋转活动受限，有撞击音或扳机现象，握力下降。前臂和腕关节活动时疼痛加重，休息时疼痛可以缓解，但活动后疼痛会持续，并可伴有机械性不稳定症状，包括无力和关节弹响。

体征检查主要包括尺侧压痛点（尺骨远端可能有压痛并表现为局部隆起）、前臂旋转活动范围以及各种诱发试验，要注意与健侧相对比。

（三）影像学检查

1. 腕关节X线　X线检查可用于诊断急性和慢性骨折、不愈合、退变、关节疾病导致的骨畸形，以及创伤性关节炎。桡尺远侧关节不稳定的征象包括尺骨茎突基底骨折、隐窝撕脱性骨折、后前正位片显示桡尺远侧关节间隙增宽以及与对侧相比尺骨变异大于5mm（图7-4-2）。侧位片可以显示尺骨头位于桡骨的掌侧或背侧，但侧位片用于诊断桡尺远侧关节半脱位并不准确。

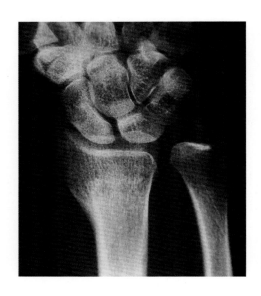

图7-4-2　桡骨畸形愈合和桡尺远侧关节不稳定的后前正位片

2. CT　CT已经成为桡尺远侧关节不稳定的标准影像学诊断方法。应将双腕关节置于相同体位下同时检查，对患侧和健侧影像进行精确对比。CT可以获得准确的桡尺远侧关节横断面解剖图，有多种方法可以评估桡尺远侧关节不稳定（具体测量方法详见上一节相关描述）。CT也可用于判断乙状切迹情况、尺骨头畸形以及桡尺远侧关节炎，这对于选择合适的手术方法是比较重要的。

3. MRI　MRI被广泛用于诊断TFCC损伤，但其敏感性、特异性及准确性在不同报告中差异较大。MRI可用于诊断TFCC损伤，也可进行解剖测量以评估隐匿的不稳定。其他影像学方法如关节造影和闪烁扫描法在诊断桡尺远侧关节不稳定中的作用比较局限，当诊断存疑或合并其他问题如尺腕关节撞击综合征、腕骨间韧带损伤或不稳定的TFCC裂伤时也可使用。

（四）鉴别诊断

桡尺远侧关节不稳定应与各种原因导致的腕尺侧疼痛进行鉴别。桡尺远侧关节不稳定可能与其他引起腕关节尺侧疼痛的疾病共存，包括尺侧腕伸肌腱炎、尺腕撞击综合征和桡尺远侧关节炎，诊断时须考虑这些疾病的可能。挤压关节时旋转活动度下降和弹响加重可能是桡尺远侧关节炎的表现，尺侧腕伸肌腱鞘损伤和月三角韧带裂伤可以合并桡尺远侧关节不稳定发生，而尺侧腕伸肌半脱位在旋后和尺偏时更明显。应结合患者的病史及主诉综合评估，详细查体，对照相应的临床辅助检查，进行鉴别诊断。

五、治疗

（一）非手术治疗

轻度桡尺远侧关节不稳定可用腕关节和前臂支具以及抗炎药物进行4周的试验性治疗。对活动量加大而症状加重的患者和中度桡尺远侧关节不稳定患者，如果要求较低，可以使用长臂石膏或支具固定约4周。对于轻到中度桡尺远侧关节不稳定合并其他导致尺侧腕痛的疾病如尺侧腕伸肌腱炎或尺腕关节撞击综合征的患者，包括激素封闭和支具制动的非手术治疗可能会充分缓解症状。严重慢性桡尺远侧关节不稳定的保守治疗常常无效。

乙状切迹较平和双侧桡尺远侧关节活动度均较大的患者出现不稳定的症状应该小心谨慎地处理，这类患者的重建手术疗效难以预测。对这些患者可以尝试进行力量训练，但在进行可诱发疼痛的动作时应使用软护具保护前臂和腕关节。

青少年患者的间断性脱位是可以接受的，可等待骨骼成熟以避免重建手术伤及骺板的可能性。应该制订严格的随访计划，桡尺远侧关节不稳定很少随骨骼的生长而改善。

（二）手术治疗

创伤后桡尺远侧关节不稳定的手术治疗目标是重建关节稳定性，获得一个无痛、活动充分的关节。术前必须明确导致桡尺远侧关节不稳定的解剖异常，包括骨骼畸形、韧带损伤，或兼而有之，根据具体情况制订不同的手术方案。关节面的情况是选择合适的手术方案的关键因素，忽视关节面不匹配和关节炎将影响手术疗效。

桡骨远端畸形愈合引起的桡尺远侧关节不稳定，常需截骨纠正。对于陈旧性TFCC损伤，如果尚可修复，可采用切开或腕关节镜辅助进行缝合修复TFCC。如果TFCC无法修复，则需要其他术式稳定桡尺远侧关节，包括关节外软组织非解剖性韧带重建、尺腕肌腱悬吊以及桡尺远侧关节韧带解剖重建等。如果桡尺远侧关节已经发生明显骨性关节炎或受类风湿性滑膜炎侵蚀，则不宜再进行桡尺远侧关节韧带重建术，应采取尺骨假关节成形术等补救性手术。

1. **慢性桡尺远侧关节不稳定的软组织修复术**　不伴桡骨或尺骨远端畸形愈合的桡尺远侧关节不稳定，首选的手术方法是延迟修复TFCC。手术的主要目的是修复自隐窝撕裂的TFCC深层韧带的完整性，以恢复其生物力学效应。重建TFCC止点大多需要重建TFCC小凹处止点，一般需要缝合锚钉或经骨通道修复。大量随访报告显示，以上两种方法效果类似。

如果TFCC损伤无法修复，需要行软组织重建术。现有的重建方法包括：①在关节外直接束缚桡尺关节；②通过尺腕悬吊或肌腱固定术间接连接桡尺关节（图7-4-3）；③桡尺远侧关节韧带重建术。前两种方法可以改善症状，但不能恢复桡尺远侧关节正常解剖和生物力学关系。尽管存在生物力学上的缺陷，但对一些病例而言，非解剖重建术可能是仅有的选择。这些特殊的指征包括作为尺骨远端部分切除或全部切除的辅助手术、尺骨远端切除术后继发不稳定、关节置换术后软组织支持等。

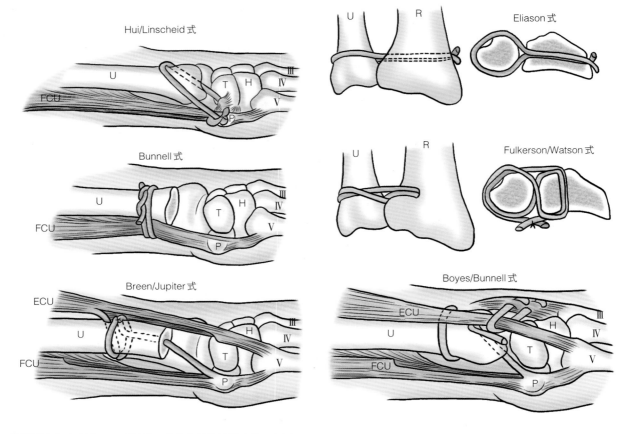

图7-4-3 慢性桡尺远侧关节不稳定的关节外重建术示意图

ECU 为尺侧腕伸肌，FCU 为尺侧腕屈肌，R 为桡骨，U 为尺骨，P 为豌豆骨，T 为三角骨，H 为钩骨，Ⅲ、Ⅳ、Ⅴ 分别为第3、4、5掌骨

2. TFCC 韧带重建　适用于慢性损伤、TFCC 瘢痕化后愈合能力差的病例。解剖性韧带重建首先由 Mansat 报告，后由 Adams 及 Berger 广泛推广。Gofton 等证实这种重建方法较好地恢复了桡尺远侧关节的生物力学模式。桡尺远侧关节不稳定多为掌背侧韧带均损伤，重建一侧韧带只能获得一个方向的稳定，因此重建掌背侧韧带为最佳选择。

（1）适应证与禁忌证

1）适应证：适用于 TFCC 不能修复的桡尺远侧关节不稳定。

2）禁忌证：桡尺远侧关节退变及关节炎，术前应根据 CT 评估桡尺远侧关节的关节情况及乙状切迹掌背侧缘情况。

多数学者推荐采用由 Adams 和 Berger 首先报告的更具生物力学优势的桡尺远侧关节韧带解剖重建术。

（2）手术方法

1）于腕背第5、6伸肌鞘管间做纵行切口，自尺骨茎突水平向近端做长4～5cm的切口，切开第5伸肌鞘管，牵开小指固有伸肌腱。自基底处切开第5伸肌鞘管，显露桡尺远侧关节背侧关节囊。在关节囊做L形切口，切开背侧关节囊，显露桡尺远侧关节（图7-4-4）。

2）于腕掌侧尺侧腕屈肌腱和掌长肌腱之间做纵行切口，长4～5cm。将尺侧腕屈肌腱和指屈肌腱牵向两侧，切开部分旋前方肌肌腹，显露桡骨远端掌尺侧。

3）切取全长掌长肌腱，以备重建韧带使用。如果掌长肌腱缺如，可以切取一半尺侧腕屈肌腱束。

4）创建桡骨隧道，在桡骨远端尺背侧，距离月骨窝和乙状切迹关节面各5～8mm的位置打入空心钻导针。透视下确认位置满意后，保护好腕掌背侧软组织，选择直径3.5mm的空心钻钻孔，从背侧钻入，掌侧穿出，创建平行于月骨窝的桡骨隧道。注意选择合适的导针，以便骨隧道可使移植肌腱顺利通过，且不会影响桡腕关节或乙状切迹的软骨下骨的连续性（图7-4-5）。

5）在尺骨远端隐窝与尺骨颈之间创建斜行的尺骨隧道，在尺骨茎突近端约2.5cm处的尺骨颈处置入导针，指向尺骨远端隐窝。也可屈曲腕关节后从尺骨远端隐窝置入导针，从尺骨颈穿出。透视下确认位置满意后，用直径3.5～4mm的空心钻钻孔，创建尺骨隧道（图7-4-5）。

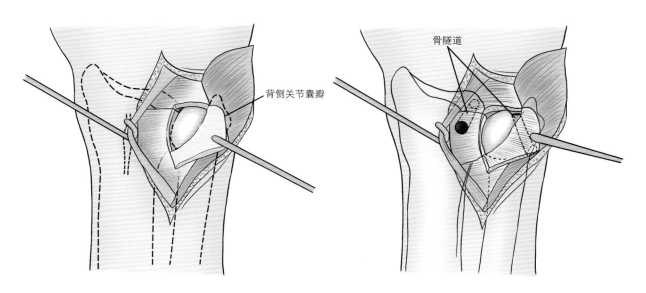

图7-4-4 桡尺远侧关节背侧手术切口示意图　　　　**图7-4-5** 桡骨隧道及尺骨隧道的建立示意图

6）将掌长肌腱从桡骨隧道背侧引至掌侧，经背侧切口，用蚊式血管钳经TFCC下方透过掌侧关节囊，将移植肌腱掌侧端引至桡尺远侧关节背侧切口。移植肌腱背侧端也用蚊式血管钳在伸肌腱深方引至TFCC下方。移植肌腱的两头均从尺骨远端隐窝拉入尺骨隧道，从尺骨颈骨孔拉出。将移植肌腱一端绕过尺骨颈前侧和尺侧腕伸肌腱鞘下方，然后将前臂置于中立位，复位桡尺远侧关节，抽紧移植肌腱两端后打结，缝合固定（图7-4-6）。将剩余肌腱残端缝合固定在局部骨膜上。如果移植肌腱长度不够绕过尺骨颈，可在尺骨颈再钻孔，将肌腱的一条臂穿过该隧道，在隧道两端的骨桥上与另一条臂编织缝合（图7-4-7），或用缝合锚钉或挤压螺钉在拉紧移植肌腱后固定（图7-4-8）。

7）检测桡尺远侧关节的稳定性，缝合桡尺远侧关节背侧关节囊和伸肌支持带，小指固有伸肌腱鞘管不需修复，将小指固有伸肌腱浅置，关闭切口。

8）术后用长臂石膏或支具固定前臂于旋转中立位4～6周，其间可进行手指屈伸活动锻炼和康复师指导下的腕、肘关节屈伸活动锻炼，之后更换可拆式腕关节矫形器继续固定2个月以上，直到

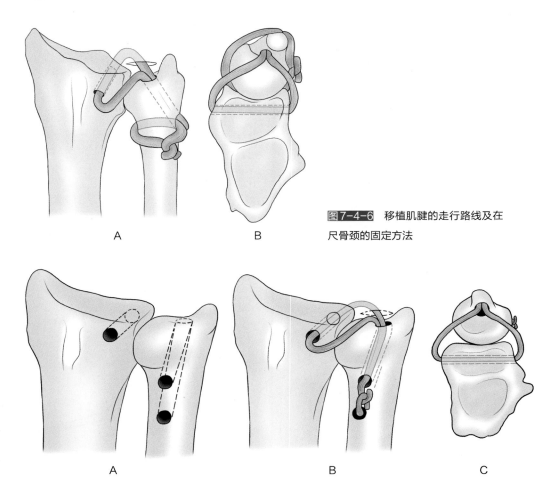

图 7-4-6　移植肌腱的走行路线及在尺骨颈的固定方法

图 7-4-7　移植肌腱长度不足的固定方式

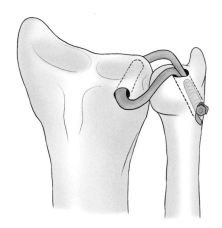

图 7-4-8　挤压螺钉固定移植肌腱示意图

活动度和握力恢复。6 周后开始进行前臂旋转活动锻炼和循序渐进的力量练习。术后 4～6 个月逐步开始负重和力量锻炼。

　　Adams 最初报告的 14 例患者中，12 例患者稳定性完全恢复，大部分患者可以没有限制地从事原工作、运动和业余爱好，力量和活动度恢复 85% 以上。2 例双向不稳定的患者早期手术效果满意，但 1 例由于骨折使乙状切迹掌侧缘缺损而导致后期掌侧不稳定复发。故认为这种手术对桡尺远侧关节不稳定是有效的，但需要乙状切迹保持完好，如果乙状切迹有缺损，可以在韧带重建的同时行乙状切迹成形术。

Nakamura报告了使用一半尺侧腕伸肌腱，经单尺骨通道重建的方法，优势在于不仅重建小凹处的止点结构，而且稳定了尺侧腕伸肌腱鞘结构，临床结果与Adams的结果类似。

3. **慢性桡尺远侧关节不稳定的骨矫形术** 伴桡骨远端或前臂骨折畸形愈合的桡尺远侧关节不稳定比较常见。当存在明显的桡骨畸形时，单纯软组织重建将失效，对桡骨畸形进行截骨矫形通常可以恢复桡尺远侧关节稳定性。梯形骨移植于桡骨可以同时纠正成角畸形和短缩畸形。截骨矫形后应旋转前臂进行测试，如果发现骨骼力线的矫正并未恢复桡尺远侧关节的稳定性，则需要同时进行TFCC修复或软组织重建手术。对于要求较低的患者，尺骨远端切除术手术疗效满意。如存在桡尺远侧关节炎，可以考虑关节置换术。

4. **乙状切迹截骨成形术** 术前如果有累及乙状切迹的骨折或桡尺远侧关节的畸形，建议术前行CT检查，对乙状切迹缘和尺骨头的形状进行评估，明确桡尺远侧关节骨结构的异常，必要时行乙状切迹截骨术。乙状切迹截骨术可以单独作为手术方式或与韧带重建手术同时进行。

乙状切迹截骨成形术可以使乙状切迹边缘突出以增加骨性支撑，因为截骨点位于尺桡韧带近端，可以增加韧带的张力，从而提高稳定性。如果桡尺远侧关节的形状为Tolat I 型，可以自尺背侧切口对乙状切迹截骨，增加骨性结构背侧的阻挡，克氏针或植骨固定。Wallwork和Bain描述的手术方法是进行平行截骨，一处紧贴月骨窝近端，另一处位于乙状切迹近侧缘。在两截骨线之间，距离关节面5mm纵行做第三次截骨。截骨过程中应保持骨刀尾部向尺侧偏，以形成一轻度弯曲的薄层骨软骨瓣（图7-4-9）。楔形骨缺损可采用自桡骨远端获取的移植骨进行填充，然后使用克氏针进行固定。如果乙状切迹截骨成形术作为韧带重建术的补充术式，而用于韧带重建的桡骨内隧道位于截骨区的桡侧，移植的肌腱直接经过移植骨和骨软骨瓣上，保证其稳定性，可以不用克氏针进行固定。乙状切迹截骨时，如果同时进行韧带重建，要注意事先预制骨隧道。术中应进行透视确定截骨位置，截骨时应注意勿伤及月骨窝软骨，骨软骨瓣宽度应尽量大。

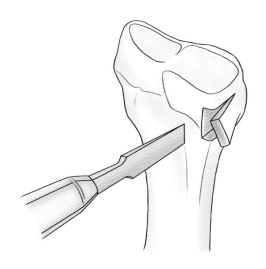

图7-4-9 乙状切迹截骨成形术示意图

另外，也有人选择尺骨远端楔形截骨，根据关节不稳定的方向，使尺骨头向乙状切迹倾斜，截骨后选择加压钢板固定。

5. 慢性桡尺远侧关节不稳定的补救性手术 对于桡尺远侧关节软骨损伤或合并骨关节炎的病例，任何韧带、软组织的重建以及截骨矫形术都是不合适的，应该考虑其他补救性手术方式，如Darrach手术、Sauvé-Kapandji手术或关节置换手术。前两种均存在尺骨残端的处理问题，而关节置换手术目前报告结果还是振奋人心的，但还需大病例样本及长期的随访结果来证实。

（1）Darrach手术（尺骨远端切除术）：切除整个尺骨头，适用于严重的桡尺远侧关节炎的老年患者，可以达到减少疼痛、改善活动的目的。其要点在于在骨膜下切除2.5cm尺骨远端，保留尺骨茎突以保留尺侧韧带复合体结构。

1）手术方法：沿尺骨缘或桡尺远侧关节纵行切开，由尺骨头近端3~4cm延至尺骨头远端，注意保护尺神经背侧支（图7-4-10A）；切开第5伸肌鞘管，牵开小指固有伸肌腱，纵行切开桡尺远侧关节囊（图7-4-10B）；在骨膜下显露剥离尺骨远端，保留尺骨茎突，切除尺骨远端（图7-4-10C）；自掌侧关节囊切取组织瓣，缝合于尺骨远端残端，固定尺骨远端（图7-4-10D）；缝合关节囊，修复鞘管（图7-4-10E、F）。制动于旋后位2周，逐渐开始功能锻炼（图7-4-11）。

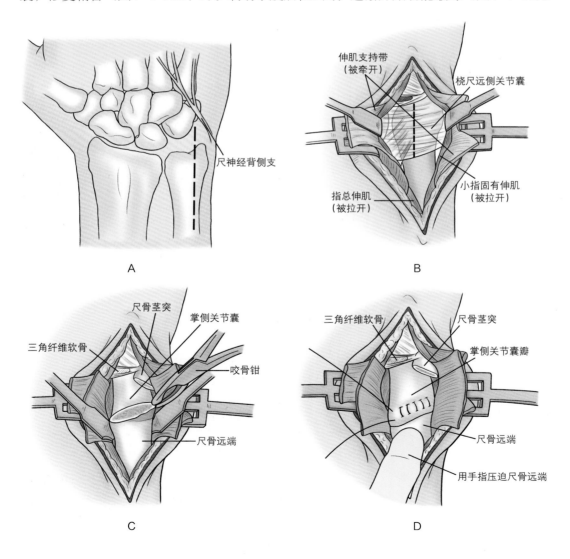

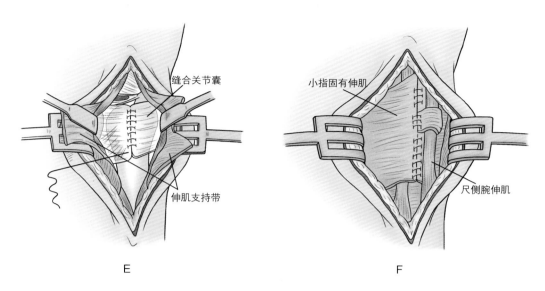

E   F

图7-4-10 Darrach手术（尺骨远端切除术）手术方法

A.沿尺骨缘或桡尺远侧关节纵行切开，由尺骨头近端3～4cm延至尺骨头远端，注意保护尺神经背侧支 B.切开第5伸肌鞘管，牵开小指固有伸肌腱，纵行切开桡尺远侧关节囊 C.在骨膜下显露剥离尺骨远端，保留尺骨茎突，切除尺骨远端 D.自掌侧关节囊切取组织瓣，缝合于尺骨远端残端，固定尺骨远端 E、F.缝合关节囊，修复鞘管

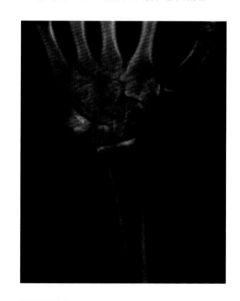

图7-4-11 Darrach手术后X线表现

2）并发症：出现疼痛，握力下降，尺骨残端碰撞，腕尺侧失去支撑出现尺侧移位等问题。Field等报告Darrach手术后满意率仅为50%，很多学者建议对于年轻患者慎用此手术。之后很多学者针对Darrach手术进行改良，包括减少切除部分、使用尺侧腕伸肌腱或尺侧腕屈肌腱将尺骨头切除后的残端进行固定、改变旋前方肌的止点等，手术结果有所改善，旋前旋后角度增加，握力增加。

（2）Sauvé-Kapandji手术：此术式包括桡尺远侧关节融合及融合近端假关节形成（图7-4-12）。

1）适应证：与Darrach手术类似，适用于骨性关节炎、创伤性关节炎及类风湿性关节炎导致的桡尺远侧关节炎或腕骨尺侧偏移。Sauvé-Kapandji手术保留尺骨头，切除部分尺骨下段后，代以桡尺远侧关节融合，保留了尺腕结构，保留了TFCC张力，对于年轻患者效果要优于Darrach手术。

2）手术方法：手术显露与Darrach手术相同，暴露尺骨颈，在距离桡尺远侧关节软骨1～2mm处截骨，切除6～12mm尺骨段；重建桡尺远侧关节关系，如果有尺骨变异，可同时予以矫正；暴露桡尺远侧关节面，清除关节软骨；融合桡尺远侧关节，可选用克氏针或加压螺钉固定，自桡骨或尺骨切除部分，取骨植骨；缝合关节囊，修复鞘管；长臂石膏制动2周后，改为短臂石膏固定至X线检查显示融合处愈合，逐渐开始功能锻炼（图7-4-13）。

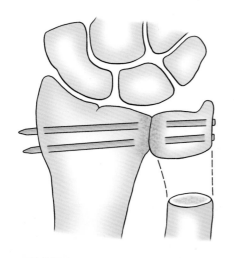

图7-4-12　Sauvé-Kapandji手术示意图

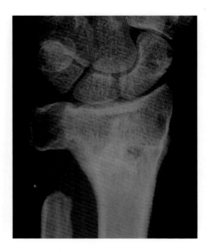

图7-4-13　Sauvé-Kapandji手术后的X线表现

3）并发症：Sauvé-Kapandji手术同样存在并发症，包括融合失败及尺骨残端撞击等，尤其在年轻患者中发生率较高。

（3）桡尺远侧关节置换：桡尺远侧关节置换是治疗桡尺远侧关节炎的新方法，包括尺骨头置换和桡尺远侧关节全关节置换，适用于桡尺远侧关节炎及无法修复的急慢性疾病，以及尺骨头切除术后桡尺骨撞击、桡尺远侧关节融合失败等患者。禁忌证包括感染、桡尺骨畸形未予矫正、骨质疏松易出现假体松动等情况。

1）尺骨头置换：手术方法为背侧入路，自尺骨头掀起尺侧为蒂的包括关节囊及支持组织的组织瓣，注意保护尺侧腕伸肌腱鞘的完整。根据模板确定尺骨截除范围，切除尺骨远端，安装假体，检查确定桡尺远侧关节的稳定性，关闭预留组织瓣，形成完整的关节囊（图7-4-14）。术后长臂石膏固定2周后，改为短臂石膏固定2～6周，开始力量及活动范围练习。理论上关节置换术后不稳定的风险增加，但临床结果随访显示，患者的握力、活动范围及疼痛缓解程度均有明显改善（图7-4-15）。

2）桡尺远侧关节全关节置换：包括尺骨头及代替乙状切迹的内置物（图7-4-16），目前没有随访结果的报告，仍需要对长期结果进行随访评估。

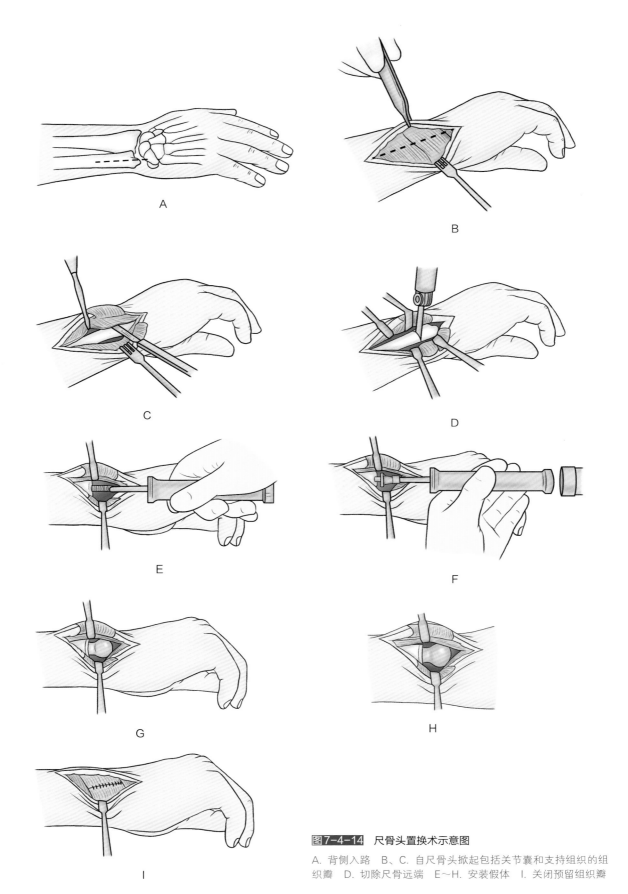

图7-4-14 尺骨头置换术示意图

A. 背侧入路　B、C. 自尺骨头掀起包括关节囊和支持组织的组织瓣　D. 切除尺骨远端　E～H. 安装假体　I. 关闭预留组织瓣

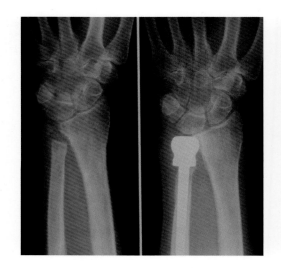

图7-4-15 尺骨头置换术后X线表现

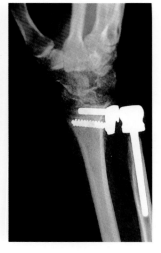

图7-4-16 桡尺远侧关节全
关节置换术后X线表现

　　总之，恢复稳定性和充分、无痛的旋转活动度是治疗创伤后桡尺远侧关节不稳定的目标。面对复杂腕关节损伤病例时，必须仔细考虑其他引起腕关节尺侧疼痛的疾病。另外，充分恢复骨骼和软组织的正常结构是获得长期满意疗效的前提条件。手术时认真检查关节面，可以发现潜在的关节炎或无法重建的缺损，以便及时更改手术方案。

（朱瑾）

第五节
尺腕关节撞击综合征

尺腕关节撞击综合征（ulnocarpal impaction syndrome）又称尺骨撞击综合征、尺腕毗邻综合征，是由于腕尺侧月骨、三角骨与尺骨头撞击所引起的腕部退行性关节病，早期为软骨改变、骨髓水肿，晚期可导致不可逆性骨坏死及骨关节炎，是引起腕部尺侧疼痛伴活动受限、手握力下降的常见原因。1941年，Milch描述了由于桡骨远端骨折后长度缩短、尺骨撞击腕部而导致月骨和三角骨缺血性坏死，引起腕尺侧疼痛的现象，称之为尺腕关节撞击综合征。

一、应用解剖

腕关节主要是由桡腕关节、尺腕关节和桡尺远侧关节（DRUJ）组成。桡腕关节由桡骨远端与腕舟骨、月骨相关节；尺腕关节由尺骨头与三角骨相关节；桡尺远侧关节有狭义与广义之分，狭义的桡尺远侧关节指桡骨远端的乙状切迹与尺骨头，广义的桡尺远侧关节包含桡尺骨远端、三角纤维软骨复合体（TFCC）、月骨及三角骨。其中TFCC包括三角纤维软骨、桡尺关节掌侧韧带和背侧韧带、半月板同系物、腕尺侧副韧带、部分尺侧腕伸肌腱鞘、月尺韧带和尺三角韧带（图7-5-1，图7-5-2）。这些软组织形成一个复合体结构，不能完全分开。桡尺远侧关节的稳定是由关节内稳定结构和关节外稳定结构组成。关节内的稳定结构包括三角纤维软骨、桡尺关节掌侧韧带和背侧韧带、关节囊、尺侧副韧带。关节外稳定结构分为动态稳定结构和静态稳定结构，动态稳定结构指旋前方肌及前臂的屈肌和伸肌，这些结构动态压紧桡尺远侧关节以达到稳定状态；静态稳定结构指尺侧腕伸肌腱鞘和骨间膜，共同参与稳定桡尺远侧关节。

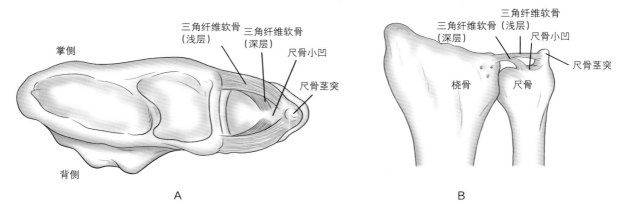

图7-5-1 TFCC正侧面示意图

A. 正面　B. 侧面

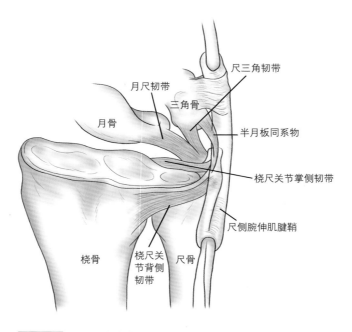

图7-5-2 DRUJ相关韧带示意图

二、病因与发病机制

尺腕关节撞击综合征是由于腕部尺侧负载过重，引起尺骨头、TFCC、月骨及三角骨发生慢性撞击，使得尺侧腕部结构的血供和滑液营养障碍，最终造成尺腕关节退变，引起尺侧腕部疼痛及功能障碍的一组综合征。尺骨变异征阳性与尺腕关节撞击综合征密切相关。在尺骨中性变异的腕部，尺腕关节承载整个腕部应力负荷的20%，随着尺骨远端相对于桡骨远端距离的增长（即尺骨阳性变异），尺腕关节的应力负荷明显增加，而尺骨长度与TFCC的厚度成反比，因此尺骨阳性变异使尺侧腕部结构，尤其是TFCC易于损伤、退变。导致尺骨阳性变异的原因主要有：先天性尺骨阳性变异；早产儿桡骨远端骨骺提前闭合，某些体操运动员桡骨远端骨骺运动损伤，桡骨远端骨折畸形愈合或骨不连，由于创伤、肿瘤、感染导致桡骨头或桡骨干部分切除等造成的桡骨短缩；Essex-Lopresti骨折脱位（桡尺远侧关节破裂、桡尺骨骨间膜撕裂、桡骨头压缩骨折）及从事某些需反复尺偏用力的工作。尺骨变异征中性或阴性也可发生尺腕关节撞击综合征，但发病率较阳性变异低。其原因主要为腕部旋前和用力抓握造成的动力性尺骨阳性变异。

三、临床表现

患者可有不同程度的尺侧腕部慢性或亚急性疼痛，用力抓握、旋前、尺偏时加重，休息后减轻，活动后加重，常合并弹响；腕部运动及前臂旋转功能受限，有握力下降、持物无力感，并可伴有尺侧腕部肿胀。

四、诊断与鉴别诊断

（一）病史

患者多有腕部外伤史或特殊手部作业史，如长时间使用鼠标的工作人员、风钻工人、厨师等，多以腕部尺侧疼痛或酸胀不适感就诊，常见于尺骨正变异及腕关节反复活动者，常出现腕关节尺侧疼痛，休息后减轻，活动后加重，常合并弹响，持物或握拳无力，可有腕关节活动受限。

（二）症状和体征

患者腕关节尺侧疼痛，尤其是腕部旋前或尺偏、受压时疼痛加重，偶可闻及弹响声，部分患者可出现腕部无力感。体格检查腕关节尺背侧及桡尺远侧关节间背侧压痛，腕关节尺侧压力试验阳性，尺腕关节间压痛阳性，桡尺远侧关节或月–三角骨间隙压痛阳性，腕关节旋转活动时尺侧有弹响感。严重者出现桡尺远侧关节半脱位，尺骨小头翘向背侧，按压尺骨小头出现明显的浮动感，乒乓球征阳性。

（三）影像学检查

1. X线检查　采用Gelberman等的平行线法测量尺骨变异，尺骨头关节面的平行线与乙状切迹最远端关节面的平行线之间的位置距离差，尺骨头长于桡骨2mm以上为阳性变异（图7-5-3），短

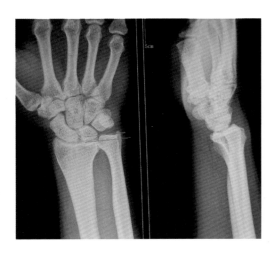

图7-5-3　尺骨阳性变异X线片

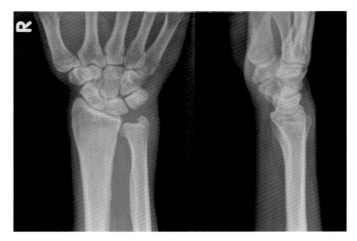

图7-5-4　尺骨阴性变异X线片

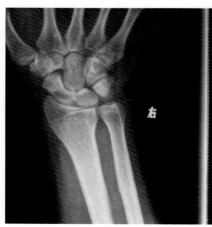
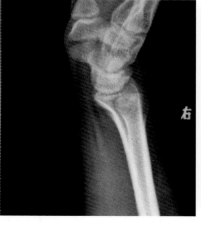
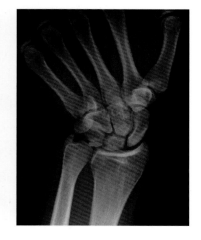

于桡骨为阴性变异（图7-5-4），两者相等为中性变异（图7-5-5）。X线正位片上还可以看到桡尺远侧关节间隙明显增宽，病史较长者可能出现桡尺远侧关节骨性增生，侧位片可能看到部分患者出现桡尺远侧关节呈半脱位状态，尺骨小头向背侧翘起，X线检查可发现尺骨阳性变异，月骨、三角骨或尺骨远端关节面下的囊状骨质破坏及骨硬化表现（图7-5-6）。尺骨阳性变异、尺骨小头和月骨尺侧面硬化是X线片诊断尺腕关节撞击综合征的重要依据。

图7-5-5 尺骨中性变异X线片

图7-5-6 腕部正位片，红箭头示月骨囊性变

2. **腕关节造影** 多用以诊断三角纤维软骨和月三角韧带的撕裂。正常情况下，桡尺远侧关节与桡腕关节被三角纤维软骨分离，当三角纤维软骨完全撕裂时，注入桡尺远侧关节或桡腕关节腔内的造影剂会沿三角纤维软骨撕裂处流入桡腕关节或桡尺远侧关节腔内。月三角韧带撕裂时，造影剂可流入腕中关节（造影剂注入桡腕关节时）或桡腕关节（造影剂注入腕中关节时）。该项检查如今已逐步被磁共振关节成像取代。

3. **腕关节核素检查** 可用于临床医生不能明确腕部疼痛部位时。尺腕关节撞击综合征可在核素检查时显示尺侧腕部示踪剂浓集，若无浓集，则一般可以排除尺腕关节撞击综合征。该检查敏感性较高，但特异性较差，不常用于尺腕关节撞击综合征的诊断。

4. **CT检查** CT较普通X线有较高的密度分辨率，能清晰地显示囊状骨质破坏区和软骨面下骨硬化带，可以测量囊状骨质破坏区内CT值，有助于明确诊断。同时，CT因其较高的密度分辨率，可发现X线片不能显示的较小的骨质破坏区。当尺骨阳性变异大于2mm时，在尺骨远端关节面，尺骨茎突撞击月骨、三角骨，并长期压迫引起月骨尺侧、三角骨腰部及底部缺血性坏死，导致受累腕部疼痛、活动受限和握力下降。腕关节CT平扫及骨重建便于进一步发现尺骨变异的长度，指导手术截骨的位置及长度，同时可以发现桡尺远侧关节骨性增生的情况以及月骨、三角骨坏死情况。

5. **MRI检查** MRI检查用于诊断尺腕关节撞击综合征时需要观察：①TFCC损伤的信号改变；②月骨、三角骨有无骨损伤的信号变化；③骨损伤位置、形态和信号特征。正常的三角纤维软骨盘在MRI上表现为不对称的蝴蝶结样低信号。三角纤维软骨盘穿孔于T2WI及GRE上为高信号

（图7-5-7），其中完全穿孔时高信号贯通整个软骨盘，而部分穿孔时高信号只达软骨盘的上缘或下缘。TFCC桡骨或尺骨附着端的撕裂也是较为常见的损伤（图7-5-8），大部分为穿通性损伤，于T2WI上表现为高信号，但其用于评价发生在尺骨附着端的撕裂时假阳性率较高，这与TFCC尺骨附着端存在的纤维血管成分有关，可通过磁共振关节成像提高诊断的准确性。MRI检查可以显示病变早期月骨近端尺侧面、三角骨近端桡侧面及尺骨头关节软骨不同程度的损伤、退变，骨质的充血、水肿表现为骨皮质下的灶性长T1、长T2信号。月骨近端尺侧面骨髓水肿被认为是尺腕关节撞击综合征的特异性改变。病变进展时，关节软骨形态出现不规则、变薄或消失，软骨内可出现小囊性病灶或纤维化，软骨下骨质出现增生、硬化灶时表现为骨皮质下边缘锐利的圆形、类圆形病灶，呈长T1、长或短T2信号（图7-5-9）。月骨尺侧面、三角骨骨髓水肿是MRI上最敏感的征象，但需要结合临床病史和TFCC变薄、穿孔等其他MRI征象，提高尺腕关节撞击综合征的诊断准确率。尺腕关节撞击综合征发展到晚期时可造成月三角韧带磨损、撕裂。正常月三角韧带连接月骨及三角骨，为C形韧带。以下几种表现提示可能存在月三角韧带损伤：①韧带结构消失；②T2WI上液体信号横过韧带；③韧带形态扭曲；④T2WI上的月三角韧带长度增加、韧带增厚及变薄等。尺腕关节撞击综合征晚期可有桡尺远侧关节及月三角关节骨关节炎的表现，MRI表现为关节间隙变窄、关节面硬化、关节边缘骨质增生等。

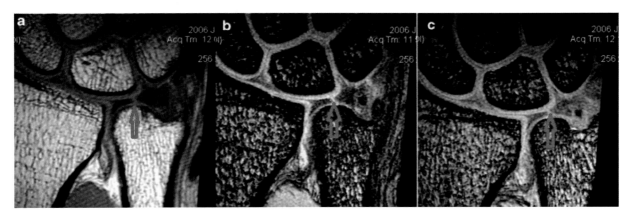

图7-5-7 高分辨率MRI检查，红箭头示TFCC小的中央型穿孔（ⅠA型损伤）

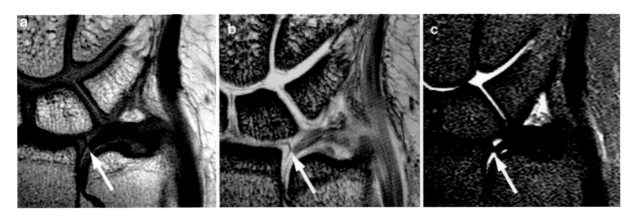

图7-5-8 白箭头示TFCC桡侧撕脱（ⅠD型损伤）

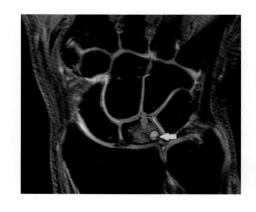

图7-5-9 腕部MRI冠状位T2像，黄箭头示月骨囊性变，红箭头示月骨水肿

6. 磁共振关节成像　磁共振成像可分为直接和间接两种成像方式。直接成像是将对比剂直接注入腕关节腔（腕中关节腔、桡腕关节腔、桡尺远侧关节腔）内；而间接成像是将对比剂注入静脉，一段时间后，对比剂经静脉扩散至腕关节腔内而成像。TFCC及月三角韧带撕裂、穿孔时，磁共振关节成像可在脂肪抑制T1WI上显示为高信号的液体，并有相邻关节腔穿通（TFCC撕裂时桡腕关节及桡尺远侧关节腔穿通，而月三角韧带撕裂时腕中关节及桡腕关节腔穿通）。但是某些正常人也可有此表现，多为年龄较大者的退行性改变，故磁共振关节成像检查结果需结合临床症状来解释。

（四）鉴别诊断

尺腕关节撞击综合征需与其他引起腕尺侧疼痛的疾病相鉴别，有时还需与引起桡尺远侧关节疼痛的疾病相鉴别，但有时单纯靠病史与查体很难鉴别，需要行相关辅助检查，如影像学检查等。其他常用的鉴别诊断如下：

1. 尺骨撞击综合征　与尺腕关节撞击综合征不同，尺骨撞击综合征由短缩的尺骨撞击桡骨乙状切迹近端致桡尺远侧假关节形成而造成尺侧腕部疼痛，于旋前、旋后运动时加重。该病多由尺骨短缩而致，于影像学上X线片可见尺骨远端位于桡骨乙状切迹近端，桡骨与尺骨接触面呈扇贝样凹陷伴骨质增生、硬化。MRI可早期发现尺骨远端及桡骨细微骨质硬化及骨髓水肿。

2. 尺骨茎突撞击综合征　由尺骨茎突或分离的尺骨茎突碎片撞击三角骨而致尺侧腕部疼痛，典型病史多为局限于尺骨茎突尖部的疼痛，于腕背伸、旋后、尺偏时加重。常见于尺骨茎突长于6mm或尺骨茎突指数〔（尺骨茎突长度－尺骨变异）/尺骨头宽度〕大于0.12的患者。该病于X线片上可见患侧尺骨茎突与三角骨距离较对侧变窄，尺骨茎突过长或尺骨茎突指数大于0.12，尺骨茎突硬化、增生、变扁，尺骨茎突及三角骨"对吻"囊变，以及有时可见的游离体形成。核素骨扫描示尺骨茎突示踪剂摄取增加。MRI上可见尺骨茎突及三角骨相对部位的关节软骨软化，软骨下骨髓水肿、囊变、硬化等。

3. 腕钩月撞击综合征　月骨远端内侧面可与钩骨形成关节，即2型月骨。有此型月骨的患者当钩骨和月骨反复撞击和摩擦后可致钩骨近极软骨软化。腕关节后前位充分尺偏X线检查可发现钩骨和月骨毗邻，冠状位MRI可发现钩骨近端和月骨相对面软骨软化和骨髓水肿。

4. 月骨缺血性坏死　发病率男女比例为2∶1。常见于20～40岁患者的优势手。可有腕背侧疼痛、腕部运动受限、握力减退等表现。X线片可示月骨密度增高以致月骨形态不规则、塌陷等。MRI于病变早期显示月骨骨髓T1WI上局限性或弥漫性低信号，于STIR上为高信号。随病变进展，

T1WI、T2WI上月骨均呈低信号，且月骨形态不规则、塌陷、变扁。信号改变多位于月骨桡侧或整个月骨，与尺腕关节撞击综合征时月骨尺侧信号改变不同。

五、治疗

（一）保守治疗

早期尺腕关节撞击综合征以保守治疗为主，如患侧腕部休息、改变腕部活动行为、避免或减少腕关节的尺偏或背伸、使用物理治疗或佩戴支具制动、服用非甾体抗炎药及局部封闭注射等。

（二）手术治疗

有效地纠正尺骨阳性变异，恢复正常腕关节的解剖成为治疗本病的关键。但一般非手术治疗不能达到这种效果，若保守治疗无效，常常需要手术治疗。手术方法主要有两种，一是恢复桡骨原有长度，二是缩短尺骨，以恢复尺腕关节正常解剖关系。延长桡骨因其自身桡骨长时间短缩，延长后植骨，愈合时间长，再加上延长肌腱的牵拉，固定困难，所以难度较大。短缩尺骨则显得相对容易、简单。

1. 手术方式

（1）尺骨短缩截骨术：此术式最常用，根据截骨部位及截骨方式的不同，又可分为尺骨远端横形截骨、尺骨远端梯形截骨及尺骨远端干骺端斜形截骨等，适用于尺骨变异为明显正性时其余各部位结构完好、TFCC损伤、桡骨骨折后相对短缩等。采用腕关节尺侧手术入路，自尺侧腕伸肌腱和尺侧腕屈肌腱间隙进入，骨膜下暴露尺骨干，在尺骨干上做横行截骨，根据术前所拍摄的腕关节标准正侧位片中尺骨阳性变异的程度及对手术的预期，截骨长度应以截骨后尺骨远端1～3mm负性变异为标准，去除截除的骨片，采用钢板内固定（图7-5-10）。在缩短尺骨、去除病因的基础上最大限度地保留了腕关节的解剖关系，因此该治疗效果最优。

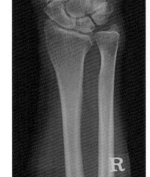
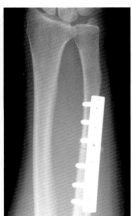

图7-5-10 尺、桡骨正位片，尺骨截骨短缩，钢板内固定术后X线表现

（2）尺骨假关节成形术（Sauvé-Kapandji术式）：适用于桡尺远侧关节炎并伴有腕尺侧症状者。做尺背侧弧形切口，取尺侧腕伸肌和小指固有伸肌间隙，切开关节囊，显露尺骨小头及桡尺远侧关节，距桡尺远侧关节1～1.5cm处用电锯截除长约1cm的尺骨，桡尺远侧关节相对关节面切除，暴露

松质骨，用一枚拉力螺钉固定桡尺远侧关节面。将旋前方肌填入尺骨截骨术后形成的空间，并与尺侧腕伸肌腱鞘缝合固定（图7-5-11）。

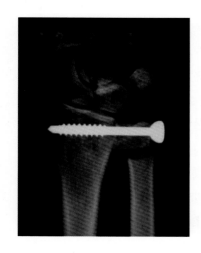

图7-5-11　腕关节正位片，Sauvé-Kapandji术式

（3）尺骨头切除术（Darrach术式）：适用于尺腕关节撞击综合征症状及体征明显，并伴有桡尺远侧关节骨性关节炎者或TFCC损伤严重者。于腕关节尺侧做一纵行稍弯曲切口，切开腕背侧韧带，显露尺侧腕屈、伸肌腱膜，并在此两者之间做尺骨尺侧骨膜纵行切线。沿此切线切开骨膜，并进行骨膜下剥离。将尺侧腕屈肌腱向掌侧牵开，尺侧腕伸肌腱向背侧牵开，充分显露尺骨远端及尺骨头。在尺骨茎突近侧3cm处做横行截骨，切除尺骨头（图7-5-12）。该术式在一定程度上去除了病因，改善了前臂旋转及屈伸功能，缓解了疼痛，但是腕尺侧缺乏支撑，增加了桡骨关节面及桡骨干轴向的负荷，容易产生桡骨关节面的退行性改变。

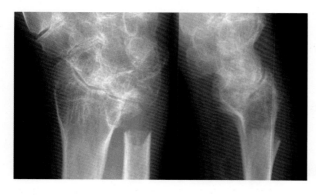

图7-5-12　腕关节正位片，Darrach术式

（4）Wafer术：通过开放式手术或在关节镜下薄片式切除2～4mm的尺骨头远端关节面软骨及软骨下组织，纠正尺骨的阳性变异，此术式较适用于中度或轻度阳性尺骨变异。对于同时伴急性TFCC损伤的尺腕关节撞击综合征患者，Wafer术式为首选。

（5）腕关节镜手术：随着科学技术的发展，腕关节镜在诊断、治疗尺腕关节撞击综合征方面发挥着重要作用。腕关节解剖结构复杂、关节间隙相对狭小、腕骨之间韧带繁多，因此常规影像学检查对诊断腕关节疾病缺乏特异性和敏感性，而腕关节镜可以提供直观放大效应，可直接观察关节内滑膜、软骨、韧带及TFCC，探查到普通X线或MRI无法辨别的细微病理损害，使之逐渐成为腕关节疾病诊断的"金标准"。通常采用背侧入路，Lister结节以远拇长伸肌腱和指伸肌腱之间（该入路较为常用），或指伸肌腱和小指伸肌腱之间，或腕中桡侧，或腕中尺侧，或尺侧腕伸肌腱的尺侧。必要时加作桡侧腕长伸肌腱的桡侧和桡骨远端的远侧入路，或尺侧腕伸肌腱的桡侧入路。在诊断方面，对具有典型临床症状，但X线检查及MRI检查均无法给予明确诊断时，应考虑给予腕关节镜检查，用以观察TFCC、月三角韧带及月骨、三角骨、尺骨头软骨损伤和退变情况。在治疗方面，腕关节镜下可行关节腔内炎性滑膜清理，坏死软骨清理，骨钻孔减压，TFCC修复、成形或切除，尺骨头磨除短缩或Wafer术切除。关节镜下治疗TFCC有多种方式，可根据不同分型采用不同的治疗方法。TFCC损伤最常用的是Palmer分型。该分型分为创伤性（Ⅰ型）及退变性（Ⅱ型）损伤。ⅠA型TFCC损伤多采用成形术；ⅠB、ⅠC型TFCC损伤多采用缝合修复术；ⅠD型TFCC损伤因血供差，修复较难愈合，可采用成形术或切除术。Ⅱ型TFCC损伤较适合关节镜下尺骨头磨除短缩或Wafer术切除。

（6）关节假体置换术：对于尺腕关节撞击综合征伴有晚期桡尺远侧关节炎，或尺骨矫形术无法治愈的，或既往有过以上手术病史后多次出现腕部症状的患者，可以行腕部的关节假体置换术，其中以人工尺骨头置换术较为多见（图7-5-13），术后能明显缓解疼痛，改善功能。也有桡尺远侧关节假体、全腕关节假体等，但国内临床上使用较少。因小关节置换技术发展较晚，且桡尺远侧关节的关节组成复杂，故腕关节假体的置换并不像髋关节、膝关节那样成熟，但临床上已取得比较满意的效果。

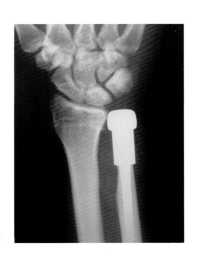

图7-5-13 腕关节正位片，尺骨头假体置换

2. 术后处理 尺骨短缩截骨术、尺骨假关节成形术后行前臂石膏托外固定2~4周，同时用三角巾悬吊抬高患肢。术后早期行功能锻炼，能有效预防肌腱粘连。麻醉作用消退后即可鼓励患者行手、腕关节的屈伸功能练习；2~3天待伤口疼痛减轻后可尝试腕关节掌曲、背伸功能锻炼；2周后伤口愈合，可逐渐行腕关节桡、尺偏功能练习；8~10周经X线检查确认骨折初步愈合后，可行前臂的旋转功能练习。

腕关节镜术后使用护腕支具于功能位制动腕关节，术后第2天可开始手指屈伸功能锻炼，用力握拳与伸指，2周后去除护腕支具，逐渐行腕关节屈伸及尺偏、桡偏功能锻炼。锻炼时应循序渐进，掌握主动、被动相结合的练习方法，可尽量避免因长期制动导致的腕关节僵硬的发生。

（王天兵）

参考文献

［1］HAUGSTVEDT J R, LANGER M F, BERGER R A. Distal radioulnar joint: functional anatomy, including pathomechanics ［J］. J Hand Surg Eur Vol, 2017, 42（4）: 338-345.

［2］TOLAT A R, STANLEY J K, TRAIL I A. A cadaveric study of the anatomy and stability of the distal radioulnar joint in the coronal and transverse planes ［J］. J Hand Surg Br, 1996, 21（5）: 587-594.

［3］IIDA A, OMOKAWA S, MORITOMO H, et al. Effect of wrist position on distal radioulnar joint stability: a biomechanical study ［J］. J Orthop Res, 2014, 32（10）: 1247-1251.

［4］NAKAMURA T, YABE Y, HORIUCHI Y. Functional anatomy of the triangular fibrocartilage complex ［J］. J Hand Surg Br, 1996, 21（5）: 581-586.

［5］ATZEI A, LUCHETTI R. Foveal TFCC tear classification and treatment ［J］. Hand Clin, 2011, 27（3）: 263-272.

［6］SEMISCH M, HAGERT E, GARCIA E M, et al. Histological assessment of the triangular fibrocartilage complex ［J］. J Hand Surg Eur Vol, 2016, 41（5）: 527-533.

［7］SAKAMOTO K, NASU H, NIMURA A, et al. An anatomic study of the structure and innervation of the pronator quadratus muscle ［J］. Anat Sci Int, 2015, 90（2）: 82-88.

［8］NODA K, GOTO A, MURASE T, et al. Interosseous membrane of the forearm: an anatomical study of ligament attachment locations ［J］. J Hand Surg, 2009, 34（3）: 415-422.

［9］MORITOMO H. The distal oblique bundle of the distal interosseous membrane of the forearm ［J］. J Wrist Surg, 2013, 2（1）: 93-94.

［10］WATANABE H, BERGER R A, BERGLUND L J, et al. Contribution of the interosseous membrane to distal radioulnar joint constraint ［J］. J Hand Surg Am, 2005, 30（6）: 1164-1171.

［11］THIRU R G, FERLIC D C, CLAYTON M L, et al. Arterial anatomy of the triangular fibrocartilage of the wrist and its surgical significance ［J］. J Hand Surg Am, 1986, 11（2）: 258-263.

［12］LAWLER E, ADAMS B D. Reconstruction for DRUJ instability ［J］. Hand（N Y）, 2007, 2（3）: 123-126.

［13］KIHARA H, SHORT W H, WERNER F W, et al. The stabilizing mechanism of the distal radioulnar joint during pronation and supination ［J］. J Hand Surg Am, 1995, 20（6）: 930-936.

［14］SCHEKER L R, BELLIAPPA P P, ACOSTA R, et al. Reconstruction of the dorsal ligament of the triangular fibrocartilage complex ［J］. J Hand Surg Br, 1994, 19（3）: 310-318.

［15］ADAMS B D, BERGER R A. An anatomic reconstruction of the distal radioulnar ligaments for posttraumatic distal radioulnar joint instability ［J］. J Hand Surg Am, 2002, 27（2）: 243-251.

［16］ADAMS B D, HOLLEY K A. Strains in the articular disk of the triangular fibrocartilage complex: a biomechanical study ［J］. J Hand Surg Am, 1993, 18（5）: 919-925.

［17］EKENSTAM F, HAGERT C G. Anatomical studies on the geometry and stability of the distal radio ulnar joint ［J］. Scand J Plast Reconstr Surg, 1985, 19（1）: 17-25.

［18］BEDNAR J M, OSTERMAN A L. The role of arthroscopy in the treatment of traumatic triangular fibrocartilage injuries ［J］. Hand Clin, 1994, 10（4）: 605-614.

［19］BREEN T F, JUPITER J B. Extensor carpi ulnaris and flexor carpi ulnaris tenodesis of the unstable distal ulna ［J］. J Hand Surg Am, 1989, 14（4）: 612-617.

［20］BURKHART S S, WOOD M B, LINSCHEID R L. Posttraumatic recurrent subluxation of the extensor carpi ulnaris tendon ［J］. J Hand Surg Am, 1982, 7（1）: 1-3.

［21］CHEN N C, WOLFE S W. Ulna shortening osteotomy using a compres¬sion device ［J］. J Hand Surg Am, 2003, 28（1）: 88-93.

［22］CHIDGEY L K, DELL P C, BITTAR E S, et al. Histologic anatomy of the triangular fibrocartilage ［J］. J Hand Surg Am,

1991, 16 (6): 1084-1100.

[23] MULFORD J S, AXELROD T S. Traumatic injuries of the distal radioulnar joint [J]. Orthop Clin North Am, 2007, 38 (2): 289-297, vii.

[24] EKENSTAM F. Osseous anatomy and articular relationships about the distal ulna [J]. Hand Clin, 1998, 14 (2): 161-164.

[25] CARLSEN B T, DENNISON D G, MORAN S L. Acute dislocations of the distal radioulnar joint and distal ulna fractures [J]. Hand Clin, 2010, 26 (4): 503-516.

[26] ISHII S, PALMER A K, WERNER F W, et al. An anatomic study of the ligamentous structure of the triangular fibrocartilage complex [J]. J Hand Surg Am, 1998, 23 (6): 977-985.

[27] HAUGSTVEDT J R, BERGER R A, NAKAMURA T, et al. Relative contributions of the ulnar attachments of the triangular fibrocartilage complex to the dynamic stability of the distal radioulnar joint [J]. J Hand Surg Am, 2006, 31 (3): 445-451.

[28] NAKAMURA T, MAKITA A. The proximal ligamentous component of the triangular fibrocartilage complex [J]. J Hand Surg Br, 2000, 25 (5): 479-486.

[29] MORITOMO H. The distal interosseous membrane: current concepts in wrist anatomy and biomechanics [J]. J Hand Surg Am, 2012, 37 (7): 1501-1507.

[30] GOFTON W T, GORDON K D, DUNNING C E, et al. Comparison of distal radioulnar joint reconstructions using an active joint motion simulator [J]. J Hand Surg Am, 2005, 30 (4): 733-742.

[31] GOFTON W T, GORDON K D, DUNNING C E, et al. Soft-tissue stabilizers of the distal radioulnar joint: an in vitro kinematic study [J]. J Hand Surg Am, 2004, 29 (3): 423-431.

[32] LUCHETTI R, ATZEI A, COZZOLINO R, et al. Comparison between open and arthroscopic-assisted foveal triangular fibrocartilage complex repair for post-traumatic distal radio-ulnar joint instability [J]. J Hand Surg Eur Vol, 2014, 39 (8): 845-855.

[33] TSAI P C, PAKSIMA N. The distal radioulnar joint [J]. Bull NYU Hosp Jt Dis, 2009, 67 (1): 90-96.

[34] LEE S K, KIM K J, CHA Y H, et al. Conservative treatment is sufficient for acute distal radioulnar joint instability with distal radius fracture [J]. Ann Plast Surg, 2016, 77 (3): 297-304.

[35] MAY M M, LAWTON J N, BLAZAR P E. Ulnar styloid fractures associated with distal radius fractures: incidence and implications for distal radioulnar joint instability [J]. J Hand Surg Am, 2002, 27 (6): 965-971.

[36] NAKAMURA R, HORII E, IMAEDA T, et al. Ulnar styloid malunion with dislocation of the distal radioulnar joint [J]. J Hand Surg Br, 1998, 23 (2): 173-175.

[37] RUCH D S, WEILAND A J, WOLFE S W, et al. Current concepts in the treatment of distal radial fractures [J]. Instr Course Lect, 2004, 53: 389-401.

[38] MIKIĆ Z D. Galeazzi fracture-dislocations [J]. J Bone Joint Surg Am, 1975, 57 (8): 1071-1080.

[39] SCLAFANI S J. Dislocation of the distal radioulnar joint [J]. J Comput Assist Tomogr, 1981, 5 (3): 450.

[40] MINO D E, PALMER A K, LEVINSOHN E M. The role of radiography and computerized tomography in the diagnosis of subluxation and dislocation of the distal radioulnar joint [J]. J Hand Surg Am, 1983, 8 (1): 23-31.

[41] NAKAMURA R, HORII E, IMAEDA T, et al. Distal radioulnar joint subluxation and dislocation diagnosed by standard roentgenography [J]. Skeletal Radiol, 1995, 24 (2): 91-94.

[42] WECHSLER R J, WEHBE M A, RIFKIN M D, et al. Computed tomography diagnosis of distal radioulnar subluxation [J]. Skeletal Radiol, 1987, 16 (1): 1-5.

[43] CHIANG C C, CHANG M C, LIN C F, et al. Computerized tomography in the diagnosis of subluxation of the distal radioulnar joint [J]. Zhonghua Yi Xue Za Zhi, 1998, 61 (12): 708-715.

[44] KIM J P, PARK M J. Assessment of distal radioulnar joint instability after distal radius fracture: comparison of computed tomography and clinical examination results [J]. J Hand Surg Am, 2008, 33 (9): 1486-1492.

[45] SLUTSKY D J. Principles and practice of wrist surgery [M]. Philadelphia, PA: Elsevier, 2010: 538-550.

[46] WOLFE S W, HOTCHKISS R N, PEDERSON W C, et al. Green's operative hand surgery [M]. 6th ed. Philadelphia, PA: Elsevier/Churchill Livingstone, 2011: 523-560.

[47] SZABO R M. Distal radioulnar joint instability [J]. J Bone Joint Surg Am, 2006, 88 (4): 884-894.

[48] KAKAR S, CARLSEN B T, MORAN S L, et al. The management of chronic distal radioulnar instability [J]. Hand Clin, 2010, 26 (4): 517-528.

[49] ADAMS B D, BERGER R A. An anatomic reconstruction of the distal radioulnar ligaments for posttraumatic distal radioulnar joint instability [J]. J Hand Surg Am, 2002, 27 (2): 243-251.

[50] STUART P R, BERGER R A, LINSCHEID R L, et al. The dorsopalmar stability of the distal radioulnar joint [J]. J Hand

Surg Am，2000，25（4）：689-699.

[51] WALLWORK N A，BAIN G I. Sigmoid notch osteoplasty for chronic volar instability of the distal radioulnar joint: a case report [J]. J Hand Surg Am，2001，26（3）：454-459.

[52] MOORE T，KLEIN J P，PATZAKIS M J，et al. Results of compression-plating of closed Galeazzi fractures [J]. J Bone Joint Surg Am，1985，67（7）：1015-1021.

[53] MINO D E，PALMER A K，LEVINSOHN E M. Radiography and computerized tomography in the diagnosis of incongruity of the distal radio-ulnar joint. A prospective study [J]. J Bone Joint Surg Am，1985，67（2）：247-252.

[54] ADAMS B D，SAMANI J E，HOLLEY K A. Triangular fibrocartilage injury: a laboratory model [J]. J Hand Surg Am，1996，21（2）：189-193.

[55] WOO S J，JEGAL M，PARK M J. Arthroscopic-assisted repair of triangular fibrocartilage complex foveal avulsion in distal radioulnar joint injury [J]. Indian J Orthop，2016，50（3）：263-268.

[56] ATZEI A，LUCHETTI R，BRAIDOTTI F. Arthroscopic foveal repair of the triangular fibrocartilage complex [J]. J Wrist Surg，2015，4（1）：22-30.

[57] MORITOMO H. Open repair of the triangular fibrocartilage complex from palmar aspect [J]. J Wrist Surg，2015，4（1）：2-8.

[58] TANG C，FUNG B，CHAN R，et al. The beauty of stability: distal radioulnar joint stability in arthroscopic triangular fibrocartilage complex repair [J]. Hand Surg，2013，18（1）：21-26.

[59] IWASAKI N，NISHIDA K，MOTOMIYA M，et al. Arthroscopic-assisted repair of avulsed triangular fibrocartilage complex to the fovea of the ulnar head: a 2- to 4-year follow-up study [J]. Arthroscopy，2011，27（10）：1371-1378.

[60] YAO J，LEE A T. All-arthroscopic repair of Palmer 1B triangular fibrocartilage complex tears using the Fast T-Fix device [J]. J Hand Surg Am，2011，36（5）：836-842.

[61] HAUGSTVEDT J R，HUSBY T. Results of repair of peripheral tears in the triangular fibrocartilage complex using an arthroscopic suture technique [J]. Scand J Plast Reconstr Surg Hand Surg，1999，33（4）：439-447.

[62] PETERSON M S，ADAMS B D. Biomechanical evaluation of distal radioulnar reconstructions [J]. J Hand Surg Am，1993，18（2）：328-334.

[63] RAZEMON J P，FISK G R. Le poignet [M]. Paris：Expansion Scientifique Française，1983：187-195.

[64] NAKAMURA T. Anatomical reattachment of the TFCC to the ulnar fovea using an ECU half-slip [J]. J Wrist Surg，2015，4（1）：15-21.

[65] CHIDGEY L K. Treatment of acute and chronic instability of the distal radio-ulnar joint [J]. Hand Clin，1998，14（2）：297-303.

[66] BOWERS W H. Distal radioulnar joint arthroplasty: the hemiresection-interposition technique [J]. J Hand Surg Am，1985，10（2）：169-178.

[67] KAPANDJI I A. The Sauvé-Kapandji operation. Its techniques and indications in non rheumatoid diseases [J]. Ann Chir Main，1986，5（3）：181-193.

[68] FIELD J，MAJKOWSKI R J，LESLIE I J. Poor results of Darrach's procedure after wrist injuries [J]. J Bone Joint Surg Br，1993，75（1）：53-57.

[69] TULIPAN D J，EATON R G，EBERHART R E. The Darrach procedure defended: technique redefined and long-term follow-up [J]. J Hand Surg Am，1991，16（3）：438-444.

[70] JOHNSON R K. Stabilization of the distal ulna by transfer of the pronator quadratus origin [J]. Clin Orthop Relat Res，1992，（275）：130-132.

[71] ROTHWELL A G，O'NEILL L，CRAGG K. Sauvé-Kapandji procedure for disorders of the distal radioulnar joint: a simplified technique [J]. J Hand Surg Am，1996，21（5）：771-777.

[72] BAIN G I，PUGH D M，MACDERMID J C，et al. Matched hemiresection interposition arthroplasty of the distal radioulnar joint [J]. J Hand Surg Am，1995，20（6）：944-950.

[73] AHMED S K，CHEUNG J P，FUNG B K，et al. Long term results of matched hemiresection interposition arthroplasty for DRUJ arthritis in rheumatoid patients [J]. Hand Surg，2011，16（2）：119-125.

[74] 张鹏，王天兵. 下尺桡关节损伤的研究进展 [J/CD]. 中华肩肘外科电子杂志，2014，2（3）：200-203.

[75] 王植，孟祥虹，王林森. 尺骨撞击综合征的MRI研究 [J]. 国际医学放射学杂志，2012，35（3）：255-259.

[76] 王金锋，张浩，杜宏伟，等. 尺骨撞击综合征的临床及影像学特点 [J]. 实用手外科杂志，2016，30（1）：31-33.

[77] GELBERMAN R H，SALAMON P B，JURIST J M，et al. Ulnar variance in Kienböck's disease [J]. J Bone Joint Surg Am，1975，57（5）：674-676.

［78］宋海涛，田万成，卢全忠，等．尺骨撞击综合征的特点及早期诊断［J］．中华创伤骨科杂志，2006，8（8）：706-709．

［79］SAMMER D M，RIZZO M．Ulnar impaction［J］．Hand Clin，2010，26（4）：549-557．

［80］VEZERIDIS P S，YOSHIOKA H，HAN R，et al．Ulnar-sided wrist pain．Part Ⅰ：anatomy and physical examination［J］．Skeletal Radiol，2010，39（8）：733-745．

［81］徐艳惠，李石玲，王志善，等．尺侧腕部撞击综合征的影像学特点［J］．中国医学影像技术，2010，26（11）：2156-2159．

［82］ZLATKIN M B，ROSNER J．MR imaging of ligaments and triangular fibrocartilage complex of the wrist［J］．Radiol Clin North Am，2006，44（4）：595-623，ix．

［83］AHN A K，CHANG D，PLATE A M．Triangular fibrocartilage complex tears: a review［J］．Bull NYU Hosp Jt Dis，2006，64（3-4）：114-118．

［84］JOSHY S，GHOSH S，LEE K，et al．Accuracy of direct magnetic resonance arthrography in the diagnosis of triangular fibrocartilage complex tears of the wrist［J］．Int Orthop，2008，32（2）：251-253．

［85］ESCOBEDO E M，BERGMAN A G，HUNTER J C．MR imaging of ulnar impaction［J］．Skeletal Radiol，1995，24（2）：85-90．

［86］IMAEDA T，NAKAMURA R，SHIONOYA K，et al．Ulnar impaction syndrome: MR imaging findings［J］．Radiology，1996，201（2）：495-500．

［87］王植，田德润，宫可同，等．尺骨撞击综合征的MRI表现［J］．天津医科大学学报，2010，16（3）：499-501，505．

［88］MAIZLIN Z V，BROWN J A，CLEMENT J J，et al．MR arthrography of the wrist: controversies and concepts［J］．Hand（N Y），2009，4（1）：66-73．

［89］PORTEOUS R，HARISH S，PARASU N．Imaging of ulnar-sided wrist pain［J］．Can Assoc Radiol J，2012，63（1）：18-29．

［90］李忠哲，易传军，田文，等．非创伤性尺腕撞击综合征的诊断和治疗［J］．中华手外科杂志，2011，27（5）：273-276．

［91］FELDON P，TERRONO A L，BELSKY M R．Wafer distal ulna resection for triangular fibrocartilage tears and/or ulna impaction syndrome［J］．J Hand Surg Am，1992，17（4）：731-737．

［92］BICKEL K D．Arthroscopic treatment of ulnar impaction syndrome［J］．J Hand Surg Am，2008，33（8）：1420-1423．

［93］BAYOUMY M A，ELKADY H A，SAID H G，et al．Arthroscopic grading of common wrist disorders and its role in management［J］．J Orthop，2015，12（Suppl 2）：S244-S250．

［94］SACHAR K．Ulnar-sided wrist pain: evaluation and treatment of triangular fibrocartilage complex tears, ulnocarpal impaction syndrome, and lunotriquetral ligament tears［J］．J Hand Surg Am，2012，37（7）：1489-1500．

［95］朱波，赵力，赵金岩．尺骨撞击综合征的关节镜治疗［J］．中华骨科杂志，2016，36（15）：980-987．

［96］PALMER A K．Triangular fibrocartilage complex lesions: a classification［J］．J Hand Surg Am，1989，14（4）：594-606．

［97］张鹏，王天兵，姜保国．桡骨远端骨折与下尺桡关节损伤［J/CD］．中华老年骨科与康复电子杂志，2015，1（1）：9-12．

［98］于胜吉，蔡锦方．腕关节外科［M］．北京：人民卫生出版社，2002：319-320．

［99］EKENSTAM F．Osseous anatomy and articular relationships about the distal ulna［J］．Hand Clin，1998，14（2）：161-164．

第 八 章

退行性骨关节炎

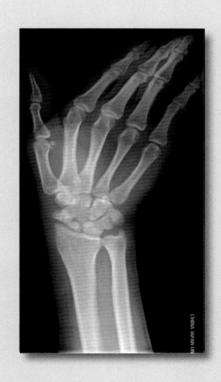

■ 第一节
指间关节和掌指关节骨关节炎

　　骨关节炎为退行性关节疾病，主要见于老年人，女性由于激素等方面的原因，发病率显著高于男性。骨关节炎在手部的所有关节均可能出现，尤以远指间关节和掌指关节相对常见。骨关节炎早期主要表现为关节部位肿痛，活动后加重。随着病情进展，肿痛加剧，关节活动度下降，最终可以导致关节畸形。典型的影像学表现包括关节间隙变窄、软骨下骨硬化和囊性变化，关节周围出现骨赘，严重病例出现关节脱位和畸形（图8-1-1）。

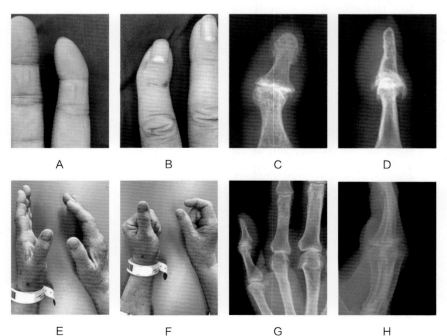

图8-1-1　骨关节炎的临床表现和影像学表现

A～D. 示指远指间关节骨关节炎，查体可见关节畸形，局部疼痛明显，X线显示关节间隙消失，软骨下骨硬化和大量骨赘生成　E～H. 示指掌指关节骨关节炎，查体可见示指掌指关节肿痛，屈伸活动范围仅10°，X线显示关节间隙消失，软骨下骨硬化和骨赘生成

早期的骨关节炎主要是以滑膜炎症状为主，可以通过制动和服用非甾体抗炎药缓解症状。平时减少过度使用，注意保暖，服用相关的保健药物预防和改善症状。当出现关节活动度显著下降和关节畸形等严重症状时，则需要手术来改善症状。常用的术式包括关节清理术、关节融合术和人工关节置换术。

一、远指间关节融合术

（一）手术指征

远指间关节疼痛和畸形明显，活动显著受限。

（二）具体步骤（图8-1-2）

1. 远指间关节背侧做H形切口，纵行切口位于手指两侧的侧正中线，横行切口位于远指间关节略近端水平。

2. 显露关节。游离并牵开终腱，切开背侧关节囊和两侧的侧副韧带，彻底显露远指间关节。

3. 关节面处理。切除关节软骨及软骨下骨，显露松质骨面。

4. 指间关节融合。

（1）远指间关节融合于0°～10°，通常选择克氏针交叉固定或可折断加压螺钉固定。若融合关节于0°，则从指端拧入螺钉；若为10°，则从中节指骨远端拧入螺钉。

（2）螺钉：利用可折断加压螺钉固定，钉头直径1.4mm，钉尾直径2mm。

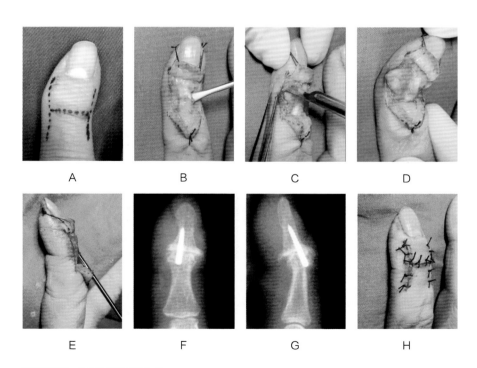

A   B   C   D

E   F   G   H

图8-1-2 远指间关节融合术

A. 远指间关节背侧做H形切口   B. 游离并牵开终腱   C. 切开背侧关节囊及两侧的侧副韧带
D. 充分显露关节面，并切除残余的关节软骨   E. 从中节指骨远端拧入可折断加压螺钉，固定融合端   F、G. 融合后X线表现   H. 术后缝合切口

（3）固定指间关节：平行置入两枚1mm克氏针固定指间关节，居中的一枚克氏针作为螺钉的导针，另一枚作为防旋针。抽出导针，保留防旋针，从导针位置拧入可折断螺钉，固定并加压远侧指间关节融合端。透视下确定螺钉位置和长度满意后，从骨面折断可折断螺钉，拔除防旋针。

5. 缝合切口，术毕，行石膏掌托固定。

（三）术后处理

1. 石膏掌托固定2天后，改为指托固定。

2. 指托固定6周，X线明确融合端愈合后，开始非持重的功能锻炼。

二、掌指关节弹性假体置换术

（一）手术指征

掌指关节疼痛明显，屈伸活动范围＜30°。

（二）具体步骤（图8-1-3）

1. 单关节置换为掌指关节背侧纵行切口，多关节置换为掌指关节背侧横行切口。

2. 掀起皮瓣，显露伸肌腱，切开尺侧矢状束，并向桡侧牵开伸肌腱。纵行切开关节囊，显露掌指关节。

3. 近端截骨。

（1）截骨部位：掌骨头截骨部位在侧副韧带起点以远，掌骨头最宽处，保留完整的侧副韧带。

（2）截骨方向：垂直掌骨轴线并掌倾5°～10°，以防止术后假体的背侧脱位。

4. 远端截骨。

（1）截骨部位：近节指骨基底仅截平关节面，并切除关节软骨。

（2）截骨方向：垂直近节指骨轴线。

5. 截骨后关节检查。牵开关节时，截骨后间隙1cm；轴向挤压关节时，骨面能够接触。

6. 放置假体（Swanson弹性假体）。

（1）扩髓：确定手指的轴线，并牢牢地固定手指。手持扩髓器，按照手指轴线扩髓。示、中、小指从近节指骨开始扩髓，由2号开始，依次增加直径进行扩髓；掌骨髓腔也扩至相同的直径。环指掌骨髓腔细，因此掌骨髓腔直径决定所用假体的型号，从掌骨开始扩髓，近节指骨髓腔也扩至相同的直径。

（2）放置假体试模：关节间隙内放置假体试模，并屈伸活动掌指关节，确定假体型号合适并且无假体脱位。

（3）安装金属衬垫：紧密地安装金属衬垫，防止假体磨损。

（4）放置假体：用无齿镊夹持假体，放置于关节间隙内。

7. 牢固缝合关节囊。

8. 修复尺侧矢状束，保持伸肌腱位于关节背侧中央。

9. 缝合切口，术毕石膏掌托固定掌指关节于伸直位。

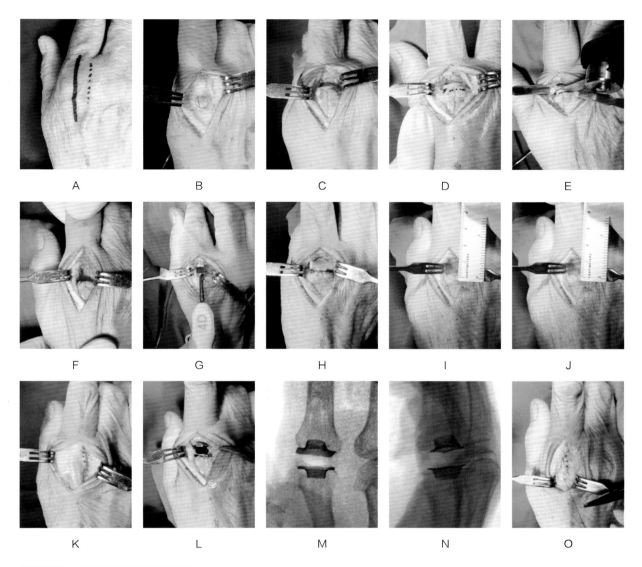

图8-1-3 掌指关节弹性假体置换术

A. 掌指关节背侧作纵行切口　B. 切开尺侧矢状束，向桡侧牵开伸肌腱，可见背侧关节囊破损　C. 纵行切开关节囊，充分显露掌指关节　D. 掌骨头截骨线　E、F. 微型摆锯截除掌骨头，切除近节指骨基底的关节软骨　G. 近节指骨扩髓，确定型号后行掌骨扩髓　H. 放入假体试模，检查假体是否稳定　I. 放置假体前掌指关节间隙宽度约1cm　J. 放置金属衬垫　K. 放置假体　L、M. 透视下检查金属衬垫和关节的位置　N. 牢固缝合背侧关节囊　O. 修复尺侧矢状束，保持伸肌腱中央化

（三）术后处理

1. 术后2周内，石膏掌托或支具固定掌指关节于伸直位。

2. 术后4周，掌指关节背侧伸直位用弹性支具固定。支具保护下掌指关节主动屈曲，被动伸直。

3. 术后6周，开始非持重的屈伸功能锻炼。

（杨勇）

第二节
腕掌关节骨关节炎

在腕掌关节骨关节炎中，第1腕掌关节最常累及，第1腕掌关节骨关节炎在人群中的发病率为7%~15%。影像学证实在绝经后的女性人群中，第1腕掌关节骨关节炎的发病率高达25%，其中1/3存在临床症状。

第1腕掌关节为鞍状关节，第1掌骨基底呈浅窝双凹状，导致关节具有内在的不稳定性，因此必须依赖关节囊韧带的支持以维持其稳定。重要的韧带结构包括喙状韧带（掌侧前斜韧带）、桡背侧韧带和掌骨间韧带，其中喙状韧带最为重要。

第1腕掌关节骨关节炎主要表现为拇指基底部位的疼痛和力量减弱，以及拇指的活动度下降。随着病情的进展，还将出现腕掌关节脱位，以及拇指掌指关节过伸等畸形。查体时局部存在压痛，第1腕掌关节研磨试验阳性。Eaton和Glickel基于影像学中的骨性改变、关节脱位以及骨赘的形成进行分期（表8-2-1，图8-2-1）。

表8-2-1 Eaton和Glickel基于影像学对第1腕掌关节炎的分期

分期	影像学改变
Ⅰ期	关节间隙正常或轻度增宽，关节面形状正常，关节脱位小于关节面的1/3
Ⅱ期	关节间隙变窄，关节脱位小于关节面的1/3，骨赘或游离体的直径小于2mm
Ⅲ期	关节间隙进一步变窄，出现软骨下骨的硬化及囊性变，骨赘或游离体的直径大于或等于2mm，关节脱位大于或等于关节面的1/3
Ⅳ期	除Ⅲ期的表现外，病变累及舟大多角关节、大小多角关节或第2腕掌关节

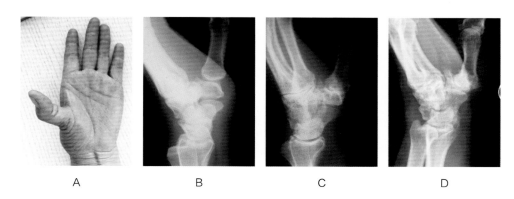

图8-2-1 第1腕掌关节骨关节炎的临床表现和各分期影像学改变

A. 典型的临床表现，腕掌关节桡背侧半脱位，第1掌骨内收，掌指关节代偿性过伸　B. Ⅱ期影像学改变　C. Ⅲ期影像学改变　D. Ⅳ期影像学改变

Ⅰ期患者可以采用保守治疗，急性期口服非甾体抗类药以及佩戴支具固定。对于Ⅱ～Ⅳ期经保守治疗无效的患者，常需要进行手术治疗来缓解关节疼痛和改善功能。常用的手术方式包括：关节镜下大多角骨部分切除术、切开大多角骨切除术、韧带重建肌腱团填塞术（关节成形术）和腕掌关节融合术。韧带重建肌腱团填塞术在消除疼痛的同时既维持了第1掌骨的稳定性，又保留了腕掌关节的活动度，但其重建强度有限，因而适于年龄较大并且对手部力量要求不高的女性患者。对于相对年轻或重体力劳动者，若无STT关节退变，则适合行腕掌关节融合术。本节主要介绍韧带重建肌腱团填塞术和腕掌关节融合术。

一、韧带重建肌腱团填塞术

（一）手术指征

Eaton和GlickelⅡ～Ⅳ期经保守治疗无效的患者。

（二）具体步骤（图8-2-2）

1. 以第1腕掌关节为中心作背侧弧形切口。

2. 显露腕掌关节。保护桡神经浅支，分别向两侧牵开拇短伸肌腱和拇长伸肌腱，游离并向近端牵开桡动脉背侧支，显露第1腕掌关节背侧关节囊。

3. 切除大多角骨。纵行切开关节囊，向两侧锐性剥离软组织，充分暴露第1掌骨基底、大多角骨和舟骨远端。剥离大多角骨周围韧带附着点，用骨刀和咬骨钳完整切除大多角骨。切除时注意保护掌侧的桡侧腕屈肌腱。

4. 切取桡侧腕屈肌腱的肌腱束。在前臂桡侧腕屈肌腱体表投影处，分别于腕横纹、近端6cm和12cm作横行皮肤切口。于近端切断桡侧腕屈肌腱桡侧半肌腱束，并从第1腕掌关节背侧切口抽出，将肌腱束游离至第2掌骨基底止点处备用。

5. 韧带重建。第1掌骨基底分别用直径3.0mm钻头自桡背侧向掌尺侧钻孔，4.0mm钻头自掌骨基底正中沿髓腔向远端钻孔，两孔交会。将桡侧腕屈肌腱的桡侧半穿过第1掌骨基底的骨孔，并与自身抽紧攀绕，缝合固定，进行喙状韧带的重建。

6. 肌腱团填塞。剩余的桡侧腕屈肌桡侧半肌腱束缠绕尺侧半肌腱束，填充于大多角骨间隙；或桡侧半肌腱束与部分异体肌腱编织缝合后，缠绕桡侧腕屈肌腱尺侧半肌腱束，并充填于大多角骨间隙。

7. 逐层缝合关节囊及皮肤，用拇人字形腕掌侧石膏托固定。

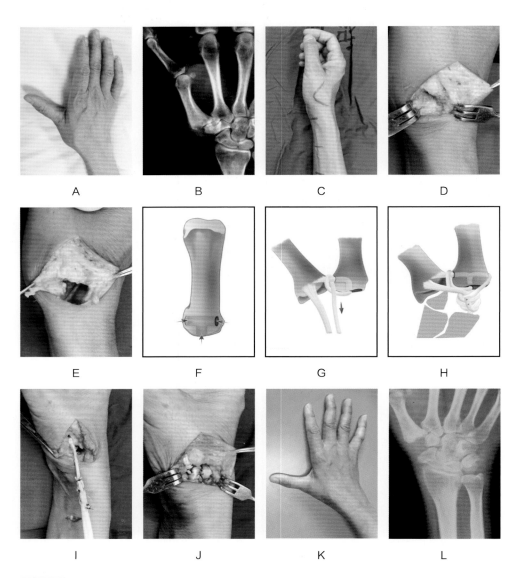

图8-2-2 韧带重建肌腱团填塞术

A、B. 术前体位像和影像学改变　C. 皮肤切口　D. 切开关节囊，显露腕掌关节　E. 大多角骨完整切除
F～H. 利用桡侧腕屈肌桡侧半肌腱束重建喙状韧带　I、J. 异体肌腱填充大多角骨间隙　K、L. 术后6个月的体位像和X线表现

（三）术后处理

1. 术后用拇人字形腕掌侧石膏托固定2周后，更换为拇人字形管型石膏固定4周。

2. 术后6周开始间断佩戴支具，并逐渐开始进行关节活动度训练。

3. 术后3个月内避免患肢持重和对抗性运动。

二、腕掌关节融合术

（一）手术指征

Eaton 和 Glickel Ⅱ～Ⅲ期经保守治疗无效的患者。

（二）具体步骤（图8-2-3）

1. 以第1腕掌关节为中心的桡背侧作纵行直切口，从第1掌骨中段至桡骨茎突远端。

2. 显露腕掌关节。保护桡神经浅支，分别向两侧牵开拇长展肌腱和拇短伸肌腱，游离并向近端牵开桡动脉背侧支，显露第1腕掌关节背侧关节囊。纵行切开关节囊，向两侧骨膜下作锐性剥离，充分暴露第1掌骨基底和大多角骨和舟骨远端。

3. 处理腕掌关节面。切除第1掌骨基底和大多角骨的关节软骨和软骨下骨，暴露松质骨面。将第1腕掌关节摆放于腕掌关节的标准体位，确保在该位置骨端的良好接触。术中根据患者骨质和选择的内固定物决定是否进行骨端植骨。若患者的骨质好，并且融合骨端接触充分，则无须植骨；若患者骨质破坏严重或骨质疏松严重，可以考虑取髂骨植骨，以确保骨端的顺利融合。

4. 固定腕掌关节。第1腕掌关节融合的标准体位为腕掌关节掌侧外展30°～40°、桡侧外展35°和旋前15°。常用的固定方式包括克氏针、钢丝张力带、T形接骨板和螺钉、无头加压螺钉等。

5. 术毕，透视融合端和内固定物位置满意后，逐层缝合，拇人字形石膏掌托固定。

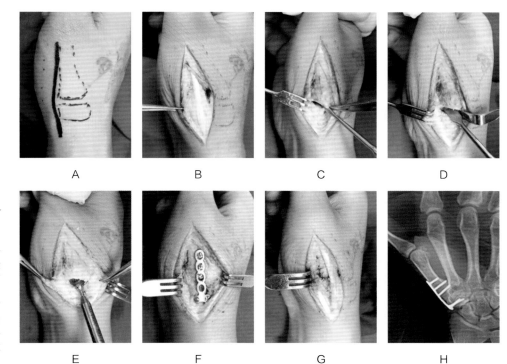

A B C D

图8-2-3 腕掌关节融合术

A. 皮肤切口 B. 拇长伸肌腱和拇短伸肌腱间隙显露腕掌关节 C. 切开背侧关节囊，显露第1腕掌关节 D、E. 切除关节软骨和软骨下骨 F～H. 将腕掌关节固定于标准体位

E F G H

（三）术后处理

1. 术后用拇人字形石膏掌侧固定3周后，开始非持重的功能锻炼。

2. 术后3个月，X线明确骨端已经融合牢固后，可以开始正常使用。

（杨勇）

第三节
腕关节骨关节炎

一、腕中关节

腕中关节为两排腕骨间关节，通常腕中关节关节炎主要累及舟骨-大多角骨-小多角骨关节（STT关节）、舟骨-头状骨关节（简称舟头关节）、头状骨-月骨关节（简称头月关节）及钩骨-三角骨关节（简称钩三角关节）。腕关节退行性疾病、创伤、长期的关节不稳定均可引起关节炎。

（一）STT关节骨关节炎

STT关节骨关节炎（简称STT关节炎）与其他腕关节的关节炎相比并不常见，占腕关节骨关节炎的13%，虽然发生率较低，但很难治疗。局限于STT关节的退行性关节病常常与焦磷酸钙沉积有关，也可见于创伤导致的舟月韧带损伤等造成的腕关节不稳定。治疗方式主要为关节融合及嵌入性内植物填充。

1. 临床表现与诊断　STT关节炎患者常常表现为腕关节桡侧疼痛，腕关节桡偏时加重，抓握时疼痛。X线检查表现为STT关节间隙变小甚至消失，周围有骨赘形成。早期的病例可在X线片上无明显改变，只有临床症状，这通常需要进行腕关节MRI及腕关节镜检查以明确诊断。

2. 治疗　对于STT关节炎的治疗，早期以非手术治疗为主，包括限制活动、夹板或支具外固定、物理治疗、非甾体抗炎药及类固醇激素的注射治疗。如果无效，则需进行手术治疗。手术治疗包括关节融合术及嵌入性间隔物植入。

（1）手术指征：经保守治疗无效的关节炎可进行手术治疗。如果伴有X线显示的桡舟关节狭窄或退变，则是手术的禁忌证。

（2）手术方法：在腕背侧桡骨茎突远端作长约4cm的横行切口，保护切口内的背侧静脉及桡神经浅支，显露桡骨茎突，并用咬骨钳去除远端约5mm。检查桡腕关节，如有明显退变，则选择其他术式，如近排腕骨切除。沿拇长伸肌腱切开伸肌支持带远侧部分，在拇长伸肌腱和拇短伸肌腱之间显露STT关节，切开关节囊，用摆锯或咬骨钳去除舟骨、大多角骨及小多角骨相对应关节面，注意同时应去除大、小多角骨间关节面的近侧1/2部分。软骨下硬化的松质骨必须清除，暴露较软的松质骨面。为了扩大接触面，可以同时去除大小多角骨的背侧部分皮质，将口腔科咬骨钳插入关节腔内，去除舟骨远端掌侧缘，并向远端翘起，开放关节腔。从Lister结节处取松质骨备用，经皮自小多角骨旋入两枚1.2mm克氏针，注意不要穿过间隙，桡侧克氏针刚好接触舟骨远侧骨质，尺侧克氏针近端穿入舟骨、小多角骨间隙，腕关节完全桡偏背伸45°。术者用拇指复位舟骨结节，并防止复位过度，将一个5mm的间隔物置于间隙内，维持STT关节的外形尺寸。将桡侧克氏针旋入舟骨，但注意不要穿入桡腕关节。移走间隔物，将尺侧克氏针旋入舟骨，侧位片舟骨与桡骨长轴应处于屈曲约55°，这可确保桡舟关节的一致性，并保证腕关节的最大活动度（图8-3-1）。月骨的异常旋转无须纠正，舟骨过伸会限制术后关节活动。将备好的松质骨填入间隙内，剪短克氏针置于皮下，对好关节囊及伸肌支持带，无须缝合，单股尼龙线行皮下缝合。术后大量敷料不加压缠绕包扎，长臂石膏固定于保护位：腕关节轻度背伸、桡偏，前臂中立位，肘关节屈曲90°。

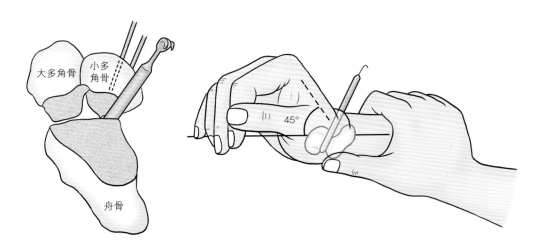

图8-3-1 舟骨及大、小多角骨的准备以及融合位置示意图，强调了在旋入克氏针前必须确保舟骨相对于桡骨长轴处于屈曲45°～50°

（3）术后处理：小关节融合后早期必须行最大限度的制动，术后3～5天拆除敷料，用长臂拇人字形管型石膏固定。对于近排腕骨，通过包括前臂和上臂的管型石膏固定很容易，但这对于远排腕骨来说不够，因此还应将示、中指掌指关节屈曲80°～90°固定，而指间关节无须固定。术后4周去除长臂石膏，拆除缝线，改为短臂拇人字形管型石膏继续固定2～3周。如果患者年龄超过55岁，长臂管型石膏固定3周后继续用短臂管型石膏固定3周已足够。术后6周，去除石膏，行X线检查。如果X线显示骨愈合，取出克氏针。如果对于骨愈合尚存疑虑，可继续行夹板固定1～2周。

3. 内固定的选择 除了克氏针之外，还有以下几种方式可供选择：①U形钉，与克氏针相比，U形钉可以减少刺激及感染的发生，克氏针临时固定位置适合后，经STT用力植入U形钉，移除克氏针，术后处理与克氏针相同。②螺钉固定，STT关节复位后使用2枚导针临时固定，透视下确认位置，测深后经每枚导针植入适合长度的空心螺钉。③钢板螺钉，也可用环形钢板螺钉进行内固定，骨的处理如前所述，复位后克氏针临时固定，多数需要与之相配的铰刀用以植入钢板。与克氏针固定相比虽然固定更为牢固，但操作复杂，对术者的要求较高，可酌情使用。

Watson报告STT关节融合术后获得了良好的功能以及无痛稳定的腕关节。对超过800例STT关节融合的病例回顾性分析，平均活动范围为健侧的70%～80%，握力平均为健侧的90%，长期的X线随访显示极少数发生桡舟关节或腕骨间关节退行性改变，而且只发生在那些手术时就已经存在一定退变的患者中。然而可能发生桡骨茎突与舟骨的撞击，这会造成疼痛，因此桡骨茎突的切除至关重要，不愈合率超过20%，腕关节活动范围的丢失程度不可预测，恢复期为9～12个月，疼痛可能不会完全缓解。

一些学者报告STT融合术后结果并未获得类似的成功，Kleinman和Carroll报告了47例随访10年的结果，并发症的发生率为52%，故强调舟骨的融合位置必须准确。

4. 关节成形术 舟骨远极切除桡侧腕屈肌腱填塞术始于20世纪90年代，Garcia-Elias提出了改良的舟骨远极切除术和关节囊嵌入关节成形术。21世纪以来，随着关节镜技术的发展及应用，新型的内植入材料被用于STT关节成形术中。该材料由高温石墨涂层的石墨材料制作而成，假体为纽扣状，分别有一个凹面和一个凸面，凹面对应舟骨，凸面对应大、小多角骨（图8-3-2）。

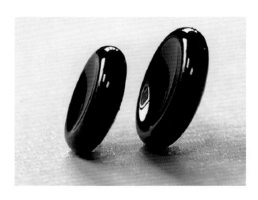

图8-3-2 新型材料的植入物有大、小两种规格，近侧面为凹面，与舟骨远极的凸面相对应

（1）适应证与禁忌证：适用于单纯性STT关节炎的中年人，禁忌证为由于韧带损伤或第1腕掌关节骨关节炎导致的腕关节不稳。

（2）手术方法：患者取仰卧位，局部阻滞麻醉或全身麻醉并应用止血带。拇指指套牵引，通过桡侧腕中关节入口注入生理盐水。这一入口可以为暴露STT关节提供很好的术野（图8-3-3）。然后通过1-2入路，使用针头确定STT关节的位置，注意勿损伤桡动脉和桡神经浅支。通过1-2桡腕关节入路插入2.5mm关节镜磨钻，舟骨远极可以在直视下由桡背侧向掌侧至舟骨结节的顺序切除，舟骨远极至少要切除2～3mm（图8-3-4）。一定要保护好STT韧带和舟头韧带，否则会发生腕关节背侧嵌入性不稳（DISI）。如果没有植入假体，关节镜入口可以敞开或关闭；如果植入假体，STT入口

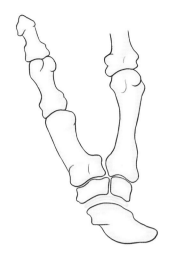

图8-3-3　STT关节的特定形态，这在关节镜下切除舟骨远极时必须加以考虑

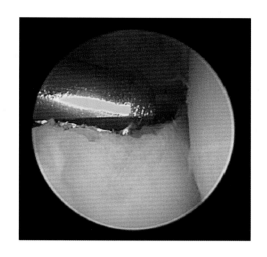

图8-3-4　关节镜下显示开始切除舟骨，头状骨在左侧，画面底部为舟骨远极

需要轻微扩大以利于植入物插入。确定假体位置良好后，关节囊用可吸收线缝合，皮肤需要用间断缝合的方法关闭。术后石膏固定3周，一般无须术后康复计划。

单纯切除舟骨远极术后Green-O'Brien评分有较大改善，术后并发症为桡神经浅支损伤导致的拇指背侧暂时性感觉迟钝，一般会自行改善，术后短时间内会有STT间隙进行性减小，但不会导致再次疼痛，长期随访结果尚待继续观察。假体植入的患者术后20个月随访结果、活动范围均获得改善，并发症为疼痛复发及术后脱位，主要是由于舟骨远极切除不彻底导致的，通过再次手术切除舟骨并重新植入假体后症状可缓解（图8-3-5）。

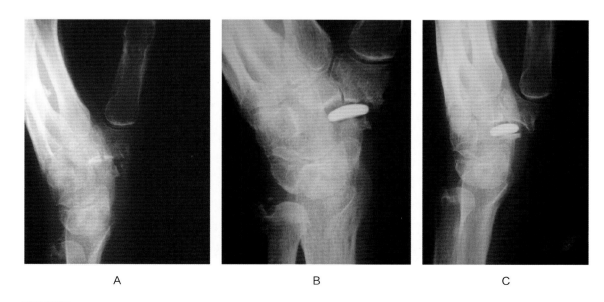

A　　　　　　　　　　　B　　　　　　　　　　　C

图8-3-5　STT关节成形术

A. 单纯性STT关节骨关节炎　B. 术后2周X线片　C. 术后4年随访X线片，患者无疼痛，功能良好，假体稳定

（二）舟头关节及头月关节骨关节炎

舟头关节及头月关节骨关节炎多继发于舟月分离、舟骨骨折骨不连导致的腕关节背侧嵌入性不稳、腕中关节不稳定，也可发生于Preiser病、月骨无菌性坏死、继发性舟骨旋转性半脱位、累及桡舟关节或头月关节的关节内骨折等。单纯腕中关节骨关节炎极为少见，多伴发桡腕关节改变。

1. 临床表现 腕关节肿胀，外观多无明显畸形，头状骨近侧周围压痛，腕关节活动因疼痛而出现不同程度的受限。

X线检查多表现为腕中关节间隙变小，腕骨排列异常。MRI可帮助判定关节软骨退变情况，同时对腕骨血运的评价也有一定的帮助。关节镜检查作为诊断腕关节疾病的"金标准"，对确定软骨退变的程度至关重要。

2. 治疗 早期的关节炎如果软骨退变较轻，可采取保守治疗，包括限制活动、夹板或支具外固定、物理治疗、非甾体抗炎药及类固醇激素注射治疗。

对于保守治疗无效、关节软骨退变加重的可考虑在关节镜下行滑膜清理，同时对原发的关节不稳定、骨折等进行相应的治疗。如果关节软骨退变严重，无法进行修复，可考虑行部分腕关节融合治疗。

（1）舟头关节融合术：对腕关节力学及运动学改变与STT关节融合术相似，可导致应力传导异常和明显的腕中关节活动丧失，尤其桡偏和尺偏时。Watson及其同事发现STT关节融合术后活动幅度的丧失较舟头关节融合术后小，这可能是由于在小多角骨与头状骨间的适应性活动造成的。舟头关节融合术后的远期效果较好，大部分患者功能障碍轻微，疗效满意。禁忌证为任何原因引起的桡舟关节异常，因为舟头关节融合后，作用于桡舟关节的负荷会改变，加速桡舟关节退变。固定方式可使用克氏针、U形钉、螺钉或接骨板螺钉。术中须注意保护好桡动脉及桡神经背侧感觉支。

手术方法：从Lister结节至第2掌骨基底作纵行切口，保护桡神经背侧感觉支及桡动脉，在桡侧腕长、短伸肌腱间显露腕关节囊，T形切开，确认舟头关节，去除关节面，调整舟骨位置及角度，评估舟月角及桡舟角，一般用2枚克氏针固定舟骨及头状骨，植入松质骨（来自桡骨远端的Lister结节处），旋入2枚空心加压螺钉固定，术中须注意在使用加压螺钉时避免加压过度导致正常的关节间隙减小或消失（图8-3-6）。修复关节囊，逐层闭合切口。术后用拇人字形支具固定手和

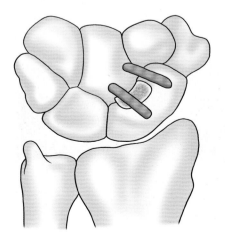

图8-3-6 使用U形钉行舟头关节融合术，保留舟骨-头状骨掌侧25%的关节面，有利于保持舟骨、头状骨间正常的关节间隙

腕关节。术后定期复查X线片，一般8周后可间断使用短臂支具保护腕关节，力量训练一般手术后10～12周开始（图8-3-7）。

（2）舟头月关节融合术：将月骨、舟骨及头状骨融合，腕关节活动减少约50%。

（3）舟骨切除腕中关节融合术（舟骨切除与头骨-月骨-三角骨-钩骨融合，也称为四角融合）：该手术的前提是桡腕关节软骨良好。

1）适应证：桡舟关节和腕中关节退行性改变（图8-3-8）。

2）禁忌证：桡月关节关节炎、结晶性关节炎或炎性关节病。

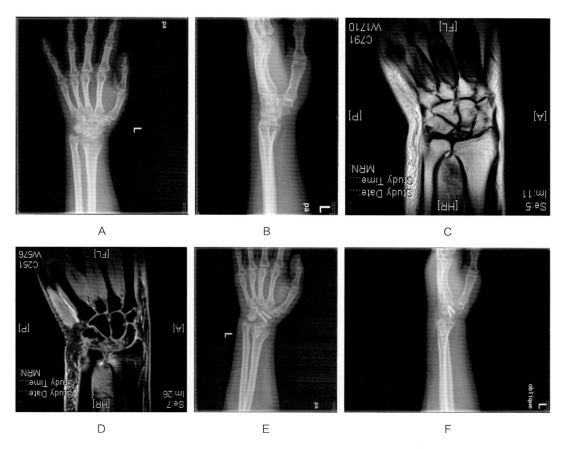

图8-3-7　舟头关节融合术治疗月骨无菌性坏死

A、B. X线显示月骨塌陷及月骨周围关节炎　　C、D. 月骨MRI的表现，T1及T2信号改变　　E、F. 月骨切除，舟头关节融合术后X线

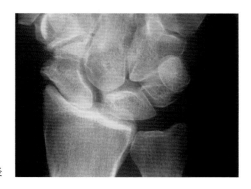

图8-3-8　X线片显示早期SLAC Ⅲ期腕关节炎

3）手术方法：沿第3掌骨作纵行切口，在第3伸肌腱鞘管切开伸肌支持带，将拇长屈肌腱移至皮下，显露第2及第4伸肌腱鞘管，在桡骨背侧缘近端切断，并切除1cm骨间背神经。横行切开关节囊，显露舟骨并予以切除，保护好掌侧的桡舟头韧带及桡月韧带，在直视下确认月骨窝及月骨关节面完整，去除头状骨、月骨远侧、钩骨及三角骨远侧关节面，显露松质骨，在Lister结节下方取松质骨作为移植骨。将月骨复位至中立位或轻度背伸位，用1枚克氏针临时固定桡骨与月骨，复位头月关节，分别用3枚1mm克氏针固定月骨-三角骨、头状骨-月骨及三角骨-钩骨-头状骨。移植骨填塞腕骨间隙，可选用2～3枚空心加压螺钉固定。如果选用2枚空心螺钉，一般一枚螺钉固定头状骨-月骨，另一枚螺钉固定三角骨-钩骨-头状骨；如果选用3枚空心螺钉，则可在三角骨-月骨间植入第三枚螺钉。也可采用克氏针、U形钉及环形接骨板螺钉进行固定（图8-3-9）。关闭关节囊，修复伸肌支持带，缝合皮下组织，逐层关闭切口。术后用短臂支具固定腕关节于背伸20°位3～5天，改用管型石膏固定4～6周，不固定手指以早期进行锻炼，定期复查X线，根据愈合情况进行腕关节康复锻炼（图8-3-10）。

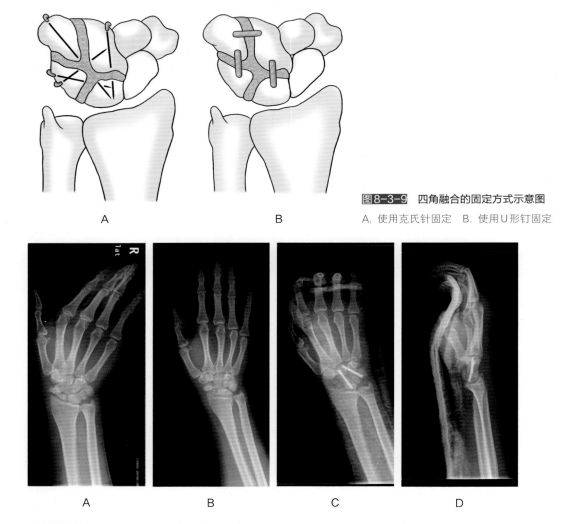

图8-3-9 四角融合的固定方式示意图

A. 使用克氏针固定　B. 使用U形钉固定

图8-3-10 陈旧性舟骨骨折骨不连，舟骨近极坏死行舟骨切除四角融合术

A、B. 术前X线表现　C、D. 行舟骨切除四角融合术后X线表现

（4）舟骨切除头月关节融合术：与四角融合术相比，两种方法术后活动范围在理论上没有差异。也有一些学者建议行头月关节融合时切除三角骨。

舟骨长期屈曲且桡侧破坏加深，造成月骨背伸，由于前方关节囊挛缩，所以难以复位。然而复位是腕关节背伸的基础，尤其是四角融合后腕关节的活动仅由桡月关节来完成。

二、桡腕关节

桡腕关节是指桡尺骨远端与近排腕骨间形成的关节。对于骨关节炎来说，则发生在桡骨-舟骨-月骨间，因此桡腕关节骨关节炎主要是指桡骨、舟骨及月骨间骨关节炎。

1. 临床表现　患者常常表现为腕关节肿胀、疼痛、力量下降、活动受限或关节僵硬。活动受限多由于疼痛引起，可在桡腕关节压痛，疼痛点位于Lister结节远端及桡骨茎突处。

X线表现为桡腕关节间隙变小或消失，骨密度下降。如由于创伤后的骨折脱位引起的关节炎，会有腕骨排列异常，三维CT更能表现出骨的异常，MRI对判断关节软骨的情况有一定的帮助，关节镜检查作为诊断腕关节疾病的"金标准"，对确定软骨退变的程度至关重要。

2. 治疗　早期的关节炎如果软骨退变较轻，可采取保守治疗，包括限制活动、夹板或支具外固定、物理治疗、非甾体抗炎药及类固醇激素注射治疗。

对于保守治疗无效、关节软骨退变加重的，可考虑在关节镜下行滑膜清理术，同时对原发的关节不稳定、骨折等进行相应的治疗。如果关节软骨退变严重，无法进行修复，可考虑行桡舟月关节融合术治疗（图8-3-11）。

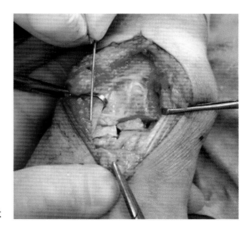

图8-3-11　桡舟月关节融合术

（1）适应证：近排腕骨破坏，多见于创伤，也可见于软骨溶解及感染性关节炎患者。

（2）禁忌证：活动性感染，桡骨远端破坏，伴有严重畸形以及腕中关节退变。

（3）手术方法：经背侧正中作纵行切口，显露伸肌支持带，确认Lister结节后沿第3伸肌腱鞘管切开伸肌支持带，将拇长伸肌腱自鞘管内移至皮下，骨膜下剥离并牵开第4伸肌腱鞘管，用骨凿去除Lister结节，将桡侧腕伸肌腱牵向桡侧，切开关节囊，确认腕中关节软骨良好，清除桡骨、舟骨及月骨相对侧关节面，露出松质骨，复位月骨至中立位，复位舟骨至屈曲约45°，克氏针临时固定。从Lister结节处取桡骨远端松质骨作为移植骨填充至关节间，检查腕关节活动，也可用空心螺钉及U形钉或接骨板螺钉固定。术后短臂石膏固定4～6周，允许手指活动，6～8周确认骨折愈合后开始康复训练，术后4～5个月内不允许参加任何接触性运动，完全恢复时间为9～12个月。术后可能残留部分疼痛，由于腕关节力学改变，可能发生腕中关节炎。

术后腕关节活动范围总体上为屈伸范围大约70°，桡偏15°，尺偏15°，骨折不愈合率约为30%。

切除受累的尺骨头，并制成2块移植骨，以恢复腕关节高度并确保月骨在屈伸平面处于中立位。正常情况下，我们的经验是先切除舟骨远极20%，然后检查在投掷飞镖动作时切除范围是否合适，若不合适，可进一步切除，直到活动范围满意为止。三角骨的切除按照同样的原则进行。

（孙鸿斌）

第四节
桡尺远侧关节骨关节炎

桡尺远侧关节（DRUJ）是桡骨乙状切迹与尺骨头间形成的关节。创伤性关节炎、炎症性关节炎、骨关节炎等可导致DRUJ退变，长期的DRUJ不稳定也可造成DRUJ退变。

一、临床表现

患者常表现为局部疼痛、肿胀、握力下降、活动受限或僵硬等。前臂旋转时可导致疼痛加剧，尤其在关节受到被动挤压时加重。

早期X线表现通常在关节的近端部分，在尺骨头近端边缘可见骨赘形成，而乙状切迹通常没有改变；晚期则表现为广泛的关节炎改变，骨节间隙减小或消失。

通过症状、体征及X线表现可明确诊断。

二、治疗

根据病变的严重程度可选择不同的术式进行治疗。

早期的病例，如果仅涉及尺骨头近端，而乙状切迹及尺骨头远端尚未受累时可行尺骨短缩，将尺骨头近侧缘移出乙状切迹。有报告称该术式能够减轻早期创伤后DRUJ关节炎症状。也可进行尺骨头近端1/3关节面切除，并将该部分加深2～3mm。此术式被称为改良的关节成形术，有报告应用于11例患者，其中10例患者疼痛减轻并保留关节活动度和稳定性。

晚期的病例，手术治疗可行尺骨头部分或完全切除术、关节融合术、尺骨头置换术和DRUJ全关节假体置换术等，可根据患者的需求及各术式的优、缺点进行选择。常用的术式包括Darrach术、Sauvé-Kapandji术、尺骨头半切除间置关节成形术、关节置换术、尺骨头广泛切除术以及单骨前臂术。最后两种手术为最终补救手术，尤其是当尺骨头切除无效时。由于这些术式并不能恢复正常的解剖关系，因此会出现功能受限和疼痛缓解不完全。

（一）尺骨头半切除间置关节成形术

由于Darrach术后偶尔伴有关节不稳定，Bowers设计了一种切除尺骨头的关节面并保留TFCC在尺骨附着点的术式。Bowers称该术式为尺骨头半切除间置关节成形术。其设计来源于Dingman的发现。Dingman发现在Darrach术后取得良好效果的患者尺骨头切除相对较少，并且在保留的骨膜下有新生骨形成。此术式主要适应证为创伤后或退行性DRUJ关节炎，也可用于治疗伴发于关节退变的严重的DRUJ关节挛缩，这种情况在术中松解时才发现。在治疗DRUJ不稳定合并关节炎时，该术式应当慎用，因为可能会加剧关节不稳定。

在最初的和改良的术式中，Bowers设计了多种支持带组织瓣重建关节囊和尺侧腕伸肌的稳定性，当局部组织不足时，可用肌腱团或肌肉团来加强间置物。Waston和Gabuzda描述了匹配的尺骨头切除方法为类似的选择，但均没有强调保留TFCC和尺腕韧带。完全去除尺骨远端桡侧及背侧的软骨和软骨下骨是为了防止在前臂旋转时桡骨和尺骨的撞击，保留完整的骨膜是为了保持尺腕的连续性，而显露松质骨则有助于软组织牢固愈合。

改良的Bowers术式骨质切除较少，软组织重建简单。不置入肌腱移植物可减少术后桡尺骨汇聚。尽管有学者主张置入自体或异体组织以维持桡尺关节远端间隙，然而随着时间的推移，该间隙逐渐减小，并且该方法可能会合并关节的纤维化或撞击。通过更少地切除尺骨头，桡尺骨撞击的可能性会减小，看似远端桡尺骨接触风险的增加被较大的包绕尺骨远端的关节囊–支持带组织瓣带来的稳定性所抵消，而且这不会妨碍游离软组织的置入。

术中从第5伸肌间室自背侧显露DRUJ，类似于修复TFCC和桡尺远侧韧带重建时的手术入路，切取尺侧为蒂的支持带组织瓣，并延伸至尺侧腕伸肌腱鞘的桡侧，近侧缘在尺骨颈水平，远侧缘在尺骨茎突水平，其蒂部延伸至尺侧腕伸肌腱鞘的桡侧缘（尺侧腕伸肌腱鞘在术中不切开）。关节囊瓣起于尺骨颈，沿乙状切迹延伸，在背侧桡尺远侧韧带近端向尺侧走行，注意不要切断背侧桡尺远侧韧带。用咬骨钳和磨钻切除乙状切迹构成关节的尺骨头表面，根据尺骨头的大小，切除深度为3～7mm。将尺骨远端削尖，直径与尺骨颈相似，但不要损伤尺骨隐窝以避免TFCC分离，显露尺骨头掌侧时需用力牵开桡尺骨，检查TFCC近侧面和残留的尺骨穹顶是否有退变，必要时进行清理。

根据尺骨长度决定是否行尺骨短缩，一般小于2～3mm的尺骨正变异可以接受，可以避免尺骨头及尺骨茎突与三角骨的撞击。对尺骨茎突撞击的评估可在术中进行，通过挤压桡尺骨并在尺偏时进行前臂的旋转，若需短缩，可通过尺骨干、尺骨茎突或尺骨头进行。手术的目的是形成1～2mm的尺骨负变异。若行尺骨茎突短缩，尤其注意不要切断TFCC在尺骨隐窝处的附着点或将TFCC从尺骨茎突上松解，截骨端可用克氏针或较粗的不可吸收缝线行张力带固定，也可行骨端环形加压固定，或者选用较大的骨锚钉植入尺骨颈缝合固定。为了提高稳定性，将支持带和关节囊组织瓣与DRUJ掌侧关节囊缝合，小指固有伸肌腱置于皮下（图8-4-1）。

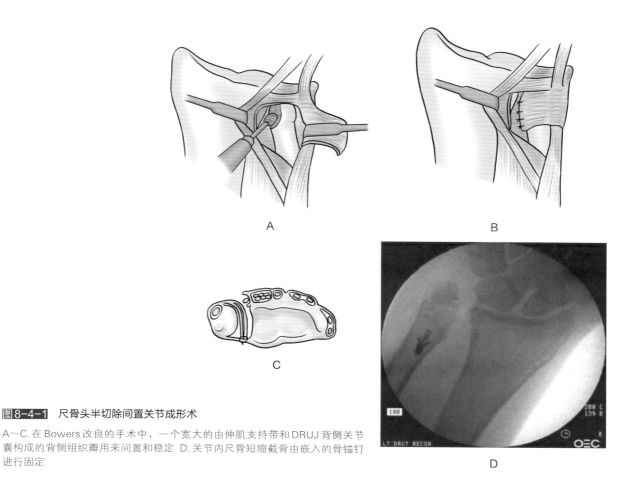

A B

C D

图8-4-1 尺骨头半切除间置关节成形术

A～C. 在Bowers改良的手术中，一个宽大的由伸肌支持带和DRUJ背侧关节囊构成的背侧组织瓣用来间置和稳定 D.关节内尺骨短缩截骨由嵌入的骨锚钉进行固定

术后长臂支具或石膏固定于中立位制动3周后改为短臂石膏继续固定3周，逐渐加强活动及力量训练，3个月内不能进行正常活动。

Bowers报告了38例患者，多数为类风湿性关节炎，疼痛缓解和活动恢复的效果良好。对于退行性关节炎或创伤性关节炎的患者，效果非常好。手术无效常与残存的尺腕关节撞击有关。对于类风湿性关节炎的患者建议早期进行，此时的软组织能发挥稳定性的作用。根据Bowers的研究结果，若能避免尺腕关节撞击，该术式尤其适用于创伤性关节炎和骨关节炎。Fernandez发现，该术式结合桡骨截骨治疗桡骨远端骨折畸形愈合有效，有报告该术式结合TFCC修复治疗尺骨正向变异获得成功。

（二）Sauvé-Kapandji术

Sauvé和Kapandji在此后描述了一种术式，包括桡尺远侧关节融合以及在融合处近端形成假关节。该术式为尺骨头切除术提供了另一种选择。其适应证与Darrach手术相似，包括创伤后DRUJ关节炎、类风湿性关节炎和骨关节炎。该术式治疗类风湿性关节炎效果优于尺骨头切除术，因为其保留了尺侧腕关节的支撑，降低了尺侧移位的风险。其并发症主要包括尺骨残端不稳定以及切除部分的再生导致的活动障碍。

在全身麻醉或臂丛神经麻醉下进行，前臂远端尺侧或背侧入路，在第6伸肌间室浅层作纵行切口，从尺骨茎突水平向近端延伸约6cm，切开第5伸肌间室，牵开小指固有伸肌腱，伸肌支持带和

DRUJ背侧关节囊均以尺侧为蒂掀起。根据骨骼的尺寸和质量选择固定方式，如骨质良好，可考虑用空心螺钉固定。在尺侧腕伸肌腱鞘深面，于尺骨头内置入2枚平行的导针，将尺骨颈处的骨膜作环形切除，并用摆锯切除1cm长的尺骨颈。若为尺骨正变异，相应切除的尺骨应略长，以便尺骨头向近端移动至中性变异时保持1cm的间隙。尺骨头和乙状切迹相对的关节面切除至松质骨，于旋转中立位将尺骨头和乙状切迹相对，克氏针临时固定，透视检查骨的位置。用拉力螺钉技术旋入1～2枚空心螺钉进行加压，此时要避免尺骨头倾斜。若2枚螺钉不适合，则保留1枚导针附加固定。切除部分的松质骨置于融合部位，将旋前方肌自尺骨止点处切除，前置于截骨部位，并与尺侧腕伸肌腱鞘缝合，然后逐层缝合。

为了使年轻的创伤性关节炎患者的尺骨残端获得更好的稳定性，可用Fernandez描述的尺侧腕屈肌腱固定技术。切取远端连续的尺侧腕屈肌腱束，穿入尺骨残端的髓腔内，并从残端上所钻的骨孔穿出，在一定张力下与自身缝合。旋前方肌置入间隙并缝合固定。长臂支具固定2周，此后短臂石膏固定，直至X线显示骨愈合。

据Goncalves报告在22例患者中，该术式效果明显好于以往的Darrach手术效果。Taleisnik对24例患者进行了至少1年的随访后认为，术后患者疼痛消失，前臂旋转恢复，并发症少，理论上可能出现的尺骨近侧残端不稳定发生3例。其他作者报告的尺骨残端不稳定更为常见，但通常并无症状。

（三）尺骨头切除术

尽管Darrach的名字已经等同于尺骨头切除术，但该术式在他之前已经有数位学者进行了描述。尺骨头切除术的适应证为任何情况导致DRUJ不匹配或关节炎，伴有疼痛或僵硬。该术式尤其适用于要求较低、因关节内骨折导致的乙状切迹不匹配或退行性改变的患者。该术式也广泛地应用于类风湿性关节炎，但有报告术后增加了腕关节尺侧偏移的风险。

可能关于DRUJ的文章中报告Darrach术式多于其他术式，包括广泛的技术改良、不同的疗效及观点，Dingman和近来的Dibenedetto及其同事Nolan和Eaton，以及Tulipan及其同事对该术式进行了回顾，关注了以下技术细节：骨膜外或骨膜下切除、切除时的倾斜角度、是否切除尺骨茎突以及切除的骨量。Dingman研究认为，切除的骨量是与疗效关系最为密切的因素，推荐仅切除邻近乙状切迹的尺骨，且应在骨膜下切除，因为有骨质再生的患者的疗效更好。他还建议保留尺骨茎突。尽管存在争议，许多术者仍建议在行此术式时应进行软组织稳定。

1. 适应证为老年患者的DRUJ关节炎或因桡尺骨骨折畸形愈合导致的创伤后DRUJ不匹配，累及DRUJ的类风湿性关节炎。

2. 手术切口从尺骨茎突向近端延伸，从尺侧腕伸肌腱鞘掌侧暴露尺骨，注意避免损伤尺神经背侧感觉支。切开骨膜，于距离尺骨远端3cm处反折，保留尺骨茎突的附着点。在乙状切迹近侧缘水平截骨，远端在尺骨茎突基底处截骨并保持原位，闭合骨膜袖，为尺骨茎突提供牢固的附着点，这也有助于稳定尺骨残端。通常在尺骨头切除的同时行软组织稳定术，逐层关闭切口。

Darrach术后不使用支具，允许患者在24小时内开始活动，也可用短臂支具固定2～4周以稳定腕关节，防止前臂充分旋转，直至患者手指恢复活动，仅有轻微疼痛。术后6周开始正常活动。

不管诊断如何，大多数患者获得了满意的疼痛缓解和功能恢复。在前后位和冠状位尺骨残端不稳定，可能出现并导致明显的无力和疼痛，尺骨近侧残端可能出现向桡骨靠近并发展成桡尺骨撞击而导致痛性捻发音。不稳定和撞击的程度与骨质切除的增加有关，通常需求较高的患者效果较差，类风湿性关节炎患者，尤其是伴有活动性滑膜炎和腕关节松弛的患者，由于丧失了尺骨头的支撑，存在腕关节尺侧偏移的风险。

由于这些原因，Darrach 手术应当选择性地使用。对于存在严重的 DRUJ 不匹配、关节炎而需求较低的患者，或尺腕关节撞击综合征考虑尺骨短缩截骨或尺骨头半切除间置关节成形术很可能不成功时，尺骨头切除是有帮助的，对于类风湿性关节炎患者，可考虑同时行部分腕关节融合术或全腕关节融合术。

（四）尺骨头切除稳定术

为了减少 Darrach 术后的不稳定，可以应用多种软组织稳定技术。Blatt 和 Ashworth 将掌侧关节囊瓣缝合至尺骨残端的背侧面。Leslie 及其合作者 O'Donovan 和 Ruby，以及 Webber 和 Maser 用远端蒂的一条尺侧腕伸肌腱束拴住尺骨残端。Spinner 和 Kaplan 用支持带组织瓣将尺侧腕伸肌移位至尺骨残端背侧。Kessler 和 Hecht 创造了一种尺骨残端的动态悬吊，用一束肌腱环形固定尺骨残端及尺侧腕伸肌。Goldner 和 Hayes 在前臂旋后位将近端连续的尺侧腕伸肌腱束从尺骨残端钻好的骨孔中穿出。Breen 和 Jupiter 将半束尺侧腕屈肌和尺侧腕伸肌结合，两者均穿过尺骨残端的髓腔。Tsai 及其合作者应用一条远端连续的尺侧腕屈肌腱束稳定尺骨残端，并将该腱束环绕尺骨残端，也对尺侧腕伸肌起到了固定作用。Tsai 和 Stilwell 报告利用尺侧腕伸肌进行类似的手术。Hunter 和 Kirkpatrick 使用聚酯纤维带将桡尺骨固定在一起。Watson 及其同事延长短缩的尺骨残端至成功进行了尺骨头部分切除后。Johnson 将旋前方肌前置并向背侧改道作为软组织间置物和稳定残端的动态装置。Ruby 及其合作者描述了一种旋前方肌的类似用法。Kleinman 和 Greenberg 将尺侧腕伸肌肌腱固定术和旋前方肌移位术与桡尺骨临时克氏针固定相结合。Sotereanos 及其同事报告，通过同种异体软组织缝合固定桡尺骨。

尺骨头切除稳定术的适应证主要为尺骨头切除术的附属手术以及既往尺骨头切除术后出现的不稳定。

对于需求较低的老年人或类风湿性关节炎患者，可在尺腕关节掌侧切取一个宽大的组织瓣固定尺骨残端，该组织瓣移位至尺骨背侧，并且缝合固定于背侧皮质的骨孔。尺侧腕伸肌腱置于尺骨背侧，用支持带进行悬吊。

对于要求较高或此前行尺骨头切除的患者，可选 Breen 和 Jupiter 所描述的用肌腱固定术稳定尺骨残端的技术，因为该方法在理论上提供了对尺骨残端的双向控制。在该技术中，一束远端连续的尺侧腕屈肌腱束穿过尺骨残端髓腔，并从尺骨干上事先准备好的骨孔穿出，一束近端连续的尺侧腕伸肌腱束从同一骨孔穿过，随后两条腱束缠绕尺骨干相互缝合。若旋前方肌此前未被破坏，将其移位以加强固定，这也提供软组织以减少桡尺骨碰撞。旋前方肌从尺骨掌侧面剥离，经桡尺骨间固定于尺骨远端背侧。这些方法均可成功地减轻患者的症状，但疼痛完全缓解和功能完全恢复者非常少见。

尺骨头切除术后或早或晚都可能出现尺骨远端不稳定。无力和疼痛与尺骨掌背侧的过度移位以及桡尺骨汇聚有关。桡尺骨汇聚可进展为尺骨残端与桡骨的撞击，在前臂旋转时产生骨擦感和疼痛（图8-4-2）。尽管尺骨远端严重不稳定多产生于Darrach术后，但也可出现在尺骨头半切除或Sauvé-Kapandji术后。查体时被动旋转前臂，同时桡尺骨间加压，可诱发出典型的尺骨远端痛性骨擦感，后前位X线片显示尺骨远端抵于桡骨，当患者于前臂旋转中立位负重，在垂直桌面方向投照时，该现象加重。

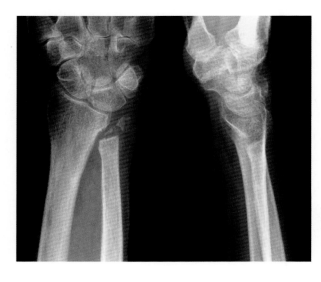

图8-4-2　X线片显示Darrach手术的切除部分和术后的桡尺骨撞击（注意图中在桡骨撞击部位可见重新塑形）

　　治疗桡尺骨撞击非常困难，Bieber及其合作者报告，Darrach术无效的患者尽管有的最多经历了7次手术，但疗效很差。此前描述的各种韧带重建的方法已报告获得了不同程度的成功，但这些技术需要改良，以提供更好的机制来防止撞击的复发。若在首次手术时未行肌腱固定术或软组织间置术，用一种或联合应用这些技术可能有效。仔细回顾患者此前的手术记录会提供有关的可利用组织，如DRUJ掌侧关节囊、旋前方肌、尺侧腕屈肌和尺侧腕伸肌的重要信息。对于活动量中等、软组织条件好并要求恢复功能的患者，首选尺骨头假体置换。当禁忌行假体置换术时，可用Breen和Jupiter的方法，条件允许时用旋前方肌或跟腱行软组织间置。对于多次手术无效的患者，尺骨广泛切除及前臂单骨可作为选择，但应慎用。

（孙鸿斌）

第五节
肘关节骨关节炎

骨关节炎又叫退行性关节炎，实际上并非炎症，主要为退行性改变，属关节老化，特别是关节软骨的老化。北京的一项调查显示，60岁以上的人群中，有症状的男性骨关节炎患者占5.6%，而女性占15%；而X线片上发现骨关节炎患者中男性占21.5%，女性占42.8%；在发达国家的老年人中占25%，随着我国进入老龄化国家行列，这种疾病会不断地增加。骨关节炎多发生在膝关节、髋关节、踝关节等负重关节，肘关节及指间关节等活动多的关节也相对容易发生。普通人群的发病率为1.3%~2%，其特征是关节软骨的磨损以及关节周围骨赘的形成。病情进展的速度不一，但通常呈渐进性发展。

一、病因病理

肘关节骨关节炎的病因尚不完全清楚。重复创伤无疑是一个重要的因素，但其他影响因素，特别是遗传因素，也可能与这种疾病的发展有关。体力劳动者尤其手工劳动者的发病率较高，由于肘关节的重复用力或手持震动性工具长时间作业，使肘关节反复微损伤，造成肘关节的软骨损伤或慢性无菌性炎症，继发纤维化、关节囊肥厚、骨赘形成，引起肘关节疼痛及功能障碍。Holtzmann在一项对体力劳动者的研究中指出，使用气动工具可能是一个重要的诱发因素。肘关节骨关节炎是所有类型的重体力劳动者的一个特征，在矿工中，肘关节是继脊柱和膝关节后发生骨关节炎的第三常见关节，Lawrence报告使用气动钻一年以上的矿工中有31%发生了肘关节骨关节炎，而没有使用者只有16%。这一观点得到了Rostock的支持，他发现在使用气动钻孔设备的矿工中，肘关节骨关节

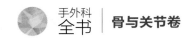

炎比肩部或腕关节骨关节炎更常见。

　　Goodfellow和Bullough研究了肘关节内关节软骨变化的自然史。他们检查了18～88岁的28个受试尸体标本的肘关节。他们指出，随着年龄的增加，肱桡关节几乎全部表现出退行性改变，并伴有桡骨头后内侧关节面的退行性改变。相比之下，肱尺关节的软骨很少出现退化迹象。在老年人肱尺关节中，可以看到关节软骨中的磨损凹槽，但这些凹槽还没有深及软骨下骨。肱桡关节和肱尺关节之间退变程度的差异可能与肱桡关节具有屈曲、伸展和旋转的复合运动功能有关，而肱尺关节仅具有屈曲和伸展功能。

　　肘关节骨关节炎的特征是关节周围骨赘形成，关节间隙狭窄及关节内游离体形成等。此外，鹰嘴窝和冠突窝间的骨质增厚，造成肘关节屈伸活动度的减少。肘关节骨关节炎最先发生桡骨头及肱骨小头软骨的磨损及变薄，桡骨头周围形成骨赘，但骨赘更常见于鹰嘴和冠突的尖端。涉及关节内侧面的骨赘也可能压迫尺神经，导致尺神经症状。50%的肘关节骨关节炎患者会伴有关节内游离体，可以是单发，也可以是多发。

二、临床表现及诊断

（一）病史

　　肘关节骨关节炎以50岁以上的男性患者多见。患侧上肢均有反复劳作而过度劳累的病史。除了职业病，它也发生在那些长期使用拐杖或轮椅者中。单侧发病者通常为优势手侧累及，双侧发病者约占40%。

（二）临床表现

　　大部分病例最先出现的症状是肘关节外侧的疼痛不适，常见的症状有以下几种。

　　1. 疼痛　　肘关节的慢性疼痛不适是患者来就诊的最常见原因，轻度到中度的疼痛比较常见。疼痛通常发生在伸直或屈曲到最大角度时，或屈伸到某个特定角度时出现疼痛，屈伸过程中均有疼痛的患者比较少见。

　　2. 肘关节活动受限　　患者通常抱怨肘部疼痛不适，无法完全伸展或屈曲关节，严重者肘关节有不同程度的活动度减小。约50%的患者会伴有前臂旋转功能受限或旋转时疼痛，这通常是肱桡关节退行性改变的症状。

　　3. 急性疼痛及关节绞锁　　肘部的急性疼痛可能继发于肘部的撞击，或由于关节内游离体的存在而导致。肘后撞击痛发生在尺骨最大伸展位时，尺骨鹰嘴冲击鹰嘴窝而发生；肘前撞击痛是关节屈曲时，冠突尖端撞击冠突窝而发生。单个或多发的关节内游离体可以存在于肘关节腔的前部或后部，也可以存在于内侧或外侧。如果发生关节绞锁，则会引起急性疼痛，并伴有肘关节活动障碍。

　　4. 尺神经症状　　由于该病以边缘性骨赘为特征，因此至少有10%的患者可观察到不同程度的尺神经刺激症状。查体时应该特别注意尺神经运动和感觉功能的检查，因为这对拟订治疗方案及治疗的长期效果至关重要。

（三）体征

　　一般情况下，在肘关节活动范围的全程均发现有疼痛和摩擦感的患者比较少见。患者屈曲或伸展肘关节到最大角度，检查者稍加外力加压而引起疼痛者多见。检查者应使用测角仪测量肘关节的屈伸角度，仔细记录肘关节的活动范围。检查者可以一手托起患侧肘关节，拇指轻触肱桡关节外侧，另一手旋转患侧前臂，通过感觉摩擦感及是否引起疼痛来评估肱桡关节的受累程度；还可通过触诊肘后三角的肿胀及软组织压力来评估关节腔的积液情况。此外，还应仔细检查肘关节的稳定性，尤其是冠状面的稳定性，以及尺神经的感觉和运动功能障碍情况。

（四）影像学检查

肘关节正位和侧位X线检查是诊断肘关节骨关节炎最为可靠和方便的方法。原发性骨关节炎的特征性表现是边缘骨赘形成，因此X线片上可见尺骨鹰嘴和冠突的尖端骨赘或桡骨头周围骨赘的形成，关节间隙变窄，由于鹰嘴窝和冠突窝间的骨质增厚导致的鹰嘴窝轮廓的缺失，以及关节内游离体影。CT扫描有助于准确显示骨赘形成的大小和范围以及游离体的存在和位置，尤其是手术治疗时，CT扫描是制订手术方案的重要参考。出现尺神经症状的患者应进行肌电图评估及尺神经的超声检查，以确定诊断并确定尺神经受压部位及程度。

三、治疗

症状轻微的患者可先给予保守治疗，使用普通镇痛药、非甾体抗炎药或物理康复治疗可有效缓解症状，减缓病情进展。当保守治疗无效时，可以考虑手术治疗。手术方式的选择，取决于疾病的严重程度和外科医生的手术经验。目前常用的手术技术有关节镜清理术、开放式肘关节清理术和全肘关节置换术等。

（一）非手术治疗

非手术治疗包括药物治疗及康复治疗等对症治疗，特别是在早期阶段。药物治疗旨在镇痛及抑制异位骨化形成，从而预防肘关节骨关节炎进一步加重；康复治疗可在一定程度上改善肘关节的功能。

1. 药物治疗　非甾体抗炎药（NSAIDS）是现在临床上治疗骨关节炎最主要的药物之一。NSAIDS通过阻断COX-2，利用体内游离的花生四烯酸生成骨性关节炎中产生炎症和痛觉的主要物质前列腺素E2（prostaglandin E2，PGE2）来发挥作用。然而，NSAIDS的胃肠反应及延迟骨折愈合作用也不能忽视，需要更进一步临床研究。尽管NSAIDS副作用很多，但由于其不错的抗炎止痛特性，国际骨关节炎研究学会（OARSI）和欧洲抗风湿联盟（EULAR）还是将其作为治疗髋膝骨关节炎的一线用药。

氨基葡萄糖被认为是已投入临床使用的药物中唯一可以干预软骨代谢、维持和增加软骨量的药物。氨基葡萄糖除了可以经过多条通路发挥抗炎作用保护软骨外，还对软骨下骨同样有积极的作用。也有人认为，氨基葡萄糖可以发挥抗炎、保护软骨、减少软骨下骨的骨质破坏和骨赘形成。由于其作用机制较为复杂，完整的机制现在并不十分清楚，临床治疗效果和应用仍存在争议。

2. 康复治疗　肘关节骨关节炎的康复疗法主要包括物理疗法、应用支具和功能锻炼等。物理疗法尤其是温热疗法等可使局部血管扩张，改善血液循环，促进炎症的消散或局限，降低痛觉神经的兴奋性，有助于缓解疼痛。支具治疗主要分为静态支具和动态支具两种。静态支具可以放松肌肉及减少肘关节活动，主要适用于早期肘关节炎或急性疼痛发作的患者。动态支具多用于轻、中度活动受限的肘关节骨关节炎患者。早在中世纪时，德国外科医生 von Gersdorff 即开始应用类似旋转螺旋器的方法治疗创伤后肘关节功能受限患者。Lindenhovius 等经前瞻性随机对照研究报告动态支具（31例）和静态支具（35例）治疗肘关节功能受限的疗效，结果显示两者均有相当疗效（差异无统计学意义），且无一例发生并发症；同时他指出，支具对无异位骨化、仅关节囊挛缩患者可能是一种较理想的治疗方法，可以免除手术。Gallucci 等报告采用动态支具治疗 17 例肘关节功能受限患者，肘关节活动度平均改善了 41°；并指出夜间肌肉组织更放松，使用动态支具可能取得更好的疗效，每天治疗时间应在 16 小时左右。总之，只要应用得当，支具理疗可使一些患者免去手术痛苦，但具体如何应用，尚未形成统一的标准治疗方案。

（二）手术治疗

1. 关节镜清理术　1985 年，Andrews 和 Carson 提出了将关节镜技术应用于肘关节病的诊疗，这是关于肘关节镜的最早报告。关节镜治疗具有创伤小、恢复快等优点，术后并发症发生率也明显降低，逐渐成为治疗肘关节疾病的最受欢迎的治疗手段。老年患者全身情况相对较差，只要手术适应证得当，肘关节镜治疗即成为老年性肘关节炎手术治疗的首选。肘关节镜下可以进行摘除关节内游离体、清除骨赘、软组织松解以及肱尺关节成形术等。肘关节镜的治疗效果与适应证的选择和手术医生的手术技巧有着直接关系，术后处理及康复治疗也很重要。如果术前存在尺神经症状，应在手术开始时通过小切口原位松解尺神经。

2. 开放式肘关节清理术　Outerbridge 最早描述了关节清创成形术，后来被 Kashiwagi 推广应用于治疗肘关节的原发性骨关节炎，因此这种手术现在常被称为 Outerbridge-Kashiwagi 术，或者 OK 术。开放式肘关节清理术治疗适用于经非手术治疗及关节镜手术治疗无效的肘关节骨关节炎患者，并且在肘关节屈伸活动终末期的持续疼痛以及影像学证据表明疼痛与骨赘侵蚀相关。在 X 线片上有严重退行性改变，但在整个运动范围内均有疼痛的患者不适用此手术。手术与否还取决于患者的肘关节功能、患者自身意愿。我们的经验是，65 岁以上老年患者的手术适应证要严格把握，只有当患者生活受到明显影响，且不适合关节镜手术时，才选择开放式手术治疗。

手术入路一般根据病理定位及神经血管并发症的不同而有多种选择，包括前侧入路、后侧入路、内侧入路和外侧入路，也可采用内外联合入路。前侧入路的术后血管神经并发症发生率较高，且无法暴露清理肘后结构，现临床应用逐渐减少；后侧入路对肘关节前方暴露不够，但通过肱骨远端的中心截骨术，可以处理前方的冠突，尺骨截骨可以解决前方暴露不够的问题，但并发症发生率较高，临床应用较少；内侧入路可兼顾暴露肘关节前方和后方，且可显露松解尺神经，但对桡骨头病变无能为力；外侧入路基本可兼顾所有肘关节功能障碍病变，但无法暴露松解尺神经；内外联合入路则可兼顾以上情况，也是目前最为常用的显露方式。

开放式肘关节清理术通常劈开肱三头肌腱或将肱三头肌腱的内外侧以牵开的方式分别显露，手术的主要目的包括肱骨远端的鹰嘴窝截骨以及冠突尖和鹰嘴尖截骨。通过鹰嘴窝进行肱骨远端中心截骨术，在肘关节的前后腔之间形成连通，同时保持肱骨远端的内侧柱和外侧柱稳定。鹰嘴尖和冠突尖截骨时，要注意去除两侧增宽多余的骨赘。术中不断被动活动肘关节，检查是否还有撞击以及关节活动范围，在去除所有可能引起撞击的骨赘和游离体后，如果仍然存在明显的软组织挛缩，也可以进行关节囊等软组织松解。术中注意保护肘关节内、外侧副韧带，尤其是外侧尺骨副韧带和内侧副韧带前束，维持肘关节稳定。

Forster等回顾性分析了所进行的开放式肘关节清理术，结果发现肘关节炎症状少于2年的患者、未口服镇痛药控制疼痛的患者、至少有1个关节内游离体的患者、尺神经刺激症状的患者倾向于取得相对满意的疗效。术前从未发生过肘关节绞锁的患者术后效果可能不满意。如果适应证选择得当，肘关节清理术可以缓解疼痛，增加关节活动范围，术后短期效果满意，然而术后远期效果似乎并不理想，会随着时间而恶化。Minami等报告肘关节清理术后有65%的患者保持肘关节无疼痛或轻微疼痛，而术后12年随访结果则显示只有55%的患者仍保持肘关节无疼痛或轻微疼痛。另外，尺神经症状对患者术后疗效满意度有着重要的不利影响，既往肘关节骨关节炎的治疗对尺神经的处理未引起足够重视，致使术后出现手部功能与感觉障碍，笔者推荐行肘关节清理术时，尤其是伴有肘关节中、重度活动受限的患者，应进行尺神经减压或移位。

3. 全肘关节置换术　对于老年性肘关节骨关节炎患者来说，解除疼痛是最主要的手术适应证，其次是恢复肘部稳定性，一般极少因为活动不满意而考虑手术。原发性骨关节炎引起肘关节严重病变者少见，大多数可不进行关节置换，除非病变非常严重，其他措施无效时才考虑。全肘关节置换术的弊端也显而易见，术后易发较严重的并发症，约有50%的患者需要二次手术。Fevang等回顾性研究了562例全肘关节置换的患者，结果显示5年和10年总失败率分别为8%和15%。Voloshin等的报告系统回顾了1993—2009年全肘关节置换术文献，表明全肘关节置换术的并发症主要包括人工关节松动、肘关节不稳定、深部感染及术中骨折，并发症的平均发病率高达24.3%±5.8%。

综上所述，传统的开放式肘关节清理术和关节镜下清理术治疗肘关节骨关节炎，只要适应证选择恰当，均可取得较好疗效；关节镜下松解手术创伤小、并发症少且恢复快，疗效已接近传统的开放式手术，尤适合老年患者；开放式手术与关节镜手术的应用指征目前在临床上尚无定论，需要进一步临床分析和循证医学证据加以支持。全肘关节置换术多用于较严重的肘关节疾病，也能一定程度上改善患者肘关节疼痛及稳定性问题，但由于其并发症发生率较高，对严重肘关节骨关节炎的老年患者可选择应用。术后早期功能锻炼有利于肘关节活动度的恢复，但如何制定统一的功能锻炼标准是需要解决的另一个临床问题。

临床上肘关节骨关节炎虽不多见，但治疗方法较多，对肘关节炎有一定的疗效。但由于这些治疗方法的研究呈局限性，多为循证医学Ⅳ级或Ⅴ级研究，证据等级较低，缺乏大规模随机对照研究及相关多中心对照研究等更高等级证据的支持，因此目前尚无统一的治疗标准及方案。肘关节骨关节炎的治疗可能涉及异位骨化预防、止痛、手术清理、术后早期功能锻炼等多个方面，所以对临床医生来说，如何制订合适的治疗方案尤为重要。希望随着临床研究及基础研究的不断深入，对肘关节骨关节炎的治疗会逐步形成一整套公认体系，从而帮助越来越多的患者。

（范存义）

参考文献

［1］王澍寰. 手外科学［M］. 3版. 北京：人民卫生出版社，2011.

［2］顾玉东. 手外科手术学［M］. 2版. 上海：复旦大学出版社，2010.

［3］BENKEDDACHE Y, GOTTESMAN H, FOURRIER P. Multiple stapling for wrist arthrodesis in the nonrheumatoid patient［J］. J Hand Surg Am, 1984, 9（2）：256-260.

［4］DOUGLAS D P, PEIMER C A, KONIUCH M P. Motion of the wrist after simulated limited intercarpal arthrodeses. An experimental study［J］. J Bone Joint Surg Am, 1987, 69（9）：1413-1418.

［5］MEYERDIERKS E M, MOSHER J F, WERNER F W. Limited wrist arthrodesis: a laboratory study［J］. J Hand Surg Am, 1987, 12（4）：526-529.

［6］VENDER M I, WATSON H K, WIENER B D, et al. Degenerative change in symptomatic scaphoid nonunion［J］. J Hand Surg Am, 1987, 12（4）：514-519.

［7］GELLMAN H, KAUFFMAN D, LENIHAN M, et al. An in vitro analysis of wrist motion: the effect of limited intercarpal arthrodesis and the contributions of the radiocarpal and midcarpal joints［J］. J Hand Surg Am, 1988, 13（3）：378-383.

［8］KLEINMAN W B, CARROLL C. Scapho-trapezio-trapezoid arthrodesis for treatment of chronic static and dynamic scapho-lunate instability: a 10-year perspective on pitfalls and complications［J］. J Hand Surg Am, 1990, 15（3）：408-414.

［9］PISANO S M, PEIMER C A, WHEELER D R, et al. Scaphocapitate intercarpal arthrodesis［J］. J Hand Surg Am, 1991, 16（2）：328-333.

［10］GELBERMAN R H. The wrist［M］. New York：Raven Press, 1994：183-194.

［11］SENNWALD G R, UFENAST H. Scaphocapitate arthrodesis for the treatment of Kienböck's disease［J］. J Hand Surg Am, 1995, 20（3）：506-510.

［12］WYRICK J D, STERN P J, KIEFHABER T R. Motion-preserving procedures in the treatment of scapholunate advanced collapse wrist: proximal row carpectomy versus four-corner arthrodesis［J］. J Hand Surg Am, 1995, 20（6）：965-970.

［13］NAGY L, BÜCHLER U. Long-term results of radioscapholunate fusion following fractures of the distal radius［J］. J Hand Surg Br, 1997, 22（6）：705-710.

［14］WATSON H K, WEINZWEIG J, ZEPPIERI J. The natural progression of scaphoid instability［J］. Hand Clin, 1997, 13（1）：39-49.

［15］LARSEN C F, JACOBY R A, MCCABE S J. Nonunion rates of limited carpal arthrodesis: a meta-analysis of the literature［J］. J Hand Surg Am, 1997, 22（1）：66-73.

［16］IWASAKI N, GENDA E, BARRANCE P J, et al. Biomechanical analysis of limited intercarpal fusion for the treatment of Kienböck's disease: a three-dimensional theoretical study［J］. J Orthop Res, 1998, 16（2）：256-263.

［17］COHEN M S, KOZIN S H. Degenerative arthritis of the wrist: proximal row carpectomy versus scaphoid excision and four-corner arthrodesis［J］. J Hand Surg Am, 2001, 26（1）：94-104.

［18］SHIN A Y. Four-corner arthrodesis［J］. J Am Soc Surg Hand, 2001, 1（2）：93-111.

［19］ALNOT J Y, BRUCHOU F, COUTURIER C. Lunocapitate shortening arthrodesis after scaphoid and triquetrum resection: treatment of Watson stage Ⅲ advanced scaphoid periarthrosis［J］. Rev Chir Orthop Reparatrice Appar Mot, 2002, 88（2）：125-129.

［20］SOEJIMA O, IIDA H, HANAMURA T, et al. Resection of the distal pole of the scaphoid for scaphoid nonunion with radioscaphoid and intercarpal arthritis［J］. J Hand Surg Am, 2003, 28（4）：591-596.

［21］KISTLER U, WEISS A P, SIMMEN B R, et al. Long-term results of silicone wrist arthroplasty in patients with rheumatoid arthritis［J］. J Hand Surg Am, 2005, 30（6）：1282-1287.

［22］VANCE M C, HERNANDEZ J D, DIDONNA M L, et al. Complications and outcome of four-corner arthrodesis: circular plate fixation versus traditional techniques［J］. J Hand Surg Am, 2005, 30（6）：1122-1127.

［23］SHIN E K, JUPITER J B. Radioscapholunate arthrodesis for advanced degenerative radiocarpal osteoarthritis［J］. Tech Hand

Up Extrem Surg，2007，11（3）：180-183．

［24］PERVAIZ K，BOWERS W H，ISAACS J E，et al．Range of motion effects of distal pole scaphoid excision and triquetral excision after radioscapholunate fusion: a cadaver study［J］．J Hand Surg Am，2009，34（5）：832-837．

［25］BLATT G，ASHWORTH C R．Volar capsule transfer for stabilization following resection of the distal end of the ulna［J］．Orthop Trans，1979，3：13-14．

［26］BOWERS W H．Distal radioulnar joint arthroplasty: the hemiresection-interposition technique［J］．J Hand Surg Am，1985，10（2）：169-178．

［27］BIEBER E J，LINSCHEID R L，DOBYNS J H，et al．Failed distal ulna resections［J］．J Hand Surg Am，1988，13（2）：193-200．

［28］FERNANDEZ D L．Radial osteotomy and Bowers arthroplasty for malunited fractures of the distal end of the radius［J］．J Bone Joint Surg Am，1988，70（10）：1538-1551．

［29］BREEN T F，JUPITER J B．Extensor carpi ulnaris and flexor carpi ulnaris tenodesis of the unstable distal ulna［J］．J Hand Surg Am，1989，14（4）：612-617．

［30］WATSON H K，BROWN R E．Ulnar impingement syndrome after Darrach procedure: treatment by advancement lengthening osteotomy of the ulna［J］．J Hand Surg Am，1989，14（2 Pt 1）：302-306．

［31］GORDON L，LEVINSOHN D G，MOORE S V，et al．The Sauve-Kapandji procedure for the treatment of posttraumatic distal radioulnar joint problems［J］．Hand Clin，1991，7（2）：397-403．

［32］MINAMI A，KANEDA K，ITOGA H．Hemiresection-interposition arthroplasty of the distal radioulnar joint associated with repair of triangular fibrocartilage complex lesions［J］．J Hand Surg Am，1991，16（6）：1120-1125．

［33］TULIPAN D J，EATON R G，EBERHART R E．The Darrach procedure defended: technique redefined and long-term follow-up［J］．J Hand Surg Am，1991，16（3）：438-444．

［34］WATSON H K，GABUZDA G M．Matched distal ulna resection for posttraumatic disorders of the distal radioulnar joint［J］．J Hand Surg Am，1992，17（4）：724-730．

［35］TALEISNIK J．The Sauvé-Kapandji procedure［J］．Clin Orthop Relat Res，1992，（275）：110-123．

［36］MILLROY P，COLEMAN S，et al．The Sauvé-Kapandji operation. Technique and results［J］．J Hand Surg Br，1992，17（4）：411-414．

［37］KAPANDJI A I．The Sauvé-Kapandji procedure［J］．J Hand Surg Br Eur Vol，1992，17（2）：125-126．

［38］NOLAN W B 3RD，EATON R G．A Darrach procedure for distal ulnar pathology derangements［J］．Clin Orthop Relat Res，1992，（275）：85-89．

［39］TSAI T M，SHIMIZU H，ADKINS P．A modified extensor carpi ulnaris tenodesis with the Darrach procedure［J］．J Hand Surg Am，1993，18（4）：697-702．

［40］KLEINMAN W B，GREENBERG J A．Salvage of the failed Darrach procedure［J］．J Hand Surg Am，1995，20（6）：951-958．

［41］MINAMI A，SUZUKI K，SUENAGA N，et al．The Sauvé-Kapandji procedure for osteoarthritis of the distal radioulnar joint［J］．J Hand Surg Am，1995，20（4）：602-608．

［42］RUBY L K，FERENZ C C，DELL P C．The pronator quadratus interposition transfer: an adjunct to resection arthroplasty of the distal radioulnar joint［J］．J Hand Surg Am，1996，21（1）：60-65．

［43］SCHEKER L R，SEVERO A．Ulnar shortening for the treatment of early post-traumatic osteoarthritis at the distal radioulnar joint［J］．J Hand Surg Br，2001，26（1）：41-44．

［44］TOMAINO M M，GAINER M，TOWERS J D．Carpal impaction with the ulnar styloid process: treatment with partial styloid resection［J］．J Hand Surg Br，2001，26（3）：252-255．

［45］MACLENNAN A J，NEMECHEK N M，WAITAYAWINYU T，et al．Diagnosis and anatomic reconstruction of extensor carpi ulnaris subluxation［J］．J Hand Surg Am，2008，33（1）：59-64．

［46］STANLEY D．Prevalence and etiology of symptomatic elbow osteoarthritis［J］．J Shoulder Elbow Surg，1994，3（6）：386-389．

［47］DOHERTY M，PRESTON B．Primary osteoarthritis of the elbow［J］．Ann Rheum Dis，1989，48（9）：743-747．

［48］MURATA H，IKUTA Y，MURAKAMI T．An anatomic investigation of the elbow joint, with special reference to aging of the articular cartilage［J］．J Shoulder Elbow Surg，1993，2（4）：175-181．

［49］LINDENHOVIUS A L，DOORNBERG J N，BROUWER K M，et al．A prospective randomized controlled trial of dynamic versus static progressive elbow splinting for posttraumatic elbow stiffness［J］．J Bone Joint Surg Am，2012，94（8）：694-700．

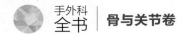

［50］DAVALOS M A，GALLUCCI G，ALFIE V，et al. Dynamic splint for the treatment of stiff elbow ［J］. J Hand Ther，2010，23（4）：e14-e15.

［51］CEFO I，EYGENDAAL D. Arthroscopic arthrolysis for posttraumatic elbow stiffness ［J］. J Shoulder Elbow Surg，2011，20（3）：434-439.

［52］ANDREWS J R，CARSON W G. Arthroscopy of the elbow ［J］. Arthroscopy，1985，1（2）：97-107.

［53］O'DRISCOLL S W，MORREY B F. Arthroscopy of the elbow. Diagnostic and therapeutic benefits and hazards ［J］. J Bone Joint Surg Am，1992，74（1）：84-94.

［54］KASHIWAGI D. Intra-articular changes of the osteoarthritic elbow, especially about the fossa olecrani ［J］. Japan Orthop Assoc，1978，52：1367-1372.

［55］FORSTER M C，CLARK D I，LUNN P G. Elbow osteoarthritis: prognostic indicators in ulnohumeral debridement——the Outerbridge-Kashiwagi procedure ［J］. J Shoulder Elbow Surg，2001，10（6）：557-560.

［56］MINAMI M，KATO S，KASHIWAGI D. Outerbridge-Kashiwagi's method for arthroplasty of osteoarthritis of the elbow——44 elbows followed for 8-16 years ［J］. J Orthop Sci，1996，1（1）：11-15.

［57］SOOJIAN M G，KWON Y W. Elbow arthritis ［J］. Bull NYU Hosp Jt Dis，2007，65（1）：61-71.

［58］SHUAI C，HEDE Y，SHEN L，et al. Is routine ulnar nerve transposition necessary in open release of stiff elbows? Our experience and a literature review ［J］. Int Orthop，2014，38（11）：2289-2294.

第 九 章

非退行性骨关节炎

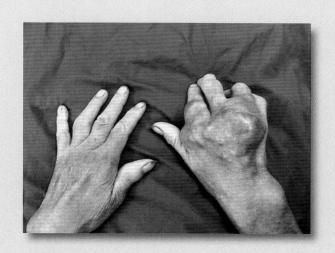

第一节
结核性关节炎

结核分枝杆菌在自然界分布广泛，一般称其为结核杆菌，它主要通过呼吸道、消化道及破损的皮肤侵入人体，可以侵犯全身各组织器官，以肺部感染最多见。骨关节结核仅占全身结核病的5%左右，由于抗结核药物的问世，骨关节结核的发病呈逐年下降的趋势。

一、病因病理

（一）病因

结核杆菌一般分为人型、牛型、鸟型和鼠型四种，其中人型、牛型结核杆菌是人类的致病菌。结核杆菌在干燥的环境下可以长期生存，对湿热的环境比较敏感，被紫外线照射2～3分钟即可杀死。结核杆菌本身含有较多的类脂体，不易被吞噬细胞破坏，故而结核杆菌得以在人体中长期存活，同时类脂体中的分枝菌酸与结核杆菌的抗酸染色法有关。

结核杆菌通过淋巴结进入血液传播至全身，结核性关节炎一般都是继发性的。结核杆菌可以在发病部位形成微小的病灶，一旦机体的免疫力下降，结核杆菌重新活跃，开始发病。病变的发展过程分为三期：第Ⅰ期为渗出期，以巨噬细胞或多核细胞为主的炎性反应；第Ⅱ期为增殖期，吞噬结核杆菌的巨噬细胞转化为朗格汉斯细胞（Langerhans cell），周围有成纤维细胞包裹；第Ⅲ期为干酪样坏死期，受累区内组织坏死，无细胞结构，周围不发生明显的炎性反应。

（二）病理

腕关节是比较复杂的关节，有掌屈、背伸、桡偏、尺偏和旋转功能。它属于滑膜关节，由桡骨、尺骨的远端，8块腕骨及5个掌骨基底组成。包括桡尺远侧关节、桡腕关节、腕中关节和腕掌关节。腕骨的特点是关节面多，滑膜面积小，血运差，松质骨的成分多，骨质容易发生坏死，单纯的骨结核和单纯的滑膜结核发病率都很低，一旦发生结核杆菌感染，病变容易穿过单一的滑膜腔蔓延至相邻的关节，迅速演变为全腕关节结核。天津市天津医院统计的1961—1974年的3587例骨关节结核中，腕关节结核占全身骨结核的3.09%，位居上肢关节的第2位；超过50%的全腕关节结核来源于骨性结核，其中以桡骨远端为最多。腕骨关节结核的发病顺序是头状骨、钩状骨、大多角骨、小多角骨、舟状骨和月骨。

手部短管状骨结核比较常见，占全身骨结核的4.88%。手部掌、指骨属于短管状骨，与长管状骨不同，其骨体细小，骨周围肌肉少或缺如，其营养血管细，血流速度慢，细菌栓子容易滞留，病变容易破坏骨干的全部血运，导致骨干整体膨胀、变薄，髓腔因溶骨性破坏而扩大，死骨形成，称为骨气臌（spina ventosa）现象。手部骨结核中掌骨发病率比指骨高，拇、示、中指的发病率比环、小指高，指骨中又以近节指骨多见。

二、临床表现

（一）症状

骨关节结核一般为单发，起病缓慢，病程可达数月至数年之久。患者可有倦怠、乏力、食欲减退、午后低热、盗汗和体重减轻等全身营养不良表现。手部的骨关节结核因病灶小、病程进展缓慢、隐匿性强，只表现为局部的疼痛、肿胀，可无全身症状，更容易误诊和漏诊。

（二）体征

腕部骨结核起病初期仅是病灶处轻微疼痛、肿胀。随着病情发展，症状逐渐加重。因腕关节周围软组织较少，背侧只有伸肌腱通过，故肿胀一般以手背部为主，病灶从腕骨背侧破溃后形成多个脓肿或窦道。手掌侧有屈肌腱、滑液囊及其特殊的纤维结构，病灶从腕骨掌侧破溃后，可沿着肌腱滑膜组织蔓延，在手掌形成梭形肿胀。如果病灶刺激神经，可出现相应的神经症状。脓肿破溃至皮下导致疼痛，肿胀明显加重，局部有压痛，并且经常合并混合感染。此时形成全腕关节结核，导致腕关节及手指活动受限，造成前臂及手部的肌肉萎缩，腕关节呈屈曲尺偏状态。脓肿破溃后，可见米汤样脓液，其中有干酪样坏死碎块及细碎的死骨。随后肉芽组织生成，伤口经久不愈，窦道形成。掌、指骨结核以儿童多见，局部症状轻微，只表现为疼痛、肿胀。如果病灶破溃突入皮下，形成脓肿，则手指红肿、疼痛明显，手指关节活动受限，病灶容易破溃，形成窦道。

三、诊断与鉴别诊断

（一）诊断

1. 病史和体征　仔细询问病史，细致地查体，有助于本病的诊断。

2. 血常规　轻度贫血，血沉增快，淋巴细胞正常或稍高。

3. 结核菌培养　检验的样本以脓液和干酪样组织的阳性率最高，脓肿壁上的肉芽组织及死骨的阳性率低。采用改良罗氏培养基需要4～8周，细菌培养2～3周可有结果，一般阳性率为50%～70%，若培养结果为阴性也不能排除骨结核的可能。

4. 病理组织学检查　与一般的炎性反应相同，病变组织内包含白细胞、巨噬细胞和多核细胞，但只有在抗酸染色下，多核细胞内外才能看到大量的结核杆菌。

5. 结核菌素皮肤试验　结核菌素皮肤试验阳性且有症状或体征者，应给予全身治疗。

6. X线表现　早期松质骨结核可见骨小梁模糊，呈磨砂玻璃样改变。病变进一步发展，出现高密度椭圆形的游离死骨，死骨吸收后形成骨空洞。早期全腕关节结核的关节间隙狭窄，由滑膜结核转化的全腕关节结核软组织肿胀和骨质疏松明显，骨质破坏局限在滑膜的附着处，破坏程度不严重。由骨结核转化的全腕关节结核骨质疏松比较轻，但骨质的溶骨性破坏明显，以原发骨的破坏最为严重。全腕关节结核则全部腕骨轮廓模糊，骨与骨之间的间隙扩大，排列紊乱，有的腕骨因血运差呈相对致密增高（图9-1-1）。掌、指骨结核表现为髓腔内溶骨性破坏，骨皮质增厚，骨膜下新骨形成，骨髓腔增大，骨干呈梭形膨胀。

7. CT和MRI检查　CT可以清楚地显示骨质的破坏程度、范围和死骨。MRI中关节软骨、肌肉和韧带软组织的对比度高于CT（图9-1-2）。

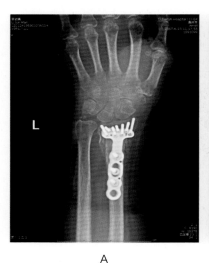
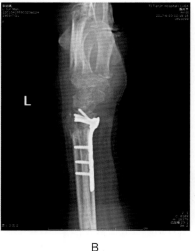

A　　　　　　　B

图9-1-1　早期全腕关节结核的X线表现

桡骨远端骨折内固定术后1个月，腕部出现多个脓肿并破溃，形成窦道。X线片显示钩状骨、大多角骨骨质破坏，全腕骨质疏松

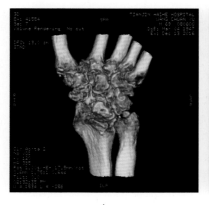
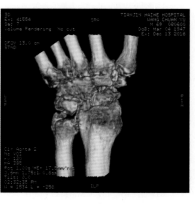

A　　　　　　　B

图9-1-2　全腕关节结核的CT影像

（二）鉴别诊断

1. 化脓性关节炎　该病发病急，病程短。局部关节发红、发热，肿胀，张力大，疼痛明显，关节活动受限，肌肉萎缩反而不明显，同时可伴有全身发热、寒战等症状。X线片表现为软组织肿胀，关节间隙变窄，骨质破坏不明显。晚期一旦形成脓肿破溃，局部症状迅速好转，破溃的伤口容易经久不愈，造成关节强直。

2. 类风湿性关节炎　常见于40岁左右的女性，多见于四肢小关节，如腕关节、掌指关节，并且是多关节发病。起病慢，病程长，呈游走性、对称性，局部关节肿胀、疼痛、晨僵、胶着和变形。X线片表现为关节软组织梭形肿胀，关节间隙变窄，关节边缘侵蚀性破坏，无死骨形成（图9-1-3）。血清类风湿因子阳性。

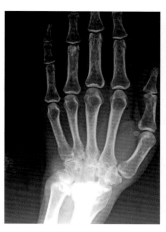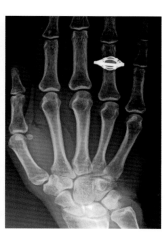

图9-1-3　类风湿性关节炎的X线表现

A　　　　　　　　　　B

3. 内生软骨瘤　多见于手部的指骨、掌骨，可单发或多发，局部组织没有炎性反应，可触及结节状软骨样硬度的肿物，容易发生病理性骨折。X线片可见局部溶骨性破坏，常见局限性膨出，没有骨膜反应及软组织肿胀（图9-1-4）。

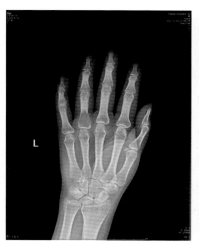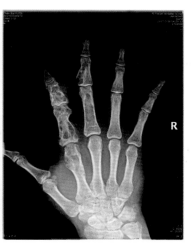

图9-1-4　掌、指骨内生软骨瘤的X线表现

A　　　　　　　　　　B

四、治疗

对于无明显死骨的单纯手部骨结核或滑膜结核，根据病史、症状、体征和辅助检查，可以早期明确诊断，给予全身的抗结核治疗是可以痊愈的。

（一）保守治疗

1. 全身抗结核药物治疗应遵循早期、规律、全程、适量和联合用药的原则。常用的抗结核药物和每日用药剂量为：异烟肼5mg/kg，利福平10mg/kg，乙胺丁醇25mg/kg，吡嗪酰胺15mg/kg，一次顿服。6个月用药过程分为强化阶段和巩固阶段。强化阶段为期2～3个月，采用异烟肼和利福平两种或两种以上的杀菌药联合应用，尽快杀灭繁殖期的菌群，防止或减少耐药菌的产生。随后的2～3个月为巩固阶段，采用2～3种药物联合、间断给药的方法。

2. 局部关节内注射异烟肼100mg，每周1次，3个月为一个疗程。

3. 腕关节背伸30°石膏托外固定3～4周，用以缓解症状，待症状好转后去除外固定，进行康复训练。

（二）手术治疗

应在全身抗结核治疗的强化期间进行手术治疗，一般先进行2～4周的抗结核治疗后再进行手术，使血液中保持有效的抗菌浓度。

1. **手术适应证** ①经保守治疗6周无效；②局部有明显死骨；③脓肿形成；④窦道反复破溃，久治不愈。

2. **麻醉** 在臂丛神经阻滞麻醉下进行。

3. **手术切口** 根据影像诊断病灶的位置选择1个或多个相应的手术切口。一般选择腕关节背侧弧形切口，脓肿在掌侧或腱鞘滑膜结核时可选择掌侧切口。根据脓肿的大小选择手术切口的长度，显露脓肿的全部腔隙（图9-1-5）。

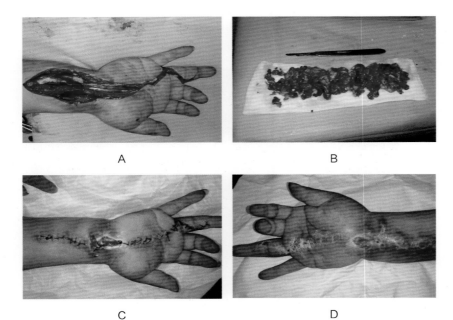

A

B

C

D

图9-1-5 手部腱鞘结核合并感染

A. 手部腱鞘滑膜结核合并感染
B～D. 病灶坏死组织清创术后再次感染，窦道形成

4. **手术操作** 由浅入深地进行病灶清创，脓肿清除后，进行骨内坏死组织清除，再进行脓肿壁的切除。创面出血不用丝线结扎，只行电灼止血，不要损伤肌腱、神经和血管。清创后的空腔要用生理盐水反复冲洗，伤口闭合时只缝合皮肤，加压包扎。如果有窦道，清除病灶后用无菌纱布填塞伤口（图9-1-6）。

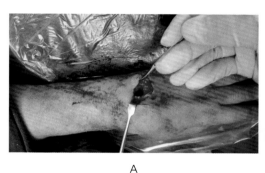
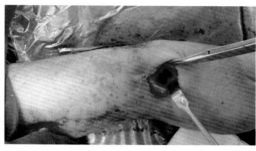

A　　　　　　　　　　　　　　B

图9-1-6 腕部背侧、桡侧的窦道

桡骨远端骨折内固定术后1个月，腕部出现多个脓肿并破溃，窦道形成，术后3个月行窦道清创术，术中可见骨质破坏情况

5. **术后处理** 腕关节石膏托外固定，伤口每天换药1次，注意观察伤口愈合情况。全身继续抗结核药物治疗，合并混合感染者加用抗生素2~4周。术后4周去除石膏托，进行康复治疗。

（三）治愈标准

1. 体温正常，食欲良好。

2. 病灶局部皮温正常，无红肿，无压痛，无脓肿，窦道愈合良好。

3. 血沉反复检查正常或接近正常。

4. X线片检查骨质疏松好转，骨小梁恢复，病灶边缘轮廓清晰。

5. 治疗结束后，随访3年无复发。

（张建兵）

第二节
化脓性关节炎

化脓性关节炎是一种由化脓性细菌直接感染，并引起关节破坏及功能丧失的关节炎，又称细菌性关节炎。细菌可以通过血液或邻近的受感染组织（如骨或滑囊）渗透到关节中。任何年龄均可发病，但好发于儿童、年老体弱者和慢性关节病患者，男性居多，男女之比为（2~3）：1。受累的多为单一的肢体大关节，如髋关节、膝关节及肘关节等。如为火器损伤，则根据受伤部位而定，一般膝关节、肘关节发生率较高，手足小关节罕见。临床表现可分为急性和慢性，慢性化脓性骨关节炎大多是因急性化脓性骨关节炎没有得到及时、正确、彻底治疗而转变的。少数低毒性细菌感染，如局限性骨脓肿等，一开始就是慢性发病，急性症状多不明显。如急性期经过及时、适当的处理，可能痊愈而不形成慢性炎症。

一、病因病理及分期

化脓性关节炎的致病菌多为金黄色葡萄球菌，可占85%左右；其次是白色葡萄球菌、淋病双球菌、肺炎球菌；其他如大肠埃希菌、结核分枝杆菌等也可引起。在易感细菌的人群中，特别是在有长期破损伤口的儿童中，也发现绿脓杆菌会感染关节的情况。细菌进入关节的途径有：①血源性传播，病原体通过其他部位的脓肿或受到感染的伤口进入血液循环，传播至关节内。②邻近软组织受到感染，关节附近的化脓性病灶直接蔓延至关节腔内，如急性化脓性骨髓炎、股骨头或髂骨骨髓炎蔓延至髋关节。③穿透性创伤，开放性关节损伤导致发生感染。④医源性创伤，关节手术后感染和关节内注射皮质类固醇后发生感染。本节只叙述血源性化脓性关节炎。化脓性关节炎分为急性和慢性，其病变发展过程可分为三个阶段。此三个阶段演变速度快慢不均，且无明确界限，故较难区分。

1. 浆液性渗出期（早期）　感染初始，关节滑膜充血、水肿、白细胞浸润，关节腔内有浆液性渗出液，多呈淡黄色，渗出液中有大量白细胞。在此阶段关节软骨没有被破坏，如能及时恰当地治疗，渗出液可完全吸收，关节功能恢复正常。本期病理改变为可逆性。

2. 浆液纤维素性渗出期（中期）　滑膜炎症继续加重，渗出液增多。渗出液中的细胞成分也增多，因而关节液黏稠混浊，有大量脓细胞、细菌和纤维蛋白性渗出物。因滑液中出现了酶类物质，滑膜炎症逐渐加重，使得滑膜和血管对大分子蛋白的通透性显著增加，进入关节腔的血浆蛋白随之增多。关节内纤维蛋白的沉积常附着于关节软骨表面，影响滑液内营养物质进入软骨和软骨内代谢产物的释放，出现不同程度的关节软骨损毁。白细胞释放大量溶酶体，可以协同对软骨基质进行破坏，出现软骨崩溃、断裂与塌陷。因此，关节炎症的严重程度和病程的长短与关节内纤维蛋白沉着的多少有关。治疗后，必然会出现关节粘连和功能障碍。本期出现了不同程度的关节软骨损伤，部分病理已成为不可逆性。

3. 脓性渗出期（晚期）　关节内渗出物转为明显脓性，炎症侵犯软骨下骨质，软骨因死亡白细胞释放出蛋白分解酶而被溶解破坏。剥脱的软骨碎片和骨碎片浮动于关节腔内，刺激滑膜渗出，加速关节囊的纤维化和瘢痕形成，关节囊和周围软组织也有蜂窝织炎改变。虽治疗后炎症得以控制，但后遗症有重度关节功能障碍，关节严重粘连，甚至纤维性或骨性强直于非功能位。此期病理改变为不可逆性。

二、临床表现

化脓性关节炎急性期的主要症状为全身中毒的表现：起病急骤，突有寒战高热，体温可达39℃以上，甚至出现谵妄与昏迷，小儿患者因高热引起抽搐惊厥多见。病变关节迅速出现疼痛与功能障碍，局部有红、肿、热、痛及明显压痛等急性炎症表现，关节液增加，有波动，浅表的关节如膝部，关节腔内积液最为明显，可见髌上囊明显隆起，浮髌试验可为阳性。张力高时使髌上囊甚为坚实，因疼痛与张力过高有时难以作浮髌试验。患者常将关节置于半屈曲位，使关节腔内的容量最大，关节囊松弛，以减轻张力。如长期屈曲，必将发生关节屈曲挛缩，关节稍动即有疼痛，有保护性肌肉痉挛。深部的关节，如髋关节，因有厚实的肌肉，局部红、肿、热都不明显。因为关节囊坚厚结实，脓液难以穿透，一旦穿透至软组织内，则蜂窝组织炎表现严重，深部脓肿穿破皮肤后会成为瘘管，此时全身与局部的炎症表现都会迅速缓解，病变转入慢性阶段。

三、诊断与鉴别诊断

（一）病史

患者其他部位感染，如伴有尿路感染、麻疹、猩红热、肺炎等病史，以血源性传播至关节；有创性医疗操作史，细菌可由关节腔穿刺、手术、损伤或关节邻近组织的感染直接进入关节。外伤性

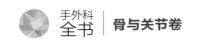

引起者多属开放性损伤，尤其是在伤口没有获得适当处理的情况下容易发生。邻近感染病灶如急性化脓性骨髓炎，可直接蔓延至关节。

（二）症状和体征

化脓性关节炎的患者常主诉患肢肿痛，关节流脓，并伴有寒战高热，体温急剧升高，神情淡漠，甚至出现谵妄昏迷，小儿患者则可表现为抽搐惊厥。患者常将关节置于半屈位，查体患处触痛明显且有波动感，膝关节可见髌上囊明显隆起，浮髌试验可为阳性，但因疼痛与张力过高常无法配合查体。

（三）辅助检查（实验室检查和影像学检查）

1. 血常规　白细胞总数升高，中性粒细胞增多，血沉增快，C反应蛋白升高，血培养可阳性。

2. 关节穿刺　关节穿刺和关节液检查是确定诊断和选择治疗方法的重要依据。依病变不同阶段，关节液可为浆液性、黏稠混浊或脓性，白细胞计数若超过 $5×10^9$/L，中性多形核白细胞占90%，即使涂片检查未找到细菌，或穿刺液培养结果为阴性，也应高度怀疑为化脓性关节炎。若涂片检查可发现大量白细胞、脓细胞和细菌，则可确诊，细菌培养可鉴别菌种，以便选择敏感的抗生素。

3. 关节镜检查　可直接观察关节腔结构，采取滑液或组织检查。

4. X线表现　早期可见关节肿胀，关节附近骨质出现疏松。膝部侧位片可见明显的髌上囊肿胀，儿童病例可见关节间隙增宽。关节软骨被破坏后导致关节间隙进行性变窄；软骨下骨质破坏使骨面毛糙，呈现虫蚀状骨质破坏。晚期可出现关节挛缩畸形，有增生和硬化，关节间隙消失，甚至有骨小梁通过而成为骨性强直，邻近骨骼出现骨髓炎改变的也不少见。

5. CT、MRI及超声检查　CT可发现骨性关节面的破坏和硬化；MRI可显示关节软骨破坏、滑膜增厚、关节积液等征象，行钆剂磁共振增强扫描可显示关节周围炎性肉芽组织分布情况；有学者认为，MRI对化脓性手关节炎有非常高的诊断价值，尤其是早期的感染。超声检查对于及早发现关节腔渗液较X线片更为敏感，尤其是对婴幼儿具有较高的应用价值。

（四）鉴别诊断

某些病例须与风湿性关节炎、类风湿性关节炎、创伤性关节炎和关节结核鉴别。

1. 风湿性关节炎　常为多关节游走性肿痛，关节积液内无脓细胞，无细菌，血清抗链球菌溶血素O试验常为阳性。

2. 类风湿性关节炎　常为多关节发病，手足小关节受累。关节肿胀，不红。患病时间较长者，可有关节畸形和功能障碍。类风湿因子试验常为阳性。

3. 创伤性关节炎　患者年龄多较大，可有创伤史，发展缓慢，负重或活动多时疼痛加重。可有积液，关节活动有响声，休息后缓解，一般无剧烈疼痛。骨端骨质增生。多发于负重关节，如膝关节和髋关节。

4. 关节结核　起病缓慢，常有低热、盗汗和面颊潮红等全身症状。关节局部肿胀，疼痛，活动受限，无急性炎症表现。早期X线片可无明显改变，以后有骨质疏松、关节间隙变窄，并有骨质破坏，但少有新骨形成。必要时与健侧对比。

四、治疗

原则是早期诊断，及时正确处理，保全生命，尽量保留关节功能。

（一）保守治疗

适当的抗生素治疗、正确的药物处方，将取决于哪些药物是对该微生物敏感的，以及抗生素能否到达受感染的关节腔内。在大多数情况下，这种药物也能有效治疗来自血液或其他身体器官或组织的感染源。一些生物体，如结核分枝杆菌，可能需要采取长时期的多药物联合治疗。病毒感染通常会自己消退。保守治疗适合于早期发现的化脓性关节炎（即分期处于浆液渗出期的阶段），但由于很难界定，目前临床上倾向于手术治疗。

1. 全身治疗

（1）早期足量全身性使用抗生素：经验性用药应选择广谱抗生素，葡萄球菌是最常见的致病菌，其次为链球菌。选用对病菌敏感的抗生素，5岁以下儿童多选用对抗金黄色葡萄球菌、链球菌及流感嗜血杆菌的抗生素，如头孢噻肟或头孢唑肟具有良好的灭菌效果。对于植入人工关节导致化脓性关节炎的成年患者，多采用万古霉素和庆大霉素联合用药。一般先静脉给药，待感染控制后，再改为口服。用药期限通常为2～3周。抗生素治疗效果不显著时，可以加糖皮质激素辅助治疗。

（2）全身支持疗法：用以达到改善患者全身情况的目的，增强机体对化脓性关节炎的抵抗力。具体包括：①充足的休息和睡眠，必要时配合镇静、止痛药物；②合理的营养摄入；③对于高热患者，宜采用降温治疗；④补充足够的液体，纠正脱水，密切观察电解质平衡，避免酸中毒；⑤发现有贫血和低蛋白血症情况时，应及时予以输血、补充蛋白质及维生素等对症支持治疗，以提高机体抵抗力。

2. 局部治疗

（1）患肢制动：在应用大量抗生素的同时，应将患肢用石膏托或皮条牵引固定制动，使肢体保持功能位，关节得以充分休息。一是可防止感染扩散，有利于炎症的消散，并减轻对关节软骨面的压力及软骨的破坏；二是可防止关节畸形、病理性脱位及晚期非功能性强直。一旦急性炎症消退或伤口愈合，即开始进行轻度的关节主、被动活动，以恢复关节的活动度。后期若X线片显示关节软骨面已经有破坏及骨质增生，关节强直已无法避免时，应保持患肢于功能位。

（2）局部抗生素灌洗：在全身应用足量抗生素的前提下，用粗针头穿入关节内，尽量抽出关节渗液，然后用生理盐水反复冲洗关节腔，直至吸出清亮的液体。注入抗生素，每天1次，直到关节不再有渗出液为止，说明治疗有效，可以继续使用，直至关节积液消失，体温正常。如果抽出液性质转劣而变得更为混浊甚至成为脓性，说明治疗无效，应改为灌洗或切开引流。

（二）手术治疗

1. 关节切开引流术　经过正规保守治疗后，全身和局部情况仍然得不到改善者，或关节液已成为稠厚的脓液，应及时切开引流。

（1）肩关节穿刺及切开引流术（图9-2-1）。

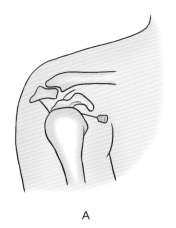 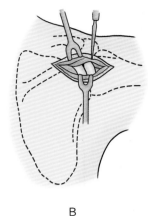

A   B

图9-2-1 肩关节穿刺及切开引流术示意图

A. 肩关节穿刺　B. 肩关节切开引流

1）穿刺：常由关节的前方、喙突的下外侧（三角肌前缘处）垂直向后穿刺。

2）切开引流：常用前切口，即沿三角肌、胸大肌间沟作长约5cm的弧形切口，切开关节囊，用橡皮条引流。后切口可由肩胛冈外侧基部向下外侧作长约4～5cm的切口，分开三角肌，外旋上臂，于冈下肌与小圆肌之间肱骨大结节内侧切开关节囊，放入橡皮条引流。注意切口不可过下，以免损伤腋神经。

（2）肘关节穿刺及切开引流术（图9-2-2）。

1）穿刺：屈肘90°，在关节后方尺骨鹰嘴突桡侧，桡骨头与肱骨外髁之间进针。

2）切开引流：以上述穿刺点为中心，在关节近伸直位，作长约4cm的纵行切口，切开关节囊，放入橡皮条引流。

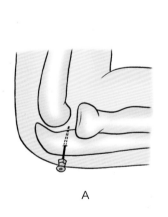 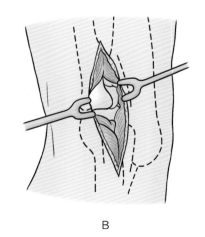

A   B

图9-2-2 肘关节穿刺及切开引流术示意图

A. 肘关节穿刺　B. 肘关节切开引流

（3）腕关节穿刺及切开引流术（图9-2-3）。

1）穿刺：在腕背拇长伸肌腱与示指固有伸肌腱之间，腕关节间隙进针，也可由尺侧横向进针。

2）切开引流：于腕背拇长伸肌腱与示指固有伸肌腱之间作长约3cm的波浪形切口，切开腕背侧韧带，牵开肌腱，再切开关节囊，用橡皮条引流，注意勿切开腱鞘。

2. 开放清创引流术　如关节端已有骨髓炎，软骨被破坏，甚至有骨片游离，应考虑开放切开

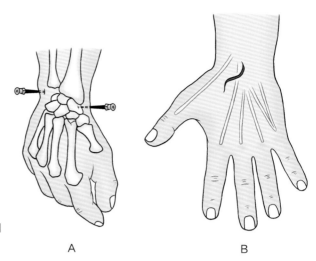

图9-2-3 腕关节穿刺及切开引流术示意图
A. 腕关节穿刺　B. 腕关节切开引流

清创术，清除软骨残片，有利于引流和骨髓炎的治疗。此时，关节应保持在功能位上制动。

3. **关节融合术**　关节强直者，可根据患者的职业、畸形程度及强直部位等，选用关节融合术、截骨术或关节成形术。但手术必须在炎症完全消退后至少6个月才能进行，否则周围的致病菌还未完全被消灭，而手术造成局部组织创伤，一方面降低了抵抗力，另一方面又造成感染扩散的机会，以致病灶复发；即使炎症已完全消退6个月后进行手术，仍有诱发局部感染的可能，但可能性较小，因此在术前、术中和术后均需使用抗生素预防感染。

4. **关节镜辅助下清创引流术**　随着关节镜技术的发展，近年来用关节镜治疗化脓性关节炎取得了比较理想的疗效，对比传统的治疗方法，其优势越来越受到重视。Wirtz认为关节镜可以在直视下较彻底地清除关节腔内各个角落的脓性组织和炎性纤维蛋白，避免了单纯灌洗的不彻底性。在关节镜直视下可以有效地放置引流管，保证冲洗到关节各部位，大大提高了疗效。而对于化脓性关节炎后期、关节已经严重粘连的患者，因为缺乏足够的关节腔隙或者操作空间，关节镜手术将很难进行，因此本方法仅适用于早、中期化脓性关节炎的治疗。宣涛、徐斌等认为，应用关节镜治疗化脓性关节炎具有以下优点：①直视下依次探查关节内各个腔室，判断病变的病理阶段，采用相应方式对关节腔进行清理，较开放手术清理更合理，且更具针对性。②通过不断刨削刮除，反复灌洗引流，去除关节腔内坏死组织、炎性介质和纤维蛋白凝块，同时作多个辅助切口，彻底清理关节内各个腔室，可同时处理半月板或软骨损伤。因此，关节镜技术适用于膝关节或髋关节等大关节的化脓性关节炎，而手指间关节则不适宜。

（三）康复治疗

1. **有控制地活动关节及功能训练**　局部炎症消退后，及早开始肌肉收缩锻炼，如无不良反应，即可开始自主运动，以防止关节粘连，有助于关节功能的恢复。

2. **牵引**　关节已有畸形时，应用牵引器逐步矫正。不宜采用粗暴手法，以免引起严重复发或其他并发症。

（黄跟东）

第三节
类风湿性关节炎

类风湿性关节炎为全身进行性关节损害、全身慢性结缔组织病，特点是多数关节呈对称性关节滑膜炎症，常从小关节起病，其次为浆膜、心、肺、眼等结缔组织发生炎症。因是以关节炎症为主症，故称为类风湿性关节炎。1858年Garrod提出类风湿性关节炎（rheumatoid arthritis，RA）的名称后，目前该名称已被国内外普遍采用。

类风湿性关节炎发病率较高，国外统计发病率为0.5%～3%。多发生在温带及寒带地区，热带地区少见，在我国也不少见。青少年及成人发病率较高，3岁以下和50岁以上较少见。女性发病率略高于男性。成人中女性发病较多。早期关节游走性疼痛、肿胀及运动障碍，发作与缓解交替进行。晚期病变关节僵硬及畸形，伴有关节附近骨骼退行性改变及肌肉萎缩改变。活动期常伴发热、疲乏、贫血和体重减轻等全身症状。

一、病因病理

（一）病因

经大量研究工作，本病的病因仍然不十分清楚。

1. **自身免疫学说**　因其能够解释许多临床现象及症状，目前已被多数学者接受。因某些微生物的刺激，在某些诱因（潮寒）的作用下，借受体（IgG的Fc片段）等侵入滑膜和淋巴细胞，产生抗变性IgG和IgM两型抗体，即成为类风湿因子（rheumatoid factor，RF），主要沉着于滑膜绒毛等结缔组织内。作为抗体的RF又与滑液中的变性IgG发生抗原抗体反应，形成免疫复合物。在形成这些复合物的过程中有补体结合，而补体的某些分解产物有白细胞诱导性，使大量中性粒细胞进入滑膜组织和滑液内。中性粒细胞溶酶体在吞噬上述免疫复合体后，变成类风湿性关节炎细胞。中性粒细胞在吞噬免疫复合物的过程中，从其溶酶体中释放出蛋白降解酶、胶原酶等，造成滑膜与软骨组织成分分解，并产生致炎因子，而发生关节软骨、骨端、肌腱、韧带及滑膜组织的炎性损伤。滑膜炎症形成血管翳覆盖于软骨上，致使滑膜、软骨和软骨下骨组织破坏加重。

2. **感染因素** 患者常有发热、白细胞增多、血沉增快、局部淋巴结增大，50%～80%的类风湿性关节炎患者是在反复发作的咽炎、慢性扁桃体炎、中耳炎、胆囊炎和其他链球菌感染之后，经过2～4周开始发病的，使人很自然地想到感染与本病的关系。有些报告除链球菌感染外，也可能与葡萄球菌、类白喉杆菌、病毒支原体以及原虫的感染有关。少数病例在血液或滑膜中发现细菌或病毒。动物模型实验显示，应用大量抗生素并不能减少或控制发病，可能感染只是一种诱因。

3. **遗传因素** 患者有明显的家族性特点，其发病率比健康人群家族高2～10倍。近亲中类风湿因子阳性率也比对照组高4～5倍。强直性脊柱炎患者家族中类风湿性关节炎的发病率比对照组高出2～30倍。一定比例的类湿性关节炎患者确与家族遗传因素有关。

类风湿性关节炎的发病还与体质、精神长期紧张、天气变化、寒冷与潮湿、季节等因素有关。

（二）病理

类风湿性关节炎是全身性疾病，除关节有病理改变外，还涉及心、肺、脾、血管、淋巴、浆膜等脏器或组织，但以关节的病理改变为主。

1. 关节病变

（1）滑膜的改变：关节病变由滑膜开始，滑膜充血、水肿，以靠近软骨边缘的滑膜最为明显。在滑膜表面有纤维蛋白渗出物覆盖。滑膜有淋巴细胞、浆细胞及少量多核粒细胞浸润。在滑膜下层，浸润的细胞形成淋巴样小结，有些在小血管周围聚集。滑膜表层细胞增生呈栅栏状，表面绒毛增生。在晚期，大部分浸润细胞为浆细胞，关节腔内有渗出液。

在此过程中关节积液肿胀，关节囊及韧带水肿，关节疼痛，活动明显受限。

（2）肉芽肿形成：在急性炎症消退后，渗出液逐步吸收。在细胞浸润处，毛细血管周围成纤维细胞增生明显。滑膜细胞呈柱状栅栏样排列，滑膜明显增厚呈绒毛状。滑膜内血管增生，即成肉芽肿，并与软骨粘连，向软骨内侵入。血管内膜细胞中有溶酶体空泡形成，血管周围有浆细胞围绕。滑膜内可见类风湿细胞聚集。

在此程中关节表现为亚急性期，关节肿胀，疼痛缓解，但时有发作。关节出现晨僵现象，血沉增快，血清检出类风湿因子阳性。

（3）关节软骨及软骨下骨的改变：由于滑膜出现的肉芽组织血管翳向软骨内覆盖侵入，逐渐向软骨中心蔓延，阻断了软骨由滑液中吸收营养，导致软骨逐步被吸收。同时，由于溶酶体内蛋白降解酶、胶原酶的释放，使软骨基质破坏、溶解，导致关节软骨广泛破坏，关节间隙变窄，关节面粗糙不平，血管翳机化后形成粘连，纤维组织增生，关节腔内形成广泛粘连，而使关节功能明显受限，形成纤维性强直。待关节软骨面大部分吸收后，软骨下骨表面破骨与成长反应同时发生，在骨端形成新骨，而致关节骨性强直。

由于关节内长期反复积液，致关节囊及其周围韧带受到牵拉而延长、松弛；再加上关节面和骨端被破坏，使关节间隙变窄，关节韧带更为松弛。由于关节炎症及软骨面破坏，患者因疼痛常处于强迫体位。关节周围的肌肉发生保护性痉挛。关节周围的肌肉、肌腱、韧带和筋膜也受到病变侵犯而粘连，甚至断裂，最后导致关节脱位或畸形位骨性强直。

2. 关节外病变

（1）类风湿性皮下结节：类风湿性皮下结节是诊断类风湿性关节炎的可靠证据。结节是肉芽肿改变，其中心坏死区含有IgG和类风湿因子免疫复合物，周围被纤维细胞、淋巴细胞及单核细胞所包围，最后变为致密的结缔组织。有20%周围型类风湿关节炎和6%小儿型类风湿关节炎的患者可见皮下结节，常见于尺骨鹰嘴突及手指伸侧，在身体受压部位也可能见到。

（2）肌腱及腱鞘、滑囊炎症：肌腱及腱鞘炎在手、足中常见，在肌腱和鞘膜有淋巴细胞、单核细胞、浆细胞浸润。严重者可触及肌腱上的结节，肌腱可断裂及粘连，是导致周围关节畸形的原因。

滑囊炎以跟腱滑囊炎多见，在肌腱附着处常形成局限性滑膜炎，甚至可引起局部骨质增生或缺损。滑囊炎也可能发生在腘窝部位，形成腘窝囊肿。

（3）类风湿性血管炎：临床表现为皮肤血管炎损害，局部可触及紫癜、躯干非特异性红斑、血管梗死、大疱和溃疡，20%的患者发生指（趾）坏疽。侵犯血管不同，病情轻重不一。重者侵及中、小动脉，有广泛的系统性损害（图9-3-1）。

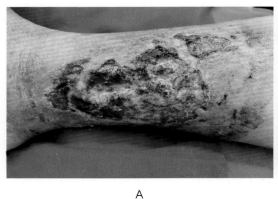 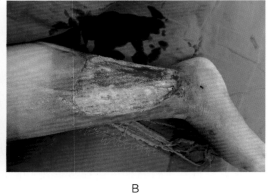

A   B

图9-3-1 类风湿性血管炎下肢溃疡

二、临床表现

周围型类风湿性关节炎以女性患者为常见。由多个关节开始发病，女性多先由手及腕小关节起病，而男性多先由膝、踝、髋等单关节起病。

（一）症状和体征

1. 关节疼痛和肿胀　最先出现关节疼痛，开始可为酸痛，随着关节肿胀逐步明显，疼痛也趋于严重。关节局部积液，温度增高。反复发作后，患肢肌肉萎缩，关节呈梭形肿胀。关节压痛程度常与病变严重程度有关。患者常主诉开始活动关节时疼痛加重，活动一段时间后疼痛及活动障碍明显好转。关节疼痛与气候、气压、气温变化相关。

2. 晨僵现象 在早晨睡醒后出现关节僵硬或全身发紧感，起床活动一段时间后症状即缓解或消失。与其他关节病的晨僵现象的区别在于类风湿性关节炎的晨僵是典型、经常而持久的。

3. 多个关节受累 常由掌指关节或指间关节发病，其次为膝关节。发病时受累关节常为1～3个关节，之后受累关节可发展到3个以上。受累关节常呈对称性，但也有一部分患者呈非对称性受累。第一次发病关节1～3个月后可出现另一些关节肿胀、疼痛，以后反复交替发作和缓解。关节症状可持续数月、数年或数十年，有些甚至四肢大多数关节均被涉及。

4. 关节活动受限或畸形 晚期关节活动受限并呈现不同程度的畸形，手指及掌指关节常呈现鹅颈畸形或尺偏畸形，腕关节常强直于尺偏位，腕关节融合。肘关节半屈曲固定及前臂旋转功能消失，膝关节呈内翻、外翻畸形，髋关节则多强直在屈曲内收位，跖趾关节及跗蹠关节呈腓偏畸形及锤状趾畸形。

（二）X线表现

X线表现分为四期，即骨质疏松期、关节破坏期、严重破坏期及强直期。

1. 骨质疏松期 主要表现为关节肿胀、骨质疏松，无关节破坏征象。X线片上可见关节周围软组织肿胀或关节囊肿胀。早期为局限性骨质疏松或长骨干骺端、关节周围骨质普遍疏松。

2. 关节破坏期 主要表现为骨质疏松已明显，关节间隙轻度狭窄。早期仅有关节间隙狭窄，较严重者关节面边缘模糊不清、凹凸不平或出现囊状透亮区。

3. 严重破坏期 多处软骨下骨破坏，关节间隙明显狭窄，关节变形。关节间隙尚可见，骨质疏松明显。

4. 强直期 关节间隙完全消失，关节融合。可见粗条的骨小梁通过关节面，而骨小梁的排列变疏。在大关节可见骨质增生或硬化表现。关节呈畸形位融合或纤维性强直。

（三）实验室检查

1. 血常规 患者常有轻度贫血及白细胞增高。

2. 血沉 血沉是一项简单、灵敏、反映炎症活动度的可靠标准。血沉增快表明有炎症活动。如关节炎临床表现已消退，而血沉增快并不下降，表明类风湿关节炎可能复发。

3. 类风湿因子 类风湿活动度愈高，病程愈长，则血清及滑膜中的类风湿因子愈高。在关节肿胀期，类风湿因子多为阳性。用致敏羊血红细胞凝集试验，1：64以上为阳性，1：100以上有诊断价值，类风湿性关节炎患者阳性率为70%～100%。

4. 抗链球菌溶血素 一部分类风湿性关节炎患者抗链球菌溶血素O试验升高到400U以上。

5. 人类白细胞抗原系统（HLA） 强直性脊柱炎患者HLA-B29的阳性率为90%～100%，而类风湿因子多为阴性，可以作为鉴别点。

6. 血清蛋白电泳 α_1球蛋白在类风湿性关节炎慢性期明显增高。α_2球蛋白在类风湿性关节炎早期即升高，病情缓解后即下降。β球蛋白升高表示类风湿性关节炎病情严重，γ球蛋白增高则反映临床症状的发展。

7. 血清免疫球蛋白 类风湿性关节炎患者血清免疫球蛋白升高率为50%～60%，多为IgG和IgM升高。

8. **滑液凝块试验**　在滑液内滴入几滴稀醋酸，滑液内的粘蛋白会结成凝块沉淀。类风湿性关节炎的关节液所形成的凝块易碎，呈点状或雪花状。

三、诊断与鉴别诊断

（一）诊断

1966年，美国风湿病学会（ACR）制订了新的类风湿性关节炎的诊断标准。

1. 3个肢体发作性疼痛史，每组关节（如近指间关节）计为一个关节，左、右侧各为一组。

2. 3个肢体关节肿胀、活动受限、半脱位或强直必须包括：①至少有一只手、腕或足关节受累；②有一对称关节受累。

除外以下关节病变：①远端指间关节；② 第5指近端指间关节；③第1跖趾关节；④髋关节。

3. X线片有骨破坏改变。

4. 血清类风湿因子阳性。

具备上述标准中第1或第2项，加上第3或（和）第4项者，均可诊断为类风湿性关节炎。

（二）鉴别诊断

注意与银屑病关节炎、系统性红斑狼疮及滑膜结核相鉴别。

1. **银屑病关节炎**　银屑病关节炎是一种类风湿样疾病，与Reiter综合征、强直性脊柱炎及炎症性肠病关节炎同属于血清阴性脊柱关节病的一种。银屑病的典型表现是鳞屑、红斑皮疹，大约5%的银屑病患者患有某种感染性关节炎，大多数病例的皮肤损害早于关节炎表现，但是有15%～20%的患者皮肤损害晚于关节炎的出现。银屑病关节炎的表现千变万化：95%的患者表现为外周关节受累；25%的患者为多关节发病，类似于类风湿性关节炎；5%的患者表现为经典的远指间关节受累，侵蚀远节指骨，破坏远指间关节，指甲呈顶针样凹陷及甲剥离。溶骨改变非常常见，破坏骨结构，关节间隙增宽，沿关节远端的骨皮质边缘出现骨质增生，关节近端指骨呈锥形，与远端的指骨改变形成铅笔帽的形状。溶骨多见于远指间关节，也可累及所有指关节，而导致手指缩短，最终出现残毁性关节炎，称为观剧望远镜手（opera glass hand）（图9-3-2）。银屑病关节炎导致的手部畸形与类风湿性关节炎类似，但也有几点明显差异，如前者有银屑病皮损样表现，而后者腱鞘炎及肌腱断裂发生率明显高于前者，因此银屑病关节炎很少需行腱鞘切除及其他肌腱手术；银屑病关节炎也没有类风湿性关节炎的皮下结节；不同于类风湿性关节炎的对称性发病，银屑病关节炎通常表现为双

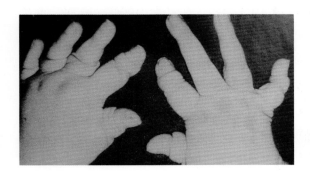

图9-3-2　银屑病关节炎，残毁的手部呈观剧望远镜样畸形

手不对称性受累或手的不对称性受累，受累手指与未受累的手指相邻，形成明显的畸形。

2. **系统性红斑狼疮** 系统性红斑狼疮是一种累及多系统的疾病，关节与手掌被累及，还可累及身体许多重要器官，如心脏、肺、肾。心包炎是最常见的心脏问题，胸膜炎影响肺功能。据报道，50%的红斑狼疮患者有肾脏疾病的临床表现，85%的患者有皮肤损害，典型表现为日晒后脸颊及鼻梁处蝴蝶形红斑，另一种典型皮疹是手指、手掌经日晒后出现的红斑性斑丘疹。

系统性红斑狼疮发病起始经常被误诊为类风湿性关节炎或非特异性关节炎，患者多为年轻女性，女性与男性的患病比例约为9∶1，黑色人种女性发病率高于白色人种，发病平均年龄为15～25岁。手部被累及时出现对称性关节肿胀、触痛、活动时疼痛及晨僵等症状。雷诺病也很常见。关节畸形是系统性红斑狼疮在手部最常见的表现，类似于类风湿性关节炎，多表现为韧带及掌板松弛、肌腱半脱位并导致关节不平衡，而不是其他关节炎所表现的关节软骨侵蚀破坏。腕关节、手指及拇指是最常见的累及部位，随后是踝关节、肘关节及肩关节。放射学检查可显示畸形（图9-3-3），但关节间隙正常。可出现腱鞘炎表现。系统性红斑狼疮患者可能还患有比手及腕关节畸形更严重的其他系统问题，应首先由风湿学家及内科医生进行相关治疗，没有主要器官受累的患者通常使用非甾体抗炎药治疗，更严重的病例可以使用糖皮质激素。对于腕关节及手部伴发的畸形，则需要手外科医生与康复医生的合作治疗。

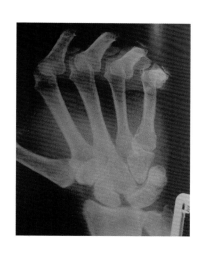

图9-3-3 系统性红斑狼疮的关节X线表现

系统性红斑狼疮导致的畸形与类风湿性关节炎畸形类似，但无关节破坏，注意其掌指关节的尺偏及掌侧半脱位继发的掌骨桡偏畸形、舟月分离，无关节间隙变窄、关节周围侵蚀及囊性变

3. **滑膜结核** 患者多为中年人。发病与职业有些关系，如从事皮毛、制革、牛奶、动物油脂等工作者，特别是与患有结核病的牛接触者，较易患此病。有的文献报告，临床上的腱鞘滑膜结核可由局部直接植入细菌造成，但从多数患者的病史中未能证实此种说法，仍以血源性感染的可能性为大。局部闭合性外伤，使局部组织抵抗力减弱，有可能适于结核菌在局部繁殖形成病灶。腱鞘滑膜结核有时继发于身体其他部位的结核，但多数病例在体内找不到原发病灶。

结核性滑膜炎早期，病变只限于腱鞘内膜及肌腱外膜，很少累及肌腱本身。如病灶存在时间较长并继续发展，病变可沿腱外膜波及腱内膜，腱内膜充血、变厚，形成肉芽，将腱束及腱纤维分开，肌腱逐渐变粗、变脆，失去原有的光泽，呈黄色或暗红色，磨损及外力作用下可发生断裂。病变穿破腱鞘后，可破入掌中间隙、鱼际间隙。前臂远端掌侧间隙或皮下病变也可以侵蚀关节囊、韧带，破入关节，造成关节结核。病灶附近的神经、血管由于炎性反应的结果，表面可被纤维组织包绕，但病变很少直接侵犯神经、血管。

腱鞘滑膜结核起病缓慢，自觉症状不明显。发病后有数月或数年始就诊者，除局部肿胀外，有时有轻度疼痛、麻木或刺痛感，患手过度操劳后症状可稍加重。早期多无明显运动功能障碍，当腱鞘内张力加大或病变涉及肌腱时，患手可有屈伸障碍。腕管内张力过大时，可出现正中神经压迫症状。

病变的部位及范围与手部肌腱滑膜鞘的构造有密切关系。若病灶起始于示、中、无名指屈肌腱鞘，则病变早期多局限于患指。若病灶始于拇指、小指的腱鞘或桡、尺侧滑囊，则病变很快波及整个小指腱鞘及尺侧滑囊，或拇指腱鞘及桡侧滑囊，或桡、尺侧滑囊相通形成V形结构。

腱鞘滑膜结核好发于屈侧，伸肌腱鞘滑膜结核较少见。

桡、尺侧滑囊结核可在手掌内及前臂远端呈现葫芦形肿胀，按压肿物时，内容物可在腕管中流来流去，同时可触知流动的声响。

腱鞘滑膜结核局部的皮肤很少有颜色及温度的改变。若病灶破入皮下，有时局部皮肤颜色暗红。若继发化脓性感染，则可出现急性炎症症状（图9-3-4）。

手部慢性腱鞘滑膜炎以结核性为多。类风湿性腱鞘滑膜炎虽很少见，但临床上有时两者很难鉴别。肘部滑车上淋巴结或腋窝淋巴结肿大，切除肿大的淋巴结做病理检查有助于鉴别诊断。必要时可穿刺抽出滑膜内容物，做动物接种，以资明确诊断。

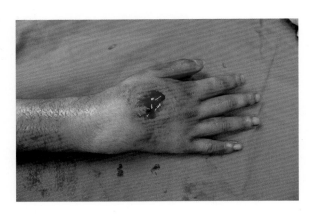

图9-3-4 滑膜结核的表现

四、治疗

（一）保守治疗

1. 一般急性发作期治疗应卧床休息，并将受累关节以石膏托或夹板适当制动，以减少疼痛。缓解期要适当进行身体锻炼和关节活动。注意加强饮食营养。也可采用物理疗法及针灸、拔火罐等治疗。

2. 急性发作期药物治疗可采用青霉素制剂治疗。水杨酸钠、阿司匹林等水杨酸制剂有较好的止痛作用，是类风湿性关节炎的首选药物。非类固醇抗炎药物，如芬必得、扶他林、舒林酸、奥湿克等有一定疗效，均可选用。激素类药物要慎用，切不可长期大剂量使用激素，以防产生严重的副作用。免疫抑制剂、中医中药也可使用。对于局限性关节疼痛显著者，可采用醋酸氢化可的松及醋酸泼尼松龙关节内注射25mg，间隔14天左右可再注射一次。手术时机及方案的选择需要丰富的临床经验。

（二）术前注意事项

应根据患者的手功能和实际需要以及手术医生的临床经验而设计个体化的治疗方案。畸形的存在并不是手术指征，因为很多患者虽然畸形严重，但功能良好，因此类风湿性关节炎的功能重建手术需要专业手外科医生的设计与进行。

由于功能重建过程经常会持续几个月甚至几年，因此医患之间良好的沟通对于治疗的实施非常重要。

手术方案的选择取决于疾病的严重程度和类型。对于接受药物治疗的轻型患者，如果出现1～2个关节持续性滑膜炎，可选择滑膜切除术。但对于进展迅速的关节病变，滑膜切除是禁忌证。对于这些患者，应密切观察病情进展，以便在出现严重畸形前选择必要的手术矫正。对于疾病进展迅速的患者，早期进行腱鞘滑膜切除术，可以防止肌腱断裂。随着抗肿瘤坏死因子在临床上的应用，对于进展期患者，治疗过程中风湿内科医生与手外科医生之间的沟通尤为重要。在决定手术干预之前，应首先接受恰当的内科治疗。在严重的固定畸形或关节半脱位、脱位出现之前进行手术干预，可以获得较好的疗效。在关节囊与关节韧带破坏拉长后，由于缺乏足够的软组织支持，维持关节的力线及功能变得非常困难。轻型的病例一般都属于健康、有活力的人，这些患者通常因功能受损而有明显的失落感，对于这部分患者，如果要进行手术干预一定要慎重，因为患者想通过治疗维持原有的爱好与运动能力，但随着病情进展，可能没有足够的力量或持久度，手外科手术不可能挽救所有功能，而且可能会进一步减弱手部力量及功能。因此，对于这部分患者，手术不能达到其期待的结果，并不是适宜的治疗，他们需要充分了解自己的疾病及预后，改正生活方式，康复医生可能会对此有所帮助。

对于虽有多个关节破坏，但疼痛不明显、功能损失不明显的患者，手术可能也得不到满意的结果。除非手术可以显著地减轻疼痛或改善功能，否则不可能满足患者对手术的期望。

手术前，医生与患者之间应进行深度良好的沟通，使患者对疾病有充分的认识，其期望值应与手术的目的及能够达到的效果一致，患者必须了解有些畸形，特别是掌指关节畸形，术后仍会复发，这种术前沟通是必需的，无可替代的。

（三）手术治疗

随着对类风湿性关节炎研究的深入，人们逐步认识到外科手术疗法对类风湿性关节炎的治疗可以起到防止或延缓病情发展以及矫正畸形、恢复关节功能的作用。

1. 滑膜切除术　自1887年Schüler首先应用滑膜切除术以来，由于适应证选择不同，方法不一，效果并不理想。近10余年，随着对于类风湿性关节炎病理生理的深入理解，逐步认识到当急性期经药物基本控制后，手术切除滑膜，消除了类风湿性关节炎的病灶，能够免除关节软骨破坏，终止滑膜局部免疫反应，避免全身自身免疫反应的产生与发展，这给滑膜切除术以理论上的支持，如适当地选择手术适应证进行滑膜切除术，可提高手术效果。这一观点已逐步被人们所接受。

（1）适应证：①经有效的药物治疗，急性炎症已基本控制，全身情况比较稳定者；②亚急性反复发作的滑膜炎，病情持续1年以上，经多种非手术疗法治疗效果不显著者；③关节内有大量渗出液，保守治疗无效达3个月，且开始骨质破坏，关节活动受限者。

早期进行滑膜切除术可减轻患者疼痛，减轻或延缓关节面破坏。如待到关节已出现畸形，关节周围肌肉、韧带、肌腱已出现纤维化，则滑膜切除的效果较差，并可能影响关节活动度。故应在无明显骨质破坏时进行滑膜切除。

（2）手术方法：要求尽可能地切除滑膜组织，不切断韧带或骨组织，以利术后早期关节活动。

2. 肘关节滑膜切除术　Smith-Peterson发现在类风湿性关节炎患者中，由于肱二头肌保护性痉挛，使桡骨头向前移位，桡骨头关节与肱骨小头的关节面对位不好。为增加伸屈功能及前臂旋转功能，手术时应将桡骨头切除，同时进行滑膜切除。可经肘外侧切口，由指总伸肌后侧进入，劈开桡侧腕伸肌纤维及外侧副韧带，进入关节囊，显露桡骨头并将其切除，并刮除环状韧带周围的滑膜组织。将关节囊向前方牵开，切除滑膜。再经肘内侧面以肱骨内髁为中心作一纵行切口，保护尺神经，进入关节囊，切除残留滑膜。

腕关节可经背侧作S形切口进入，将指伸肌腱拉开后，即可切开关节囊，切除滑膜，将指伸肌腱滑膜一并切除。

掌指关节及指间关节滑膜切除与纠正尺偏畸形同时进行。

3. 关节清理术　多用于慢性期患者，除慢性滑膜炎外，同时有软骨及骨组织改变。术中除将滑膜切除外，还将损坏的软骨全层切除，清除增生的骨质。术后应进行被动活动练习器辅助关节活动。

（四）手及腕关节类风湿性关节炎的手术

手术大致分为以下5类：滑膜切除、腱鞘切除、肌腱手术、关节置换及关节融合。这里我们主要探讨类风湿性滑膜炎及肌腱断裂的诊断及治疗。

1. 类风湿性滑膜炎　类风湿性关节炎是一种滑膜病变。手及腕关节结构中，腱鞘滑膜层包绕肌腱，滑膜增生可影响相应结构。同样，关节内滑膜也可以产生病变。腱鞘受累很常见，而且可以比关节内病变出现症状还早数月。

腱鞘受累最为常见的3个部位是腕关节背侧、腕关节掌侧及手指掌侧。腱鞘滑膜炎可以引起疼痛，肌腱功能受损，增生滑膜组织侵蚀肌腱可以导致肌腱断裂。治疗可以缓解疼痛，尤其在周围组织出现继发性改变或肌腱断裂之前进行治疗，还可以防止畸形产生及功能受损。因此，背侧、掌侧及手指的滑膜切除术通常是类风湿性关节炎患者的第一个手术。在预防性滑膜切除术中，发现有50%～70%的滑膜炎患者的肌腱被增生的滑膜组织侵蚀。

（1）肌腱与腱鞘的解剖：在腕关节背侧，深筋膜增厚形成约3cm宽的伸肌支持带，其功能是为走行于鞘管中的伸肌腱提供滑车作用。伸肌支持带掌面至桡尺骨背面走行的垂直鞘管共形成6个伸肌鞘管，以数字命名，第1（最桡侧）伸肌鞘管中是外展拇长肌腱及拇短伸肌腱，第2伸肌鞘管中为桡侧伸腕长、短肌腱，第3伸肌鞘管为拇长伸肌腱，第4伸肌鞘管中为指总伸肌腱及示指固有伸肌腱，第5伸肌鞘管中为小指固有伸肌腱，第6伸肌鞘管中为尺侧腕伸肌腱。每一腱鞘都被起自伸肌支持带近侧缘近端，延伸至掌骨基底水平的滑膜环绕，而远端的肌腱由腱周组织覆盖，并不是滑膜组织。腕关节掌侧，拇指和其他手指的屈肌腱与正中神经自腕横韧带（屈肌支持带）穿过，腕横韧带覆盖腕骨掌侧，桡侧附着于大多角骨及舟骨，尺侧附着于钩骨钩及豆状骨，形成腕管顶部。在屈肌腱进入腕管之前，由共同的腱鞘滑膜包绕，而拇长屈肌腱被一单独的腱鞘包绕。示、中、环指的腱鞘自手掌中部延伸至远指间关节，而拇指、小指的腱鞘向近端延伸至腕管。

（2）腕关节背侧（伸肌）滑膜炎：腕关节背侧（伸肌）滑膜炎（简称腕背滑膜炎）表现为腕关节背侧肿胀，肿胀可以是轻微的或广泛的，可以累及一条、几条或全部伸肌腱。由于腕关节背侧及手背的皮肤比较薄，容易推动，因此腱鞘滑膜增生及背侧滑膜炎的临床表现非常明显，可能是类风湿性关节炎的首发症状。单发滑膜炎无疼痛，患者通常忽视肿胀，直至肌腱断裂、丧失主动伸直功能时患者才意识到自身的疾病。当腕背滑膜炎的患者主诉疼痛时，应注意有无累及桡腕关节及桡尺关节。

疾病早期，滑膜组织菲薄，沿腱鞘延伸。随着疾病进展，滑膜组织增厚，质地坚韧，与进展性类风湿性关节炎关节内滑膜组织类似。有时纤维素性米粒体充满肌腱鞘内，增生滑膜与肌腱表面粘连，逐渐侵及肌腱，造成肌腱强度减弱及肌腱断裂。有时在肌腱内可发现类风湿结节。

早期腕背滑膜炎可以自发缓解或服药后缓解，经休息及局部注射激素封闭治疗也可以缓解。但随着病情进展，滑膜增生，仅靠以上方法很难缓解。因此，建议如规律、正规地保守治疗4~6个月病情无明显改善者早期行腕背滑膜切除术。腕背滑膜切除术后，尽管伸肌鞘管内肌腱受滑膜炎累及，质量欠佳（有证据表明肌腱有磨损），但很少发生自发断裂。

1）手术方法：腕背滑膜切除术。选择腕关节背侧中线稍偏尺侧直切口（推荐）或弧形切口（图9-3-5），切开并掀起皮肤及皮下组织瓣，显露伸肌支持带及深筋膜，保护桡神经浅支及尺神经背侧支，将神经保留于皮瓣中。尽可能保留纵行的静脉，切断横行的交通支静脉，Z形切开第4伸肌鞘管，切断走行于第4伸肌鞘管基底桡侧的骨间后神经终末支，此神经支分布于腕关节，切断后可使腕关节部分失神经支配。切开第3、4伸肌鞘管的分隔，分离、保护拇长伸肌腱。分离切断所

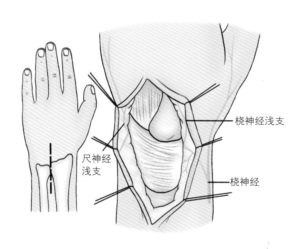

图9-3-5 背侧腱周滑膜切除术的切口示意图

笔者认为直切口优于弧形切口，注意保护皮瓣内的桡神经、尺神经浅支

有垂直分隔，将伸肌支持带桡侧部分掀开至第2、3伸肌鞘管，或第1、2伸肌鞘管处（如果第2伸肌鞘管需要滑膜切除术），尺侧部分掀开至第4、5伸肌鞘管处。除非第1伸肌鞘管明显累及，一般不需要打开。然后切除每一个伸肌腱鞘内的增生滑膜。如果必要，也可以行某一伸肌鞘管（如第4伸肌鞘管）的局限性腕背侧滑膜切除术：Z形切开第4伸肌鞘管，但不需要向桡侧及尺侧掀开，切断走行于第4伸肌鞘管基底桡侧的骨间后神经终末支，使用蚊氏钳或咬骨钳咬除增生的滑膜。尽管有时与伸肌腱粘连紧密的组织无须切除，但仍应该尽可能彻底地切除病变滑膜，肌腱磨损处使用可吸收线修复。如果肌腱磨损部分明显，肌腱断裂风险极大，可以将受累肌腱缝合至邻近的磨损区近端的肌腱上，或者将磨损肌腱重叠缝合。如果术中发现肌腱受累范围广泛，说明其他部分或对侧肢体的肌腱也可能存在同样的情况，应考虑早做手术，以防止肌腱断裂。

清除腱鞘滑膜后应评估腕关节情况，如果关节内也有滑膜增生，则打开关节，用小的弯头咬骨钳清除腕关节内滑膜。检查桡骨及尺骨的背侧，任何骨赘都可能造成肌腱磨损及断裂，用咬骨钳予以清除。尺骨远端如果已脱位，并且明显向背侧突出，应切除尺骨远端。

将伸肌支持带置于肌腱之下并缝合固定于原位，提供一个光滑的肌腱滑动床。如果可能出现弓弦样肌腱崩起（如患者伸腕良好），则将半伸肌支持带覆盖于肌腱之上。术中注意用部分伸肌支持带控制尺侧伸腕肌腱于背侧，稳定于原位（9-3-6）。

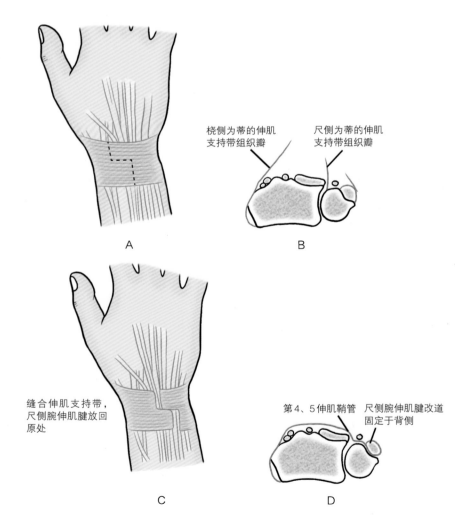

桡侧为蒂的伸肌支持带组织瓣　尺侧为蒂的伸肌支持带组织瓣

A

B

缝合伸肌支持带，尺侧腕伸肌腱放回原处

第4、5伸肌鞘管　尺侧腕伸肌腱改道固定于背侧

C

D

图9-3-6　手术示意图

A. Z形切开伸肌支持带　B. 通常桡侧为蒂的伸肌支持带组织瓣掀至第1～2伸肌鞘管，尺侧为蒂的伸肌支持带组织瓣掀至第4～5伸肌鞘管，需要打开第5伸肌鞘管　C. 延长并缝合伸肌支持带，必要时，一侧伸肌支持带组织瓣可以置于肌腱深层　D. 必要时，尺侧伸肌支持带组织瓣包绕尺侧腕伸肌腱

关闭切口前应放松止血带进行止血。如果止血带放松后出血很少，则不需要放置引流；如果术中没有放松止血带止血，则需要放置负压引流，防止产生血肿。敷料包扎手及腕关节，用掌侧石膏托制动腕关节于中立位，掌指关节伸直位，不制动指间关节。24～36小时后拔除引流管。腕背滑膜清除可以与拇指融合、掌侧滑膜清扫或手指腱膜切除等手术同时进行。

2）术后处理：术后24～48小时进行手部活动，主要强调主动的屈伸练习。多数患者可以很快恢复运动，但疼痛阈值低的患者可能需要在专业康复理疗师的指导下进行活动。掌指关节应固定于伸直位，直至开始主动活动锻炼，防止伸肌腱松弛。术后石膏固定或支具固定腕关节2周。

患者主动伸直掌指关节面困难时，功能锻炼使近指间关节与远指间关节屈曲，有助于改善关节活动。所有伸肌腱的力量集中于掌指关节水平，可以增强伸肌腱的滑动功能（图9-3-7）。

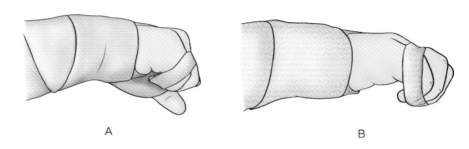

A   B

图9-3-7 术后制动近指间关节及远指间关节于屈曲位，开始掌指关节功能锻炼，掌指关节由屈曲至伸直，使伸肌腱最大限度地滑动

A. 掌指关节屈曲 B. 掌指关节伸直

3）并发症：腕背滑膜切除术的并发症并不常见，最严重的并发症是皮肤坏死。皮肤坏死后，伸肌腱裸露、断裂及瘢痕形成的风险极大，类风湿性关节炎患者（特别是服用糖皮质激素者）术后背侧皮瓣下血肿形成是伤口延迟愈合最主要的原因。术中应注意防止血肿形成，皮肤无张力缝合，常规放置引流。有必要的话，伤口的远、近端空置开放，防止血肿形成。缝合皮下组织，覆盖伸肌腱，有时皮肤破溃时也可以将伸肌支持带置于伸肌腱之上，以保护肌腱。不要过早拆除缝线，如果皮肤有破损，可以伤口扩创，皮肤覆盖。掌指关节佩戴支具固定于伸直位，直至2～3周伤口愈合。

有时术后肌腱粘连会导致掌指关节伸肌腱松弛或手指主动屈曲受限，手部康复应按需调整，重点是屈伸活动。如果患者疼痛或屈曲力弱妨碍屈曲，则辅助被动屈曲并使用动力屈曲支具。如果有明显的伸肌腱松弛，则使用动力伸直牵引支具。腕背滑膜切除术后活动范围减小见于术中肌腱质量欠佳、多关节受累及疼痛阈值低的患者。

腕背滑膜切除术后很少需要肌腱松解，但是如果术后6个月仍有明显的功能受限，应该考虑肌腱松解术。

（3）腕关节屈肌腱滑膜炎（图9-3-8）腕关节背侧皮肤较薄，腕背肿胀比较明显。与之不同的是，尽管掌侧屈肌腱滑膜增生常见，但通常外观并无明显肿胀。屈肌腱鞘增生可影响周围的解剖结构，压迫正中神经，导致腕管综合征，也可影响指屈肌腱自由滑动受限，导致手指主、被动活动均受影响。

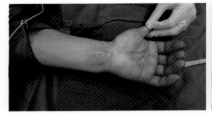 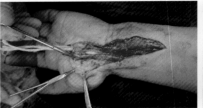 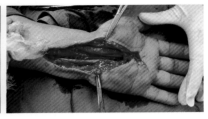

A　　　　　　　　　　　B　　　　　　　　　　　C

图9-3-8　腕关节屈肌腱滑膜炎

A. 外观　　B、C. 解剖所见

类似于伸肌腱鞘管滑膜炎，屈肌腱滑膜炎最终破坏肌腱表面，造成肌腱粘连，甚至因滑膜组织侵及肌腱而导致肌腱断裂，有时甚至完全破坏腕管范围内的所有屈肌腱。

尽管局部激素注射治疗可能暂时缓解症状，但我们坚信早期手术减压腕管，切除屈肌腱滑膜，可避免正中神经出现永久性损伤。屈肌腱滑膜切除术及腕管减压术可防止出现永久性疼痛、麻木、大鱼际肌肉萎缩及肌腱自发断裂等，并改善肌腱独立的滑动功能。

1）手术方法：掌正中切口平行于鱼际纹，向近端延伸，并弯向腕关节尺侧，Z形延长至腕上4～5cm，在腕关节屈侧横纹水平应注意保护正中神经掌皮支，切开腕关节的深筋膜，切开腕横韧带，打开腕管，显露正中神经（图9-3-9）。

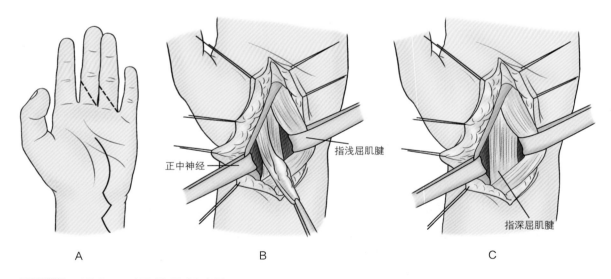

A　　　　　　　　　　　B　　　　　　　　　　　C

图9-3-9　腕关节屈肌腱滑膜切除术示意图

A. 腕关节掌侧切口　　B、C. 显示手掌及手指的屈肌腱腱周滑膜切除，暴露腕关节水平屈肌腱，使用Penrose引流管牵开正中神经，切除屈肌腱周围增生的腱周滑膜组织

游离正中神经，分离正中神经鱼际支，向肌内分离。如果发现鱼际肌筋膜压迫神经分支，切断压迫筋膜，松解神经，切除包绕屈肌腱的增生滑膜，修复磨损肌腱（与腕背滑膜炎描述相同）。有时术中甚至可以发现未预测到的屈肌腱断裂，因此术前应详细了解屈肌腱功能情况。如果屈肌腱由

瘢痕组织相连，为了发挥其功能，不要切除所有病变的组织，在屈肌腱滑膜切除术时仔细分离，术前必须考虑到指深屈肌腱自包绕的滑膜组织中逐一分离出来的后果，单纯分离出指浅屈肌腱，而将指深屈肌腱留于原位（术中不将指伸屈肌腱分离为4个单独的肌腱，仅将它们作为整体与基底的瘢痕组织分离）可能更加安全。

切除滑膜后，检查腕管基底部分，用咬骨钳去除所有突出的骨赘（尤其是舟骨掌侧），防止其磨损肌腱导致断裂。可以利用局部软组织转位缝合覆盖外露的骨面。Ertel及其同事描述了一种掌侧转移皮瓣，用于覆盖不能直接缝合的组织缺损（图9-3-10）。

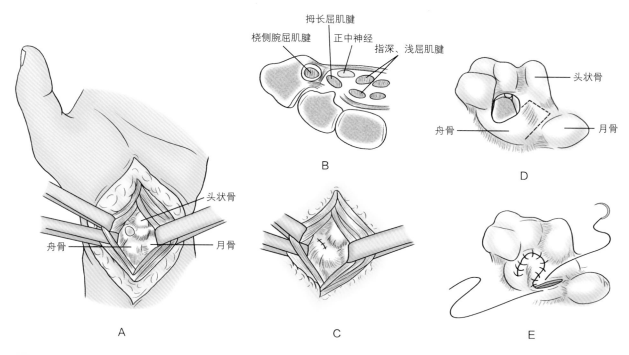

图9-3-10 舟骨骨赘侵蚀腕关节掌侧关节囊

A. 导致Mannerfelt损伤 B. 拇长屈肌腱、桡侧屈腕肌腱、屈指深肌腱、屈指浅肌腱磨损断裂，掌侧腱周滑膜切除术时 C. 方法一：切除骨赘，直接关闭关节囊 D、E. 方法二：关节囊局部转移，关闭关节囊

2）术后处理：①支具固定腕关节于中立位；②术后可以立即进行手指的主动活动。

牵拉屈肌腱，检查手指活动，应达到拇指与手指的肌腱能顺畅滑动。如果滑动过程中有嵌顿现象，说明手掌或手指肌腱有结节，应检查受累肌腱，去除结节，修复肌腱。

（4）手指的屈肌腱滑膜炎：如之前描述，骨纤维通道由滑膜内衬覆盖，通道没有延展性，即使是轻度的滑膜增生也会明显影响手指的功能（图9-3-11）。类风湿结节可以发生在单一或所有屈肌腱的腱周组织内，也可能出现在不同的水平。结节的大小及其与环状滑车的关系决定了受损的程度。

类风湿性关节炎扳机指的产生基于类风湿结节的大小与位置，有几种不同的临床类型。小的局部结节可能导致肌腱屈曲过程中嵌顿，其原理与非类风湿性狭窄性腱鞘炎的扳机指相同；手掌远端的屈肌腱结节可以导致手指屈曲时绞锁；指深屈肌腱位于近节指骨A₂滑车的结节会导致手指在伸直时绞锁；骨纤维通道内的滑膜炎会导致手指掌侧肿胀及活动受限，通常主动活动重于被动活动。手指活动受限会引起关节周围软组织挛缩，指间关节僵硬，一旦指间关节出现僵硬，很难确定手指活动受限是由于关节僵硬还是屈肌腱滑动受阻，诊断就更加困难。长期的屈肌腱滑膜炎最终会导致肌腱断裂。无论是以上哪一种类型，均应行屈肌腱滑膜及结节切除术。

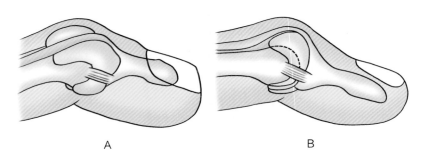

图9-3-11 远指间关节滑膜囊肿胀示意图

A. 背侧所见 B. 侧面所见

手术方法：手指屈肌腱滑膜切除术。对于类风湿性关节炎合并指屈肌腱滑膜炎的患者，笔者通过手指掌侧Z形切口探查其屈肌腱状况（图9-3-12），这种手术切口可以在必要的情况下向近端或远端延伸。如果病变累及多个手指，可以在手掌远端作横行切口，暴露屈肌腱近端的情况，切除包绕肌腱的病变滑膜，但应注意尽可能多地保留环形滑车，防止屈肌腱弓弦样崩起。

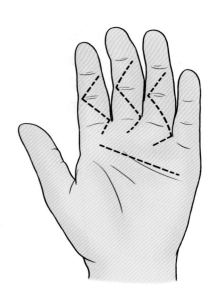

图9-3-12 手指掌侧Z形切口示意图

切除屈肌腱内的类风湿结节，修复肌腱缺损，之后牵拉屈肌腱以确定其滑动是否顺畅，有时在不同水平的骨纤维通道中可能存在另外的结节，只有切除最主要的结节，检查肌腱滑动时才能发现。如果手指被动活动大于牵拉肌腱得到的主动活动范围，则需要进一步切除滑膜组织，屈肌腱滑膜切除术的最终目标是达到手指主、被动活动一致。术中可以松解僵硬关节以改善手指的被动活动，一种方法是切除指浅屈肌腱的一侧纤维，使骨纤维通道内容物减少，但笔者常规不应用这种方法，而建议切除部分环状滑车，使肌腱能够顺畅滑动。如果整个指浅屈肌腱病变严重，阻碍指深屈肌腱的滑动，则应切除指浅屈肌腱（图9-3-13）。

术后第一天开始活动手指，应指导患者控制手指的每一个关节，单独练习指浅屈肌腱与指深屈肌腱，防止两个肌腱之间发生粘连。

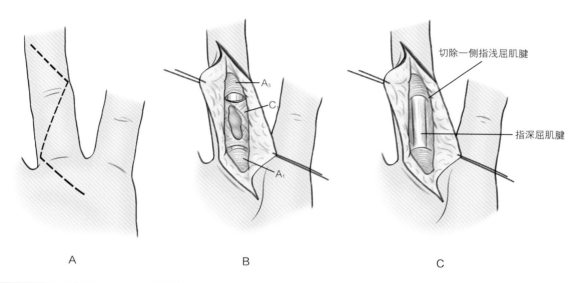

图9-3-13 手指屈肌腱滑膜切除术示意图

A. Z形切开　B. 注意环状滑车，增生滑膜通常自薄弱的交叉滑车处膨出，切除腱周滑膜时，尽可能保留环状滑车　C. 切除一侧指浅屈肌腱，使保留的肌腱能够自由滑动而不伤及环状滑车功能

（5）近指间关节的类风湿性畸形及其治疗：掌指关节的炎症明显而近指间关节的炎症不太严重时可发生鹅颈畸形，即近指间关节过伸。近指间关节的炎症较掌指关节严重时发生相反的畸形，即钮孔状畸形。

从解剖学条件来看，近指间关节滑膜炎严重时，背侧关节囊较掌侧松弛，故滑膜增厚、肿胀后也向背侧薄弱处扩展。

近指间关节背侧中央有伸肌中央束，其稍侧方存在由骨间肌移行的外侧束（腱），两束之间以薄的腱膜相连。因此，滑膜肿胀时向薄的腱膜施加压力，腱膜和中央束逐渐被拉长、松弛，同时外侧束向侧方移位。正常时外侧束起伸直近指间关节的作用，如果向侧方移位并且超过侧中线，则完全丧失近指间关节的伸直作用，反而起屈曲该关节的作用。早期屈指时出现弹响现象，同时外侧束向掌侧滑脱，而伸指时返回正常位。后期外侧束固定于掌侧，不能主动伸直近指间关节，然而远指间关节因外侧束的作用呈过伸状态，发生钮孔状畸形。如果这种状态持续下去，则使畸形固定化，不能被动伸指。

手术方法：近指间关节滑膜切除术。长期不处理近指间关节类风湿性炎症，可发生钮孔状畸形，关节面破坏也更加严重，因此，当保守治疗无效时，应及早进行滑膜切除术。

笔者常用近指间关节背侧S形切口剥离皮下组织直至滑液囊，此时可见肿胀的滑液囊被中央束和两侧外侧束挤压，腱束间腱膜呈葫芦状隆起。在两侧腱膜的侧方作纵行切口，将横支持韧带向侧方翻转后剥离滑膜。滑膜剥离较容易，由背侧的中央束和底面的近节指骨颈部作钝性剥离。滑液囊在近指间关节骨软骨移行部以锐性切断，将背侧滑液囊整块摘除。关节侧面如有增厚的滑膜也要切除。切断两侧侧副韧带下端并予以翻转，在近节指骨头和掌板之间剥离掌侧滑液囊。此外剥离较容易，由两侧剥离就可以整块摘除。尽量完全切除残存的滑膜，然后将侧副韧带缝合于原处。用细尼龙线缝合横支持韧带，最后缝合切口。如果腱膜和中央束之间松弛，最好采用缝缩术。术后2～3天开始主动运动。此外，Lipscomb（1967）提出，切开尺侧侧副韧带、打开关节后切除滑膜，闭锁时缝合侧副韧带，用克氏针固定关节于功能位，其效果满意。用这种方法切除滑膜更能彻底，但会导致关节不稳定，应引起注意。不得已时将尺侧侧副韧带作Z形切开，打开关节操作后用细线重新缝合。

（6）钮孔状畸形的矫正：早期钮孔状畸形病例，如果没有挛缩或可以用手法解除者，可考虑中央束缝缩术或福勒法（Fowler）肌腱移植术。但是陈旧性病例并不是单纯的钮孔状畸形，常合并掌指关节脱位或指尺偏畸形等。因此，治疗时除近指间关节畸形外，还要处理其他畸形。钮孔状畸形也常合并外侧束滑脱和挛缩、掌板和侧副韧带挛缩、近指间关节破坏等。矫正很困难时可试作Fowler氏肌腱切断术，即在中节背侧切断伸肌腱，术后用克氏针固定远指间关节于轻度屈曲位。

（7）远指间关节的类风湿性畸形及其治疗：远指间关节同其他关节，由于类风湿性炎症使背侧关节囊和伸肌腱拉长和松弛，发生屈曲畸形，即槌状指（mallet finger）。但是与其他关节相比功能障碍轻，滑膜切除术或畸形矫正术的适应证少，只是拇指另当别论。钮孔状畸形时，此关节呈过伸位。

（8）希伯登氏结节（Heberdon氏结节）：Heberdon氏结节是类似于类风湿性关节炎的疾病，有远指间关节的功能障碍。1802年，Heberdon报告远指间关节背侧两侧对称出现的结节，后来被人们称为Heberdon氏结节。其病理变化只提到退行性改变，原因尚不太清楚，但有人提到内分泌障碍、循环障碍、神经障碍等。

Heberdon氏结节有2个类型，即继发于外伤者和原发者。继发于外伤者，外伤后远指间关节发红、肿胀、疼痛，数月后症状消失，此后关节呈肿胀、屈曲、侧方屈曲等畸形，关节活动受障碍，但几乎不波及其他手指。最常见的是原发性Heberdon氏结节，常由一个手指开始，逐渐波及其他手指，而且呈对称性。多见于45岁以上的女性，男女比例为1∶10，还与遗传有关。在临床上表现为远指间关节发红、肿胀、疼痛，这些症状进行数个月或数年。常常出现指尖部刺痛或感觉异常，有时疼痛不太明显。肿胀部质软，有时有波动感，但有时较硬。远指间关节逐渐屈曲或向侧方移位。病变一般在远指间关节背面，X线片显示该处骨质增生和移位，关节面狭窄且不规则，骨赘形成明显。Heberdon氏结节由软骨和软骨下骨质变性所致，很难治疗。有疼痛者可用温热疗法、各种物理疗法和激素疗法等，但效果不肯定，要防止病变的进展相当难，因此施行无意义的治疗反而会导致不好的后果。

手术治疗以解除疼痛、矫正畸形，尤其是远节指骨的侧方移位为目的，可行关节固定术，没有其他方法。偶尔，症状不限于远指间关节而波及近指间关节，此时近指间关节往往强直于伸直位或轻度屈曲位。如果在非功能位强直，需要以截骨术的方法固定关节，即使作关节成形术也很难得到良好的活动性。

2. 类风湿性关节炎肌腱断裂 类风湿性关节炎患者手部肌腱断裂比较常见。肌腱断裂的原因在于肌腱经过粗糙骨面被磨损或者被周围滑膜侵蚀。伸肌腱磨损断裂通常发生于尺骨远端或 Lister 结节（Lister 结节的作用是拇长伸肌腱的骨性滑车），屈肌腱磨损断裂多发生于腕关节掌侧接触舟骨处。类风湿性关节炎滑膜可以直接侵犯，造成肌腱被侵蚀而变薄、断裂。在腕背伸肌支持带下方、腕掌侧腕横韧带下方、屈肌腱滑车下方，由于滑膜增生，造成局部压力增加，使肌腱血供减退，严重时发生缺血坏死，也可造成肌腱断裂。

类风湿性关节炎合并肌腱断裂的治疗方法包括关节融合及肌腱移位。对于类风湿性关节炎及非类风湿性关节炎的患者，肌腱移位的细节有所不同。对于类风湿性关节炎患者，移位的目标关节可能是僵硬的或不稳的；移位肌腱的走行通道基底可能为瘢痕或不规则表面，会影响肌腱滑动；用于移位的肌腱本身受侵蚀而变得薄弱；如果腕关节、掌指关节或近指间关节（或3个关节的任意组合）僵硬或变形，腕关节的肌腱悬吊作用或掌指关节、近指间关节的代偿活动并不能加强肌腱移位的作用。因此，在设计重建类风湿性关节炎断裂肌腱功能手术时，应充分考虑以上这些因素。

（1）诊断。

1）伸肌腱断裂：诊断伸肌腱断裂往往并不困难，但还是需要患者善于观察自己的病情及有经验医生的相互配合。诊断肌腱断裂的必要条件是突然丧失伸指或屈指功能。肌腱断裂通常无痛，且发生于细微的手部活动后。类风湿性关节炎患者一般习惯了手功能频繁变化及受限，因此经常会忽视病情变化，除非肌腱断裂后造成明显的功能丧失。由于单独小指固有伸肌腱及拇长伸肌腱断裂仅能造成部分功能丧失，故经常会被忽视或被其他严重畸形所覆盖。

如果导致单根肌腱断裂的因素未被纠正，之后会累及其他肌腱，并造成肌腱断裂。一般小指伸肌腱断裂后，会序贯性地发生环指伸肌腱断裂、中指伸肌腱断裂等（图9-3-14）。这是由于残留的连续肌腱向尺侧滑移，被尺骨远端的粗糙面磨损。因此，伸肌腱断裂的顺序是由尺侧向桡侧，示指经常最后被累及。以我们的经验，多发的伸肌腱断裂（尤其是病情进展快的）通常是肌腱在腕关节尺侧骨赘处磨损的结果。

多发的伸肌腱断裂是小指、环指、中指伸指功能突然丧失的最常见原因，但是重建手指伸直功能之前仍应排除3种类似肌腱断裂的情况。首先要排除掌指关节脱位。关节脱位导致手指屈曲及尺偏畸形，掌指关节被动伸直功能丧失，背侧可触及或可见到伸肌腱。第二种需要排除的情况是伸肌腱滑脱。此时由于伸肌腱滑脱至掌指关节活动轴的掌侧，指伸肌腱无法完成伸指功能，手指所处的位置非常类似于伸肌腱断裂的情况。如果掌指关节被动伸直后能够伸直手指，即为伸肌腱滑脱。有时甚至在掌指关节置换后需要在腕关节水平探查伸肌腱的连续性。伸肌腱滑脱的治疗方法包括在掌指关节水平复位、固定伸肌腱及（或）掌指关节置换等。

在多发的自发性肌腱断裂中，最少见却最难鉴别的是肘关节滑膜炎造成的骨间后神经压迫所致的伸肌瘫痪。一些非常微小的差别可以鉴别伸肌瘫痪及伸肌腱断裂：骨间后神经受压的患者由于尺侧腕伸肌瘫痪，通常主诉伸指功能丧失的同时出现腕关节桡偏；肱桡关节及肱尺关节内增生的滑膜造成肘关节软组织饱满，导致骨间后神经受压；骨间后神经受压的患者中、环指伸直力量会比示指及小指更弱，因此中、环指伸直会有迟滞，而相反的，类风湿性关节炎肌腱磨损断裂的患者，环、

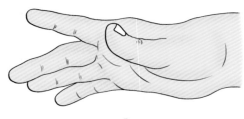

A

B

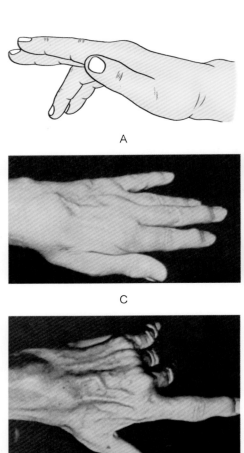

C

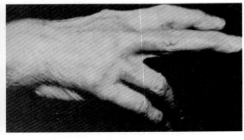

D

E

图9-3-14　伸肌腱断裂的表现

A. 环、小指伸指障碍　B. 中、环、小指伸指障碍　C. 背侧腱周滑膜炎，单根环指指总伸肌腱断裂，注意单根肌腱断裂造成的轻微的伸指迟滞　D. 环、小指指总伸肌腱断裂，两根肌腱断裂，会有明显的伸指迟滞及功能障碍　E. 中、环、小指肌腱断裂

小指是最先被累及的。最好的测试方法是腕关节屈曲时有无掌指关节的伸直。肌肉瘫痪时，由于伸肌腱连续性存在，会有这种阳性的肌腱悬吊作用；而肌腱断裂的患者，由于肌腱丧失连续性，腕关节屈曲不会有伸直手指的作用。另外，多发伸肌腱断裂的患者一般会合并腕背滑膜炎或尺骨远端突出，也预示着伸肌腱断裂的可能，而骨间后神经受压的患者不会有这些腕关节的表现。

2）屈肌腱断裂：屈肌腱滑膜炎在类风湿性关节炎中也很常见。尽管腕管综合征是最常见的屈肌腱滑膜炎的临床表现，也有出现力弱、手指活动不灵活、局部或放射性疼痛及不适感等表现。肌腱滑动受限，进行性手指主动屈曲受限，手指屈曲主、被动活动不一致是类风湿性屈肌腱滑膜炎的特征。除此之外，还会出现扳机指、手指绞锁，丧失手指正常活动顺序及主动屈曲丧失等，上述情况尤其常见于手掌滑膜炎及骨纤维通道中的滑膜炎。如果合并关节僵硬，屈肌腱滑膜炎则更难以诊断，但屈肌腱断裂远少于伸肌腱断裂。

炎症性屈肌腱滑膜炎会影响重建手术的效果。肌腱移位治疗炎症性滑膜炎导致的肌腱断裂的结果要差于治疗肌腱磨损导致的断裂。

最常见的屈肌腱断裂是拇长屈肌腱断裂。拇长屈肌腱断裂后，患者丧失拇指指间屈曲功能，断裂的原因是舟骨骨赘穿透腕掌侧关节囊，磨损肌腱所致，又称为"Mannerfelt损伤"。拇长屈肌腱断裂的诊断并不困难，除非指间关节有固定性过伸畸形或僵硬。

单独的指深屈肌腱断裂导致不能主动屈曲远指间关节，需要鉴别的是手指骨纤维通道中的类风湿结节。结节限制指深屈肌腱滑动，同样不能主动屈曲远指间关节，这种情况之前已经描述过。

确诊屈肌腱断裂后，应确定肌腱断裂的位置。屈肌腱断裂可以发生在腕关节、手掌及手指处，触诊确定肌腱走行路线的饱满程度可以辅助诊断，最终仍需要手术探查确定断裂部位。

（2）伸肌腱断裂的治疗。

1）拇长伸肌腱断裂：拇长伸肌腱断裂在类风湿性关节炎中非常多见（图9-3-15），功能丧失情况取决于拇短伸肌腱及拇指关节的功能状态。尽管拇长伸肌腱自发断裂会导致拇指指间关节伸直不充分或下垂，但大多数情况下患者仍可以伸直指间关节。这是由于拇指指间关节伸直是由拇长伸肌腱及拇指内在肌共同完成的，拇指内在肌可以使指间关节伸直至中立位，而拇长伸肌腱可以使指间关节过伸。拇长伸肌腱断裂的患者往往也不能充分伸直掌指关节，原因是拇短伸肌腱不能单独伸直掌指关节。有时掌指关节及指间关节都不出现畸形，造成误诊。

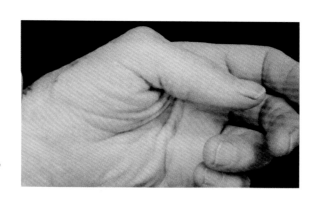

图9-3-15 拇长伸肌腱断裂
注意主要的畸形表现为掌指关节不能伸直，而指间关节因内在肌连续仍可伸直

手术方法：自示指掌指关节水平分离示指固有伸肌腱，通常为两根肌腱中偏尺侧的那根，但偶尔也可能位于桡侧，最简单的辨别方法是：肌腹最远端的是示指固有伸肌，与之相连的肌腱是示指固有伸肌腱。腕关节横行切口，抽出示指固有伸肌腱远端，自皮下隧道穿至拇指背侧。我们过去使用端端吻合法或编织缝合术修复拇长伸肌腱残端，但是修复强度稍弱，而且调节肌腱张力比较困难。目前的做法是将肌腱直接穿至掌指关节背侧与伸肌腱装置编织缝合。首先暂时缝合一针，以判断张力是否合适。适当的张力，指腕关节屈曲时拇指伸直，而腕关节伸直时可以被动屈曲拇指至小指指腹。将肌腱编织缝合于伸肌腱装置获得牢固的连接，允许患者制动4～5周后开始活动。肌腱移位重建拇长伸肌腱的手术效果良好，如果必要，可以同时切除腕背侧滑膜及背侧突出移位的尺骨远端。

2）手指伸肌腱断裂：单根肌腱断裂可以出现于任何手指，以小指最为多见。患者主诉不能充分伸直小指的掌指关节，而伸指动作受影响的程度取决于小指固有伸肌腱及小指指总伸肌腱是否都断裂，单独的小指固有伸肌腱断裂，掌指关节伸直减小30°～40°。测试小指指总伸肌腱作用的方法是将示、中、环指的掌指关节保持在屈曲位，使患者伸直小指。如果掌指关节伸直角度继续减小，说明指总伸肌腱断裂。单根肌腱断裂的患者建议早期手术重建，以减少其他肌腱断裂的风险，防止治疗复杂化。手术治疗单根肌腱断裂的方法非常简单，功能随访满意（图9-3-16）。

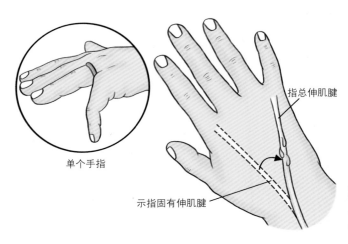

单个手指

指总伸肌腱

示指固有伸肌腱

图9-3-16 单根肌腱断裂的修复方法示意图
在掌指关节水平切断示指固有伸肌腱，移位，与小指指总伸肌腱残端缝合

有时可以直接采用端端吻合的方法修复断裂肌腱。术中伸直掌指关节，以利于端端吻合，吻合后，邻近的肌腱看起来要长于修复的肌腱，手指不在同一序列位置，这正是手术应达到的效果。术后7～10天，修复的近端的肌肉、肌腱恢复张力，手的姿势、位置好转。腕关节制动于伸直位，使掌指关节可以轻度屈曲。

如果不能直接修复断裂肌腱，推荐将肌腱远端残端与相邻肌腱缝合，同时行腕背滑膜切除、尺骨远端骨赘切除（或尺骨头切除），以减少肌腱再断裂的概率。如果腕背侧肌腱底部有骨质外露，应将伸肌支持带转至伸肌腱深层，为肌腱滑动提供光滑的基底，这些应在肌腱重建手术之前完成。伸肌支持带部分转移在滑膜切除术中已经描述。对于单一的中指或环指伸肌腱断裂，常常将肌腱远断端与邻近肌腱编织缝合，操作简单。例如，将环指指总伸肌腱远断端与小指指总伸肌腱远端或小指固有伸肌腱远端编织缝合，也可以与中指指总伸肌腱编织缝合。如果无肌腱缺损，可以采用端端吻合的方法修复肌腱。缝合肌腱使用不可吸收线，张力由适当的手指伸直序列决定，张力要适当加紧，当腕关节屈曲时，手指可以充分伸直，而腕关节伸直时，掌指关节可以屈曲20°～30°。

使用静脉内区域或局部麻醉加镇静麻醉可以在术中监测肌腱张力。肌腱缝合后，松开止血带，当动力肌恢复活动时，让患者伸直手指。如果伸直不充分，应重新调节肌腱张力。如果使用以上麻醉方法，关闭皮肤切口时应加用局部麻醉。如果术中未松止血带，应放置引流，防止形成血肿。

如果是多根肌腱断裂，手术治疗就更加复杂。如果中、环指伸肌腱断裂，仍可将肌腱远残端缝合至邻近手指，环指残端与小指指总伸肌腱编织。如果小指指总伸肌腱不连续，则可以将环指伸肌腱残端与小指固有伸肌腱缝合。

（3）伸肌腱重建的方法与技巧。

1）环、小指伸肌腱断裂：双肌腱断裂多累及环指与小指，对有些患者可以将两根肌腱残端与中指编织缝合，但是对小指比较困难，因为小指肌腱远残端太短，除非过度外展小指，否则无法与环指肌腱连接。这种情况下，需要其他的手术方法，我们推荐使用示指固有伸肌腱移位。而其他肌腱移位，如尺侧腕伸肌腱移位，因为尺侧腕伸肌腱对于维持腕关节力线及力量非常重要，最好不要使用。另外，因滑程不同，术后容易出现小指屈曲或伸直，我们有时还采用桡侧腕短伸肌腱移位，结果尚满意，但不够完美。

对环、小指伸肌腱断裂的患者，可以行肌腱移位（示指固有伸肌腱移至小指，环指远残端编织于中指），恢复掌指关节伸直功能（图9-3-17）。

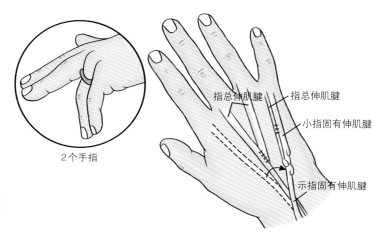

2个手指

图9-3-17 双肌腱断裂的修复方法示意图
环指指总伸肌腱残端与中指指总伸肌腱端侧编织
缝合，示指固有伸肌腱残端与小指固有伸肌腱
缝合

2）超过3根指伸肌腱断裂：多发指伸肌腱断裂的患者，伸指功能严重受影响，3～4根伸肌腱断裂后，邻近肌腱缝合及示指固有伸肌腱移位无法进行。移位的肌肉必须动力良好，不影响其正常功能，长度可达断裂肌腱远残端（掌指关节近侧）。指浅屈肌腱符合以上条件。指浅屈肌腱移位最初是Boyes用于治疗桡神经损伤，并指导患者将移位的肌腱用于伸指功能。在Boyes的技术中，将移位肌腱自骨间膜穿出，得到最佳的行走路线。我们也推荐使用穿骨间膜路径修复肌腱，这种更直接的路线可以得到肌腱移位后的良好结果。需要将指浅屈肌腱的肌腹穿过骨间膜，而不是单独将肌腱移位，这样可以最大限度地保留移位肌腱的滑动。

我们改良了之前手术造成或长期的肌腱断裂造成的腕关节背侧瘢痕患者Boyes手术技术，对于这些患者，采用中指指浅屈肌腱代替环指指浅屈肌腱作为动力肌，避免握力减弱；移位肌腱通过前臂桡侧皮下隧道到达目的肌，而非穿过骨间膜，这样避开了瘢痕区，而移位肌肉的牵拉方向减少了手指继续尺偏的风险。

手术需要3个切口。第1个切口为远端掌横纹横行切口，分离并牵拉肌腱，取得足够长度的肌腱；第2个切口在前臂掌侧正中偏尺侧，可使移位肌腱位于切口深层，避免肌腱粘连；第3个切口位于手背，将移位肌腱缝合至环、小指的伸肌装置，通常将中指的伸肌腱与邻近的示指肌腱缝合。术中应注意将移位肌腱置于桡神经浅支下方，否则肌腱跨越神经会导致神经压迫症状（图9-3-18）。

如果4根伸肌腱断裂，手术要移位2根指浅屈肌腱，一根重建示、中指伸指功能，另一根重建环、小指伸指功能（图9-3-19）。术中移位肌腱的张力调节非常重要，张力应调节至类似于肌腱固定作用的紧张度，否则术后在屈肌腱强大的拉力下，会出现移位肌腱的松弛。

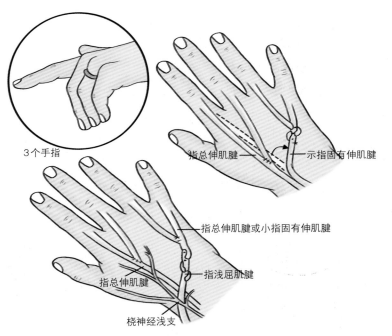

3个手指

指总伸肌腱 —— —— 示指固有伸肌腱

指总伸肌腱或小指固有伸肌腱

指浅屈肌腱

指总伸肌腱

桡神经浅支

图9-3-18 3根肌腱断裂的修复方法示意图

中指指总伸肌腱残端缝合于示指指总伸肌腱，示指固有伸肌腱移位至环、小指指总伸肌腱；如果示指固有伸肌腱不能作为移位肌腱动力，则原中指指浅屈肌腱移位至环、小指指总伸肌腱残端，注意将移位的指浅屈肌腱置于桡神经浅支下方，中指指总伸肌腱端端缝合于示指固有伸肌腱或示指指总伸肌腱残端

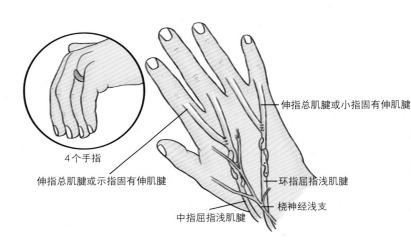

4个手指

伸指总肌腱或示指固有伸肌腱

伸指总肌腱或小指固有伸肌腱

环指屈指浅肌腱

桡神经浅支

中指屈指浅肌腱

图9-3-19 4根肌腱断裂的修复方法示意图

（FDS，环指）自前臂桡侧绕过，移位至环小指伸指总肌腱（EDC）残端，屈指浅肌腱（FDS，中指）移位至示中指伸指总肌腱（EDC）残端。EDQ，小指固有伸肌腱；EIP，示指固有伸肌腱。

我们曾经为腕关节融合的患者行指浅屈肌腱移位术，指浅屈肌腱的滑动距离使这部分患者在没有任何肌腱固定的作用下仍获得满意的手指伸直功能。

对于多根肌腱断裂合并拇指掌指关节进行性病变的患者，可以融合拇指掌指关节，将拇长伸肌腱作为一个伸肌腱重建的动力。

我们认为，对于多根肌腱断裂，早期肌腱移植桥接可以获得有效的结果，掌长肌腱或腕关节融合术后的腕伸肌腱均可以作为移植来源（图9-3-20）。腕背侧切口向近端延伸，找到断裂肌腱的近端，并将其自瘢痕及周围粘连软组织中分离，如果肌肉有满意的滑动，可作为动力肌，将移植肌腱编织缝合于肌腱远、近端。由于术后肌肉逐渐受到牵拉，因此张力偏大更为适宜。Bora及同事报告了对多根肌腱断裂的患者使用掌长肌腱移植修复伸肌腱缺损，长期随访获得优良的结果（掌指关节活动10°～75°）。

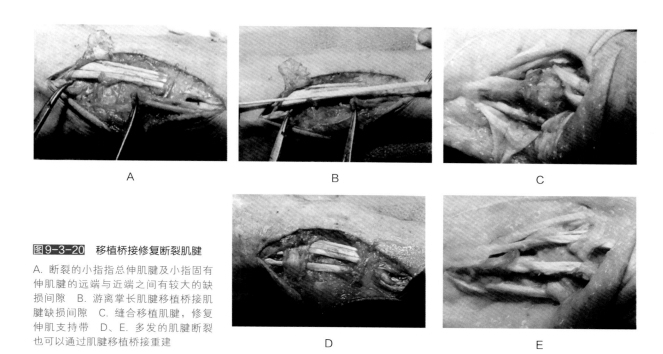

图9-3-20 移植桥接修复断裂肌腱
A. 断裂的小指指总伸肌腱及小指固有伸肌腱的远端与近端之间有较大的缺损间隙 B. 游离掌长肌腱移植桥接肌腱缺损间隙 C. 缝合移植肌腱，修复伸肌支持带 D、E. 多发的肌腱断裂也可以通过肌腱移植桥接重建

（4）腕关节融合的肌腱移位：腕关节融合的患者，腕关节的动力肌都可以用于重建手指伸直功能。尽管这些肌腱的滑动距离有限，但多数类风湿性关节炎患者本身的掌指关节活动受限，所以即使移位肌腱滑动距离有限，也可以获得足够的功能。腕关节融合术后，腕伸肌腱可以重建手指伸直功能，这样就避免了应用指浅屈肌腱移位术后屈指力量减退的问题。我们曾经使用腕伸肌腱或腕屈肌腱重建手指伸直功能，通常桡腕关节融合，腕关节高度轻微降低，将腕伸肌腱自掌骨基底附着处切断后，其长度可以满足直接吻合；而腕屈肌腱移位后，因长度限制，不能直接与肌腱断端缝合，需要肌腱移植。对于腕关节融合的患者，如果二期需行肌腱移位治疗多根肌腱断裂，可以在术中放置一根或多根硅胶肌腱替代物，以减小移位术后肌腱粘连的风险。

（5）多根肌腱断裂合并掌指关节病变：需注意多根伸肌腱断裂合并掌指关节病变这一情况并不罕见，笔者认为在改善关节活动之前不应行肌腱移位手术。对于这些患者，除非掌指关节可以被动伸直，否则任何移位手术都会导致严重粘连。这类患者通常需要进行一系列重建步骤：首先行掌指关节置换术，术中使用动态支具替代断裂的伸肌腱；二期采用适宜的肌腱移位手术重建手指主动伸直功能。如果术者非常有经验，也可以将以上两个手术同时进行，常规置换掌指关节，将指浅屈肌腱绕前臂移位缝合至置换关节水平的伸肌装置，术后康复训练应兼顾关节置换及肌腱移位，因此术后3周即可开始主动关节活动。不要期盼这些患者术后能获得完全的主动活动，该手术的效果与肌腱正常的关节置换手术或关节病变轻的肌腱移位手术的效果相比还是相差甚远。

3. 屈肌腱断裂的治疗

（1）拇长屈肌腱断裂：类风湿性关节炎患者中最常见的屈肌腱断裂是拇长屈肌腱断，一般继发于腕关节舟骨骨赘磨损之后，即之前提及的Mannerfelt损伤。其功能受损情况不定，如果掌指关节受累严重或已经融合，任何指间关节活动范围的减小均会导致明显的功能受损，应通过手术重建指间关节的稳定性及拇指的主动屈曲活动；即使指间关节融合以保证稳定有力的捏持动作，也应在术中探查腕关节掌侧，去除造成拇长屈肌腱断裂的骨赘，以防止出现序贯的示指屈肌腱断裂。

手术方法：沿大鱼际皮纹弧形切开，暴露手掌及腕关节，移除突出于腕管桡侧的舟骨尺侧的骨赘，以邻近的软组织覆盖暴露的骨面，然后行重建肌腱功能手术（图9-3-21）。手术选择包括桥接移植、标准的肌腱移植或肌腱移位等。如果在腕关节水平可以找到肌腱断端，建议行桥接移植肌腱。可以使用掌长肌腱移植，如果没有掌长肌腱，也可以使用桡侧腕屈肌腱的一束或拇长展肌腱的一束进行移植。如果肌腱断裂位置在腕管内，使得肌腱缝合困难，可以在手掌及前臂远端切开，将移植肌腱穿过腕管与远、近端缝合。如果肌腱远断端不能牵拉至腕关节水平，推荐行全长肌腱移植或指浅屈肌腱移位，最好使用中指的指浅屈肌腱作为动力肌，原因是中指的肌腱长度适宜，不会影响环、小指的抓握功能。指浅屈肌腱自手掌远端切断，移位缝合至拇指末节指骨的掌侧，穿过远节指骨的骨孔，在甲板背侧系于扣子上；术中用软的硅胶导管或肌腱牵引器将肌腱自腱鞘及滑车结构中牵拉至远端。掀起拇长屈肌腱残端，将止点骨面打磨粗糙，再行肌腱移植或肌腱移位。腕管松解减压及屈肌腱滑膜切除术通常同时进行。术后将拇指与腕关节制动于轻度屈曲位3周，然后开始主动功能锻炼。如果在肌腱重建的同时切开了腕管，为了防止屈肌腱弓弦样崩起，建议术后将腕关节制动于中立位3周。

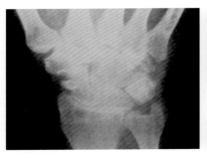
A

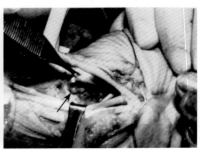
B

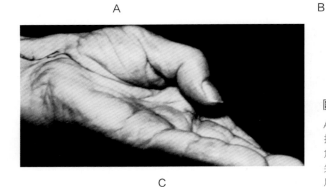
C

图9-3-21 拇长屈肌腱断裂的修复

A. 拇长屈肌腱断裂的X线片，注意舟骨骨赘导致拇长屈肌腱磨损断裂　B. 血管钳夹持的为断裂的拇长屈肌腱，可见舟骨、小多角骨关节的滑膜组织（箭头所示），邻近关节囊破裂处可触及舟骨尖锐的骨刺，注意断裂肌腱的近端及其他连续的屈肌腱　C. 术后4个月，拇指指间关节的活动

（2）屈指深肌腱断裂：一根或多根指深屈肌腱断裂并不常见，如果指深屈肌腱断裂的患者其指浅屈肌腱功能仍存在（包括活动范围及力量），其功能损失很小，治疗应视功能缺损情况而定。如果肌腱远断端粘连，患者虽然会丧失主动屈曲功能，但其远指间关节却能维持足够的稳定性，因此无须进行手术治疗。决定治疗方案最重要的因素是肌腱断裂的水平。屈肌腱断裂可以出现在手指、手掌及腕关节，手掌处断裂最容易处理。肌腱在手掌水平断裂，因与其他手指屈肌腱粘连，有时表现并不明显。这经常掩盖了真实病情与诊断，因为手指伸直时，屈肌通过粘连的瘢痕组织牵拉远端

肌腱，远指间关节可以屈曲，但近指间关节主、被动屈曲时不能屈曲远指间关节。这种情况易与屈肌腱结节阻碍指深屈肌腱的主动滑动相混淆。诊断依据包括没有可触及的肌腱结节、手指休息位姿势的改变等（相对于邻近手指处于更加伸直的位置）。

治疗手掌及腕关节水平的屈肌腱断裂最好的方法是将肌腱远端缝合至相邻、连续的屈肌腱上，但如果断裂位置位于鞘管内，则不能与相邻肌腱缝合，这种情况下，去除尚连续的指浅屈肌腱周围病变的滑膜，使指浅屈肌腱可以发挥作用即可。也可以考虑利用指浅屈肌腱重建指深屈肌腱功能，但手术效果并不满意。如果远指间关节过伸，推荐稳定关节的手术，而不建议通过指浅屈肌腱加肌腱移植重建指深屈肌腱功能。

（3）指浅屈肌腱断裂：单独的指浅屈肌腱断裂并不影响功能，事实上，正如前文中滑膜炎部分所描述，临床上有时会切除一半指浅屈肌腱来改善指深屈肌腱的功能。指浅屈肌腱断裂的诊断只能依靠详细的临床检查。治疗时注意不能损伤现有的肌腱功能。可以考虑在手掌或腕关节水平将其缝合至邻近肌腱，同时行滑膜切除术以保护指深屈肌腱。

（4）指浅屈肌腱与指深屈肌腱同时断裂：指浅屈肌腱与指深屈肌腱同时断裂导致明显而严重的功能障碍。与其他手指相比，手指突兀地处于伸直位，不能主动屈指。因此治疗的目的是重建手指的主动屈曲功能，但有时并不如愿，所以最好在肌腱断裂之前预防性进行滑膜切除手术。如果肌腱断裂位于腕关节水平，可以将断裂的指深屈肌腱远断端与相邻肌腱编织缝合，也可以通过肌腱移植术修复指深屈肌腱，但应注意移植后的修复部位应位于腕管的两侧，不需要重建指浅屈肌腱功能，因此可以利用指浅屈肌腱作为移植肌腱的来源。

如果肌腱断裂位于手掌，而肌腱远端有足够长的时候，最佳方案是缝合至相邻的指深屈肌腱。如果肌腱残端长度不够，可以利用指浅屈肌腱修复指深屈肌腱。

如果肌腱断裂位于鞘管范围内，存在与治疗鞘管内肌腱断裂同样的问题，而且情况更糟。类风湿性关节炎不是一种局部的疾病，肌腱移植的基底条件很差，另外，相邻的关节活动可能受限或活动时疼痛（或者两者均存在）。以笔者的经验，肌腱移植术后效果不佳，但如果没有其他替代方案，对于年轻的、关节受累不严重的患者，建议分期行屈肌腱重建手术，首先使用肌腱替代棒，再行肌腱移植，手术方法与创伤后肌腱重建的方法相同。

对于年龄大、指间关节病变严重或全身性疾病的患者，治疗鞘管区指屈肌腱断裂的最佳方案是将远指间关节及近指间关节融合于功能位，可以有效地缓解疼痛，改善功能。如果断裂肌腱的近端仍有收缩功能，可以滑动，可以将近侧断端缝合至近节指骨基底，以加强掌指关节屈曲的力量。关节融合是最后的选择，其对于解决这类复杂的功能障碍仍有可取之处。

（赵世伟）

第四节

痛风性关节炎

痛风是长期嘌呤代谢紊乱和（或）尿酸排泄减少所引起的一组异质性、代谢性疾病。痛风的临床特点为高尿酸血症、反复发作的急性关节炎、痛风石沉积、慢性痛风性关节炎和关节畸形，累及肾脏可引起慢性间质性肾炎和肾结石等。痛风发病的先决条件是高尿酸血症，关节周围有尿酸盐结晶沉积可确诊。

一、病因病理

痛风是嘌呤代谢紊乱和（或）尿酸排泄减少所引起血尿酸升高而导致组织损伤的一组疾病，分为原发性和继发性两大类。原发性痛风有一定的家族遗传性，环境因素参与发病。继发性痛风由其他疾病所致，如肾脏病、血液病，或由于服用某些药物、肿瘤后放化疗等多种原因引起。痛风在我国近年来发病率有上升趋势。原发性痛风以40岁以上男性多发，女性少见，仅占5%左右，且为绝经期妇女。25岁前发生急性痛风性关节炎则考虑某种特殊类型的痛风，如缺乏某种特异性的酶导致嘌呤产生显著增多、遗传性肾疾病或使用环孢素。痛风常与中心性肥胖、高脂血症、糖尿病、高血压以及心、脑血管疾病伴发。

高尿酸血症一般是由先天性的新陈代谢缺陷所致，是原发性痛风的主要原因。继发性痛风是一种获得性代谢紊乱，或是使用药物后所致的疾病。痛风急性发作是指尿酸盐在滑膜组织内沉积，所导致的急性炎症反应。

高尿酸血症为痛风发生的最重要的生化基础。尿酸盐沉积在关节软骨、韧带、滑膜、皮下软组织、肾脏中，可引起组织炎症反应。血清尿酸水平升高，表现为关节炎或尿酸性肾结石。大多数高尿酸血症患者可终生无症状，但向急性痛风转变的趋势随血尿酸浓度的升高而上升。当痛风性关节炎首次发作或发生肾结石时，提示无症状性高尿酸血症期结束。大多数情况下，这发生在高尿酸血症持续至少20年，10%～40%的痛风患者在首次关节炎发作前有过一次或多次肾绞痛发作。

尿酸盐结晶在滑膜和关节囊内沉积，造成急性炎症反应和疼痛症状的出现，是痛风急性发作的病理基础。当血尿酸浓度超过476μmol/L时，尿酸盐就容易沉积在关节囊、肌腱、软骨、骨端松质骨、肾脏及皮下组织中，引起组织破坏、炎性与异物反应及纤维组织增生，局部尿酸盐沉积过多则成为痛风石。长期痛风患者发作间期的炎症很明显，参与急性炎症的细胞因子、趋化因子、蛋白酶、氧化剂可导致慢性滑膜炎、软骨丢失、骨质侵蚀，直至进展为慢性痛风性关节炎。随着时间的推移，可能会造成关节的永久性损害。除关节外，痛风石常见于血液循环比较迟缓的终末部位，如耳郭、髌韧带、手指、足背等处。

二、临床表现与分期

（一）临床表现

临床上痛风最基本的表现是以急性发作的剧痛性关节炎起病，通常累及单关节，50%的患者首先第1跖趾关节受累，这是因为足部的血液循环较差、下肢的温度较低导致尿酸的溶解度降低，以及在行走时，第1跖趾关节受到极大的压力。其他下肢关节也会受到影响，包括中足（约占17%）、踝关节（约占15%）和膝关节（约占10%）。

有痛风石的急性痛风性关节炎是痛风最常见的临床表现，但此时血尿酸并不一定增高，第1跖趾关节是痛风性关节炎常见的发病部位。痛风石可沉积在身体的不同部位，沉积在手指、手背、足或膝，形成不规则、不对称的局部畸形（图9-4-1）；沉积在肌腱形成梭形的肿胀；沉积在耳郭，形成圆形的膨胀。由于巨大的痛风石沉积，致使表面的皮肤透亮，张力增高，皮肤菲薄，可继发破溃，并排出白色或糊状尿酸盐结晶，较少继发感染。虽然痛风石本身无痛，但引起周围组织的炎症反应可出现疼痛。

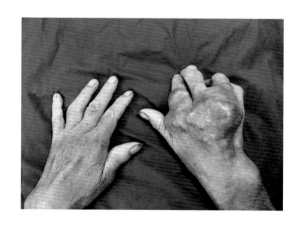

图9-4-1　双手痛风外观

A. 左手指间关节痛风表现　B. 右手痛风石致严重畸形

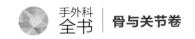

（二）临床分期

根据痛风的自然病程，临床上分为4期：①无症状期。该期仅有血尿酸增高，约1/3的患者以后出现关节症状。②急性关节炎期。该期起病急骤，常由酗酒、疲劳等因素诱发。受累关节下肢比上肢多，小关节比大关节多。数小时内受累关节就出现红、肿、热、痛及体温升高等全身症状。③间歇期。开始可无症状，以后随着发作越来越频繁，间歇期逐渐缩短，也可出现症状。④慢性关节炎期。此期主要出现受累关节僵硬和畸形，关节功能多严重受限，在有痛风石的部位，皮肤变薄、发红，或呈橘黄色，甚至破溃流出牙膏样或粉笔末样物质，创口可经久不愈。

三、诊断与鉴别诊断

痛风的诊断主要依靠典型的临床表现、血尿酸水平、尿酸盐结晶和影像学检查。血尿酸数值的高低只能用于疾病的大概判断，不能用于痛风的诊断。临床上有一部分痛风患者的血尿酸值在正常范围之内。

对于痛风的诊断，较为准确的方式是关节腔穿刺或对清理术中取得的结晶病理标本进行显微镜下的评估，尿酸盐结晶通常是呈细针形的，大多数长度在2～10mm，也有更长的。在偏正光显微镜下，呈现出淡黄色的双折射阴性的结晶颗粒（图9-4-2）。

在影像学上，我们首先发现的可能仅仅是软组织肿胀。随着时间的推移，在关节远端的晶状体沉积物边缘会慢慢变硬，形成组织侵犯。最后，关节边缘骨质逐渐抬高，突出于痛风石沉积物上，形成特征性的边缘抬高征，关节间隙通常存在。皮质下骨形成花边样的骨质侵蚀是该病发展的特征性表现。

痛风的X线表现主要包括软组织肿胀、关节软骨缘破坏、偏心性穿凿样骨质破坏、痛风石（图9-4-3）。

痛风的超声表现为高回声为主的非均匀回声结节。在小部分接受降尿酸治疗后且血尿酸浓度至少7个月≤356.9μmol/L的痛风患者中，上述典型特征消失。在超声上尿酸盐结晶沉积可表现为典型的双轮廓征，即高回声的骨轮廓与沉积在透明软骨上的尿酸盐晶共同形成平行的双线征（图9-4-4）。有研究数据证明：92%的痛风性关节炎可见以上表现，所以超声诊断的特异性较高，因此越来越受到临床的青睐。

双能CT是近年来兴起的痛风诊断的新手段。双能CT利用不同原子序数的物质对不同能量X线产生的衰减变化不同而成像，用特殊的软件对组织进行彩色编码，借此区分尿酸盐（呈绿色）及钙化组织（呈蓝色）（图9-4-5）。

急性痛风性关节炎应与其他结晶性关节炎相鉴别，特别是与焦磷酸钙沉积症（也称为假性痛风）相鉴别。假性痛风更常见于膝关节，但也可累及手部，临床特征类似于急性痛风性关节炎表现的间歇性急性发作。该病与屈肌腱滑膜炎有关，可导致腕管正中神经受压。进行常规X线检查时，在关节软骨及桡尺远侧关节纤维软骨盘可见焦磷酸钙结晶沉积形成的不透光区。与痛风一样，该病可通过关节液查找焦磷酸钙结晶来确诊。慢性痛风性关节炎须与类风湿性关节炎或其他慢性炎性关节炎、焦磷酸钙疾病、骨关节炎、莱姆病等相鉴别。

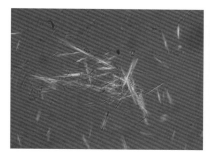

图9-4-2 尿酸盐结晶

在偏振光显微镜图片中，可以看见双折射阴性的针尖状结晶（淡黄色）

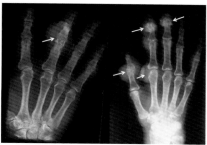

图9-4-3 手关节痛风石的X线表现

箭头所示为掌指关节、指间关节痛风石软组织影及骨质破坏

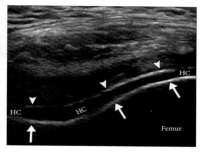

图9-4-4 痛风石的超声表现

箭头所示为典型的双轮廓征

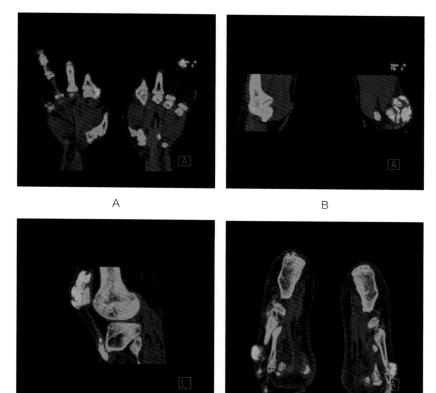

图9-4-5 双能CT显示不同部位尿酸盐结晶的沉积分布

A. 双手　B. 肘关节　C. 膝关节　D. 双足

四、治疗

目前痛风还不能根治，治疗痛风的目标是迅速控制痛风性关节炎的急性发作，预防急性关节炎复发，纠正高尿酸血症，以预防尿酸盐沉积造成的关节破坏及肾脏损害；手术剔除痛风石，对毁损关节进行矫形手术，提高生活质量。

（一）保守治疗

1. 一般治疗

（1）急性痛风性关节炎患者应立即到医院就诊，空腹抽血查血尿酸，而且最好在起病后24小

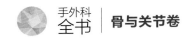

时之内开始治疗，开始越早越有利于病情改善。

（2）患者应卧床休息，抬高患肢，避免受累关节负重，避免过度劳累，避免关节损伤。因尿酸盐在温暖的环境中溶解度增加，因此应注意患肢保暖，避免受凉，穿鞋要舒适。一般在关节疼痛缓解72小时后开始恢复活动。

（3）急性期患者应避免摄入肉类、海产品等富含嘌呤的食品。

（4）多饮水，忌饮酒。盐分会使体内水分滞留，影响尿酸排泄，少食为宜。

2. 药物治疗　痛风治疗药物包括镇痛药、碱化尿液药及降尿酸药。

（1）镇痛药：目前临床上常用的镇痛药包括秋水仙碱、非甾体抗炎药（NSAID）、糖皮质激素及生物制剂如抗TNFα抗体（伊那西普）、IL-1B拮抗剂等。美国风湿病学会（ACR）和欧洲抗风湿病联盟（EULAR）均推荐秋水仙碱作为痛风急性发作期的一线药物，并建议在痛风急性发作36小时内使用，使用越早，疗效越好。秋水仙碱通过改变内皮细胞整合素数目和分配，以及改变中性粒细胞对IL-1或肿瘤坏死因子α的反应起到抗炎作用。EULAR、ACR指南均建议，如果患者不能耐受秋水仙碱，可选择小剂量NSAID 6～12个月，预防痛风发作。

（2）碱化尿液药：主要是碳酸氢钠（小苏打）和枸橼酸氢钾钠颗粒。

（3）降尿酸药：降尿酸药根据作用机制的不同，分为促进尿酸排泄的药物和抑制尿酸合成的药物两种。在我国，促进尿酸排泄的药物只有苯溴马隆一种，抑制尿酸合成的药物有别嘌呤醇和非布司他两种。

（二）手术治疗

除非有重要结构受压、侵犯软组织、痛风石沉积导致皮肤破溃不愈、内科治疗无效或无法接受内科治疗的患者，才考虑外科手术治疗，沙砾样痛风石并不作为外科手术的指征。

手部痛风的手术适应证为：①巨大痛风石破溃或合并感染，应清创并行痛风石切除。②经内科保守治疗、服用药物后痛风石未能消失，并形成掌指关节、指间关节屈伸活动的机械阻碍因素时，应切除痛风石。③屈肌腱内有痛风石并有明显的疼痛及功能障碍者，可行痛风石切除。④有神经压迫症状者，特别是腕管内痛风石压迫正中神经时，应行腕管切开松解取石。⑤痛风石会侵犯肌腱，甚至出现肌腱断裂，需要外科清创，有条件行一期修补。

因痛风石大量沉积，手部关节不适宜作微创关节镜清理，疾病早期行关节镜清理有害无益，易诱发痛风急性发作及高热。对于关节僵直、畸形者宜做关节融合术，不适宜做关节成形术，因为关节周围组织内均有尿酸盐沉积。尿酸盐溶于水，术中可用大量清水冲洗，尽可能清除痛风石。痛风石长期沉积可出现溃疡和窦道，需要手术清创，可使用负压吸引及持续冲洗。

（林平）

参考文献

[1] CRONSTEIN B N，MOLAD Y，REIBMAN J，et al. Colchicine alters the quantitative and qualitative display of selectins on endothelial cells and neutrophils [J]. J Clin Invest，1995，96（2）：994-1002.

[2] KOH W H，SEAH A，CHAI P. Clinical presentation and disease associations of gout: a hospital-based study of 100 patients in Singapore [J]. Ann Acad Med Singapore，1998，27（1）：7-10.

[3] 顾玉东，王澍寰，侍德. 手外科手术学 [M]. 上海：上海医科大学出版社，1999：743-745.

[4] CHOI H K，MOUNT D B，REIGINATO A M，et al. Pathogenesis of gout [J]. Ann Intern Med，2005，143（7）：499-516.

[5] 陈灏珠. 实用内科学 [M]. 第12版. 北京：人民卫生出版社，2005：2602-2609.

[6] 卡内尔，贝蒂. 坎贝尔骨科手术学 [M]. 王岩，主译. 12版. 北京：人民军医出版社，2013.

[7] 沃尔夫，霍奇基斯，佩德森，等.格林手外科手术学 [M]. 田光磊，蒋协远，陈山林，主译. 6版. 北京：人民军医 出版社，2012.

第 十 章

———

骨坏死

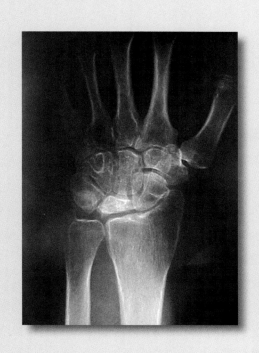

掌骨头缺血性坏死

手部掌骨头缺血性坏死是一种罕见的疾病，1928年最早由Mauclaire报告，并诊断为非创伤性青春期骨骺炎，但未给出治疗建议。1932年，Dieterich基于对8例患者的治疗，对该病给予了更加详尽的描述，随后该疾病被命名为Dieterich病。该病病因隐匿，无高发年龄，男女比例约为3∶2，以第3掌骨头累及最为多见，约占已报告病例的47%，其他手指分别为示指19%、环指19%、小指12%、拇指3%。

一、病因与应用解剖

由于该病自命名至今国内外文献均为个案报告，尚缺乏大宗样本量的临床或基础研究，因此对该病的病因仍不明确。在国外研究中，被普遍接受的观点为因创伤或免疫等因素导致掌骨头血管供血功能障碍，最后造成掌骨头坏死，但尚未发现导致掌骨头坏死的主要因素。根据已有的文献报告，可把与该病有关的发病因素分为原发性、继发性和解剖学因素三类。

（一）原发性掌骨头缺血性坏死

对于既往身体健康，无明确外伤史和慢性劳损病史，无其他系统性疾病及特殊药物服用史的患者，可统称为原发性掌骨头缺血性坏死。该类患者的发病机制可能为掌骨头营养血管缺乏等解剖学因素或未察觉的微小创伤所诱发，也有可能是潜在的系统性疾病导致的关节间隙内渗出液压迫掌骨头供血血管引起。

（二）继发性掌骨头缺血性坏死

继发性掌骨头缺血性坏死主要包括创伤性和非创伤性两大因素。

1. **创伤性**　有学者认为，创伤对掌骨头血供的影响可能是最重要的病因学因素。已有的病例报告中约36.7%的患者与创伤直接或间接相关。创伤会引发局部骨组织供血血管停止供血，从而导致局部缺血。已有报告表明，在掌骨头骨折5～9个月后，发现掌骨头缺血性坏死。

由于掌骨头位置暴露，很容易受到钝挫伤，致掌指关节内渗出，渗出液或其导致的相对高压压迫远骺端的小血管。在创伤基础上，当存在掌骨头血供的解剖变异时，更增加了患病的风险。尤其是在握拳时，第3掌骨头最凸出，因此在日常活动中也更易反复发生轻微外伤。

2. **非创伤性**　除了多数患者直接或间接受过创伤外，有报告在皮肌炎、肾移植及系统性红斑狼疮患者身上发现掌骨头坏死。所有这些疾病都曾有激素应用史，占已报告患者的20%左右，Muhammad等（1982）认为激素加大了微骨折的风险。然而，是激素还是疾病本身引起的掌骨头缺血性坏死仍无法得知。

在所有报告的病例中，大部分都只累及单一掌骨头。1960年，Dubois等首先报告发现系统性红斑狼疮患者一般会发生多部位骨坏死。此后，有多位学者有类似发现，并推测其与系统性红斑狼疮导致的血管炎、毛细血管脂肪球栓塞等因素中的一个或多个病理改变有关。而系统性红斑狼疮患者大量应用激素，使血液中乳糜微粒增高，也可堵塞末梢小血管，从而进一步增加患掌骨头缺血性坏死的风险。

此外，高凝状态、脂肪栓塞等发病因素都曾在个案报告中被提及，也有先天性短指症、跖骨头骨软骨病（即Freiberg病）等合并掌骨头缺血性坏死的个案报告。

（三）解剖学因素

掌骨头的血供特点及血供解剖变异可能是掌骨头缺血性坏死的一个重要的基础因素。1991年，Wright等对10位曾患掌骨头坏死的手部50个掌骨头样本进行了显微血管解剖研究，发现有35%的样本掌骨远骺端缺乏大的营养血管，使得这些掌骨头需要依靠关节囊周围许多微小血管供血（图10-1-1）。在此解剖基础上，当存在创伤、血管炎、服用激素类药物等危险因素时，会增加发生掌骨头坏死的概率。在对掌骨头血供来源分布比例的研究中，发现第3掌骨头远骺端血供有60%来源于关节囊周围小血管，在所有手指中最高，这与第3掌骨头缺血性坏死患病率最高相一致。Dieterich于1932年报告的8例患者中，7例发生在第3掌骨头。

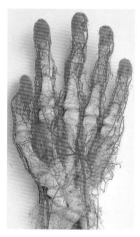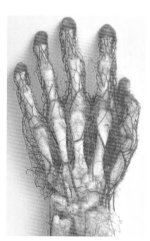

图 10-1-1　血管灌注模型显示掌骨头掌、背面营养血管均非常细小

A. 掌侧　B. 背侧

A　　　　　B

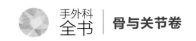

Malin等发现，骨骼未发育成熟的个体没有血管穿越骺板，因此掌骨远端骨松质依靠骨骺上和关节囊上的血管供血，这可能是儿童发生掌骨头缺血性坏死的另一解剖学因素。

二、临床表现

在所有的病例报告中，主要的临床表现为受累掌指关节局部疼痛、肿胀、不适、按压痛及活动受限，而且大部分表现为逐步加重。有些患者会表现出所有症状，有些患者只有其中一两个症状，个别患者无任何症状，而是在体检中发现的。

对于疼痛症状，主要表现为活动时诱发或加重，休息时能缓解。活动受限以掌指关节屈曲受限为主。有疼痛症状的患者常伴有患手握力下降。当病变累及软骨面时，可存在伴随关节屈伸活动的骨擦感，甚至掌指关节僵硬。

三、诊断与鉴别诊断

（一）诊断

由于该病缺乏特异性临床表现，因此单纯通过临床表现常不能诊断，且该病具有一定的自限性，尤其是儿童和青少年患者，不排除临床上存在对该病常常漏诊的可能性。对于任何年龄段的患者，当出现无明显诱因的单一掌指关节肿痛、活动受限时，应保持对掌骨头缺血性坏死的警惕性；当患者同时存在系统性红斑狼疮、皮肌炎或长期激素服用史时，应对该病保持高度警惕。

影像学检查在该病的诊断中是不可或缺的。普通X线片无论在初诊还是随访中都起着至关重要的作用。主要表现为骨小梁中断、骨质破坏、关节面变平、关节间隙变窄，接着掌骨头变形，甚至有掌骨头塌陷或骨折等。但在该病早期，X线可呈阴性改变。MRI可提供掌骨头缺血的早期信号改变，并可以评估骨坏死的范围及软骨受累的情况，是诊断掌骨头缺血性坏死最主要的影像学方法，也是指导治疗方案的最重要依据。

此外，放射性核素骨扫描、关节镜检查等方法也有助于本病的诊断，但均缺乏特异性，部分病例需依赖最终的病理检查来明确诊断。

（二）鉴别诊断

1. **掌骨头软骨损伤** 在掌指关节的各种损伤中，掌骨头软骨损伤具有与掌骨头缺血性坏死相似的临床表现，且早期X线检查常呈阴性表现。因此，同掌骨头缺血性坏死一样，该病具有早期易漏诊的特点。但该类患者常具有明确的掌指关节损伤病史，体格检查可存在关节内骨擦感或关节绞锁。虽也常需MRI检查来明确诊断，但不存在掌骨头缺血性或坏死性病灶。

2. **类风湿性关节炎** 类风湿性关节炎是临床较常见的一种以慢性多关节炎症为主要表现的全身性自身免疫性疾病，90%以上的患者早期症状出现在手或腕关节，尤其是近端指间关节和掌指关节，常常在第1、3、4掌指关节开始出现，当以掌指关节为首发部位时，尤其需要加以鉴别。

类风湿性关节炎的发病年龄多在20～50岁，女性多于男性，其突出的早期临床表现为对称性多关节红肿热痛，常见四肢小关节、近端指间关节肿胀，掌指（跖趾）、腕、肘、踝甚至颞颌关节等肿痛及活动困难，晨间关节僵硬，午后逐渐减轻，关节外症状约有20%的患者可出现皮下结节，长久不愈；晚期症状则有不同程度的关节畸形和强直，关节功能丧失。类风湿性关节炎患者多数具有较特异的临床及辅助检查，如关节晨僵、对称性发病、类风湿指标阳性等，可兹鉴别。

四、治疗

由于该病罕见，因此到目前为止尚未提出标准的或最佳的治疗方案。治疗方案应取决于疾病的临床表现及影像学表现。由于掌指关节对第2～5指的屈伸功能非常重要，因此治疗的目的应是恢复无痛的掌指关节屈伸。对未出现症状或病情轻微者，可采取保守治疗，定期复查并及时调整治疗方案；如局部症状影响生活、学习时，需考虑手术治疗，特别是年轻患者，术后需结合积极的康复治疗。

在所有病例报告中，小部分病例直接采取保守疗法，取得了一定的疗效；一部分病例是在保守疗法失败后采取了手术治疗；大部分病例直接选择了手术治疗。

（一）保守治疗

保守治疗包括应用非甾体抗炎药、关节腔内给药或（和）支具外固定制动，甚至仅告知避免原来的高强度活动。保守治疗中，50%的患者病情好转，约31%的患者病情较治疗前加重，其余患者病情无明显变化。儿童患者如无明显症状，有一定的自限性概率。

对于保守疗法，Hagino等（1990）曾报告1例患者通过X线片记录了整个病程。该患者没有任何症状，也没有接受任何治疗，最后完全愈合。Malin等（2012）也报告1例14岁男孩接受保守治疗后疼痛和关节受限症状消失，X线片显示掌指关节改善，仅留有骨擦感。然而更多的病例报告显示，如果掌骨头缺血性坏死不接受治疗，长期可能会发生退行性改变，很可能导致骨折，最终形成关节炎。然而，接受手术治疗的患者也有发生关节炎的报告。

（二）手术治疗

手术术式的选择取决于掌骨头软骨层受损的情况。未累及软骨层时，主要选择死骨刮除后骨移植的手术方式，病灶较小时，也可选择掌骨头钻孔减压；软骨层损害轻微或仅累及部分软骨层时，可选择掌骨颈掌侧截骨术；当软骨层损害范围较广时，则选择掌骨头置换术或成形术，如骨-软骨镶嵌移植关节成形术、肋软骨头移植关节置换术、人工掌握关节置换术或跖骨头移植关节置换术等。原则上不建议行掌指关节融合术，除非在其他手术失效的前提下。

1. 死骨刮除后骨移植术　该术式为手术治疗掌骨头缺血性坏死的最常用术式，大部分患者可取得满意疗效。

以第3掌骨头缺血性坏死为例，取第3掌指关节背侧作弧形切口，于中指伸肌腱中间纵行切开进入，切开关节囊，暴露掌指关节。根据影像学提示，于近病灶骨软骨交界处用电钻钻孔，再用刮匀刮出内部坏死的骨组织，生理盐水冲洗干净孔隙，于桡骨茎突或髂骨所取松质骨移植填充空隙，修复关节囊及伸肌腱，逐层关闭创口。术后用石膏外固定4周，定期进行随访。

De Smet L（1998）曾报告1例第3掌骨头缺血性坏死病例。患者有12个月的疼痛病史，第3掌指关节活动度严重受限（20°～50°），关节软骨完好，予以关节切开＋死骨清除＋松质骨移植术。

术后效果满意，症状基本消失，关节活动度也提高到70°，复查X线片显示已形成一基本正常的关节结构。

2. 掌骨颈掌侧截骨术 该术式的原理由Gauthler等（1979）首先提出，Klnnard等（1989）在跖骨头骨软骨病的治疗中取得了成功。Wada（2002）首先应用于掌骨头缺血性坏死的个案治疗，并取得良好效果。

术前可通过影像学检查或关节镜检查评估，如病灶在掌骨头关节软骨中心部位，而靠背侧的关节软骨无损伤或仅有轻微损伤时，可采取掌骨颈屈侧切除楔形骨块，使掌骨头屈曲，使原来的掌骨头中心部位隐藏为掌侧部分，而将背侧关节软骨旋至关节的中央部位，建立新的掌骨头关节受力面。

3. 骨–软骨镶嵌移植关节成形术 该术式首先被Hayashi等（2002）和Miyamoto等（2008）应用于跖骨头骨软骨病的治疗中。因病情类似，Michael等（2010）和Rosenbaum等（2017）把该术式应用于掌骨头缺血性坏死的治疗中，前者的植骨供区为股骨髁上，后者为肱骨外髁。

术中探查并清除塌陷的掌骨头及死骨，于外侧股骨髁上或肱骨滑车非关节负重区取与掌骨头大小相近的带关节软骨的骨块，移植于掌骨头病灶部位，重建掌骨头关节面。Michael等的病例于术后1年随访，掌指关节活动范围改善，关节疼痛明显减轻。

4. 肋软骨头移植关节置换术 该术式与上述骨–软骨镶嵌移植关节成形术有类似之处，只是植骨取自肋软骨头。2013年，Nishida等报告对1例19岁男性患者选择了该术式。患者右手第4掌骨头病损严重，切除后，取第8肋软骨头形成新的掌骨头。术后随访达10年，关节疼痛及活动受限全部消失。

5. 跖骨头移植关节置换术 该术式与上述两种术式有相同的手术指征。Erne等（2008）曾报道2例采用该术式进行治疗的掌骨头缺血性坏死，术后经过2年以上的随访，均获得了可满足日常活动需求的无痛掌指关节。

6. 人工掌指关节置换术 当关节炎及关节破坏波及整个掌指关节时，需行全掌指关节置换术。Ingo（2017）报告1例64岁患者采用非限制性部分骨水泥掌指关节假体，对全关节炎伴软骨破坏的第3掌指关节进行置换，随访4年，活动满意，疼痛消失。

（戚剑）

第二节

月骨缺血性坏死

月骨缺血性坏死是腕关节疼痛及致残的主要病症之一，近年来发病率有所上升，这和临床重视程度及先进仪器的普遍应用密切相关。该病于 1843 年由 Peste 发现，1910 年 Kienbock 详细报告了其临床症状和体征，故被称为 Kienbock 病。该病以月骨缺血性坏死为病理基础，以月骨塌陷、碎裂为主要影像学表现，以顽固性腕关节疼痛、功能障碍和手的握力低下为临床体征，多见于男性体力劳动者。虽经百余年的临床研究，在临床诊断和治疗效果上取得了较大进展，但直至目前，该病的病因仍不确切，伴之而来的是手术方法虽然达 20 多种，但疗效难于肯定。任何一种手术方法均难以适应所有的病例，均不能使已塌陷、碎裂的月骨恢复原有的形状和功能；并且由于本病缺乏特有的临床体征，早期难以诊断和鉴别，易导致晚期发生腕关节的创伤性关节炎和腕关节功能的完全丧失，因此是目前手外科亟待解决的临床难题。

一、病因与应用解剖

月骨呈半月形，掌侧粗大，背侧窄小，位于近排腕骨的中央，四周均由关节软骨包绕，近端凸起与桡骨远端构成桡月关节，远端凹进与头状骨的头部构成头月关节。月骨的掌、背侧两极有关节韧带附着，并有滋养血管进入。根据 Navarro 等运动学观察，正常腕关节的生物力学传导可分为纵向 3 列，分别为内侧列、中央列及外侧列。Schuind 运用非连续的有限元分析法研究得出：3 列在腕关节运动及负荷传导中的作用不同，桡舟关节传递 61%，桡月关节传递 39%，尺侧关节传递 9.7%（图 10-2-1）。我们利用富士压敏纸证实正常桡腕关节面存在两个相对独立的应力分布区，桡月关节在腕关节中立、掌屈、尺偏位时嵌合不紧密，月骨窝内应力分布不均；而在腕关节背伸、桡偏时嵌合紧密，应力分布均匀；腕关节背伸位时，桡舟关节和桡月关节应力最大。我们通过月骨骨小梁的形态学观察证实：月骨骨小梁的走行方向与月骨的应力传导方向一致，均由远及近；同时发现月骨骨小梁在月骨中央部最粗大，背侧次之，掌侧最小，由头状骨传导的负荷主要经月骨中央部传导至桡骨远端月骨窝（图10-2-2）。

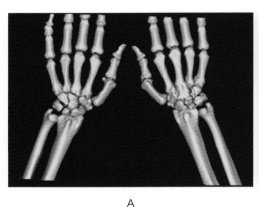 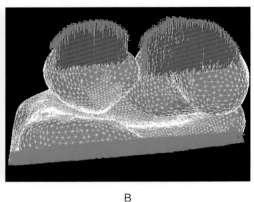

图10-2-1 腕骨生物力学传导的有限元分析图

A. Mimics10.01软件中水平位三维几何重建模型　B. 掌屈位舟骨、月骨、桡骨远端约束及加载应力进行非线性方法求解

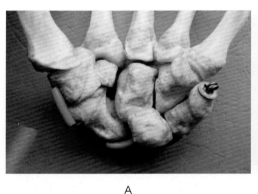 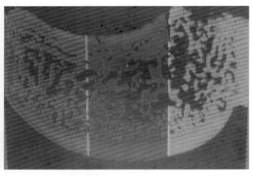

图10-2-2 腕骨的排列和月骨骨小梁

A. 腕骨的解剖结构　B. 月骨矢状面骨小梁结构

　　本病的病因大致可分为外因学和内因学。由Peste、Kienbock等提出的外因学是指由于腕关节的反复微损伤导致月骨附着韧带损伤及滋养血管断裂，从而导致月骨的缺血性坏死。但月骨血运来源丰富，月骨虽然大多被关节软骨覆盖，但掌、背侧缘的滋养血管较多，不易发生血运障碍。由Hultén所提出的内因学说是指尺骨远端的负变异导致月骨的负荷增加而应力集中，从而导致月骨发生骨折、骨内微血管损伤，发生月骨的缺血性坏死。但尺骨负变异存在种族上的差异，日本的中村蓼吾采用标准腕关节X线正侧位片观察Kienbock病124例，尺骨负变异仅38例，占30.6%；尺骨正变异43例，占34.7%；尺骨无变异43例，占34.7%。在观察的325例正常腕关节中，尺骨负变异在

1mm以上者89例，占27.4%；尺骨正变异在1mm以上者108例，占33.2%；尺骨无变异者128例，占39.4%。国内田光磊统计腕月骨无菌性坏死28例、31侧患腕，尺骨负变异仅占38.7%；而同时观测的31侧正常腕关节X线片，尺骨负变异占38.7%。这和Dhoore等的报告相一致，即尺骨负变异在患腕与正常组无显著性差异，尤其在亚洲人种，尺骨负变异仅占30%，故难以将内因学作为腕月骨无菌性坏死的病因。

我们观测了100侧腕月骨标本，证实月骨的滋养血管孔较多达581个，每个月骨标本掌侧平均2.06个、背侧平均3.75个。但有6例掌侧无滋养孔，占6%；有14例掌侧滋养孔多于背侧，占14%。这证明100侧标本中有20%的月骨血运是单纯由掌侧或背侧供血，这和国外Lee的研究结果相一致。同时我们进行了月骨内微组织结构、X线及生物力学的研究后认为，月骨缺血性坏死的病因是月骨内外多种因素作用的结果，即单侧主干型供血的月骨作为病变的基础，月骨掌屈畸形作为病变的诱因，导致月骨掌侧及近侧关节面应力集中，负荷增大，诱使月骨内骨小梁断裂，滋养血管损伤，供血减少或消失，从而发生月骨的缺血性改变，导致月骨硬化、塌陷和碎裂。这一观点可圆满地解释月骨缺血性坏死的发病机制及发病特点。

二、临床分期

月骨缺血性坏死的分期是以X线片为基础的，最常见且临床指导意义最大的是Lichtman分期法，具有很好的可靠性和可重复性。

1. Ⅰ期　X线片显示正常的月骨形状和密度，但MRI和骨扫描可显示月骨的弥漫性低信号和核浓聚，表明月骨已出现缺血性改变（图10-2-3）。

2. Ⅱ期　X线片上可见月骨弥漫性的骨硬化，密度增高，可有骨折线，但骨的形状和关节面完整（图10-2-4）。

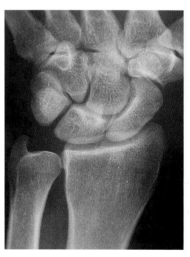 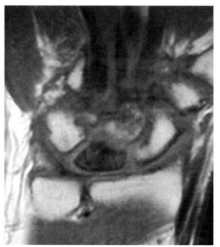

A　　　　　　　　　　　　　　B

图10-2-3　月骨缺血性坏死Ⅰ期

A. 腕关节正位X线片　　B. 腕关节MRI

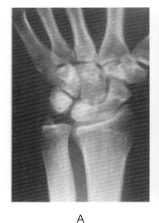
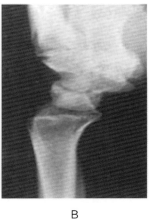

A   B

图10-2-4 月骨缺血性坏死Ⅱ期

A. 腕关节正位片   B. 腕关节侧位片

3. Ⅲ期 在Ⅱ期基础上，可见月骨塌陷。这期又被分为两个亚型：①ⅢA期，月骨与周围腕骨的对应关系正常；②ⅢB期，可见月骨塌陷、舟骨旋转、头状骨近端移位和腕骨高度变化，代表性的X线片表现为舟骨出现环形征。Goldfarb等提出，桡舟角大于60°被定义为ⅢB期（图10-2-5）。

4. Ⅳ期 在ⅢB期基础上，可在桡腕关节出现腕关节骨性关节炎的表现，如关节间隙变窄、关节面硬化等（图10-2-6）。

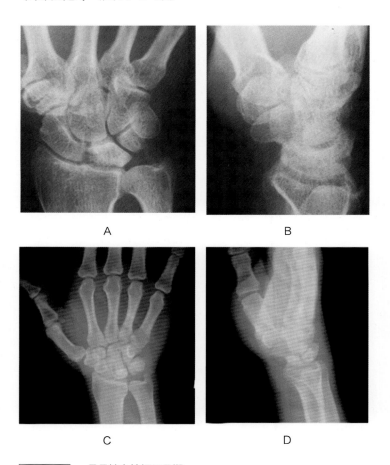

A   B

C   D

图10-2-5 月骨缺血性坏死Ⅲ期

A. ⅢA期正位X线片   B. ⅢA期侧位X线片   C. ⅢB期正位X线片   D. ⅢB期侧位X线片

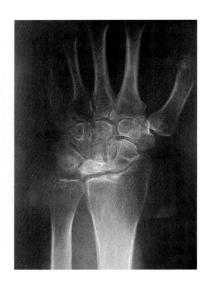

图10-2-6 月骨缺血性坏死Ⅳ期

三、诊断与鉴别诊断

早期诊断率低是本病的特点之一,原因是早期症状不典型,易和腕关节软组织挫伤、慢性劳损、腕关节滑膜炎、腕骨骨折、腕尺侧痛、三角纤维软骨损伤和腕关节不稳定等相混淆,且早期X线片均无改变,故易漏诊而延误治疗时机。因此,提高本病的早期诊断率是提高疗效、降低致残率的关键,现代大型影像仪器的应用,如MRI等为此提供了保证。

腕关节顽固性疼痛、功能障碍和手的握力低下是月骨缺血性坏死较为典型的三联症,在进展程度上相一致,呈渐进性加重。体征上,腕部软组织的肿胀只是其辅助体征,月骨区的压痛有一定的诊断意义。

X线检查是诊断月骨缺血性坏死的最基本检查方法,应系统正确地观测。以正侧位为标准,应两侧对比,观测月骨的密度、形状、位置,有无骨小梁断裂、骨折、碎裂及关节面硬化等。正位像常规观察腕高比值(carpal height rate,CHR)、尺骨有无变异、月骨裸露度等;侧位像观测桡月角、舟月角、头月角、斯塔尔指数(Stahl index)等(图10-2-7~图10-2-11)。

同位素^{99m}Tc对月骨缺血性坏死的各期诊断均是一种有效的方法,尤其在 I 期X线诊断不明确时,可表现月骨区的核浓聚,这种高敏感性对于诊断早期的月骨缺血性坏死具有重要意义。但同位素扫描缺乏诊断的特异性,在腕关节滑膜炎、骨折、尺腕关节撞击综合征及TFCC损伤时均可表现出核浓聚现象,限制了其应用价值。MRI对腕骨的缺血性改变敏感性强,表现在T1和T2加权像上均为低信号,并从三维成像上显示月骨骨折和碎裂,不仅适用于早期的诊断,并且对判断治疗效果和病程转归具有不可取代的作用(图10-2-12)。

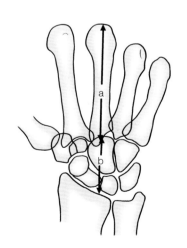

图10-2-7 腕高比值示意图

第3掌骨基底至桡骨远端关节面的中轴延长线长度与第3掌骨中轴长度之比,称为腕高比值(b/a),正常值为0.54±0.03,且不受关节活动的影响

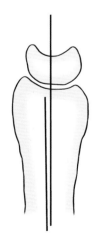

图10-2-8 桡月角示意图

桡月角为桡骨中轴线与月骨前后极连线的垂线之间的夹角。正常人的X线片,月骨多呈掌屈态,平均为12°;有少数人(约占11%)的月骨、桡骨中轴线可以叠合

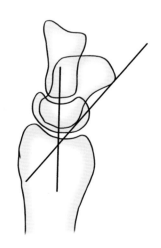

图10-2-9 舟月角示意图

舟月角为舟骨远端两极掌侧缘切线与月骨前后极连线的垂线之间的夹角,正常值为30°~60°,大于70°表示舟骨有旋转半脱位

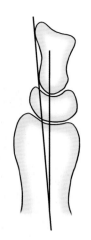

图 10-2-10 头月角示意图

头月角为头状骨背侧皮质切线与月骨前后两极连线的垂线之间的夹角，正常值不大于20°

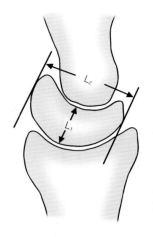

图 10-2-11 斯塔尔指数示意图

斯塔尔指数为月骨中心剖面最大高度与最大宽度的比值（L_1/L_2）

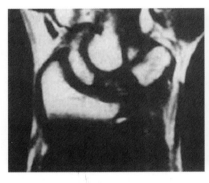

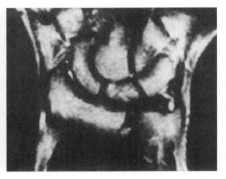

A

B

图 10-2-12 月骨缺血性坏死的MRI图像

A. 月骨在T1加权像上显示低信号　B. 月骨在T2加权像上显示高信号

四、治疗

月骨缺血性坏死的治疗分为保守治疗和手术治疗。保守治疗适用于本病 Ⅰ 期病变的病例，以石膏托外固定腕关节2～3个月，减少对月骨的刺激和应力的变化，防止进一步损伤，促进月骨的血运和骨折的恢复与自愈。石膏固定的长度为肘下至掌指关节以远，腕关节背伸25°，拇指呈对掌位。目前，普遍认为保守治疗可缓解临床症状，但不能控制月骨坏死的进展，因此应在保守治疗中密切观察，以便随时改用手术方法。

手术治疗适用于本病的 Ⅱ ～ Ⅳ 期及 Ⅰ 期保守治疗无效的病例。手术治疗目前大致可分为5大类手术方法。

（一）生物学方法

本方法以重建月骨内血运为目标，针对月骨致病的外因学说而设计，包括单独的血管束植入术，带血管蒂、筋膜蒂、肌蒂的骨瓣植入术等，既可骨内减压，又可提供充足的血供和活性骨，以促进月骨内血运重建、骨小梁再生和自身修复（图10-2-13）。我们认为，生物学方法对于早期病例具有一定的疗效，但对于晚期病例无效，因其无法重塑月骨的形状和功能。

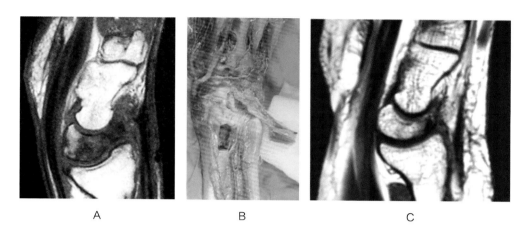

图10-2-13 以骨间前动脉背侧支为血管蒂的桡骨瓣移位术

A. 术前MRI B. 大体解剖 C. 术后MRI

（二）生物力学方法

本方法是以本病的内因学说为基础而设计的手术方法，包括桡骨短缩术、桡骨楔状切骨术、尺骨延长术、头状骨短缩术及STT融合术等（图10-2-14～图10-2-16）。其设计原理是使经头状骨传导的轴向压力分散，月骨负荷减少，应力降低，从而促进坏死月骨的自身修复能力和血运的重建，适用于Ⅱ～ⅢA期病例。其中最常用的是桡骨短缩术和桡骨楔状切骨术，桡骨短缩2～4mm，Horri报告可减少月骨负荷的50%。桡骨楔状切骨术适用于尺骨无变异或正变异的病例，通过减小桡骨远端尺偏角10°～15°，诱发腕骨向桡侧滑移，提高月骨覆盖率，增大接触面，降低桡月关节的轴向压力。我们通过短缩头状骨2mm的生物力学实验证实，可降低月骨的轴向负荷77.5%，且该术式不受尺骨远端正、负变异的影响，不会影响桡尺远侧关节的功能，较其他生物力学的方法具有更突出的优点。

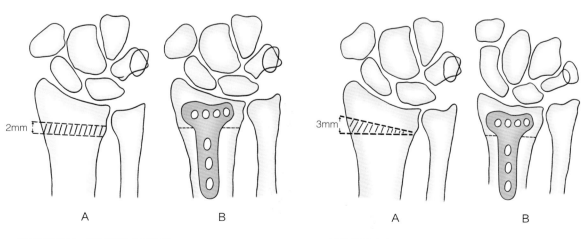

图10-2-14 桡骨短缩术示意图   **图10-2-15** 桡骨楔状切骨术示意图

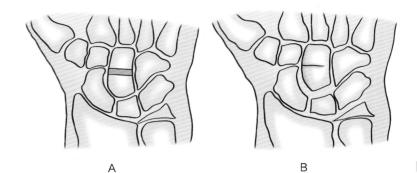

A   B   图 10-2-16   头状骨短缩术示意图

（三）月骨切除与替代术

本方法适用于坏死月骨已塌陷、碎裂的Ⅲ～Ⅳ期病例，以头状骨下移、替代月骨术为首选。单纯的切除缺血性坏死的月骨可缓解腕部疼痛，但位置空虚会导致腕骨下移而发生腕骨排列紊乱，继发腕关节疼痛和功能障碍。因此，选择合适的替代方法重建桡腕关节、恢复腕关节功能显得极为重要。既往有腱球填塞、人工假体替代等方法，均因远期疗效差而被淘汰。带血管和尺侧腕屈肌腱为蒂的豌豆骨替代月骨术，由于豌豆骨细小，替代月骨后，头状骨下移，腕高比值降低，腕骨排列不稳而出现腕部疼痛；并且移位的豌豆骨发生旋转，骨小梁发生移位，易发生短缩、碎裂和坏死。我们通过100例腕骨标本的解剖应用测量和对50例新鲜成人上肢标本的解剖研究，证明头状骨的头部关节面与月骨近侧关节面有较好的相似性，设计了以前臂骨间掌侧动脉背侧支为血管筋膜蒂的头状骨移位术，以替代坏死、碎裂的月骨，临床应用60例，远期随访3～32年，既消除了腕部疼痛，又恢复了腕关节的生理解剖结构和腕关节功能，腕关节的功能和手的握力均可达到健侧的80%，是目前国内外治疗中晚期月骨缺血性坏死的首选方法之一，具有良好的应用前景（图10-2-17）。

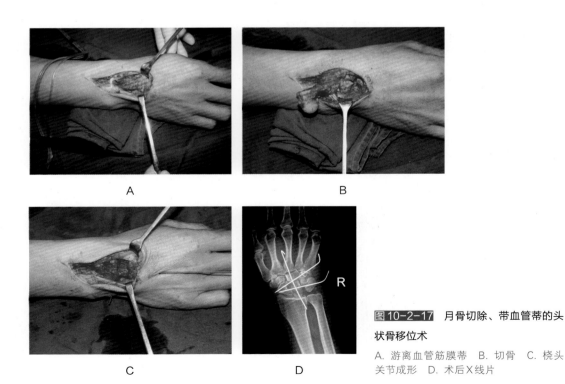

A   B

C   D

图 10-2-17   月骨切除、带血管蒂的头状骨移位术

A. 游离血管筋膜蒂   B. 切骨   C. 桡头关节成形   D. 术后X线片

（四）近排腕骨切除术

本方法适用于Ⅳ期坏死月骨已发生塌陷、碎裂、近排腕骨排列紊乱或合并出现轻度创伤性腕关节炎，而头状骨关节面良好的病例。其优点是消除了原发病灶，可缓解或消除腕部疼痛，改善腕关节功能，使患者早日回归社会。但患者手的握力在一段时间内表现明显降低，也可产生腕关节不稳定，应仔细确认手术的适应证。腕骨切除的范围是近排的舟骨、月骨和三角骨，保留豌豆骨，关键是保证桡骨远端与头状骨关节的准确对合（图10-2-18）。

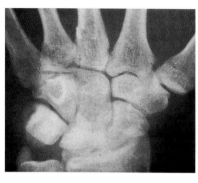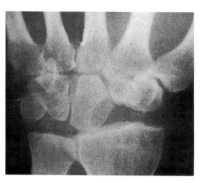

图10-2-18 近排腕骨切除术
A. 术前X线片 B. 术后X线片

A   B

（五）桡腕关节融合术

本方法适用于Ⅳ期合并严重创伤性腕关节炎的病例，多采用滑槽植骨，可消除腕部疼痛，保持腕关节稳定和手的握力，但腕关节的功能完全丧失，所以患者不易接受。

（六）其他手术方法

其他手术方法如腕关节神经支切断术，主要切断骨间背侧神经至腕关节分支，可单独缓解疼痛；或联合其他术式使用。体外震波碎石可用于治疗月骨缺血性坏死，也有缓解腕部疼痛和改善腕关节功能的作用，但缺少大宗病例的支持和回顾性研究。

总之，月骨缺血性坏死是一种不断进展的疾病，随着对本病认识的提高和新的诊断技术的实现，现有的治疗方案得到进一步拓展，如MRI极大地提高了早期诊断率，并明确了月骨的血运状态；诊断性关节镜的应用使我们可以直接观察月骨关节软骨的变化，对本病的诊断更准确，并适时制订正确的治疗方案，以期提高治疗效果。Lindsay等对1998—2008年间所报告的治疗月骨缺血性坏死的文章进行了系统研究，在比较腕关节疼痛、活动度、握力和影像学结果后证实没有一个手术方式是完美的。目前，我们认为对于月骨缺血性坏死的规范化治疗，早期病例应行生物力学的方法，以桡骨短缩或楔状截骨为首选，可适当配合生物学的方法重建血运，促进功能恢复。对于Ⅲ、Ⅳ期的晚期病例则应切除坏死、碎裂的月骨，采用带血管蒂的头状骨移位替代月骨术，重建桡腕关节的功能，完成解剖与功能的统一。对于已发生严重创伤性腕关节炎的病例，则应行桡腕关节融合术。

（路来金   贾晓燕）

舟骨缺血性坏死

腕舟骨缺血性坏死是主要由于创伤或非创伤因素所致舟骨供血血管功能障碍导致舟骨坏死并引起手背桡侧半压痛、腕关节屈伸功能受限的疾病。

1910年，德国矫形外科医生 Georg Preiser 首先描述了 5 例腕舟骨骨折后缺血性坏死的临床表现和 X 线特征，故又称 Preiser 病。尽管 Kallen（2014）通过回顾当时患者的影像学资料，甚至认为 Preiser 报告的病例可能并不存在舟骨缺血性坏死，然而目前文献中比较统一的描述仍将特发性舟骨缺血性坏死称为 Preiser 病。本节着重讨论特发性舟骨缺血性坏死。

该病临床少见，发病率低于月骨缺血性坏死。无明显高发年龄，但以青壮年多见，已有的个案报告患者的年龄分布在 20～70 岁。该病无性别、左右侧差别。大多为部分舟骨坏死，较少为全舟骨坏死，部分舟骨坏死可逐渐进展为全舟骨坏死。少数患者可双侧发病，1990年，Alnot 报告了 3 例特发性全舟骨缺血性坏死的病例；1992年，Hirobata 报告了系统性红斑狼疮患者除股骨头缺血性坏死外，双侧腕舟骨先后发生缺血性坏死的病例。

一、病因与应用解剖

（一）全身性发病因素

不完全明确的骨血液循环障碍诱因，包括某些疾病如系统性红斑狼疮、硬皮病，长期服用激素、化疗药物，酗酒，抽烟等，均为该病的危险因素。

（二）局部性发病因素

1. 局部解剖学因素　目前，对于舟骨的外部和内部血供解剖学特点已有比较明晰的研究结论。外部供血血管少、内部逆向供血且管径细小的特点（图10-3-1），导致舟骨骨折后易发生舟骨近极缺血性坏死。研究数据表明，舟骨腰部骨折，舟骨近极缺血性坏死的发生率约为3%；而近侧骨折，则舟骨缺血性坏死的发生率为20%左右。总体而言，舟骨的缺血性坏死的发生率占舟骨骨折的15%。如舟骨骨折同时伴有头状骨、三角骨、月骨脱位，不愈率及坏死率更高，可高达55%。因此可以推测，舟骨的血供特点既是导致舟骨骨折后不愈合或缺血性坏死的重要基础，也很可能是Preiser病的重要发病基础，因为在已报告的病例中，大部分舟骨坏死早期出现在近极。Schmitt等（2011）通过对10例患者的MRI和病理学对照研究，不仅证实了以往解剖学关于舟骨内外血供特点的研究结论，同时发现Preiser病存在舟骨近极骨坏死区、中部修复区和远端血供区的分区特点，部分揭示了Preiser病的发病进程。

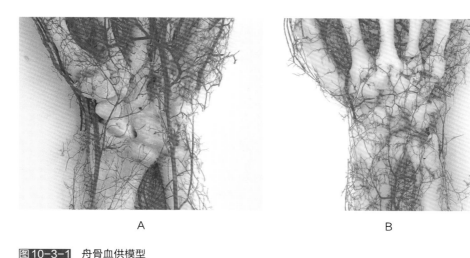

　　　　　　　A　　　　　　　　　　　　　　　B

图10-3-1　舟骨血供模型
A. 舟骨近极滋养血管细小　B. 舟骨背侧嵴滋养血管粗大

2. 局部慢性损伤发病因素　尽管存在明确的腕部损伤病史，尤其是舟骨骨折的患者继发出现的舟骨缺血性坏死不属于Preiser病，但仍有学者认为，慢性或隐匿性局部反复微损伤可能是Preiser病的发病因素之一。由于舟骨跨近、远排腕骨，在腕关节活动中承接较大的应力分担，这种特殊的生物力学特点可能是舟骨易发生慢性反复微损伤的原因。临床上相对多见的舟骨局限性关节炎也说明舟骨有较高的发生慢性损伤的概率。有研究表明，这种慢性损伤可导致舟骨内外压力的改变，从而影响舟骨的血液供应。

3. 局部发育异常发病因素　在已有的病例报告中，少量患者存在舟骨发育不良，结合上述舟骨骨性解剖、血供解剖和生物力学因素，舟骨发育不良患者可能存在更高的发展成Preiser病的概率。有学者注意到，Preiser病患者中存在一定比例的尺骨负变异现象，Nakamura等（1991）通过对23例患者的分析认为尺骨负变异并非该病的发病因素。

上述发病因素尚不能揭示Preiser病的具体发病机制，有报告一病例同时存在Preiser病和Kienbock病，提示也许二者之间有相似的发病机制，但都需要更深入的临床研究和基础研究。

二、临床表现

患者早期可无明显症状，以轻微腕关节疼痛长期存在。发展到一定程度后，主要表现为腕部疼痛进行性加重，活动后加剧，常在腕背伸、桡偏时疼痛加重。体检可发现鼻烟窝区轻到中度肿胀，桡背侧压痛，腕关节活动不同程度受限，并可伴有患手握力下降。晚期因腕舟骨塌陷和继发性腕关节炎，可出现腕关节僵硬和更加明显的肿痛。

三、诊断与鉴别诊断

（一）诊断与分型

由于早期症状轻微，功能障碍不明显，常被患者或医生忽视。因此，舟骨缺血性坏死常难以早期作出诊断。患者来就诊时，腕关节疼痛病史常常已有数月甚至数年，有些患者因近期腕部过伸或搬动重物后腕关节疼痛加重来就诊。

对疑似舟骨缺血性坏死病例应常规进行腕关节正、侧、斜位及舟骨轴位X线摄片，可发现舟骨骨密度增加、骨硬化、骨碎裂、变形、塌陷，严重时可出现相邻软骨受损、关节间隙变窄等关节炎表现。

为提高诊断率，对无明显诱因出现腕桡侧疼痛或局部压痛的患者，尤其是曾经有腕部损伤史的患者，除常规X线摄片外，有条件的应行CT或MRI、放射性核素检查，可早期作出诊断。其中，CT可以提供更详细的骨性结构改变信息，可以明确骨折的存在与否，还可为手术的设计提供参考；MRI是目前诊断骨缺血性坏死的"金标准"，主要表现为T1加权像坏死骨密度信号下降或消失，它不仅可以早期发现骨的缺血性改变，指导分型和分期，还具有很高的鉴别诊断价值。

1. Herbert等（1994）主要根据X线影像学改变，将Preiser病分为4期。

（1）1期：X线（−），MRI（＋）。

（2）2期：X线（＋），近极骨密度增加或全舟骨骨质疏松。

（3）3期：X线提示近极碎裂，伴有或不伴有病理性骨折。

（4）4期：X线提示腕舟骨塌陷或腕关节炎形成。

2. Kalainov等（2003）根据MRI信息，将Preiser病分为两种类型：1型为全舟骨缺血性坏死，2型为部分舟骨缺血性坏死（小于舟骨体积的一半）。

3. Schmitt等（2011）进一步根据MRI改变和病理改变的关系，将Preiser病分为三个发展时期。

（1）早期：近极骨坏死，但无形态改变。

（2）进展期：出现病理性骨折，近极骨容量丢失。

（3）终末期：全舟骨缺血性坏死。

（二）鉴别诊断

在临床上，舟骨骨折及其继发的舟骨缺血性坏死、与舟骨相关的骨关节炎更加常见，临床表现与Preiser病又有很多相似之处，因此应注意加以鉴别。有报告提示，有16%的临床诊断为Preiser病的患者实际为隐匿性舟骨骨折。

1. **创伤性舟骨缺血性坏死** 随着临床影像学的不断进展，急性腕部损伤导致的舟骨骨折及其继发的近极缺血性坏死，结合患者腕关节损伤史，通过影像学，尤其是MRI常常可以给予明确诊断。但当患者腕关节损伤史不明确时，或因腕关节损伤史过久，患者不能准确回顾时，就特别需要通过影像学检查进行鉴别，以排除舟骨的陈旧性骨折。因腕舟骨骨折后极少出现全舟骨缺血性坏死，因此当影像学提示全舟骨缺血性改变时，应高度怀疑Preiser病的可能性。

2. **围舟骨的骨关节炎** 围舟骨的骨关节炎主要发生于中老年群体，也常常有长期腕关节疼痛病史和进行性加重的特点，但腕部骨关节炎早期和晚期均伴有较明显的滑膜反应、软骨破坏，尤其是晚期可出现明显的滑膜组织增生、软骨缺损，而Preiser病无此影像学特点，早期滑膜反应和软骨受累不明显。此外，早期的腕部骨关节炎以骨组织水肿、影像学信号增高为特点，晚期因炎症反应导致的骨组织缺血才有坏死改变。

四、治疗

由于本病相对罕见，目前尚无统一的治疗指南。治疗方案的确定需要结合诱发因素、临床表现、坏死分型和进展分期综合考虑。

影像学改变不明显、临床表现轻微、耐受性较好的患者，可考虑相对保守的治疗方法，包括腕部制动、停止可疑诱发因素、局部改善微循环的理疗措施；Herbert分型1、2期的患者还可以采取桡骨茎突切除、腕关节镜清理、舟骨钻孔减压的方式改善症状，延缓疾病进程；2、3期患者可选择单纯游离的松质骨移植或带血运的骨瓣移植，进行坏死舟骨的重建；4期患者以减轻症状、兼顾腕关节功能为目的，可采取坏死舟骨摘除术或近排腕骨摘除术，如其他手术方式失效，最终可采取全腕关节融合术。

（一）保守治疗

保守治疗几乎只适用于Kalainov 2型的患者。对于处于病程早期且症状轻微者，通常采用的保守治疗为制动，减少腕关节活动，如用管型石膏或腕部绷带固定6~8周。口服血管扩张剂，如阿司匹林等。去除全身性发病因素，如停止使用激素、戒除烟酒等。同时可给予局部改善水肿和微循环的理疗措施。但根据已有的临床报告，保守治疗对该病的治疗意义有限，仅能起到减轻症状、暂时延缓疾病进程的作用，鲜有逆转疾病发展的报告。Andrés等（2012）报告一例20岁女性患者，虽经2年的保守治疗，疾病仍然进展到需要手术干预的阶段。

（二）手术治疗

本病缺乏公认的手术治疗策略，已报告的手术方法包括病灶清除、松质骨植骨术或带血管骨瓣植骨术、桡骨茎突切除术、假体置换术、局限性腕骨间融合术、近排腕骨摘除术。原则上，Herbert 1、2期患者推荐选择桡骨茎突切除、改善舟骨应力和病灶骨清除、植骨再血管化的手术方式；3、4期患者则可选择以改善疼痛为主要目的，兼顾保留腕关节部分活动度的手术方式。对于上述手术失效或疾病进展到较广泛腕关节受累的老年患者，可采取桡腕关节融合术或骨间后神经腕部分支切断术来提高患者的生活质量。Moran等（2006）提出，是否存在桡腕关节炎或腕关节不稳定是判断选择重建手术和破坏手术的重要指征。

1. **保留舟骨的重建手术** 该手术方法是治疗早、中期患者的主要术式，包括病灶骨清除后单处松质骨植骨和带血管蒂骨瓣植骨两大术式。后者可选择的供区有桡动脉返支为蒂的桡骨茎突骨瓣、骨间前动脉背侧支为蒂的桡骨瓣、带血管蒂掌骨骨瓣、带旋前方肌桡骨瓣等，其中，基于应用这两种方法治疗创伤性舟骨缺血性坏死的大量临床研究结论是，应用带血运的骨瓣移植具有更好的预后。

1999年，Gabl等报告采用吻合血管的髂骨移植治疗舟骨骨折合并部分舟骨缺血性坏死56例，其中27例随访8.8年以上，移植骨愈合率为85%，关节保存率为75%，疼痛消失率为81%，握力恢复正常的为95%，腕关节活动范围达正常侧的75%，无腕关节塌陷及骨关节炎发生。Nicholas等（2017）用于49例合并舟骨近极缺血性坏死的治疗，愈合率达84%。

Doi等（2000）首先使用游离的股骨内侧髁骨瓣治疗舟骨骨折不愈合，Jones等（2008）应用该方法治疗合并舟骨近极缺血性坏死的舟骨骨折不愈合，并与带蒂桡骨瓣的方法作对比，发现前者愈合率更高、骨愈合时间更短。

2. **牺牲舟骨的补救手术** 该类术式包括舟骨假体置换术、坏死舟骨摘除＋四角融合术及近排腕骨摘除术等。该类术式是疾病进展到晚期，出现全舟骨坏死、塌陷、退行性关节炎改变等所采取的补救手术。据文献报告，该类手术在显著改善腕关节疼痛的基础上，仍可保留患者80%的握力和60%的手部活动度。尽管多数学者认为这些是治疗晚期Preiser病较好的术式，但对执行手部操作或手部负重工作要求较高的年轻患者仍应慎重选用。

（戚剑）

参考文献

[1] AL-KUTOUBI M A. Avascular necrosis of metacarpal heads following renal transplantation [J]. Br J Radiol, 1982, 55 (649): 79-80.

[2] WRIGHT T C, DELL P C. Avascular necrosis and vascular anatomy of the metacarpals [J]. J Hand Surg Am, 1991, 16 (3): 540-544.

[3] SMET L. Avascular necrosis of the metacarpal head [J]. J Hand Surg Br, 1998, 23 (4): 552-554.

[4] WADA M, TOH S, IWAYA D, et al. Flexion osteotomy of the metacarpal neck: a treatment method for avascular necrosis of the head of the third metacarpal: a case report [J]. J Bone Joint Surg Am, 2002, 84 (2): 274-276.

[5] KARLAKKI S L, BINDRA R R. Idiopathic avascular necrosis of the metacarpal head [J]. Clin Orthop Relat Res, 2003, (406): 103-108.

[6] ERNE H C, LANZ U, SCHOONHOVEN J, et al. Aseptic osteonecrosis of the head of the metacarpal (Mauclaire´s disease)——case report and review of the literature [J]. Handchir Mikrochir Plast Chir, 2008, 40 (3): 207-210.

[7] MAES M, HANSEN L, CHEYNS P. Osteochondral mosaicplasty as a treatment method for bilateral avascular necrosis of the long finger metacarpal: case report [J]. J Hand Surg Am, 2010, 35 (8): 1264-1268.

[8] WIJERATNA M D, HOPKINSON W J A. Conservative management of Dieterich disease: case report [J]. J Hand Surg Am, 2012, 37 (4): 807-810.

[9] 李文刚, 董明勤, 刘飙, 等. Dieterich病 [J]. 实用手外科杂志, 2015, 29 (2): 196-200.

[10] MCGOLDRICK N P, MCGOLDRICK F J. Avascular necrosis of the metacarpal head: a case of Dietrich's disease and review of the literature [J]. Am J Case Rep, 2015, 16: 12-15.

[11] LI W G, LIU B, SONG J, et al. Bilateral multiple metacarpal head avascular necrosis: a case report [J]. Int Surg, 2016, 101 (9-10): 473-477.

[12] SCHMIDT I. The idiopathic avascular osteonecrosis of the 3rd metacarpal head (M. Mauclaire/Dieterich's disease) [J]. Int J Case Rep Images, 2017, 8 (2): 92-95.

[13] ROSENBAUM J A, MCCARTHY C M, AWAN H. Osteochondral autograft transplantation to the metacarpal head for avascular necrosis in a young active patient: case report and technique overview [J]. Tech Orthop, 2017, 32 (3): 191-197.

[14] 路来金, 孙玉霞, 姜永冲, 等. 带血管蒂头状骨移位替代月骨的应用解剖 [J]. 中国临床解剖学杂志, 1997, 15 (4): 261-264.

[15] 路来金, 王首夫, 尹维田, 等. 晚期月骨无菌性坏死一种新的治疗方法 (附3例报告)[J]. 白求恩医科大学学报, 1988, 14 (5): 447-448.

[16] 路来金, 王江宁, 张志新, 等. 腕月骨无菌性坏死的诊断、分类和治疗 [J]. 中华手外科杂志, 1998, 14 (1): 35-37.

[17] 路来金, 张志新, 刘志刚, 等. 腕头状骨移位治疗晚期月骨无菌性坏死的应用解剖与临床研究 [J]. 交通医学, 1998, 12 (4): 414-416.

[18] 路来金. 重视和提高腕月骨无菌性坏死的整体诊治水平 [J]. 中华手外科杂志, 1999, 15 (3): 129-131.

[19] 路来金, 张志新, 刘志刚, 等. 头状骨移位替代坏死月骨的解剖研究及其临床应用 [J]. 中华手外科杂志, 1999, 15 (3): 141-143.

[20] 田光磊, 王澍寰, 王海华. 与月骨缺血性坏死有关的骨骼因素 [J]. 实用手外科杂志, 2000, 14 (2): 97-100.

[21] 路来金, 宫旭, 刘志刚, 等. 腕月骨无菌性坏死的病因学研究 [J]. 中华手外科杂志, 2002, 18 (4): 242-244.

[22] LU L, GONG X, LIU Z, et al. Capitate transposition to replace necrotic lunate bone with a pedicle for Kienböck's disease: review of 30 cases [J]. Chin Med J (Engl), 2003, 116 (10): 1519-1522.

[23] 路来金. 腕月骨无菌性坏死病的临床诊治和进展 [J]. 实用手外科杂志, 2004, 118 (1): 3-4.

[24] 宫旭, 路来金, 王克利. 晚期月骨无菌性坏死舟骨环形征的解剖学及生物力学研究 [J]. 中国修复重建外科杂志, 2004, 18 (5): 356-359.

［25］宫旭，路来金，王克利．舟骨环形征在腕月骨无菌性坏死 X 线片分期中的临床意义［J］．中华手外科杂志，2004，20（1）：5-7．

［26］宫旭，路来金．月骨无菌性坏死的治疗进展［J］．国外医学·骨科学分册，2005，26（5）：272-274．

［27］LU L J，GONG X，WANG K L．Vascularized capitate transposition for advanced Kienböck disease：application of 40 cases and their anatomy［J］．Ann Plast Surg，2006，57（6）：637-641．

［28］GONG X，LU L J．What is the implication of scaphoid ring sign in advanced Kienböck´s disease？Is it a sign of advanced carpal collapse or rotary scaphoid subluxation？［J］．J Plast Reconstr Aesthet Surg，2006，59（7）：726-729．

［29］INNES L，STRAUCH R J．Systematic review of the treatment of Kienböck's disease in its early and late stages［J］．J Hand Surg Am，2010，35（5）：713-717，717.e1-e4．

［30］JIA X Y，GONG X，LU L J．Contact pressures in radiocarpal and triquetrohamate joints after vascularized capitate transposition［J］．Ann Plast Surg，2011，67（5）：534-538．

［31］NAKAMURA R，NAKAO E，NISHIZUKA T，et al．Radial osteotomy for Kienböck disease［J］．Tech Hand Up Extrem Surg，2011，15（1）：48-54．

［32］WALL L B，DIDONNA M L，KIEFHABER T R，et al．Proximal row carpectomy：minimum 20-year follow-up［J］．J Hand Surg Am，2013，38（8）：1498-1504．

［33］MARICONDA M，SOSCIA E，SIRIGNANO C，et al．Long-term clinical results and MRI changes after tendon ball arthroplasty for advanced Kienbock's disease［J］．J Hand Surg Eur Vol，2013，38（5）：508-514．

［34］FOULY E H，SADEK A F，AMIN M F．Distal capitate shortening with capitometacarpal fusion for management of the early stages of Kienböck's disease with neutral ulnar variance：case series［J］．J Orthop Surg Res，2014，9：86．

［35］BüRGER H K，WINDHOFER C，GAGGL A J，et al．Vascularized medial femoral trochlea osteochondral flap reconstruction of advanced Kienböck disease［J］．J Hand Surg Am，2014，39（7）：1313-1322．

［36］KIRKEBY L，VARFALVA P L，HANSEN T B．Long-term results after vascularised bone graft as treatment of Kienböck disease［J］．J Plast Surg Hand Surg，2014，48（1）：21-23．

［37］TATEBE M，IMAEDA T，HIRATA H．The impact of lunate morphology on Kienböck's disease［J］．J Hand Surg Eur Vol，2015，40（5）：534-536．

［38］EBRAHIMZADEH M H，MORADI A，VAHEDI E，et al．Mid-term clinical outcome of radial shortening for Kienbock disease［J］．J Res Med Sci，2015，20（2）：146-149．

［39］HERBERT T J，FISHER W E．Management of the fractured scaphoid using a new bone screw［J］．J Bone Joint Surg Br，1984，66（1）：114-123．

［40］HERBERT T J，LANZETTA M．Idiopathic avascular necrosis of the scaphoid［J］．J Hand Surg Br，1994，19（2）：174-182．

［41］MENTH C W A，Poehling G G．Preiser´s disease：arthroscopic treatment of avascular necrosis of the scaphoid［J］．Arthroscopy，2000，16（2）：208-213．

［42］DOI K，ODA T，SOO H T，et al．Free vascularized bone graft for nonunion of the scaphoid［J］．J Hand Surg Am，2000，25（3）：507-519．

［43］KALAINOV D M，COHEN M S，HENDRIX R W，et al．Preiser's disease：identification of two patterns［J］．J Hand Surg Am，2003，28（5）：767-778．

［44］MORAN S L，COONEY W P，SHIN A Y．The use of vascularized grafts from the distal radius for the treatment of Preiser's disease［J］．J Hand Surg Am，2006，31（5）：705-710．

［45］JONES D B Jr，BüRGER H，BISHOP A T，et al．Treatment of scaphoid waist nonunions with an avascular proximal pole and carpal collapse．A comparison of two vascularized bone grafts［J］．J Bone Joint Surg Am，2008，90（12）：2616-2625．

［46］JONES D B，MORAN S L，BISHOP A T，et al．Free-vascularized medial femoral condyle bone transfer in the treatment of scaphoid nonunions［J］．Plast Reconstr Surg，2010，125（4）：1176-1184．

［47］SCHMITT R，FRÖHNER S，SCHOONHOVEN J，et al．Idiopathic osteonecrosis of the scaphoid（Preiser's disease）--MRI gives new insights into etiology and pathology［J］．Eur J Radiol，2011，77（2）：228-234．

［48］KALLEN A M，STRACKEE S D．On the history and definition of Preiser´s disease［J］．J Hand Surg Eur Vol，2014，39（7）：770-776．

［49］AL-JABRI T，MANNAN A，GIANNOUDIS P．The use of the free vascularised bone graft for nonunion of the scaphoid：a systematic review［J］．J Orthop Surg Res，2014，9：21．

［50］DITSIOS K，KONSTANTINIDIS I，AGAS K，et al．Comparative meta-analysis on the various vascularized bone flaps used for the treatment of scaphoid nonunion［J］．J Orthop Res，2017，35（5）：1076-1085．

［51］PULOS N，KOLLITZ K M，BISHOP A，et al．The role of medial femoral condyle free vascularized bone graft for the treatment of failed scaphoid nonunion surgery associated with proximal pole avascular necrosis［J］．J Hand Surg，2017，42（9）：S38．

［52］ALAO U，MOHAMED M，HUGHES M，et al．Idiopathic avascular necrosis of the scaphoid and lunate［J］．Orthopaed Trauma，2017，31（4）：274-278．

第 十 一 章

关节镜的应用

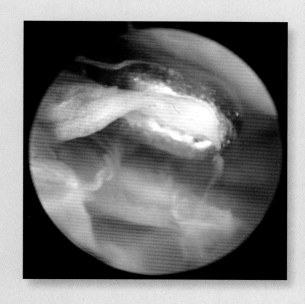

第一节
腕关节镜的常用器械及术前准备

一、腕关节镜的常用器械

腕关节镜的常用器械与其他关节（例如膝关节和肩关节）的关节镜系统相似，包括电视监控系统、录像系统、动力系统、牵引系统、手动器械及灌洗系统等。

腕关节镜的电视监控系统、录像系统可以与其他关节镜相互通用，在此不做过多描述。

（一）腕关节镜的动力系统

腕关节内常有软骨碎片或增生滑膜组织阻碍手术视野，常常需要带动力的滑膜切除刀或者滑膜刨削器来清除这些阻碍视野的组织。我们推荐使用直径为2～2.5mm，具有套管设计的滑膜刨削器（图11-1-1），这些刨削器适用于清扫滑膜和小的关节软骨。对于需要在关节镜下切除的骨质，如桡骨茎突、尺骨头，则采用直径为2.5mm的磨钻进行操作。

（二）腕关节镜的牵引系统

尽管腕关节可以单纯使用指套通过挂杆牵引，我们还是推荐使用专用的腕关节镜牵引吊塔（图11-1-2）。这种专用的牵引吊塔不仅可以通过指套牵引腕关节，还可以在操作中旋转前臂和腕关节，有利于观察桡尺远侧关节。指套有不锈钢

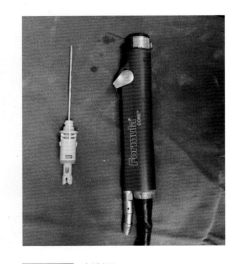

图 11-1-1 刨削器

指套和尼龙指套，不锈钢指套固定较牢靠，对手指皮肤刺激较大，区域局部麻醉下腕关节镜手术患者通常难以忍受（图11-1-3）；尼龙指套柔软，但是容易脱落，需要选择合适大小进行固定（图11-1-4）。

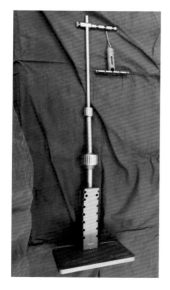 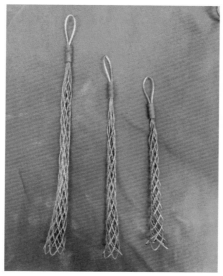 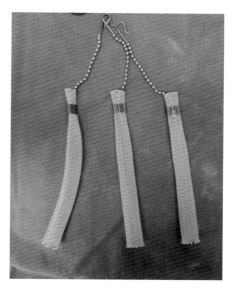

图 11-1-2　腕关节镜牵引吊塔　　图 11-1-3　不锈钢指套　　　　　　　图 11-1-4　尼龙指套

（三）腕关节镜的镜头

细小的关节镜镜头的出现和应用是腕关节镜得以飞速发展的基础。腕关节镜常用的镜头直径为1.9mm、2.3mm及2.7mm（图11-1-5）。细小的关节镜有利于置入关节腔，而较大的镜头拥有更好的视野。直径为2.3mm、2.7mm的关节镜可以提供较大的视野，适用于桡腕关节；直径为1.9mm的关节镜视野较小，适用于腕中关节和桡尺远侧关节。关节镜的镜头有一定的倾斜角度，包括0°、30°和70°，30°镜头是最常用的。

（四）手动器械

手动器械在诊断性腕关节镜中是十分必要的。这些器械包括探针、篮钳、刮匙及关节内刀具（图11-1-6）。

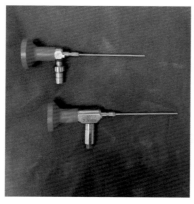 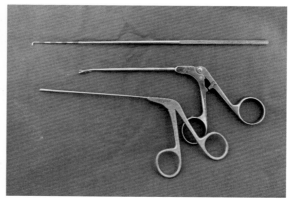

图 11-1-5　腕关节镜的镜头　　　　　图 11-1-6　手动器械

1. **探针** 探针前端呈70°弯曲，尖端直径为1mm，比较纤细，适于手指控制，有方向指示，是最为常用的器械。腕关节镜检查时，可以拨开滑膜组织，探查韧带和软骨的质地，以及评估组织损伤的程度和范围。

2. **篮钳** 腕关节镜术使用的篮钳有左、右、弯、直和上、下开口。直径较小，一般为2mm和2.75mm，长度为65mm和90mm。

3. **抓物钳** 抓物钳是腕关节镜常用的器械，用来取出关节内的游离体和一些软组织碎片，直径为2mm和2.75mm，长度为65mm和90mm，头部有标准钝圆和蚊式微尖两种。

4. **小关节剥离器（刮匙）和关节内刀具** 小关节剥离器（刮匙）用途很广，头部稍弯曲，利于进入关节内，长度为65mm和90mm，直径为2.75mm，主要用于松解粘连组织和清除骨赘。关节内刀具有香蕉刀、半月形刀、钩刀等，现在大多被其他手术器械所替代。

（五）灌洗系统

腕关节的灌洗系统主要采用重力灌洗，由3～4个500ml或1～2个3L生理盐水塑料袋吊臂或支架、各个生理盐水塑料袋之间的联通管和进水管组成。使用时将生理盐水塑料袋悬吊于2m左右的高度，以维持一定的水压。由于腕关节间隙非常狭小，镜头与组织结构比较接近，很容易造成视野模糊，所以保持持续、通畅的灌洗比较重要。一般采用一个或多个出水口，使用20号注射器针头即可。关节冲洗泵系统对保持持续的清晰视野较好，但是要注意压力，并且注意采取适当的措施防止前臂骨间膜室综合征的发生，尤其是在处理桡骨远端骨折时。现在有许多学者采用干性技术，在有限的冲洗下完成腕关节镜的操作。

（六）激光和射频系统

激光最初用于组织消融，但有使用激光后出现软骨下骨质坏死的报告。和激光系统相似，射频系统能产生相似的热能，特别是双极射频的出现，使得射频在腕关节镜中得到广泛应用，用于组织消融、韧带皱缩等（图11-1-7）。

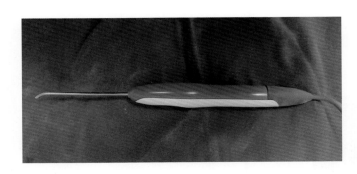

图11-1-7 双极射频

二、腕关节镜的术前准备

（一）手术室布置

术前提前准备关节镜设备，监视器、操作设备、灌洗系统位于手术台尾端，并面向术者。术者位于手术床头侧，站在手术台旁边，助手立于对侧或旁边。

（二）体位与麻醉

患者通常采用仰卧位，采用全身麻醉、臂丛神经阻滞麻醉或者区域局部麻醉。患侧手指通过牵引以暴露手术视野，牵引重力通常为5～7kg。摆放体位时需注意：①牵引支架必须牢固可靠。将患者肩关节外展90°，肘关节屈曲90°，上臂置于支架底座、前臂固定于牵引支架上，用固定带固定。②保护患肢接触面的皮肤。患肢所有与支架接触的地方都应用手术巾隔开，以免皮肤损伤。③支架调整合适。通常将腕横纹高于支架铰链，使腕关节屈曲10°～15°，以暴露腕关节（图11-1-8）。

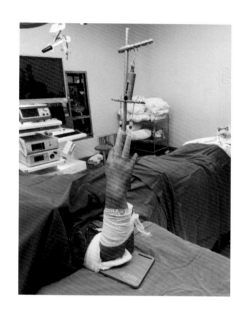

图11-1-8 腕关节镜手术肢体摆放体位

（王立）

第二节
腕关节镜的入路和相关解剖

腕关节包括桡腕关节、腕中关节和桡尺远侧关节。由于桡腕关节的空间相对较大，操作相对容易，因此最早也是最常采用腕关节镜进行检查和操作的关节是桡腕关节，之后逐渐演进到对腕中关节和桡尺远侧关节的检查和操作。

由于腕背侧重要的神经血管结构相对较少，而且手外科医生对腕关节背侧切开手术更熟悉一些，因此腕关节镜检查的入路多从腕背侧进入。此外，对腕关节掌侧韧带的重视程度更大，也是多数情况下从背侧置入关节镜进行检查的原因。

腕关节镜的入路包括桡腕关节入路、腕中关节入路、桡尺远侧关节入路和掌侧入路（图11-2-1～图11-2-4）。本节将介绍以上常用入路的解剖，以及从以上入路置入关节镜后可观察到的腕关节内解剖结构。

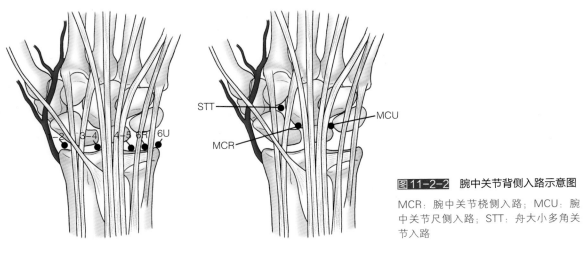

图11-2-1 桡腕关节背侧入路示意图

图11-2-2 腕中关节背侧入路示意图

MCR：腕中关节桡侧入路；MCU：腕中关节尺侧入路；STT：舟大小多角关节入路

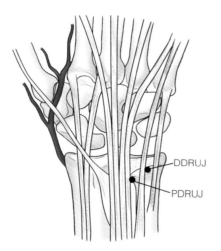

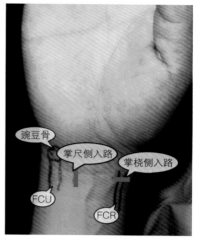

图 11-2-3 桡尺远侧关节背侧入路
示意图

PDRUJ：桡尺远侧关节近侧入路；
DDRUJ：桡尺远侧关节远侧入路

图 11-2-4 常用的掌侧入路

FCU：尺侧腕屈肌腱；FCR：桡侧腕屈
肌腱

一、桡腕关节入路

桡腕关节入路以其与腕背伸肌腱鞘管的关系来命名。常用 5 个标准入路，从桡侧到尺侧依次命名为 1-2、3-4、4-5、6R 和 6U 入路（图 11-2-1）。

（一）1-2 入路

该入路的命名缘于其位于第 1 伸肌腱鞘管与第 2 伸肌腱鞘管之间。桡侧紧邻拇长展肌腱与拇短伸肌腱，尺侧紧邻桡侧腕伸肌腱，第 3 伸肌腱鞘管从其远侧绕过，近侧为桡骨远端。该入路位于解剖鼻烟窝的范围内，与桡动脉及桡神经浅支距离较近。有解剖学研究显示，该入路与桡神经浅支的平均距离为 3mm（1～6mm），与桡动脉的平均距离为 3mm（1～5mm）。如果不熟悉解剖，有误伤这些结构的风险。为防止损伤上述重要结构，临床上建立该入路时须注意尽量靠近桡骨远端及第 2 腱鞘管。

该入路可近距离地对桡腕关节桡侧的结构进行观察和操作。常用的情形包括：①关节镜下桡骨茎突切除术；②桡腕关节桡侧的腱鞘囊肿切除术。

（二）3-4 入路

3-4 入路是最常用的桡腕关节入路之一，往往也是腕关节镜检查建立的第一个入路。建立该入路后，首先将关节镜置入，进行桡腕关节的系统检查，然后在关节镜的指导下，根据需要建立其他入路。3-4 入路位于拇长伸肌腱（第 3 伸肌腱鞘管）与指总伸肌腱（第 4 伸肌腱鞘管）之间。临床上常以 Lister 结节为体表解剖标志，建立该入路时，找到 Lister 结节远侧约 1cm 的皮肤凹陷部位进行标记。以针头穿刺进入关节后，向关节内注入约 5ml 生理盐水以充盈关节。进入该入路时须注意向掌侧倾斜 10°～15°，以顺应桡骨远端的掌倾角度（图 11-2-5）。先作一较浅的皮肤切口，避免损伤腕背的感觉神经支或浅静脉。用小剪刀或钝头钳分离软组织，然后穿透背侧关节囊。每个腕关节镜入路的建立基本都采用这一技术。

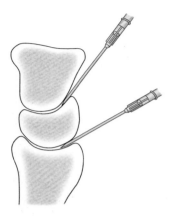

图 11-2-5 腕关节镜的镜头插入角度示意图

关节镜垂直进入该入路后，正对的结构是桡舟月韧带，也称Testut韧带（图11-2-6）。虽然称为韧带，但在关节镜下该结构更像是一个表面为簇状血管的脂肪垫。在该韧带的远侧，即为舟月韧带的近侧。将镜头向桡侧观察，从最桡侧向尺侧依次可观察到桡腕关节的桡侧关节囊及其反折部、桡骨茎突、桡骨远端的桡骨窝、舟骨近桡侧关节面、桡舟头韧带和长桡月韧带（图11-2-7，图11-2-8）。将镜头向尺侧观察，依次可观察到桡骨远端月骨窝及月骨近侧关节面、短桡月韧带、桡骨远端乙状切迹、三角纤维软骨复合体（TFCC）、尺月韧带和尺三角韧带（图11-2-9，图11-2-10）。月三角韧带位于该视野的最尺侧，有时不易从该入路观察到。

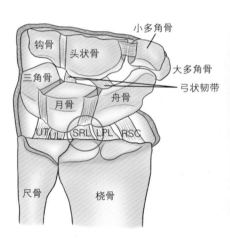

A

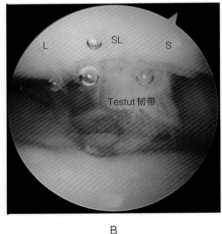

B

图 11-2-6 从 3-4 入路直接观察到的结构

A. 结构示意图（UT 为尺三角头韧带，UL 为尺月韧带，SRL 为短桡月韧带，LRL 为长桡月韧带，RSC 为桡舟头韧带）
B. 关节镜下所见 L 为月骨、SL 为舟月韧带、S 为舟骨

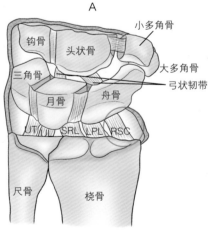

A

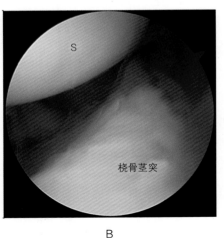

B

图 11-2-7 从 3-4 入路向桡侧观察桡骨茎突

A. 结构示意图（UT 为尺三角头韧带，UL 为尺月韧带，SRL 为短桡月韧带，LRL 为长桡月韧带，RSC 为桡舟头韧带）
B. 关节镜下所见（S 为舟骨）

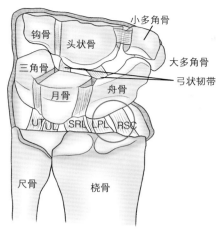
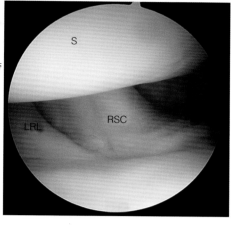

图 11-2-8 从 3-4 入路向桡
侧观察掌侧关节囊韧带

A. 结构示意图（UT 为尺三角
头韧带，UL 为尺月韧带，SRL
为短桡月韧带，LRL 为长桡月
韧带，RSC 为桡舟头韧带）
B. 关节镜下所见（S 为舟骨、
LRL 为长桡月韧带、RSC 为桡
舟头韧带）

A   B

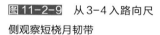
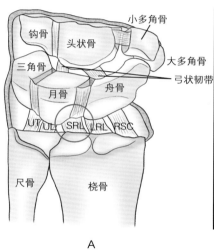
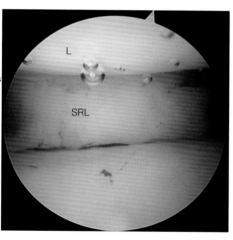

图 11-2-9 从 3-4 入路向尺
侧观察短桡月韧带

A. 结构示意图（UT 为尺三角
头韧带，UL 为尺月韧带，SRL
为短桡月韧带，LRL 为长桡月
韧带，RSC 为桡舟头韧带）
B. 关节镜下所见（L 为月骨、
SRL 为短桡月韧带）

A   B

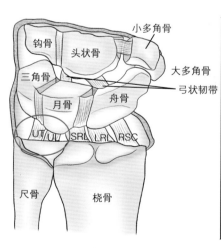
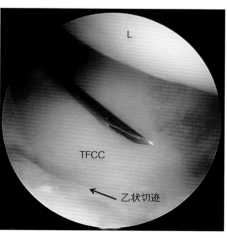

图 11-2-10 从 3-4 入路向尺
侧观察三角纤维软骨复合体

A. 结构示意图（UT 为尺三角
头韧带，UL 为尺月韧带，SRL
为短桡月韧带，LRL 为长桡月
韧带，RSC 为桡舟头韧带）
B. 关节镜下所见（TFCC 为三
角纤维软骨复合体、L 为月骨）

A   B

（三）4-5入路

该入路位于指总伸肌腱（第4伸肌腱鞘管）与小指固有伸肌腱（第5伸肌腱鞘管）之间。临床上可先找到桡尺远侧关节间隙，该入路位于桡尺远侧关节间隙稍远侧的皮肤凹陷。由于桡骨远端正常的尺偏角，该入路的水平位置较3-4入路略偏近侧。关节镜进入该入路后，向桡侧观察，可看到月骨的尺侧半。向远尺侧观察，可看到视野最尺侧的三角骨。二者之间为月三角韧带，但如果不用探钩检查，很难分辨月三角韧带和腕骨表面软骨的区别。向掌侧观察，可看到TFCC附着于桡骨的乙状切迹、桡尺远侧韧带掌侧部以及部分尺月韧带。向尺掌侧观察，可看到尺三角韧带和尺骨茎突前隐窝（图11-2-11，图11-2-12）。

该入路除了可近距离观察尺腕关节内的结构外，更多的时候是用于置入关节镜手术操作所需的探钩、刨削刀头和射频头等器械。因为通过此入路，器械几乎可到达桡腕关节内的所有区域进行操作。常用的情形包括：①TFCC的检查、清创和修复；②腕骨间韧带的检查、清创和皱缩；③关节内游离体取出、滑膜清扫等。

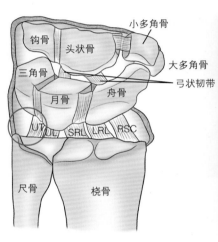
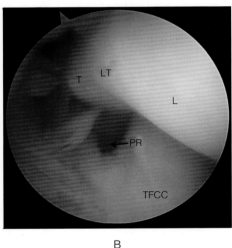

A | B

图 11-2-11 从4-5入路向尺侧观察到的结构

A. 结构示意图（UT为尺三角头韧带，UL为尺月韧带，SRL为短桡月韧带，LRL为长桡月韧带，RSC为桡舟头韧带） B. 关节镜下所见（TFCC为三角纤维软骨复合体，T为三角骨，LT为月三角韧带，L为月骨，PR为茎突前隐窝）

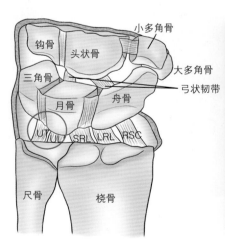
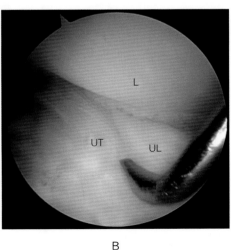

A | B

图 11-2-12 从4-5入路观察尺腕掌侧关节囊韧带

A. 结构示意图（UT为尺三角头韧带，UL为尺月韧带，SRL为短桡月韧带，LRL为长桡月韧带，RSC为桡舟头韧带） B. 关节镜下所见（L为月骨、UT为尺三角韧带、UL为尺月韧带）

（四）6R入路与6U入路

1. 6R入路　6R入路的命名是因为其紧邻第6伸肌腱鞘管（内为尺侧腕伸肌腱）桡侧。同样，6U入路的命名是因为其紧邻第6伸肌腱鞘管的尺侧。由于6R入路与4-5入路解剖位置比较接近，可观察的结构也类似，因此二者常可互相替代。不同的手术操作者根据其经验和习惯不同，会选择二者之一作为主要的桡腕关节操作入路。

定位6R入路，以体表可触及的尺侧腕伸肌腱和尺骨头为标记，在紧邻尺侧腕伸肌腱的桡侧，尺骨头稍远侧的皮肤凹陷点即为该入路。建立6R入路时，要注意避免损伤尺神经的腕背皮支、TFCC和三角骨。一项解剖学研究显示，尺神经腕背皮支与该入路的平均距离为2.5mm。因此，建立入路时要严格遵循上述原则，即先作一较浅的皮肤切口，用小剪刀或钝头钳分离软组织，确认避开小的神经支之后，再穿透背侧关节囊。关节镜或器械进入该入路时，应该向近侧倾斜10°，以免撞击三角骨。由于TFCC的背侧缘距离该入路较近，为避免损伤，临床上常常在关节镜（从3-4入路置入）直视下建立该入路。

与4-5入路类似，从6R入路置入关节镜可近距离观察月三角韧带、三角骨以及TFCC。TFCC就在该入路的正下方，月三角韧带在该入点的上方，而尺侧关节囊就在该入路稍尺侧（图11-2-13）。

2. 6R入路　6U入路位于尺侧腕伸肌腱的尺侧，尺骨头稍远侧的皮肤凹陷部位。从该入路进入尺腕关节的位置为尺骨茎突前隐窝。由于邻近尺神经腕背皮支，如果准备切开该入路置入关节镜或操作器械，必须注意分离皮下软组织，避免损伤尺神经的腕背皮支。

6U入路最常用于置入穿刺针头作为腕关节镜手术的出水通道。偶尔可从该入路置入关节镜观察TFCC背侧缘，或从该入路置入器械对月三角韧带掌侧进行清创及修复1B型TFCC损伤。

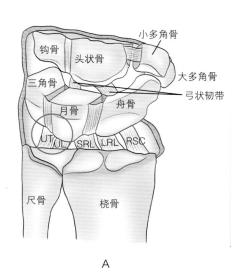

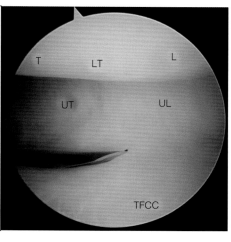

图 11-2-13　从6R入路直接观察到的结构

A. 结构示意图（UT为尺三角头韧带，UL为尺月韧带，SRL为短桡月韧带，LRL为长桡月韧带，RSC为桡舟头韧带）　B. 关节镜下所见（TFCC为三角纤维软骨复合体、UT为尺三角韧带、UL为尺月韧带、T为三角骨、LT为月三角韧带、L为月骨）

A

B

二、腕中关节入路

腕中关节各入路以其进入部位的解剖位置而命名。较常用的为腕中关节桡侧（MCR）入路和腕中关节尺侧（MCU）入路。舟大小多角骨关节（STT）入路为相对比较少用的入路。

（一）MCR入路

MCR入路是最常用的腕中关节入路。对腕中关节进行检查和治疗时，往往首先建立该入路进行系统检查，然后在关节镜的指导下，根据需要建立其他入路。

MCR入路位于3-4入路远侧约1cm的腕背皮肤凹陷处。从该入路进入后，正对的解剖位置为舟月关节远侧与头状骨桡近侧间的关节间隙。从该入路置入关节镜后，将关节镜向桡远侧观察，可以看到舟大小多角骨关节，向桡近侧观察可以看到舟骨的头状骨关节面（图11-2-14）。向近侧观察，可看到舟月关节，用探钩检查其是否存在不稳定或台阶（图11-2-15）。向尺侧移动关节镜，可看到尺近侧的月三角关节（图11-2-16）。向上方观察，从桡侧向尺侧依次可见头状骨、头钩关节的近侧部及钩骨（图11-2-17）。

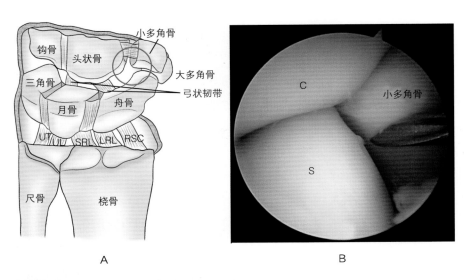

A   B

图11-2-14 MCR入路向桡远侧观察舟大小多角骨关节

A. 结构示意图（UT为尺三角头韧带，UL为尺月韧带，SRL为短桡月韧带，LRL为长桡月韧带，RSC为桡舟头韧带）　B. 关节镜下所见（C为头状骨、S为舟骨）

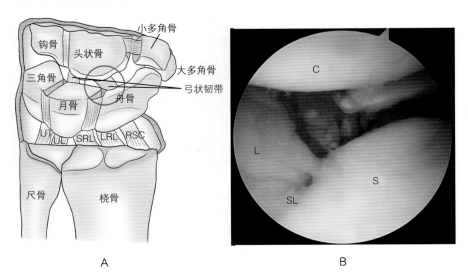

A   B

图11-2-15 MCR入路向近侧观察舟月关节

A. 结构示意图（UT为尺三角头韧带，UL为尺月韧带，SRL为短桡月韧带，LRL为长桡月韧带，RSC为桡舟头韧带）　B. 关节镜下所见（C为头状骨、L为月骨、SL为舟月韧带、S为舟骨）

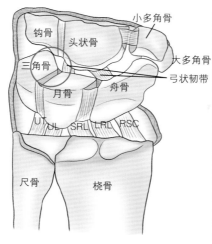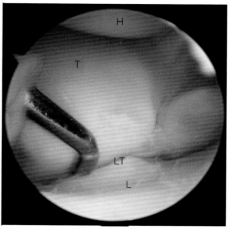

图 11-2-16 MCR 入路向尺近侧观察月三角关节

A. 结构示意图（UT 为尺三角头韧带，UL 为尺月韧带，SRL 为短桡月韧带，LRL 为长桡月韧带，RSC 为桡舟头韧带） B. 关节镜下所见（H 为钩骨、T 为三角骨、LT 为月三角韧带、L 为月骨）

A   B

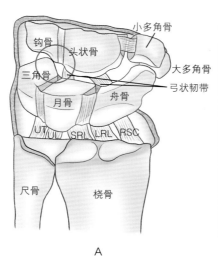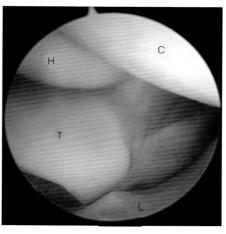

图 11-2-17 MCR 入路向尺远侧观察头状骨、钩骨及头钩关节

A. 结构示意图（UT 为尺三角头韧带，UL 为尺月韧带，SRL 为短桡月韧带，LRL 为长桡月韧带，RSC 为桡舟头韧带） B. 关节镜下所见（H 为钩骨、T 为三角骨、L 为月骨、C 为头状骨）

A   B

（二）MCU 入路

MCU 入路位于 4-5 入路远侧约 1.5cm 的皮肤凹陷处，或 MCR 入路的尺侧 1.5cm 稍近侧，与第 4 掌骨在同一直线上。从该入路进入后的解剖位置为月三角关节与头钩关节之间的关节间隙部位。从 MCU 入路向桡侧观察，可以从稍远处更好地评估舟月关节间是否存在异常台阶或旋转，以及舟骨的头状骨关节面骨折的复位情况。

该入路常作为腕中关节检查时的出水口，或置入关节镜器械进行各项操作。常见的操作包括舟骨骨折的复位、腕中关节部分融合术等。

（三）STT 入路

STT 入路位于 MCR 入路的桡远侧约 1cm 处，拇长伸肌腱尺侧。此入路进入后的解剖位置为舟骨和大、小多角骨间的关节间隙。桡动脉在该水平位于拇长伸肌腱的桡侧，建立该入路时注意避免损伤。STT 入路可作为腕中关节手术的出水口，也可置入关节镜或器械进行观察和操作。

三、桡尺远侧关节入路

桡尺远侧关节较桡腕关节和腕中关节间隙更狭小，普通腕关节镜的镜头往往不容易进入观察和操作，不熟悉解剖结构时盲目进行操作，也有造成医源性损伤的可能。一般不常规建立桡尺远侧关节入路，需要建立该入路时，应采用较细的1.9mm的镜头。可以从背侧或掌侧入路进入桡尺远侧关节，其中背侧入路更为常用。

桡尺远侧关节背侧入路包括桡尺远侧关节近侧（PDRUJ）入路和桡尺远侧关节远侧（DDRUJ）入路。近侧入路位于桡骨乙状切迹与尺骨头之间的关节间隙近侧部分，建立时可先用针头从桡尺远侧关节的尺骨头颈交界水平插入，确定位置。远侧入路位于桡骨乙状切迹与尺骨头之间的关节间隙远侧，6R入路近侧。从该入路进入后，解剖位置为尺骨头上方、TFCC下方（图11-2-18）。该入路可用作出水口或置入关节镜、器械进行观察和操作。

Slutsky推荐在必要时可建立桡尺远侧关节的掌侧入路。以近侧腕横纹为中心，沿指屈肌腱尺侧缘作约2cm的纵行切口，将肌腱牵向桡侧，用针头找到桡尺远侧关节间隙。可先用针头找到尺腕关节间隙，从该间隙近侧5～10mm刺入，向近侧倾斜45°定位。一旦确认正确的平面，用蚊式钳穿透桡尺远侧关节掌侧关节囊，置入带钝头套芯的套管，然后置入关节镜。另外一种定位方法是从背侧桡尺远侧关节入路置入探钩，伸到掌侧切口部位以帮助定位关节间隙。该探钩可用作交换杆，指导套管从掌侧穿入。

在桡尺远侧关节掌尺侧有相对多的空间，利于置入关节镜及较好地观察TFCC软骨近侧及其位于尺骨头凹陷的附着点。起初桡尺远侧关节间隙会显得比较狭窄，但经过3～5分钟的液体灌注后，关节腔会变得充盈，视野也会改善。需要时，可从背侧桡尺远侧关节入路置入器械进行操作。

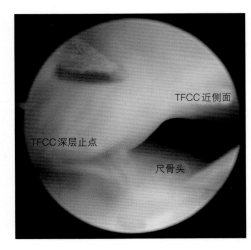

图11-2-18 从DDRUJ入路观察到的结构

四、掌侧入路

腕关节的掌侧入路包括掌桡侧（VR）入路和掌尺侧（VU）入路。虽然一般并不常规建立掌侧入路，但也有学者建议常规建立掌侧入路，从而可对腕关节进行全面的检查，并进行某些背侧入路难以进行的操作。由于腕掌侧关节囊浅面有较多的神经、血管和肌腱结构，所以建立掌桡侧入路时，须充分显露并牵开，保护这些重要结构。一项解剖学研究显示，掌桡侧入路有一个可避开任何神经、血管结构的安全区域，该区域位于近侧腕横纹水平，包括桡侧腕屈肌的宽度以及在各方向加上至少3mm的范围。掌尺侧入路没有真正安全的区域，因此必须遵循仔细分离和牵开切口内重要结构的原则。

术者面对悬吊手腕的掌侧，在近侧腕横纹水平的桡侧腕屈肌腱部位作一条2cm的横行或纵行切口。切开桡侧腕屈肌腱鞘，将肌腱向尺侧牵开。用针头找到桡腕关节间隙，注入5ml生理盐水。用蚊式钳穿透掌侧关节囊，插入钝圆头套芯的套管，置入关节镜。

关节镜置入掌桡侧入路后，从3-4入路插入探钩，可探查舟月韧带的掌侧部及背侧桡腕韧带。从掌桡侧入路检查时的一个有用的标记是舟骨窝和月骨窝之间的骨嵴。背侧桡腕韧带的起点紧邻该骨嵴的尺侧，位于月骨的近侧。

建立掌尺侧入路时，以近侧腕横纹为中心，沿指屈肌腱尺侧缘作约2cm的纵行切口，将肌腱牵向桡侧，用针头找到桡腕关节。蚊式钳穿透掌侧关节囊，插入套管和钝头套芯，置入关节镜。整个操作过程中都要注意保护位于该入路尺侧的尺神经。正中神经可通过相邻的指屈肌腱得以保护。从该入路进入后，向桡远侧通常可看到月三角韧带掌侧部。探钩可从6R入路或6U入路进行探查。

（刘波）

■ 第三节

腕关节镜的常用手术

随着操作器械和操作技术的进步，以及专科医生对腕关节理解的深入，腕关节镜越来越成为腕关节外科领域不可替代的诊断和治疗手段，其手术适应证也在不断扩大。许多过去只能采用切开进行的手术操作，或切开手术也不易处理的操作，现今都可以采用腕关节镜微创操作来进行。表11-3-1列出了部分常用的腕关节镜手术操作及适应证，本节将对其中一些重要的手术操作做进一步的介绍。

表11-3-1　常用的腕关节镜手术操作及适应证

手术操作	软组织方面	骨方面
诊断性操作	1. 不明原因的腕部疼痛 2. 滑膜活检	1. 评估骨关节稳定性 2. 月骨缺血性坏死的分期 3. 腕关节局部融合术前的关节软骨评估
切除性操作	1. 滑膜切除 2. 腕背或腕掌侧关节囊肿切除 3. 感染性腕关节炎的关节清创冲洗 4. 三角纤维软骨清创 5. 软骨清创或成形	1. 腕骨切除或部分腕骨切除 2. 尺骨头部分切除（Wafer手术） 3. 近排腕骨切除
热皱缩	射频对关节囊或韧带进行皱缩	
松解性操作	1. 腕关节内瘢痕松解 2. 腕关节囊韧带切断	

手术操作	软组织方面	骨方面
修复性操作	1. 三角纤维软骨复合体修复 2. 舟月韧带、月三角韧带修复	1. 关节镜辅助桡骨远端骨折复位内固定 2. 关节镜辅助舟骨骨折复位内固定 3. 关节镜辅助月骨周围骨折脱位复位内固定
重建性操作	1. 桡尺远侧韧带重建 2. 舟月韧带重建	1. 舟骨骨折不愈合关节镜下清创植骨 2. 腕关节融合或部分融合 3. 骨软骨移植

一、腕关节镜下滑膜活检或滑膜切除术

对于关节内不明病因滑膜炎等疾病，可通过滑膜活检获取病理组织辅助诊断。这些疾病包括类风湿性关节炎等炎症性关节炎、痛风性滑膜炎、色素沉着绒毛结节性滑膜炎、肉芽肿样感染、结核性滑膜炎与化脓性关节炎等。滑膜活检也可用于类风湿患者炎性反应的定量分析，有助于判断预后。最有效的获取组织的方式是直接用关节镜钳进行，但有时也需要用全半径切割器和关节镜刀。

腕关节镜下滑膜切除对于炎性关节炎如类风湿性关节炎、系统性红斑狼疮性关节炎、银屑病关节炎和未分化关节炎，以及痛风性关节炎、色素沉着绒毛结节性滑膜炎都有较好的控制病情和缓解症状的作用。关节镜下滑膜切除术特别适于类风湿性腕关节炎病情尚稳定、关节软骨面尚存留、经过一段时间药物治疗效果不佳者。关节清理和滑膜切除对结核性滑膜炎与化脓性关节炎等感染后关节炎也都有益处。对于上述疾病，早期进行滑膜切除术可以避免炎性滑膜对软骨及韧带组织的进一步破坏。腕关节各类损伤后均可引起腕关节内反应性滑膜增生，引起腕关节疼痛和肿胀，这种情况下滑膜切除术可以改善患者的症状。腕关节镜下滑膜切除术一般使用迷你型刨削器和射频刀头进行滑膜切除（图11-3-1）。

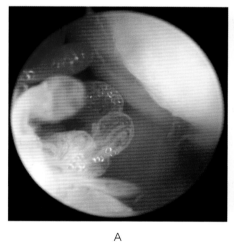 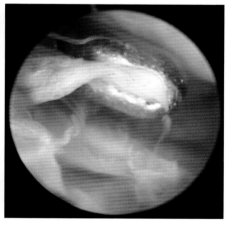

A   B

图 11-3-1 关节镜下对类风湿性腕关节炎的滑膜进行切除

A. 类风湿性腕关节炎，关节内异常滑膜增生，充血水肿 B. 采用腕关节镜刨削器进行滑膜切除

二、腕关节镜下软骨清创或成形术

关节软骨损伤是腕关节疼痛的一个常见原因，其病因可源于骨软骨骨折、慢性腕关节不稳定或特发性软骨损伤。局限性的腕关节关节面缺损，术前影像学检查通常不易检测到，但这些病损在腕关节镜下可得以较好地显示。Culp和Osterman等提出了腕关节软骨病变的改良Outerbridge分类：Ⅰ度为透明软骨软化；Ⅱ度为软骨出现纤维样变化和裂隙；Ⅲ度为关节面出现不同厚度的完全纤维化的病损；Ⅳ度为软骨全层缺损，软骨下骨暴露。Ⅰ～Ⅲ度病变的治疗包括清创和局部滑膜切除，局限性的Ⅳ度病变可通过磨削软骨成形、软骨下骨钻孔或骨软骨移植来进行治疗。

三、腕关节镜辅助治疗月骨缺血性坏死

借助腕关节镜的直接观察，可以准确评估月骨缺血性坏死导致的关节面受累情况。据此，Bain等提出了月骨缺血性坏死的关节镜下分类及相应的治疗策略。根据桡腕关节和腕中关节面受累程度，分为0～4度：0度为所有关节面都正常，可进行关节外的减负手术；1～2a度为月骨近侧和月骨窝关节面受累破坏，可进行腕关节局部融合术（如桡舟月融合术）；2b度为月骨近侧关节面和远侧关节面都受累破坏，需要进行近排腕骨切除术或月骨切除舟头融合术；3度为2b的基础上出现桡骨远端月骨窝关节面异常受累，需要进行月骨切除舟头融合术；4度为腕中关节与桡腕关节面均异常受累，需要进行全腕融合术或关节置换术。

由于腕关节镜下对软骨状况的评估比X线片、CT和MRI等影像学检查更准确，因此腕关节镜正在越来越多地应用于月骨缺血性坏死的病情评估中。同时，治疗严重的月骨缺血性坏死采用的上述腕关节局部融合术（桡舟月融合术和月骨切除舟头融合术等）之外，也可以在腕关节镜辅助下以微创手术的方式进行（图11-3-2）。腕关节镜辅助的腕关节局部融合术与传统切开手术相比，除了切口小而美观，更重要的是可以减少关节囊、韧带等软组织的损伤，减少关节周围瘢痕，更准确地切除融合面的软骨，更好地保留腕关节的骨量。早期的治疗结果显示，患者术后疼痛少，恢复快，可尽可能多地保留关节活动度。

四、腕关节镜下切除腕关节腱鞘囊肿

关节镜下切除腕关节腱鞘囊肿的手术指征与切开手术类似。对于完全位于关节囊内的隐匿囊肿，切开手术往往看不到囊肿，适于采用腕关节镜进行切除。术前应进行X线检查，以排除骨内腱鞘囊肿或其他腕骨病变。术前需通过检查确认是否为囊肿病变，MRI检查除了可以确定诊断，还有助于分析囊肿的起源部位。

只要手术技术允许，即可通过腕关节镜进行微创腱鞘囊肿切除，同时术中可以探查腕关节的韧带结构及并存的韧带损伤情况，必要时进行相应的处理。对于较大的囊肿，术中通过关节镜往往可以看到囊肿在关节内的囊性结构（图11-3-3），有时甚至可以观察到囊肿蒂部的单向活瓣。在囊肿内注入

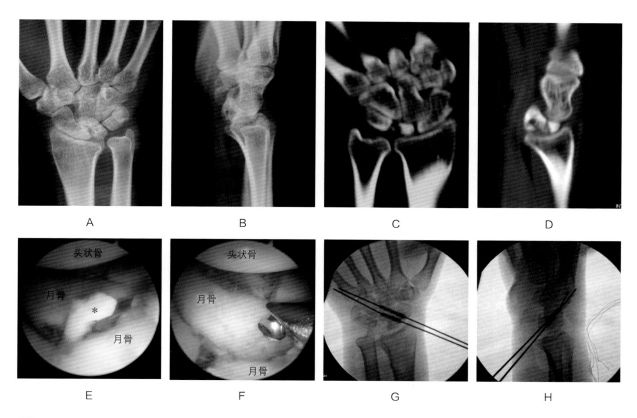

图 11-3-2 关节镜辅助月骨切除舟头融合术治疗严重月骨缺血性坏死

A. 术前 X 线正位片 B. 术前 X 线侧位片 C. 术前冠状位 CT 扫描 D. 术前矢状位 CT 扫描 E. 关节镜下显示月骨矢状裂，软骨剥脱漂浮（*） F. 关节镜下以关节镜磨头磨除月骨 G. 术中 X 线正位透视显示月骨切除舟头融合情况 H. 术中 X 线侧位透视显示月骨切除舟头融合情况

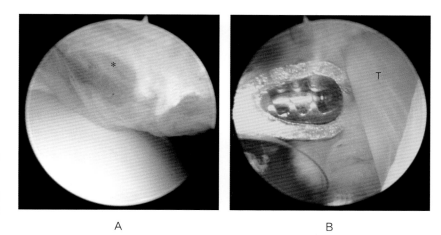

图 11-3-3 关节镜下可观察到囊肿在关节内的囊性结构

A. 关节镜下显示囊肿在关节内的囊性部分（*） B. 关节镜下切除囊肿后，镜下可见伸肌腱（T）

亚甲蓝可以更好地在镜下显示囊肿的位置和范围。在关节镜下用刨削器可将囊肿在关节内的部分切除，并在囊肿蒂部与关节囊连接的部位，用刨削器或射频头适当地继续扩大切除部分关节囊，使囊肿得到充分引流，这也有助于清除囊肿内的单向活瓣，最大限度地降低囊肿的复发率。目前已有较多报告显示，腕关节镜下微创切除腕关节囊肿，手术瘢痕小，术后康复快，复发率低，值得推广。

五、腕关节镜下治疗腕骨间韧带损伤

关节镜对腕骨间韧带损伤的诊断和治疗的优势是非常明显的，最常应用于舟月韧带或月三角韧带损伤。

（一）舟月韧带损伤

诊断方面，除了X线片等影像学检查显示有明显舟月韧带损伤的患者，其他任何保守治疗无效的腕桡侧疼痛伴舟骨轴移试验阳性的患者，都有采用腕关节镜进行舟月骨间韧带检查的指征。腕关节镜下可对舟月韧带损伤程度和不稳定的严重程度进行分期，从而指导接下来的治疗。

急性或慢性Ⅰ度或Ⅱ度损伤是单纯关节镜下清创的手术指征。通过刨削器和射频刀头，将撕裂的韧带清创至稳定的边缘，同时保留未受损的纤维。

热皱缩手术的适应证与清创术相同。如果合并腕关节动态不稳定，进行热皱缩术对治疗有一定的帮助。使用热探头时，要注意维持关节灌洗的上下水通畅，以避免局部过热。热皱缩术后通常需对腕关节进行临时制动一段时间，再开始腕关节活动。

对于急性Ⅲ度和Ⅳ度损伤，仍然可以在关节镜辅助下进行舟月关节的解剖复位，然后采用经皮克氏针固定舟月关节2~3个月，一般情况下舟月韧带有机会获得愈合。急性桡骨远端骨折合并舟月韧带损伤或急性月骨周围脱位的患者，可通过上述这种微创治疗的方法处理急性舟月韧带损伤（图11-3-4）。

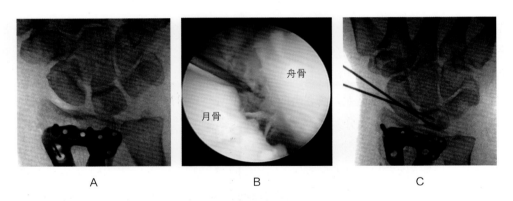

A   B   C

图11-3-4 关节镜下舟月关节复位克氏针固定治疗急性桡骨远端骨折合并舟月韧带损伤

A. 术中X线透视显示急性桡骨远端骨折合并舟月分离 B. 关节镜检查可较好地显示舟月韧带损伤及舟月关节不稳定的程度 C. X线透视及关节镜指导下进行舟月关节复位，经皮克氏针固定

对于亚急性或慢性舟月韧带损伤，目前报告的手术方式很多，多为切开手术后进行不同方式的舟月韧带重建或关节融合固定，尚无学界广泛公认的最佳术式。新近一些学者报告了通过腕关节镜辅助进行微创手术治疗亚急性或慢性舟月韧带损伤的病例，都显示出良好的早期随访结果。Aviles等首先报告的关节镜辅助下舟月关节固定术得到了较多其他学者的肯定和应用。Mathoulin等报告了采用关节镜下微创技术缝合修复舟月背侧韧带关节囊复合体的方法，共22例患者，受伤至手术时间平均9个月（3~24个月），术后随访疼痛明显改善，握力增加，对关节活动度的影响非常小。Ho等报告的关节镜辅助下舟月掌背侧韧带联合重建术治疗慢性舟月韧带损伤，也获得了较好的疗效。

（二）月三角韧带损伤

月三角韧带损伤常合并 TFCC 撕裂和尺骨正向变异。需要时，月三角韧带的清创可与 TFCC 的清创以及尺骨头薄片切除术（Wafer 手术）或尺骨短缩截骨术同时进行。

Ⅰ度损伤可进行清创处理。Ⅱ度损伤可在关节镜下进行复位和热皱缩，经皮克氏针固定 8 周。急性Ⅲ度和Ⅳ度损伤的治疗仍可考虑采用复位和克氏针固定的方式，但对于超过 6 周的陈旧性损伤，要考虑进行切开手术治疗。

六、腕关节镜下治疗三角纤维软骨复合体损伤

三角纤维软骨复合体（TFCC）是由三角纤维软骨（关节盘）、半月板近似物、掌侧和背侧尺桡韧带、尺侧腕伸肌腱鞘、腕尺侧副韧带、尺月韧带和尺三角韧带构成的一个三维结构。掌侧和背侧尺桡韧带包括浅层和深层纤维，两层在桡骨附着处紧密结合，向尺侧延伸。浅层纤维包绕关节盘，止于尺骨茎突，但没有一个界限清楚的止点；深层掌侧和背侧纤维在近尺侧止点附近汇聚，相互交错形成一个联合腱，止于尺骨茎突基底凹陷部位（尺骨头凹），此处也是尺头韧带的尺骨附着点。深层纤维对维持桡尺远侧关节旋转稳定性的作用比浅层纤维更大，如果断裂可导致桡尺远侧关节不稳定，即使尺骨头凹的韧带附着结构完好，患者仍然可发生 TFCC 外周撕裂，但这类患者并不一定有尺骨头凹附着处完全撕脱所造成不稳定症状。

对创伤性 TFCC 损伤的分型，目前在临床应用上较为广泛的是 Palmer 分型。该分型根据损伤部位分为 4 型：①1A 型，中央部穿孔；②1B 型，尺侧撕脱，可伴有尺骨茎突基底骨折；③1C 型，远侧月骨或三角骨附着处撕脱；④1D 型，桡侧乙状切迹止点撕脱。但最近一段时间的临床应用及研究表明，Palmer 分型不能完全覆盖所有损伤类型，尤其是 1B 型 TFCC 损伤。该型 TFCC 损伤是否伴随桡尺远侧关节不稳定，其治疗手段差别较大，无法用 Palmer 分型进行合理归纳。

Atzei 等根据 pc-TFCC 及 dc-TFCC 两部分对桡尺远侧关节稳定性的重要程度提出新的分型标准：①dc-TFCC 损伤，蹦床试验阳性，探钩试验阴性，pc-TFCC 与尺骨头凹连接处完好；②dc-TFCC 及 pc-TFCC 合并损伤，蹦床试验及探钩试验阳性；③pc-TFCC 损伤，关节镜下标准的桡腕关节入路表现正常，但蹦床试验、探钩试验均阳性，桡尺远侧入路是确诊 pc-TFCC 韧带裂伤及其尺骨头凹连接部裂伤的唯一方法。若仅 dc-TFCC 有损伤，则桡尺远侧关节稳定；若伴有 pc-TFCC 损伤，可导致腕尺侧疼痛、前臂旋转不良、桡尺远侧关节不稳定及相关表现。Atzei 等新近又对 1B 型 TFCC 损伤进行了进一步分类，在原有基础上添加了因局部组织条件过差或损伤程度过大而无法修复的损伤，以及 1B 型已经出现桡尺远侧关节炎的类型。

关节镜是 TFCC 损伤诊断和治疗的"金标准"。如果不合并桡尺远侧关节不稳定，保守治疗 3 个月无效的 TFCC 损伤，则有进行关节镜手术的指征。如果合并桡尺远侧关节不稳定，则往往需要进行手术探查和干预。如果关节镜下看不到撕裂部位，但 TFCC 的张力散失，则提示可能存在尺骨头凹的撕脱。此时明确诊断的方法包括切开手术探查，将关节囊切开一个小口直视；或在关节镜下检查，包括从桡尺远侧关节入路置入关节镜进行检查，以及桡腕关节镜下用探钩对 TFCC 尺侧深层止点的探查（探钩试验）。对于尺骨头凹的深层纤维撕脱，病程不长者可以选择切开手术或关节镜手

术经尺骨头凹隧道修复深层纤维止点；对于病程较长的慢性桡尺远侧关节不稳定，TFCC质地较差不能进行修复者，可选择关节镜辅助下肌腱移植重建桡尺远侧韧带。

TFCC的修复和重建既往采用切开手术，可分为掌侧入路和背侧入路。背侧入路有利于进行TFCC尺骨头凹处的修复，掌侧入路具有更好的视野，可根据术者习惯及患者具体情况进行选择。近年来，腕关节镜下微创治疗TFCC损伤得到了很大的发展，因此许多原来需要切开的手术已可以通过腕关节镜进行微创操作。由于腕关节镜下治疗TFCC具有对周围组织损伤小、恢复较快的优点，已成为治疗TFCC损伤的主流方法。

腕关节镜手术主要包括关节镜下TFCC清创术、关节镜下TFCC缝合修复术。TFCC缝合修复术的方法较多，包括从内向外（inside-out）、从外向内（outside-in）、全关节腔内（all-inside）等方法。根据损伤部位、类型及术者的经验不同，可采取不同的手术方式。

中央型TFCC损伤，即Palmer 1A型TFCC损伤，首选关节镜下清创术（图11-3-5）。生物力学研究表明，在不影响桡尺远侧关节稳定性的情况下，最多可清除2/3的TFCC中心部组织。因TFCC外周2 mm范围的组织为掌侧和背侧尺桡韧带的附着点，手术时应避免损伤此区域。

周围型TFCC损伤可根据损伤类型和范围采用腕关节镜下TFCC缝合修复术（图11-3-6）或关节镜下清创术治疗。1B型及1C型损伤部位血供较丰富，以缝合修复手术为主。1D型损伤部位缺少血供，缝合修复术后不易愈合，目前尚无公认的治疗方法，多根据术者经验选择关节镜下清创术或TFCC修复术。

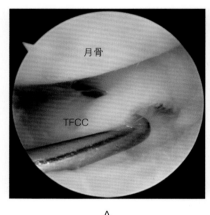

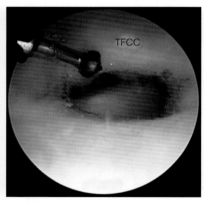
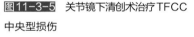

A   B

图11-3-5 关节镜下清创术治疗TFCC中央型损伤

A. 关节镜下见TFCC中央型撕裂 B. 关节镜下以刨削器和射频刀头清创治疗TFCC中央型损伤

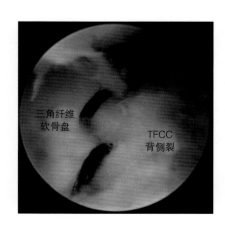

图11-3-6 关节镜下缝合修复TFCC周围型损伤

对于1B型损伤，从内向外技术和从外向内技术较为常用，两种方法均有较多作者报告并获得了可靠的疗效。新近Yao等报告了采用特殊缝合器械进行的全关节腔内修复技术，对标本及12例桡尺远侧关节不稳定的1B型损伤患者使用全内缝合器械进行缝合，随访结果显示，此关节镜技术具有创伤小、软组织损伤小、恢复快、患者满意度高等优点，并且可避免在腕尺侧做切口。但该方法学习曲线较长，对器械设备及术者的技术要求较高，尚无大宗病例的长期随访结果。

1C型损伤范围包括尺三角韧带及尺月韧带损伤，可表现为桡尺远侧关节稳定的尺掌关节脱位。由于尺三角韧带及尺月韧带愈合能力较差，因此视情况行关节镜下清创术或关节镜下缝合修复术。

对于有症状的1D型损伤，如果桡尺远侧关节稳定，仅在关节镜下清创还是行TFCC修复尚无定论。因为此部位TFCC血供较差，有学者认为即使缝合也不能获得生物学愈合，因此建议进行单纯关节镜下清创治疗。1D损伤如果合并桡尺远侧关节不稳定，有学者认为有必要进行缝合修复，以改善不稳定的症状。如果进行桡侧撕裂修复，可采用从内向外技术经桡骨隧道进行缝合。

既往有学者认为，传统的关节镜手术无法恢复桡尺远侧关节的稳定性，对于桡尺远侧关节不稳定的创伤性TFCC损伤应采取切开手术治疗，采用骨锚钉或穿过尺骨隧道的缝线对撕脱的TFCC尺侧深层纤维进行缝合修复。近年来，不少学者采用一些腕关节镜下TFCC深层纤维经骨修复技术治疗桡尺远侧关节不稳定，获得了满意的疗效。Atzei等通过腕关节镜直接进入尺骨头凹入路，即6U入路近端1cm处，前臂完全旋后位，使用缝合锚钉将TFCC深层纤维缝合、固定于尺骨头凹处，对18例桡尺远侧关节不稳定的1B型TFCC损伤患者进行治疗，术后随访显示，94.4%的患者改良Mayo腕关节功能评分为优或良。此外，也有学者采用从内向外技术或从外向内技术，通过尺骨远端骨隧道内的缝线将TFCC尺侧深层纤维缝合至尺骨头凹止点处，也取得了不错的治疗效果。

Anderson等对36例行腕关节镜下TFCC修复术的患者与39例切开手术的患者进行平均43个月时间的随访，两组患者术后改良Mayo腕关节功能评分、VAS评分及功能恢复无明显差异，但切开手术后患者屈伸角度恢复稍差，且更易发生神经损伤。关节镜下TFCC修复术后，患者握力、关节活动角度、疼痛情况均有较大改善。此外，与切开手术相比，关节镜下TFCC修复术具有手术创伤及瘢痕小等优势。

七、腕关节镜辅助复位内固定腕关节骨折脱位

由于腕关节镜的放大作用，关节镜下指导腕骨骨折或桡骨远端骨折复位和评估骨折复位的质量有较大优势。此外，腕关节镜下还可以评估骨折稳定性，并可直观地检查内固定物是否穿透关节面。

对于有移位（移位超过1mm）的舟骨骨折，或有显著粉碎或成角的舟骨骨折，传统的手术方法为切开复位内固定。在腕关节镜监控下，通过经皮克氏针操纵，可以较好地完成舟骨骨折的解剖复位，同时进行经皮内固定（图11-3-7）。

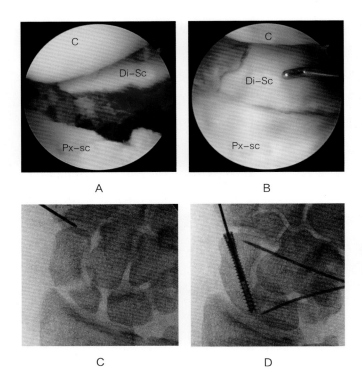

图 11-3-7 腕关节镜下复位显著移位的舟骨骨折,经皮螺钉内固定

A. 关节镜下显示舟骨骨折显著移位（C为头状骨,Di-Sc为舟骨远侧骨块,Px-Sc为舟骨近侧骨块） B. 关节镜下显示舟骨骨折复位满意（C为头状骨,Di-Sc为舟骨远侧骨块,Px-Sc为舟骨近侧骨块） C. 术中X线透视显示舟骨骨折显著移位 D. 术中X线透视显示舟骨骨折复位及经皮螺钉内固定满意

月骨周围骨折脱位这类腕关节严重损伤,往往舟骨骨折移位明显,血运损伤严重,同时合并严重的关节囊、韧带损伤。通过切开手术复位腕骨骨折并进行内固定,复位腕关节脱位并修复损伤韧带,是目前常规的治疗方法。尽管如此,切开手术不可避免地会损伤重要的腕关节囊韧带,可导致关节囊产生瘢痕和粘连,影响术后关节活动度和功能。而且,切开手术有可能进一步破坏已经薄弱的舟骨和腕关节韧带的血供,影响愈合。此外,即使接受了切开复位内固定手术,患者在术后半年内也几乎难以恢复体力劳动或体育运动,往往需要一年以上的康复训练以逐渐恢复功能。为了进一步提高这类损伤的疗效,新近已有采用腕关节镜辅助进行微创复位经皮固定来治疗这类损伤的报告,早期随访效果满意。

对于桡骨远端骨折,超过2mm的关节面移位或裂隙是典型的手术治疗指征。孤立的桡骨茎突骨折和简单的三部分骨折最适于使用该技术。对于更为严重的骨折类型,如显著的干骺端粉碎性骨折,以及剪切骨折和掌侧缘骨折,关节镜可辅助对这类骨折进行复位质量的控制。一般需要进行切开手术治疗,移位的桡骨远端关节内骨折常常合并未发现的关节内软组织损伤,因此怀疑急性舟月韧带、月三角韧带撕裂或怀疑TFCC撕裂导致桡尺远侧关节不稳定的患者也有手术指征。对这类手术,采用干关节镜(dry arthroscope)技术可减少液体外渗至关节外。

八、腕关节镜辅助治疗延误诊治的舟骨骨折或舟骨骨折不愈合

对于延迟就诊治疗(晚于伤后1个月)的舟骨骨折,选择何种治疗方式可获得较好的疗效尚存在争议。如果按急性骨折的保守治疗方法,采取石膏固定,其治疗结果充满了很大的不确定性。不少患者在持续石膏固定数月甚至半年后,等到的仍然是骨折不愈合的结果。因此,有学者建议应该

积极进行切开手术探查，根据情况进行植骨内固定手术，以提高治疗的愈合率，减少晚期并发症的发生。但临床上在切开探查前不容易判断哪些骨折已经存在稳定的纤维愈合，哪些骨折没有愈合。此外，切开手术可能会影响腕关节活动度及舟骨的血供，并非理想的解决方案。

采用关节镜辅助微创治疗延误诊治的舟骨骨折，先从腕中关节入路置入腕关节镜，检查舟骨骨折端情况。如果镜下探查显示骨折无明显移位，软骨面对合好，骨折部位已存在稳固的纤维连接，同时术前影像学检查骨折端无明显骨质吸收缺损，则可直接经皮置入螺钉或克氏针固定骨折。如果镜下探查显示骨折端移位导致关节面对合不佳，或骨折端完全松动不稳定，则需对骨折端进行清创和新鲜化处理。如果术前影像学检查显示骨折端已存在明显骨质缺损或囊性变，或术中需磨除较多硬化骨才能暴露新鲜松质骨面，则根据骨质缺损范围大小进行腕关节镜下微创植骨（图11-3-8）。可在植骨前先用克氏针临时固定骨折端，植骨后再置入螺钉对骨折端进行加压。

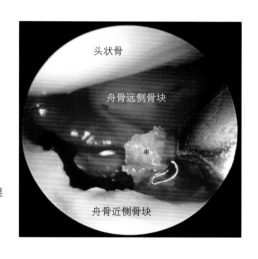

图11-3-8 腕关节镜下微创植骨治疗延误诊治的舟骨骨折

*显示通过关节镜套筒置入骨折端的松质骨

相比石膏固定的保守治疗方法，腕关节镜辅助微创治疗具有以下优势：①早期进行关节镜探查，可鉴别出没有移位且已经形成稳定的纤维连接的患者，此时采用经皮微创的方法进行内固定的愈合率高，手腕也不需再进行固定，可早期开始活动和使用；②对于骨折端不稳定、移位大、骨质吸收明显的患者，早期通过关节镜探查后，可同时进行腕关节镜辅助下的清创、植骨、复位以及固定，避免了骨折端的骨质吸收、驼背畸形等不良预后因素逐渐加重导致后期治疗难度和并发症发生率增加。相比切开探查植骨内固定手术，腕关节镜辅助结合经皮内固定的微创手术同样可准确地复位骨折，纠正及维持腕骨力线，并可同时进行关节镜下的微创植骨；而且对关节囊、韧带等软组织损伤更少，恢复快，手术瘢痕少，理论上对腕关节活动和舟骨血供的影响也小。

对于已经明确的舟骨骨折不愈合，经典的治疗方法为切开植骨内固定。Wong和Ho等报告了关节镜下对骨折不愈合部位进行清创、骨折复位、植骨和经皮内固定的方法，68例舟骨骨折不愈合中，91%的患者通过该方法获得了愈合，显示出该技术是一种可靠和值得推广的治疗舟骨骨折不愈合的方法。该方法的优势在于不需要广泛切开关节囊，减少了关节囊瘢痕粘连的机会，也有利于保存原已受损的舟骨血供。

（刘波）

第四节
肘关节镜的常用器械及术前准备

一、肘关节镜的常用器械

开展肘关节镜手术所需要的基本配置包括：4mm 或者 2.9mm 30°关节镜头及鞘管，摄像系统，光源系统，射频汽化系统，动力系统（刨刀、磨头），交换棒，探针，镜下拉钩，抓钳，咬钳，骨刀等。

肩关节镜手术中所用的 4mm、30°关节镜头在肘关节内一样可以获得很好的视野，也是目前肘关节镜手术中最常用的镜头。而肘关节镜专用的 2.9mm 镜头则不仅可获得 4mm 镜头所需的视野，更便于在较小的关节间隙切换使用，如软点入路及桡尺远侧关节间隙等，也可直接用于儿童肘关节镜手术中，但无法和常规交换棒结合使用限制了其应用。

鞘管的使用避免了器械或镜头交换过程中重复穿刺关节囊，也减少了血管、神经损伤的概率，并减少了液体渗入组织引起水肿和筋膜室综合征的可能。要尽量避免使用有侧孔的鞘管，侧方入水口易脱出关节囊外，会导致液体外渗进入周围组织中，从而引起组织肿胀，不利于镜下操作。一般都使用钝性套管针，以免在穿刺过程中损伤血管神经及关节软骨。如果能熟练掌握交换棒技术，则鞘管并不必要。

一般不需要通过水泵加压来增加视野，过高的压力虽然会在短时间内改善视野，但也会因为使周围组织快速肿胀而影响之后的操作。多数情况下通过调整输液袋的高度即可达到所需的水压，有效地扩张关节囊。

镜下拉钩非常重要，不仅可以明显改善镜下视野，还大大提高了镜下操作的安全性。如果没有专用的肘关节镜拉钩，也可用大小适合的骨膜或神经剥离子替代，一样可以起到很好的作用。

充气止血带可根据患者的血压进行调整，一般250mmHg压力已足够。由于肘关节镜手术时间一般较长，一旦释放止血带，后面的操作就会非常困难，因此第一次的止血带时间可以适当延长，所有复杂关键的操作争取在一个止血带时间内全部完成。

二、肘关节镜的术前准备

（一）麻醉

肘关节镜手术多选择全身麻醉，这样患者不会感到不适，肌肉也更加放松，便于手术操作。对于简单的肘关节镜手术，如单纯取出游离体、治疗网球肘等，由于手术时间很短，可以选择局部阻滞麻醉。

（二）体位

手术的体位可采用仰卧位、俯卧位或侧卧位。

1. **仰卧位** 最早在1985年由Andrews介绍，患者仰卧在手术台上，将患侧整个上肢消毒，肩关节位于手术台边缘外展90°，肘关节屈曲90°。后经改良为仰卧悬吊位，使肩关节前屈90°并内收，肘关节屈曲45°，手腕部悬吊牵引装置固定。仰卧位的优点是便于护理，特别是全身麻醉后呼吸道管理，肘关节可以进行较大范围的活动，术中如需转为开放手术也十分方便；缺点是需要专用的牵引装置，操作中有可能感到肘关节固定不够牢靠，肘关节后侧间室操作相对困难。

2. **俯卧位** 最早在1989年由Poehling介绍，患者俯卧于手术台上，胸、膝部加垫保护，消毒患侧整个上肢，肩关节位于手术台边缘外展90°，上臂置于有衬垫的搁板上，肘关节屈曲90°，前臂自然悬垂。俯卧位的优点是不需要牵引，关节后侧间室操作方便，操作中关节稳定，而且肘关节可以全幅屈伸活动；缺点是不利于麻醉后的呼吸道管理，如需改为开放手术，特别是关节前侧结构的处理十分困难，需要更换体位。

3. **侧卧位** 1993年由O'Driscoll和Morrey报告，患者侧卧于手术台上，腋部加垫保护，患侧肩关节位于手术台边缘外展90°并内旋，上臂置于有衬垫的搁板上，肘关节屈曲90°，前臂自然悬垂。侧卧位有俯卧位的优点，且体位摆放容易、快捷，也利于呼吸道管理，现逐渐取代俯卧位；缺点同样是改为开放手术时可能需要变更体位。

（陆九州　薛明强）

第五节
肘关节镜的入路和相关解剖

　　肘关节解剖结构复杂，周围血管、神经与手术入路关系紧密，不恰当的手术入路容易导致肘部血管、神经损伤。外科医生在开展肘关节镜手术前，必须熟悉肘关节的解剖结构和体表标记。肘部重要的骨性和软组织体表标记有内上髁、外上髁、桡骨头、鹰嘴、内侧肌间隔等。在肘关节外侧，外上髁、鹰嘴和桡骨头构成一个三角形，称为肘肌三角，该三角中心是一软点，是关节穿刺注入点，也是关节镜直接外侧入路的定位点；在肘关节后侧，可触及肱三头肌及肌腱，桡神经螺旋形绕过肱骨干中段后侧，穿过外侧肌间隔，位于肱桡肌和肱肌间隙，于外侧髁前方通过并分为浅支和深支；在肘关节前侧，肘窝由肱桡肌内侧缘、旋前圆肌外侧缘和上方的肱二头肌构成，其内有重要的肱动脉、静脉和正中神经通过；在肘关节内侧，尺神经于内侧肌间隔和内侧髁后方通过，穿过尺侧腕屈肌两头间进入前臂。此外，肘关节周围还有一些皮神经通过，包括前臂内侧皮神经、前臂外侧皮神经、前臂后侧皮神经等。

　　许多学者都研究了肘关节周围血管、神经与各个关节镜入路之间的距离关系，这有助于在建立入路过程中减少血管、神经损伤的风险。一般前外侧的入路与桡神经的关系比较紧密，而前内侧的入路则可能会损伤正中神经和肱动脉。正常情况下尺神经周围不作关节镜入路，但在进行肘后方镜下操作，特别是后内侧清理、松解时，非常容易伤及尺神经。对于已经有过尺神经前置的病例，其损伤风险更大，是进行前方肘关节镜操作的相对禁忌证。

　　文献报告的肘关节入路很多，被广泛接受的入路有以下10条（图11-5-1）：由内侧进入前方间室的3条，即前内侧入路（AMP）、中前内侧入路（MAMP）、近前内侧入路（PAMP）；由外侧进入前方间室的3条，即前外侧入路（ALP）、中外侧入路（MALP）、近外侧入路（PALP）；进入后侧间室的4条，即直接后侧入路（DPP）、后外侧入路（PLP）、直接外侧入路（DLP）、远尺侧入路（DUP）。其中最常用的入路是近前外侧入路、中前外侧入路、前内侧入路、后外侧入路和直接后侧入路。对于进入肘关节的第一条入路的选择还存在一些争议，目前多数医生喜欢先进入前方间室，并首先选择前内侧入路。对于简单的病例，从哪条入路开始并不重要。对于多数复杂的肘关节镜手术，笔者更倾向于从后方开始，然后直接外侧（软点）入路，最后是前方间室。不管采用何种顺序，术者应该养成固定的习惯及步骤，这样更有利于手术的顺利进行。现将各个间室的常用入路介绍如下。

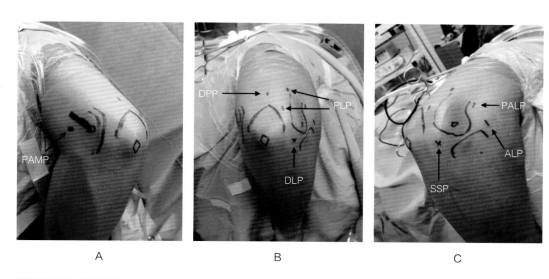

A　　　　　　　　　　B　　　　　　　　　　C

图 11-5-1 肘关节镜手术常用入路

PAMP：近前内侧入路，经常作为前方间室的起始入路；ALP：前外侧入路，常用的操作入路；PALP：近外侧入路，通常用作拉钩的入路；DPP：直接后侧入路，后侧间室的主要操作入路；PLP：后外侧入路，远、近各一，分别用作操作及拉钩入路；DLP：直接外侧入路，也作软点入路，是进行肱桡关节及桡尺近侧关节后方操作的主要入路

一、前方间室入路

（一）肘内侧进入前方间室的入路

1. 近前内侧入路（PAMP）　　PAMP是常用的内侧入路，位于内上髁近侧2cm处，鞘管紧贴内侧肌间隔前方，向桡骨头方向穿刺。鞘管与正中神经和肱动脉距离分别为12.4mm和18mm。

2. 前内侧入路（AMP）　　该入路位于内上髁前方2cm、远侧2cm处。AMP入路穿过屈肌群起始部，与正中神经和前臂内侧皮神经十分接近，报告的正中神经距离该入路距离在5～12mm，与前臂内侧皮神经距离1～8.9 mm，与肱动脉距离15.2～16.6mm。

3. 中前内侧入路（MAMP）　　该入路位于内上髁近侧1cm、前侧1cm处。入路距正中神经13.8mm，与前臂内侧皮神经距离7mm，与肱动脉距离17.6 mm。

（二）肘外侧进入前方间室的入路

1. 中外侧入路（MALP）　　MALP正好位于肱桡关节前方，外上髁前侧1cm处。MALP与桡神

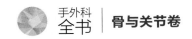

经距离在9.8mm左右。多作为操作入路使用。

2. 近外侧入路（PALP）　PALP位于肱骨外上髁近端1～2cm处，肱骨外侧柱前缘。PALP是相对较安全的外侧入路，距桡神经较远（9.9～13.7mm），距前臂后侧皮神经6.1cm。一般用作镜下拉钩的入路。

3. 前外侧入路（ALP）　ALP入路是最早报告的外侧入路，早期被描述为标准外侧入路。它位于外上髁以远3cm、前侧1cm处，位于桡骨头颈前侧。由于ALP距桡神经很近，报告距离在4～7.2mm，距前臂后侧皮神经7.6～12.6mm，易损伤神经，因此一些学者建议将外侧入路向近端迁移。现在ALP一般被称为远侧前外侧入路（DALP）。

二、后侧间室入路

（一）直接后侧入路（DPP）

DPP也被称为后正中入路，位于鹰嘴近侧3cm处，穿过肱三头肌肌腱进入肘关节后间室，通过DPP几乎可以观察整个后侧间室的结构。由于该入路穿过肌腱，周围没有重要血管、神经，因此是较安全的入路。

（二）后外侧入路（PLP）

一般包括2条入路，一条在鹰嘴与外上髁连线中点以近1cm处，另一条位于鹰嘴近侧3cm处，肱三头肌腱外侧缘，一般用作镜下拉钩的入路。这2条入路距主要血管、神经较远，相对安全。

（三）直接外侧入路（DLP）

DLP也称为软点入路，正好位于肘肌三角中心，距前臂后侧皮神经9.6mm，是相对安全的入路。DLP直接进入肱桡关节间隙，用于观察并处理肱桡关节及桡尺近侧关节的病变。

随着肘关节镜技术的发展，其应用越来越广泛。虽然它被认为是较安全和可靠的技术，一些并发症如神经损伤仍然不能完全避免。外科医生对肘关节解剖的熟悉程度、镜下操作技巧和手术适应证的把握是成功开展肘关节镜手术和避免并发症的重要因素。

（陆九州　薛明强）

关于肘关节镜的描述最早出现在1931年，Burman用3mm的内窥镜在尸体上进行了肘关节镜手术的尝试，当时认为实用性不强，之后并没有得到推广。直到20世纪80年代中期，肘关节镜才在临床上得到应用。美国的Andrews、Carson和日本的Watanabe等都相继报告了这方面的成功经验。1989年，Poehling等对肘关节镜手术的体位、入路和手术本身进行了更全面系统的介绍，使这一技术在临床上的应用得到了进一步推广。但随着肘关节镜手术在世界各地的开展，其并发症特别是术中神经损伤的发生也越来越多地被报告，成为制约其发展的重要因素。O'Driscoll通过多年的研究，提出了在不伤害神经的前提下完成肘关节镜手术的概念，并总结出较完备的手术技巧，设计了更为合理的手术步骤和相应器械、设备，使肘关节镜手术的安全性和实用性进一步提高，也大大拓宽了肘关节镜在临床上的应用。目前，肘关节镜已广泛应用于关节内骨折、关节僵硬和各种关节炎的治疗。这里介绍几种临床最常见的肘关节镜手术。

一、肘关节镜下治疗肱骨外上髁炎

肱骨外上髁炎又称网球肘，在临床上十分常见，患者大多主诉肘关节外上髁前下方局部疼痛，主动伸腕时疼痛明显，休息时疼痛可缓解。体格检查发现总伸肌腱起始处局限性触痛，抗阻力伸腕时疼痛加重。X线等影像学多无特殊，但有助于排除其他病变。临床诊断主要依靠病史和体征。

Nirschl和Pettrone等所描述的肱骨外上髁炎的发病机制是肌腱退行性改变而不是炎症，目前已被广泛接受。主要病变位于桡侧腕短伸肌起点处，重复过度的负荷导致桡侧腕短伸肌起点部腱性组织微损伤，继而腱性组织未能愈合，被不成熟的纤维修复组织替代。组织病理学表现为腱性组织退行性改变，没有炎症细胞。

保守治疗是网球肘最主要的治疗措施，90%以上的患者保守治疗有效。因此，外科治疗的指征仍有争议，一般在患者接受6个月以上规范的保守治疗，包括2～3次封闭治疗无效，仍有疼痛症状，影响生活、工作时，可以考虑手术。其目的是切除桡侧腕短伸肌起点病变的肌腱组织。各家报告的治疗结果都较满意，手术治疗的成功率一般在90%以上。手术可选择开放性手术或关节镜手术。这里主要介绍肘关节镜下治疗肱骨外上髁炎的手术方法。

（一）手术指征

肘关节镜下治疗外上髁炎的手术指征与开放手术相同，但是关节镜手术有损伤血管神经的风险，必须告知患者。患者有肘部尺神经滑脱、有尺神经前置或肘内侧手术史是肘关节镜手术的相对禁忌证。

（二）主要技术步骤

全身麻醉或臂丛神经阻滞麻醉后，患者侧卧位，标记肘部主要体表结构及关节镜入路。一般选择近前内侧入路（PAMP）及前外侧入路（ALP）。上充气止血带，压力250mmHg，于肘关节后外侧软点处注入约20ml生理盐水扩张肘关节囊。首选近前内侧入路，切皮后将钝性套管针紧贴内侧肌间隔肱骨前侧进入关节囊，有水流出可证实位于关节囊内。置入4mm、30°镜头，看到肱桡关节和外侧关节囊，这时可以发现病变组织位于肱桡关节前方（图11-6-1）。如存在滑膜皱襞此时也能被看到，滑膜皱襞被认为是引起症状的因素之一，也应予以切除。然后建立前外侧入路，用注射针头定位，用手术刀切开皮肤后继续切入关节囊，作钝性分离，建立通路。置入电动刨刀，清理增生的滑膜组织，切除部分外侧关节囊后即可显露病变的桡侧腕短伸肌，将其切除后可更换单极射频，将桡侧腕短伸肌起点松解、剥离。注意保护外侧韧带结构，刨削及射频消融的范围不要超过桡骨头中线。如果患者术前完全伸直时存在后侧或后外侧疼痛，可加做后侧入路，进一步检查关节后侧间室是否存在滑膜皱襞。镜下操作完成后，用尼龙线缝合入路切口皮肤，无菌敷料覆盖。

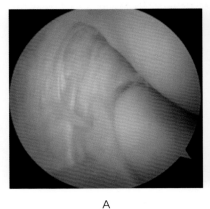 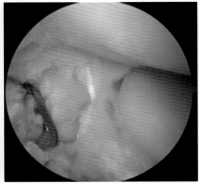 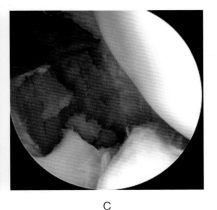

| A | B | C |

图11-6-1 关节镜下治疗网球肘

A. 肘关节镜下的肱桡关节及其外侧的关节囊　B. 咬除关节囊及其下变性的桡侧腕短伸肌腱　C. 显露正常肌肉组织

（三）术后处理

术后早期可以用支具固定或三角巾悬吊患肢，疼痛缓解后鼓励患者开始主动和被动活动肘关节。术后2周开始轻度运动，术后6周可以恢复运动。

（四）并发症

潜在的并发症主要有尺神经和桡神经损伤，术前要特别注意尺神经情况，观察有无半脱位或前置手术史。另外，肘外侧韧带复合体（LUCL）损伤也不少见，常导致医源性肘关节不稳定。

二、肘关节镜下治疗骨关节炎

肘关节原发性骨关节炎约占肘关节炎疾病的1%～2%。男女比例约为4∶1，初次出现症状的平均年龄约在50岁，优势手发病占80%左右，双侧肘发病也不少见，其典型的病理表现为关节边缘骨赘形成。早期主要临床表现是关节活动减少，屈伸活动末期撞击痛。如关节内形成游离体，可出现关节绞锁及弹响。约10%的患者有尺神经刺激症状。晚期患者可出现肘关节活动全程疼痛，并有骨擦感。肘关节原发性骨关节炎X线片典型的特异性表现为：冠突、鹰嘴尖部骨赘形成，冠突窝、鹰嘴窝也可有骨赘形成，关节内游离体较常见，但关节间隙和关节结构完整。根据临床表现和典型的X线片特征可以诊断肘关节原发性骨关节炎，无须其他辅助检查，但对于须手术治疗的患者，三维CT是最有价值的术前检查。

由于肘关节原发性骨关节炎是关节的退行性改变，症状进展缓慢，因此在疾病的早期以改变活动方式和对症处理的保守治疗为主。如关节疼痛和活动度持续恶化影响生活及工作，或关节内游离体反复嵌顿引发症状，可考虑手术治疗。治疗的选择取决于临床表现和影像学表现，中期病例治疗方式有关节镜下清理术或切开清理术，晚期病例可考虑关节成形术或关节置换术。本节主要介绍肘关节镜下清理成形术，该技术治疗肘关节骨关节炎没有绝对禁忌证。但有一些与手术安全性相关的相对禁忌证，如尺神经滑脱或前置手术史、严重的关节畸形等，这些情况可以考虑开放清理手术或部分关节镜手术。

手术一般选择全身麻醉。麻醉起效后首先进行肘关节的检查，检查关节活动范围、有无机械性绞锁、内外翻稳定性等。患者侧卧位，上臂近段用充气止血带，常规消毒铺巾，标记重要体表结构及关节镜入路。一般先作小切口，显露并保护尺神经，术前有神经症状者行原位松解，尺肱关节尺侧缘的骨赘可于此切口内予以咬除清理，局部处理完成后先缝合关节囊再进行镜下操作。

对于先清理前方间室还是后方间室，目前存在不同意见。出于先难后易的目的，笔者更倾向于从后方开始，依次处理后方间室、后外侧间室及前方间室。不管是哪个间室，按照O'Driscoll的方法可分为4个步骤：第一步，先建立入路进入关节间室；第二步，通过清理滑膜、游离体等建立操作空间；第三步，清除骨性增生；第四步，切除关节囊。具体操作过程如下。

（一）后方间室清理

关节镜一般从远端后外侧入路进入，位于鹰嘴外侧缘。关节镜进入后，因为有骨赘、滑膜或纤维化的脂肪垫阻挡镜头，一般很难直接获得清晰的视野来观察后侧结构，后方的游离体也大多位于此处。通过正中后侧入路建立操作通道，在鹰嘴尖部近侧3mm处，用尖刀经皮肤直接抵达鹰嘴窝。

插入刨刀，清理滑膜及其他软组织，并用抓钳将大小不一的游离体取出。根据需要，随时从近端后外侧入路插入镜下拉钩改善视野。这时可以清晰地观察整个后方间室，可见鹰嘴窝中央有一横行骨赘跨过，被动伸肘可见鹰嘴与其产生撞击。先以磨头将这一骨赘全部磨除，恢复正常鹰嘴窝形态。然后开始磨除鹰嘴的骨赘，从尖部开始，逐步转向尺侧缘，可交替使用髓核钳、骨刀磨钻清理尺肱关节内侧面的骨赘，完成尺侧的骨性操作后，镜头与器械互换，以同样的方式清理尺肱关节外侧面骨赘（图11-6-2）。骨赘彻底清除后，以咬钳及刨刀将后方关节囊完整切除。

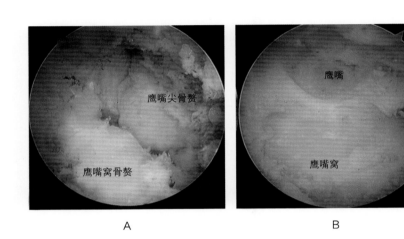

图11-6-2　关节镜下清除鹰嘴及鹰嘴窝骨赘手术前后

A. 鹰嘴及鹰嘴窝内骨赘形成撞击，限制伸肘活动　B. 清除骨赘，消除撞击，恢复伸肘

（二）后外侧间室

镜头从远端后外侧入路向肱桡关节移动，直至显露桡骨头及相邻结构。另做软点入路，插入刨刀、磨头、射频等操作器械，依次清除滑膜组织、游离体、肱骨小头后侧及尺肱关节边缘的骨赘，最后切除关节囊。

（三）前方间室

先建立近端前内侧入路，切开皮肤后作钝性分离，经内侧肌间隔前方，紧贴肱骨前缘朝向桡骨头方向插入钝性鞘管。换镜头后可观察到桡骨头，旋转前臂，有利于确认桡骨头和关节镜的位置。镜下依次观察肱桡关节、桡骨头窝、冠突和冠突窝。前外侧入路可由注射器针头引导定位，触及桡骨头后，于桡骨头前方向冠突刺入针头。外侧操作套管的位置十分重要，要确保器械可以触及冠突尖部。根据需要在近端前外侧入路插入镜下拉钩，将关节囊及前方的肱肌牵开，以改善视野。这时关节腔内增生的滑膜和大小不一的游离体清晰可见（图11-6-3）。用刨刀清理滑膜，并取出所有游离体，注意尽可能保护前方关节囊，避免液体外渗引起组织肿胀，影响操作。先磨除位于关节边缘阻挡操作的增生骨赘，然后磨除桡骨头窝的骨赘。桡侧清理完成后，用交换棒技术将镜头和器械互换，用磨钻和髓核钳依次清除冠突、冠突窝及尺肱关节前内侧的骨赘。骨赘清理结束后，以咬钳和刨刀切除挛缩的关节囊。在切除外侧关节囊时，须注意保护桡神经勿受损伤。如果能顺利完成以上操作，这时被动活动肘关节，屈伸活动可基本达到正常。置入负压引流球，缝合伤口后加压包扎。长臂石膏托固定于伸肘位。

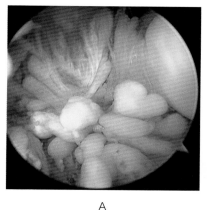 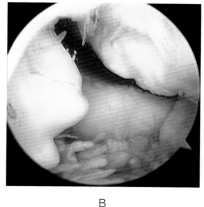 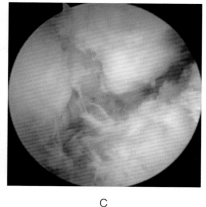

A B C

图 11-6-3 肘关节骨关节炎关节镜下所见

A. 增生滑膜　B. 肱桡关节前方游离体　C. 冠突窝边缘骨赘，阻挡冠突，限制屈肘

术后第 2 天即可开始康复训练。首选在关节持续被动活动仪（CPM 机）上进行 24 小时肘关节的被动活动。如不具备条件，则白天进行主、被动活动加冰敷，晚上用长臂石膏托固定于肘关节伸直位，尽量抬高患侧肢体有利于消肿。术后镇痛可根据患者的诉求选择口服、静脉滴注或臂丛神经持续阻滞麻醉等方式。

如果能顺利完成关节周围骨赘的清理及关节囊的切除，并配合规范的术后康复，关节镜下治疗肘关节骨关节炎的结果通常是令人满意的，疼痛消失和关节活动度增加可有效改善患者的生活质量。手术成功与否也可通过术后复查 CT，根据骨赘清除的情况来判断（图 11-6-4）。理想的手术结果应该可以在三维 CT 上看到所有增生骨赘被完全清除，但实际操作通常很难做到，一般只要把影响活动的骨性增生去除即可。常见的并发症主要是神经损伤，暂时性神经麻痹及正中神经、桡神经和尺神经的完全断裂均有报告。迟发性尺神经炎也有发生，多发生于术前肘关节活动度特别是屈肘功能严重受限的患者，因此建议对这一类患者同时行小切口尺神经原位松解术。术后感染和异位骨化也有报告，但发生率较低。需要指出的是，彻底清除骨关节炎增生骨赘并恢复正常活动度难度很高，而单纯的滑膜清理和游离体取出对骨关节炎的症状不会有明显改善，术者应了解这一点并和患者进行充分的沟通。

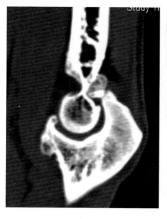 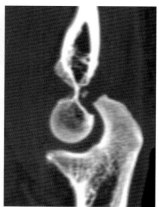

A B

图 11-6-4 手术前后 CT 扫描显示骨赘清理情况

A. 术前矢状位 CT 显示冠突、鹰嘴和鹰嘴窝增生的骨赘，同时可见鹰嘴的骨赘已发生骨折　B. 术后 CT 随访显示骨赘已大部分被清除，骨性阻挡消失

三、肘关节镜下治疗肘关节僵硬

外伤或手术所致的肘关节僵硬非常常见，虽然其发生机制仍不十分明确，但通过开放手术松解肘关节的技术已经比较成熟。即使对于异位骨增生严重、粘连广泛的病例，开放手术仍可获得理想的松解效果。但开放手术的缺陷也是显而易见的，主要是手术创伤大，影响术后的康复锻炼，过度的软组织剥离也会增加肘关节不稳定的发生。关节镜是减少手术创伤的理想手段，近年来随着肘关节镜技术的不断发展，肘关节僵硬已成为其主要适应证之一。在病例选择上，肘关节镜适合于程度轻、局部软组织条件好且无骨性异常的关节僵硬病例。对于肘关节周围有广泛异位骨增生或肘部有神经、血管手术史，包括尺神经前置或其他神经移位、移植手术的病例，进行肘关节镜手术须特别慎重。

肘关节僵硬的镜下治疗所需器械、麻醉方法、体位和手术入路基本与治疗骨关节炎相同。一般选择操作复杂的一侧先进行松解，比如对以前方关节囊挛缩为主或前间室存在异位骨化的患者，选择从前方间室开始操作。

对伴有尺神经卡压或损伤，或术前屈肘活动度小于100°的病例，常规行肘管切开尺神经松解术；如神经床周围瘢痕增生或尺神经滑脱，行尺神经前置术。神经周围的易位骨化也在这个时候通过小切口予以切除。开放手术后缝合软组织，再进行镜下操作。

先于软点注入10～20ml生理盐水，严重的肘关节僵硬有时只能注入5～10ml。采用前内侧入路，显露前方关节腔，有时僵硬的肘关节囊内间隙非常狭小，需要适当剥离软组织创造腔隙。然后于前外侧入路建立工作通道，引入刨刀、射频进行清理。首先清除滑膜及瘢痕组织，显露关节面及骨性结构，检查桡骨小头及桡骨小头窝、冠突、冠突窝。如发现有骨赘形成，以磨钻磨除。如桡骨头变形、坏死或异常增生，可于镜下将桡骨头磨除。处理完骨性结构后，以咬钳咬除前方关节囊，再以刨刀彻底清理残留的关节囊和其他异常增生组织，此时被动伸肘都会有不同程度的改善（图11-6-5）。

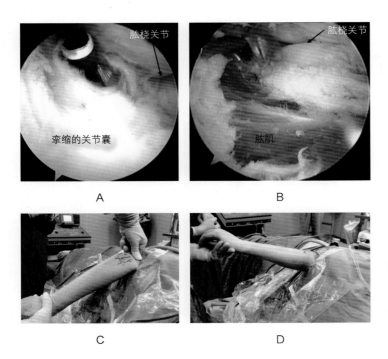

图11-6-5 关节镜下松解前方肘关节囊挛缩手术前后

A. 挛缩的前方关节囊　B. 切除关节囊，显露肱肌　C. 松解前肘关节被动伸直受限　D. 松解后可轻松被动伸肘

然后建立肘后正中入路及后外侧近端及远端入路，于后外侧远端入路插入镜头，后正中入路引入刨刀，后外侧近端入路插入镜下拉钩。以刨刀、射频清理鹰嘴窝内的增生组织，显露鹰嘴及鹰嘴窝，如有异位骨化存在，予以磨除。已屈肘受限的病例需要探查内侧副韧带的后支，并在镜下予以切断。最后使用刨刀及咬钳切除后方及两侧的关节囊。如果存在肱三头肌粘连，则需用射频、刨刀将肱三头肌与肱骨间的粘连结构进行彻底松解（图11-6-6）。此时被动屈伸肘关节，活动度较术前会有明显改善。如活动度仍不理想，可通过增加软点入路继续松解位于肱桡关节后方的关节囊和增生物，直至活动度接近正常。术后前、后方各放置负压引流球一个，缝合伤口，加压包扎，最后伸肘位石膏固定。

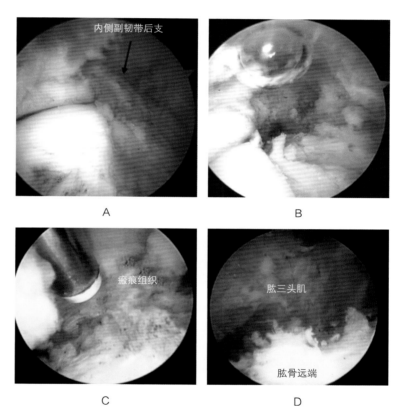

图11-6-6　关节镜下后方松解

A. 后方关节囊切除后，挛缩增生的内侧副韧带后支仍限制屈肘活动　B. 切断后支，可改善屈肘　C. 肱三头肌和肱肌间的粘连也会限制屈肘　D. 松解清理该处瘢痕粘连，可进一步改善屈肘

术后康复基本和骨关节炎一致，支具的位置应根据患者的活动特点随时调整。为了缓解锻炼时的疼痛及可能发生的异位骨化，可口服非甾体抗炎药西乐葆等。康复训练及夜间支具固定需要持续较长时间，直至肘关节活动度基本恢复正常且不再反复。术后定期随访X线或CT，如发现有异位骨化发生，需要调整康复手段并做相应处理。

如能熟练掌握肘关节镜技术，镜下进行关节松解的效果是可以预期的，且由于创伤小、恢复快，患者满意度普遍比开放手术高。但手术风险也会相应增加，特别是神经损伤的发生。术者需要有非常熟练的关节镜手术技巧，熟悉肘关节周围解剖结构。术前的CT检查可以准确定位异位骨化的位置、形态及其与周围神经之间的关系。肘关节镜手术造成的神经损伤一旦发生，往往是比较严重的，多数会有神经缺损，需要及时手术治疗。我们近年来发现，镜下过度使用射频会增加异位骨化产生的机会，这点在关节内有大量瘢痕组织粘连需要射频进行清理时表现得尤其明显。异位骨化一旦大量形成，原本活动度改善的关节会再次变得僵硬，甚至不如术前，因此在进行肘关节镜手术时要尽量减少使用射频，如果使用，也要保证灌注液通畅，以避免热损伤。

创伤后的肘关节僵硬病例众多，如能熟练掌握肘关节镜手术技术，并熟悉术后康复手段，则肘关节镜在临床上有广泛的应用前景。

（陆九州　薛明强）

参考文献

［1］EKMAN E F，POEHLING G G．Principles of arthroscopy and wrist arthroscopy equipment［J］．Hand Clin，1994，10（4）：557-566．

［2］LINDAU T．Wrist arthroscopy in distal radial fractures using a modified horizontal technique［J］．Arthroscopy，2001，17（1）：E5．

［3］HURACEK J，TROEGER H．Wrist arthroscopy without distraction．A technique to visualise instability of the wrist after a ligamentous tear［J］．J Bone Joint Surg Br，2000，82（7）：1011-1012．

［4］BAIN G I，MUNT J，TURNER P C．New advances in wrist arthroscopy［J］．Arthroscopy，2008，24（3）：355-367．

［5］LEE J I，NHA K W，LEE G Y，et al．Long-term outcomes of arthroscopic debridement and thermal shrinkage for isolated partial intercarpal ligament tears［J］．Orthopedics，2012，35（8）：e1024-e1029．

［6］SOTEREANOS D G，DARLIS N A，KOKKALIS Z T，et al．Effects of radiofrequency probe application on irrigation fluid temperature in the wrist joint［J］．J Hand Surg Am，2009，34（10）：1832-1837．

［7］GEISSLER W B，FREELAND A E，WEISS A P C，et al．Technique of wrist arthroscopy［J］．J Bone Joint Surg Am Vol，1999，81：1184-1197．

［8］GESSILER W B．Intra-articular distal radius fractures: the role of arthroscopy？［J］．Hand Clin，2005，21（3）：407-416．

［9］PIÑAL F，GARRCÍA-B F J，PISANI D，et al．Dry arthroscopy of the wrist: surgical technique［J］．J Hand Surg Am，2007，32（1）：119-123．

［10］PALMER A K．Triangular fibrocartilage complex lesions: a classification［J］．J Hand Surg Am，1989，14（4）：594-606．

［11］AVILES A J，LEE S K，HAUSMAN M R．Arthroscopic reduction-association of the scapholunate［J］．Arthroscopy，2007，23（1）：105.e1-105.e5．

［12］WONG W Y，HO P C．Minimal invasive management of scaphoid fractures: from fresh to nonunion［J］．Hand Clin，2011，27（3）：291-307．

［13］斯勒茨基.腕关节外科学——高级理论与手术技巧［M］.姜保国，田光磊，主译.北京：人民军医出版社，2011：400-424．

［14］LIU B，CHEN S L，ZHU J，et al．Arthroscopically assisted mini-invasive management of perilunate dislocations［J］．J Wrist Surg，2015，4（2）：93-100．

［15］刘波，陈山林，朱瑾，等.腕关节镜辅助微创治疗延误诊治的舟骨骨折［J］.中华手外科杂志，2016，32（4）：250-253．

［16］刘波，陈山林，朱瑾，等.腕关节镜辅助微创治疗月骨周围脱位［J］.北京大学学报（医学版），2016，48（2）：234-236．

［17］LICHTMAN D M，BAIN G I．Kienböck's disease［M］．Switzerland: Springer International Publishing，2016：261-270．

［18］刘波，陈山林，田光磊，等.经皮螺钉内固定治疗舟骨骨折114例随访结果［J］.骨科临床与研究杂志，2017，2（1）：17-23．

［19］刘路，刘波，陈山林，等.创伤性腕三角纤维软骨复合体损伤的诊治进展［J］.中华创伤骨科杂志，2017，19（10）：911-915．

［20］ATZEI A，LUCHETTI R，GARAGNANI L．Classification of ulnar triangular fibrocartilage complex tears．A treatment algorithm for Palmer type IB tears［J］．J Hand Surg Eur Vol，2017，42（4）：405-414．

［21］BURMAN M S．Arthroscopy or the direct visualization of joints: an experimental cadaver study［J］．Clin Orthop Relat Res，2001，（390）：5-9．

［22］ANDREWS J R，CARSON W G．Arthroscopy of the elbow［J］．Arthroscopy，1985，1（2）：97-107．

［23］WATANABE M．Arthroscopy of small joints［M］．New York: Igaku-Shoin，1985：57-84．

［24］LYNCH G J，MEYERS J F，WHIPPLE T L，et al．Neurovascular anatomy and elbow arthroscopy: inherent risks［J］．Arthroscopy，1986，2（3）：190-197．

［25］POEHLING G G，WHIPPLE T L，SISCO L，et al．Elbow arthroscopy: a new technique［J］．Arthroscopy，1989，5（3）：222-224．

［26］LINDENFELD T N．Medial approach in elbow arthroscopy［J］．Am J Sports Med，1990，18（4）：413-417．

［27］O'DRISCOLL S W，MORREY B F. Arthroscopy of the elbow. Diagnostic and therapeutic benefits and hazards ［J］. J Bone Joint Surg Am，1992，74（1）：84-94.

［28］O'DRISCOLL S W. Arthroscopic treatment for osteoarthritis of the elbow ［J］. Orthop Clin North Am，1995，26（4）：691-706.

［29］SAVOIE F H 3rd，FIELD L D. Arthroscopy of the elbow ［M］. New York，NY：Churchill Livingstone，1996：41-47.

［30］RUCH D S，POEHLING G G. Anterior interosseus nerve injury following elbow arthroscopy ［J］. Arthroscopy，1997，13（6）：756-758.

［31］SAVOIE F H 3rd，NUNLEY P D，FIELD L D. Arthroscopic management of the arthritic elbow: indications, technique, and results ［J］. J Shoulder Elbow Surg，1999，8（3）：214-219.

［32］MORREY B F. The elbow and it's disorders ［M］. 3rd ed. Philadelphia：W.B. Saunders Company，2000.

［33］MORREY B F. Complications of elbow arthroscopy ［J］. Instr Course Lect，2000，49：255-258.

［34］BALL C M，NEUNIER M，GALATZ L M，et al. Arthroscopic treatment of post-traumatic elbow contracture ［J］. J Shoulder Elbow Surg，2002，11（6）：624-629.

［35］MULLETT H，SPRAGUE M，BROWN G，et al. Arthroscopic treatment of lateral epicondylitis: clinical and cadaveric studies ［J］. Clin Orthop Relat Res，2005，439：123-128.

［36］SZABO S J，SAVOIE F H 3rd，FIELD L D，et al. Tendinosis of the extensor carpi radialis brevis: an evaluation of three methods of operative treatment ［J］. J Shoulder Elbow Surg，2006，15（6）：721-727.

［37］CEFO I，EYGENDAAL D. Arthroscopic arthrolysis for posttraumatic elbow stiffness ［J］. J Shoulder Elbow Surg，2011，20（3）：434-439.

［38］CHARALAMBOUS C P，MORREY B F. Posttraumatic elbow stiffness ［J］. J Bone Joint Surg Am，2012，94（15）：1428-1437.

［39］BLONNA D，WOLF J M，FITZSIMMONS J S，et al. Prevention of nerve injury during arthroscopic capsulectomy of the elbow utilizing a safety-driven strategy ［J］. J Bone Joint Surg Am，2013，95（15）：1373-1381.

［40］BLONNA D，HUFFMANN G R，O'DRISCOLL S W. Delayed-onset ulnar neuritis after release of elbow contractures: clinical presentation, pathological findings, and treatment ［J］. Am J Sports Med，2014，42（9）：2113-2121.

［41］ADAMS J E，KING G J W，STEINMANN S P，et al. Elbow arthroscopy: indications, techniques, outcomes, and complications ［J］. J AAOS，2014，22（12）：810-818.

［42］BACHMAN D R，KAMACI S，THAVEEPUNSAN S，et al. Preoperative nerve imaging using computed tomography in patients with heterotopic ossification of the elbow ［J］. J Shoulder Elbow Surg，2015，24（7）：1149-1155.

［43］CAMP C L，DEGEN R M，SANCHEZ S J，et al. Basics of elbow arthroscopy part I: surface anatomy, portals, and structures at risk ［J］. Arthrosc Tech，2016，5（6）：e1339-e1343.

［44］PARK S E，BACHMAN D R，O'DRISCOLL S W. The safety of using proximal anteromedial portals in elbow arthroscopy with prior ulnar nerve transposition ［J］. Arthroscopy，2016，32（6）：1003-1009.

第 十 二 章

关节融合术

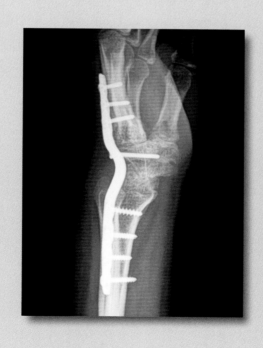

远指间关节融合术

一、适应证

远指间关节融合术的适应证为关节面缺损，包括骨关节炎、类风湿性关节炎、创伤性关节炎以及创伤性关节缺损；感染性关节炎在局部感染治愈后；在经远指间关节离断需行短缩再植时。相对适应证有陈旧性肌腱止点缺损，关节畸形在某些特定的情况下也可作关节融合术。

二、禁忌证

感染性关节炎活动期、局部软组织感染时禁忌行关节融合术，可以用夹板等临时外固定，感染控制后行相关的骨性手术。局部软组织缺损或坏死时，可在创面修复后二期行关节融合术。手指缺血时，通常不建议行关节融合术，此时可能进一步破坏手指血运并影响骨愈合。

三、手术方法

（一）术前评估

术前应该仔细评估局部软组织条件，排除局部感染、缺血等不利因素。术前必须拍摄标准的手指正侧位 X 线片，充分评估骨骼质量或骨缺损的范围，在骨骼处理后若缺损骨量较多，可考虑行植骨融合。内固定的材料和固定方式的选择取决于指骨的质量和粗细。

术前应与患者沟通关节融合的角度问题。从功能角度考虑，应将关节作5°～10°屈曲位融合，尤其对于示指，可提高术后捏力。若患者不接受关节屈曲的外观，作伸直位融合是另一种选择，毕竟远指间关节融合对手功能影响是微小的。

（二）手术技术

远指间关节融合术通常采取背侧入路，可取H形、Y形或S形切口，以H形切口显露最佳。剥离皮肤时，注意将皮肤及皮下组织全层掀开，避免发生皮肤坏死。切开关节囊并切断双侧副韧带后屈曲关节，可充分显露关节面。使用咬骨钳或微型电锯切除关节软骨面、骨赘及硬化的软骨下骨，当软骨下骨囊性变时，应切除囊性变的骨质，直至正常的松质骨外露。修整骨质时，注意将断端形成5°～10°掌侧倾斜，使关节稍屈曲位融合，以获得更好的对指功能。同时，应适当清理关节周围的软组织，包括病变的滑膜、瘢痕、掌板及关节囊等组织，尤其在指骨短缩量较多时，确保不出现因局部软组织过多堆积造成的复位困难，或在术后推开骨折端造成分离移位而丢失复位。另外，在进行远指间关节融合术时应尽可能保留指深屈肌腱的连续性，以利于术后获得较好的手指肌力。

远指间关节融合术的固定方式国内常采用单枚纵行克氏针或两枚克氏针交叉固定技术。当骨质量较好时，单枚克氏针可获得较好的稳定性（图12-1-1）。当单枚克氏针不能可靠固定时，两枚克氏针交叉固定为常用术式（图12-1-2）。术中应根据指骨的粗细选择克氏针的规格，可选择直径为1mm或1.2mm的克氏针单枚纵行固定，交叉克氏针固定时使用0.8mm克氏针既可减少骨破坏又能获得稳定固定。操作时通常采取逆行法固定，自远骨折端逆行向远端穿出，复位后顺行打入近端，并从中节指骨背侧皮质穿出。术中X线透视确定复位及植入物固定情况。

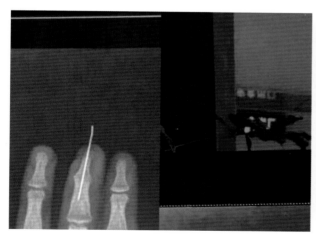

图12-1-1 单枚克氏针纵行固定融合远指间关节

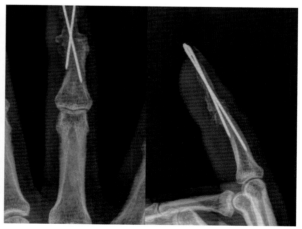

图12-1-2 两枚克氏针交叉固定融合远指间关节

埋头空心加压螺钉固定在远指间关节融合术中的应用也相对广泛（图12-1-3）。该方式尤其适用于骨质量较差的老年患者，稳定固定的同时又加压断端，促进骨愈合。但该术式有一定的缺点，只能作关节伸直位固定，不适用于指骨前后径较小者，尤其是女性患者，以及示、小指。另外，螺钉尾端较粗，易切割远节指骨背侧骨皮质造成甲床损伤。鉴于这些不利因素，有报告提出改变置钉方式，如

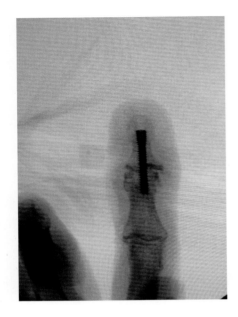

图 12-1-3 埋头空心加压螺钉固定融合
远侧指间关节

从中节指骨远端侧方至远节指骨基底对侧斜行置钉、从中节指骨向远节指骨纵行反向置钉等，可有效避免这些并发症。

（三）术后处理

术后早期应予以手指夹板等外固定保护患指，伤口愈合后使用压力指套进行消肿，并更换热塑板支具固定手指。固定范围应于近指间关节以远，以便进行该关节主、被动功能训练。术后每2周复查X线，骨愈合后按需取出植入物并加强力量训练。

四、术后并发症

远指间关节融合术常见的并发症为融合失败，主要原因为内固定松动、骨质血运不良等；指甲损伤也时有发生，常由软组织剥离时操作不当损伤甲根、螺钉切割等原因造成；针道感染甚至骨感染可因术后护理不当而发生，其结果有时是灾难性的。

（赵刚）

第二节
近指间关节融合术

一、适应证

近指间关节融合术的适应证为各种原因导致的关节软骨面破坏，如骨关节炎、类风湿性关节炎、创伤性关节炎等；关节虽具备做关节置换或带血管的关节移植的条件，但患者不接受这些术式；经近指间关节平面的断指需行短缩再植；关节畸形、慢性疼痛、关节不稳定为相对适应证。另外，感染性关节炎导致的关节面破坏，在感染治愈后可行关节融合术。

二、禁忌证

近指间关节融合术的禁忌证为关节内有活动性感染；局部无良好的软组织覆盖，甚至创面有感染时，应在软组织床改善后再考虑骨性手术；在手指缺血状态下不宜行关节融合；在患者关节内粉碎性骨折时，应首先尝试复位骨折，在复位失败时才考虑行关节融合术。

三、手术方法

（一）术前评估

术前首先应评估患指的疼痛情况、活动度、局部软组织条件，排除任何浅表或深部的感染。标准的手指正侧位X线片是必不可少的，用以评估骨质量、关节面及软骨下骨的病变、骨缺损的范围等。根据骨关节的具体情况选择合适的植入物及固定方法。

近指间关节融合术应将关节作屈曲位融合，一般认为融合角度由桡侧向尺侧逐渐增加，以获得更好的握力和对指功能，通常融合角度为示指30°、中指40°、环指50°、小指60°。生物力学研究表明，示指近指间关节于40°~60°时可获得更好的握力和持物能力，但拇、示指间指尖跨度明显下降。一项最新的志愿者研究认为，示指屈曲20°时捏指功能更自然。因此，术前必须与患者沟通关于关节融合角度的问题，可通过为患者佩戴预制关节角度的手指支具，由患者自我评价融合手指的外观和功能，确定患者满意的融合角度后再进行手术。

（二）手术技术

近指间关节融合术通常采取背侧入路，可作背侧纵行直切口或S形切口，直切口因操作简单、方便显露而被广泛采用。中央腱止点切断并纵行劈开伸肌腱，向两侧牵开并显露关节，横行切开关节囊及双侧副韧带，此时可通过关节屈曲而显露关节面。评估关节软骨面及软骨下骨，然后决定截骨范围，应包括关节软骨面及硬化或囊性变的软骨下骨，直至断面为正常的松质骨，但应避免过度截骨造成手指短缩畸形。为满足屈曲位关节融合，截骨方式通常为杵臼形和V形。杵臼形截骨应采用磨钻将近节指骨头打磨成杵状，中节指骨基底部形成臼状，将"杵"置入"臼"中进行复位固定。其优点是通过调整"杵"和"臼"的相对位置而调整融合角度，且接触面积大、固定稳定，有利于骨性愈合，但操作时要确保"杵"和"臼"的形态充分匹配，有一定难度。V形截骨应用更广泛，操作简单，需使用咬骨钳或微型电锯平面截骨，注意截面在冠状面与手指纵轴垂直，避免因截面倾斜而导致关节侧偏畸形，同时应避免术中截骨不到位而反复调整截骨角度而造成过量短缩。

近指间关节融合的固定方式很多，有交叉克氏针、克氏针张力带、微型钢板螺钉、埋头空心加压螺钉以及一些特殊器械等。简单易行的方式是交叉克氏针技术，顺行将克氏针交叉，自中节指骨基底部交叉打入，并从中节指骨中远段两侧引出，复位融合关节后逆行打入近节指骨并自背侧穿出（图12-2-1）。微型钢板固定技术需将远、近端作相对大范围的剥离，将钢板预弯至所需融合的角度，背侧固定时一般先固定远端，近端采用偏心加压螺钉技术可获得可靠的固定（图12-2-2）。平

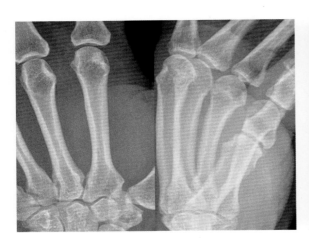

图12-2-1 交叉克氏针固定技术融合近指间关节

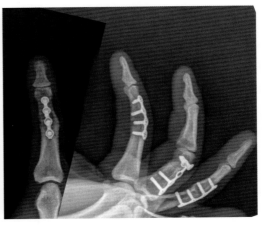

图12-2-2 微型钢板螺钉技术融合近指间关节

行克氏针固定的稳定性相对不足，通常需结合张力带技术方可获得更好的固定强度，以达到在手指屈指时加压断端的目的。操作相对烦琐，首先将两枚平行克氏针自近节指骨远端逆行打入近节指骨并穿出背侧皮质，再于中节指骨近中段剥离软组织后横行钻一骨孔，穿入0.5mm的钢丝，屈曲位复位关节后克氏针向远端打入中节指骨至指骨颈，而后将中节指骨钢丝交叉成8字形，跨过关节背侧，结扎至近端克氏针尾端，收紧打结。埋头空心加压螺钉、可吸收螺钉虽然有文献报告可获得较高的骨愈合率，但因为螺钉均相对粗大，对中节指骨骨质破坏较多，且后者固定强度相对不足，因此两者应用并不广泛。另外，还有一些特殊设计的融合器械也有报告，如髓内双向连接螺钉等。

内固定完成后应修复劈开的伸肌腱，防止侧腱束向两侧滑脱而造成手指末节慢性钮孔状畸形。若指骨短缩相对较多，可能侧腱束相对松弛，此时应适当紧缩肌腱，预防锤状指的发生，但应避免紧缩张力过高而造成手指末节屈曲受限。

（三）术后处理

术后早期通常采用石膏托外固定，定期局部消毒换药。伤口愈合后，更换热塑板固定融合的近侧指间关节并固定远指间关节于伸直位，掌指关节允许不受限制活动。术后3周起远指间关节开始主、被动活动，若术中作了肌腱紧缩术，则应在术后6周开展功能锻炼。术后每2周复查X线，骨愈合后按需取出植入物，逐步开始力量训练。

四、术后并发症

近指间关节融合术的并发症类似于远指间关节融合术，包括骨折不愈合、畸形愈合、内固定失效的骨性并发症，同时还包括皮肤坏死、瘢痕挛缩等软组织问题。近指间关节融合术后手指易并发远指间关节功能障碍，如与屈、伸肌腱粘连有关的关节僵硬，与伸肌腱张力处理不当有关的关节钮孔状畸形或锤状指畸形。局部感染包括软组织感染、骨感染，甚至骨髓炎等情况也时有发生。

（赵　刚）

第三节

掌指关节融合术

掌指关节由掌骨小头与近节指骨底构成，共5个。掌指关节是多轴向的，可以提供多平面运动。掌骨头呈不均匀的凸形结构，从指端看，掌骨头呈梨形，掌侧部分较宽；矢状面上，其曲率半径从背侧往掌侧逐渐增大。掌指关节的侧副韧带止于关节旋转轴线的背侧。由于掌骨头的形态及其韧带的特点，掌指关节在伸直时放松，屈曲时紧张。

拇指掌指关节由第1掌骨头及近节指骨底构成，其掌侧有2个籽骨，与近侧及远侧掌韧带相连；关节囊掌侧厚，背侧薄，两侧有桡侧副韧带及尺侧副韧带加强。拇指掌指关节为双轴向关节，主要做屈伸运动，微屈时，也可做轻微的侧方运动，但运动幅度较小。拇指掌指关节活动范围变动较大，屈曲75°（10°～100°），伸直20°（0°～90°），内收外展在屈曲15°时为16°（0°～20°），拇指掌指关节的活动较其他掌指关节受到限制。

第2～5掌指关节为球窝关节，掌骨头与指骨底的凹陷相关节，可做屈伸运动，并可做侧方运动及一些被动旋转运动。每个掌指关节均有一单独的关节囊，但较松弛，且背侧部分薄弱。

掌指关节的融合角度由示指掌指关节的屈曲20°，自示指到小指以5°递增直至小指掌指关节的40°，关节不应该有桡偏或尺偏，应处于旋转中立位。拇指掌指关节的融合角度应屈曲10°～15°，且无桡偏或尺偏，为更好地同示指和中指对捏，可旋前10°左右。

一、适应证

掌指关节融合术的适应证为关节疼痛、不稳定、畸形和失去神经-肌肉支配等，包括创伤性关节炎或畸形、烧伤、类风湿性关节炎或感染所致的关节固定挛缩、非功能位畸形、掌腱膜挛缩所致的关节畸形、神经或肌肉损伤导致的关节不稳定。

二、禁忌证

掌指关节原则上不做融合术，大多数可以通过关节成形术恢复部分功能，尤其当指间关节功能受限时，更不能做掌指关节融合术。但是拇指的掌指关节对功能影响较小，如有必要可考虑融合。

三、手术方法

（一）拇指掌指关节融合术

1. 切口与分离（图12-3-1）

（1）拇指掌指关节背侧直切口进入。

（2）纵行分离拇短伸肌腱及拇长伸肌腱，暴露关节囊。

（3）纵行切开关节囊，并在骨膜下分离近节指骨基底。

（4）松解附着于掌骨头两侧的侧副韧带，掌指关节过屈位暴露。

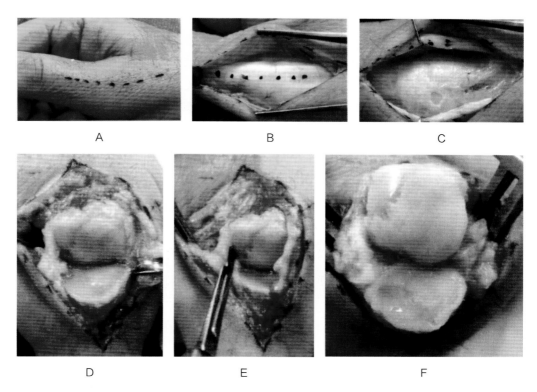

A　　　　　　　　　　B　　　　　　　　　　C

D　　　　　　　　　　E　　　　　　　　　　F

图12-3-1 拇指掌指关节融合术切口与分离

A. 拇指掌指关节背侧直切口　B. 在拇长伸肌腱及拇短伸肌腱之间切开伸肌腱帽（虚线）　C. 切开伸肌腱帽，暴露背侧关节囊　D. 纵行切开关节囊，在近节指骨基底背侧作骨膜游离，可见掌骨头及近节指骨尺侧软骨面部分缺失，并向掌尺侧半脱位　E. 松解附着于掌骨头的侧副韧带　F. 掌指关节过屈位暴露

2. 关节处理（图12-3-2）

（1）清理表面软骨组织，并以咬骨钳去除多余骨赘及掌骨头的掌侧髁部。

（2）将掌骨端及近节指骨端塑形，采用Couphlin磨钻将其塑形成圆形凹陷及凸起相匹配的形态。

（3）操作时提起近节指骨，分离并保护掌侧的拇长伸肌腱。

（4）用一根1.5mm克氏针从近节指骨融合面的中心位置向远侧顺行打入，矢状位上轻度屈曲。

（5）用磨钻继续打磨指骨融合面，直至骨松质。

（6）用一根1.5mm克氏针从掌骨头的中心位置向其近端稍偏背侧方向钻孔。

（7）用相匹配的杯形磨钻打磨掌骨头，显露出软骨下骨。最后去除磨钻及克氏针。

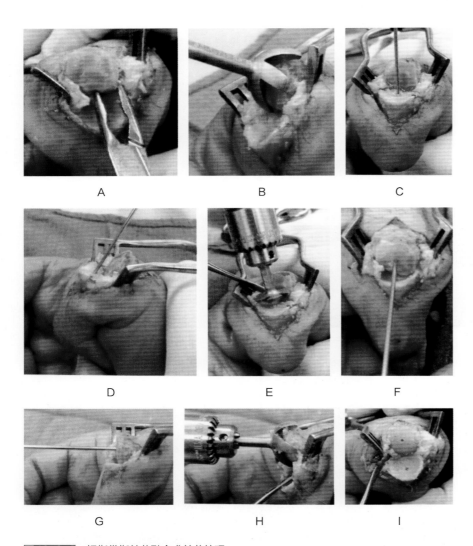

图12-3-2 拇指掌指关节融合术关节处理

A. 咬骨钳清除残留关节软骨、多余骨赘及掌侧髁 B. 参照掌骨头的大小选择直径合适的磨钻 C、D. 用一根1.5mm克氏针从近节指骨融合面的中心位置向远端顺行打入，克氏针的位置在冠状位居中，矢状位上轻度屈曲 E. 将杯形磨钻套在克氏针上，打磨近节指骨关节面，暴露软骨下骨并有渗血，其间不断用水冲洗。同时纠正因掌指关节半脱位所导致的关节面不相称 F、G. 用一根1.5mm的克氏针逆行穿入掌骨头中心，克氏针处于轻度屈曲、尺偏的位置 H. 用杯形磨钻打磨掌骨关节面，显露软骨下骨并有渗血，其间不断用水冲洗 I. 处理后的关节外形

3. 固定与复位（图12-3-3）

（1）可以选择张力带、克氏针、有头或无头螺钉及钢板固定。张力带可提供足够的固定强度，使其在支具保护下可以早期活动；钢板固定适用于骨量严重丢失、需要植骨的患者。

（2）在近节指骨距融合端1cm处，用一根1mm克氏针横向钻孔。

（3）24～26号钢丝穿过横向孔，位于指骨中线稍偏背侧，与关节面平行。

（4）将拇指置于预融合位置，向掌骨打入两根平行的1.5mm克氏针，从掌骨背侧穿出。

（5）复位掌指关节，使其屈曲（<25°）、外展（5°）、内旋（5°）；向远端指骨顺行打入先前留于掌骨背侧的克氏针加以固定。

（6）钢丝绕克氏针8字形绕圈，并以持针器收紧。

（7）剪去过长的钢丝，绕结后紧贴骨面。

（8）折弯、剪断克氏针，并使其紧扣钢丝。

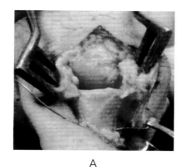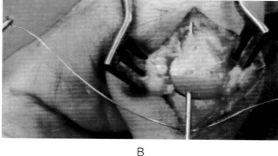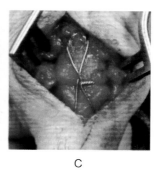

A   B   C

图12-3-3 拇指掌指关节融合术固定与复位

A. 24～26号钢丝穿过近节指骨横向孔   B. 将拇指放在预融合位置，向掌骨打入两根平行的1.5mm克氏针，从掌骨背侧穿出 C. 钢丝8字形绕圈并以持针器收紧，剪去过长的钢丝，绕结后紧贴骨面，折弯、剪断克氏针，并使其紧扣钢丝

4. 缝合术毕（图12-3-4）

（1）松开止血带，止血并冲洗伤口。

（2）4-0可吸收缝合线缝合关节囊，4-0不可吸收缝合线间断缝合伸指装置。

（3）5-0尼龙线缝合伤口，无菌敷料包扎，桡侧夹板固定保护，指导患者早期活动锻炼。

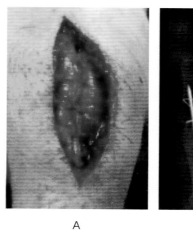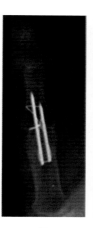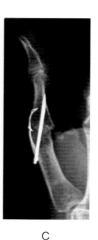

图12-3-4 拇指掌指关节融合术毕

A. 修补关节囊及伸肌腱帽   B、C. 正位片及侧位片确认掌指关节对位对线佳

A   B   C

（二）第2~5掌指关节融合术

1. 手术入路及掌指骨的处理同拇指掌指关节融合术。

2. 可单用克氏针内固定，也可采用张力带、螺钉及钢板固定。

3. 在选择内固定前，应对内固定所承受的形变力有预期的判断。

4. 需要确保在指间关节活动时保持融合端的加压力及稳定性，采用前臂短石膏托固定，远端不超过近指间关节，以保证指间关节的活动不受影响。

四、术后处理

1. 术后活动取决于受累关节及内固定的方式，过早地活动邻近关节会降低关节僵硬的发生。

2. 拇指掌指关节融合张力带固定术后需用可塑性支具保护6周左右，可早期行指间关节功能锻炼。

3. 第2~5掌指关节融合术后，不管采用何种方式固定，必须采用手或前臂支具予以保护。在进行近指间关节和远指间关节功能锻炼时，尽量避免过度屈曲及侧方活动。需要用支具固定近侧指间关节于伸直位一段时间，防止伸肌腱松弛。

五、术后并发症

1. 感染。

2. 骨不连。

3. 骨畸形愈合。

4. 血供不足。

5. 皮肤坏死。

6. 不耐寒冷。

7. 邻近关节僵硬。

8. 植入物导致的疼痛不适。

（方锡池）

腕掌关节融合术

腕掌关节由远侧列腕骨的远侧端与5个掌骨底构成。第2～5腕掌关节由一个共同的关节囊包裹，属于微动复关节。

第1掌骨底与大多角骨之间构成的拇指腕掌关节为一独立的关节，属于鞍状关节，可做屈、伸、收、展、环转及对掌运动，在屈曲及外展接近终了时，可以产生15°～20°的旋前运动。对掌运动是第1掌骨外展、屈曲和旋内运动的总和，其结果使拇指尖能与其他各指掌面接触，这是人类劳动进化的结果。

第2掌骨与大、小多角骨，小部分与头状骨相关节，第3掌骨与头状骨相关节，第4掌骨与钩骨并小部分与头状骨相关节，第5掌骨则与钩骨相关节。

拇指腕掌关节融合时，应当融合在掌侧外展40°、桡侧外展20°位，并有足够的旋前，以使虎口有充分的空间与其余各指对捏。

一、适应证

拇指腕掌关节融合术的适应证为Bennett骨折畸形愈合引起的创伤性关节炎、关节半脱位，也适用于类风湿性关节炎和骨关节炎等。

二、禁忌证

拇指腕掌关节一般不考虑融合，但在关节成形术或关节置换术失败后，尤其是力量的保存远比关节的活动性更重要时，可考虑行融合术。大多角骨完全累及是腕掌关节融合术的禁忌证，因为存在不能完全缓解疼痛的风险。

三、手术方法

1. 入路　手术可以采取掌背侧交界的Wagner手术切口或背侧切口。背侧切口可沿第1背侧间室肌腱桡侧作纵行切口，也可以大多角骨掌骨关节为中心，沿背侧皮肤作横行切口。

2. 切口与分离（图12-4-1）

（1）沿第1背侧间室肌腱桡侧作纵行切口。

（2）辨认并保护桡神经感觉支及前臂外侧皮神经。

（3）找出第1背侧间室肌腱并沿尺侧缘松解，以便更好地显露术野。

（4）找出桡动脉深支，该支位于拇长展肌腱和拇短伸肌腱深面，向尺背侧走行，仔细游离并注意保护。

（5）辨认第1掌骨基底，将关节囊全长纵行切开，显露掌骨基底、大多角骨全貌和舟骨远侧面。

（6）如有必要，可行X线透视以确认腕掌关节的位置。

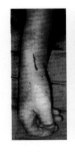 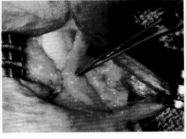 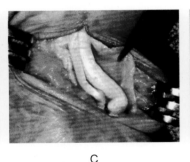 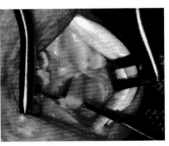

A　B　C　D

图12-4-1　拇指腕掌关节融合术切口与分离

A. 沿第1背侧间室作纵行切口　B. 手术切口及桡神经感觉支的辨认　C. 沿第1背侧间室尺背侧切开伸肌间室，显露拇长展肌腱和拇短伸肌腱　D. 找出位于第1间室肌腱深面的桡动脉深支（肌腱被牵向掌侧）

3. 关节处理（图12-4-2）

（1）检查舟骨-大多角骨-小多角骨关节。

（2）如果存在关节病表现，则要考虑更改手术方案。

（3）检查腕掌关节。

（4）将周围关节囊附着处剥离后，即可屈曲第1掌骨基底，以便更好地显露关节。

（5）使用咬骨钳去除骨赘、所有的残留关节软骨及软骨下骨，将第1掌骨基底修整为锥形，这样可以使融合骨面更大，摆放自由度更大，从而能够取得更好的融合位置。

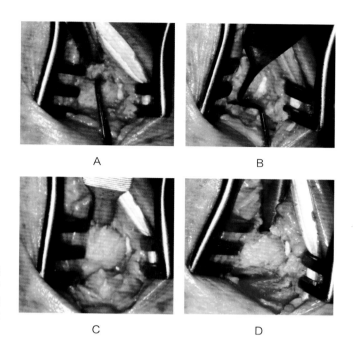

图12-4-2 拇指腕掌关节融合术关节处理

A. 检查舟骨–大多角骨–小多角骨关节有无骨关节病（探子位于舟骨–大多角骨关节内） B. 显露腕掌关节（镊子在大多角骨旁边，探子在腕掌关节内） C. 第1掌骨基底背侧小骨赘的近侧观 D. 准备关节融合，腕掌关节已去除关节软骨

（6）同法处理大多角骨远侧关节面，修整出杯形骨端，以放置处理好的掌骨基底。

4. 固定与复位（图12-4-3）

（1）关节融合的位置应能达到握拳时拇指指尖可置于示指中节桡侧。符合此位置的确切角度仍有争议，但总的来说，应有约45°的掌侧外展和足够的旋前角度以满足该位置的摆放。

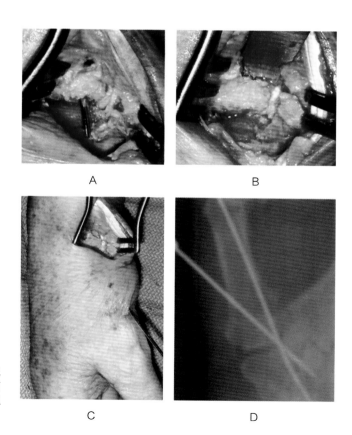

图12-4-3 拇指腕掌关节融合术固定与复位

A. 在融合处加压前，初步置入克氏针，检查对位情况 B. 在挤压用克氏针穿过融合部位前，对修整好的骨面做最终检查 C. 在融合处加压并置入克氏针后的外观 D. X线片显示拇指腕掌关节融合后克氏针的位置

（2）通过掌骨基底顺行穿入两根1.2mm的克氏针，从掌骨背侧穿出，使克氏针尖端恰好位于掌骨近侧骨端下方。

（3）将掌骨与大多角骨对齐，位置摆放合适，施加轴向的压力。

（4）将克氏针逆向穿过关节，进入大多角骨，达到软骨下骨（克氏针可以置入腕骨内）。

（5）应用X线透视确认复位情况和克氏针的位置。如果骨性对位仍欠佳，可以从桡骨远端取骨移植，用于填充骨缺损。

5. 缝合术毕

（1）缝线关闭关节囊并缝合皮肤。

（2）克氏针折弯，在皮外剪断。

（3）此时如果发现掌指关节存在轻微过伸，则以克氏针固定掌指关节于20°屈曲位。如果捏指时存在动力性塌陷，则需作掌侧关节囊固定术。

（4）充分垫衬后，以短臂拇人字形石膏夹板固定。

四、术后处理

1. 对患者随访10～14天，检查切口愈合、克氏针位置并行X线摄片。

2. 如果内固定牢靠，克氏针没有穿透大多角骨，可用塑形良好的短臂拇人字形石膏夹板固定，只允许换药时取下。如果克氏针置入腕骨内，则采用拇人字形管型石膏固定。

3. 如果担心内固定不够牢靠，就采用短臂拇人字形管型石膏固定，每2～3周复查，直到局部压痛消失、放射学可见融合征象。这一过程通常需6～8周。

4. 一旦确定骨已愈合，即可拔除克氏针，在康复师的指导下开始关节活动训练。此时仍要使用石膏夹板。

5. 术后3个月开始力量训练，不必再用石膏夹板，可进行各种活动。

五、术后并发症

1. 感染。

2. 骨不连。

3. 骨畸形愈合。

4. 血供不足。

5. 皮肤坏死。

6. 不耐寒冷。

7. 邻近关节僵硬。

8. 植入物导致的疼痛不适。

（方锡池）

第五节
腕关节融合术

在关节融合手术发展超过百年的历史进程中，学者们已经证实了部分和全腕关节融合术对于治疗腕关节疾病的有效性，目前已经成为针对腕关节创伤、退变和炎症性疾病的重要治疗手段。

第一例全腕关节融合术在1910年被首次报告，被应用于治疗腕关节结核。1918年，Steindler率先报告了应用全腕关节融合术治疗脊髓灰质炎患者的疗效。随后更广泛地应用于类风湿性关节炎、产瘫、缺血性肌挛缩的治疗中。1972年，Meuli首先描述了桡骨远端皮质骨松质滑动性植骨并内固定的手术技术。1974年，Larsson报告了23例应用内固定AO钢板进行腕关节融合的病例。近年来，随着多功能AO钢板的发展，腕关节融合术中的AO技术得到了进一步的完善，并成为标准术式。

尽管全腕关节融合术疗效肯定且适应证广泛，但这种手术牺牲了腕关节的屈、伸和桡、尺偏活动，从而明显地限制上肢功能，尤其对于腕关节病变局限和早期病变（特别是对于活动度要求较高的患者）。手外科医生一直在寻找一种既能控制关节炎疼痛症状，又能保留腕关节一定活动度的方法。尽管早在1924年Thornton就报告了首例局限性腕中关节融合手术，但直到最近的20多年中，局限性腕关节融合手术才逐渐引起广泛的关注。随着各种局限性关节融合技术的开展和理论的进一步完善，我们终于有机会针对不同严重程度的退行性关节炎、创伤性关节炎和炎症性关节炎的患者采取不同的治疗手段，改善其生活质量和上肢的功能障碍。

腕关节部分融合术或更准确的应称为局限性关节融合术，是腕关节创伤性关节炎或退行性关节炎及腕关节不稳定的补救性措施。目的是通过选择性融合受累的关节，减轻疼痛，从而减少关节活动，保留和改善剩余关节的功能。相对于全腕关节融合术，局限性关节融合术最大的优势是可以保留正常关节50%以上的活动度，同时显著改善腕关节的疼痛。正因为有上述优点，其更加为患者和医生所接受，对于特定的腕关节疾病不失为一种理想的治疗手段。Palmer在一项生物力学研究中测量腕关节日常生活所必需的活动度，结论为每天日常生活所需的功能性范围为屈曲5°至伸展30°，桡偏10°至尺偏15°。因此从理论上讲，如果条件允许，应尽可能地进行局限性关节融合术而不是全腕关节融合术。当然，患者的年龄和职业是重要的影响因素，体力劳动者和活动度要求较高的年轻人在选择术式的时候明显不同，而超过65岁的老人和年轻人在融合术后的骨愈合能力上也有明显的差距，因此选择术式时应充分评估患者的综合情况再作出决定，这对于绝大多数腕关节手术后获得满意的疗效很有必要。

腕关节退行性骨关节炎是腕关节最常见的病变，致病因素有创伤因素，包括关节内桡骨远端骨折、舟骨骨折、舟月韧带撕裂、月三角韧带撕裂等；也有非创伤因素，包括月骨缺血性坏死即（Kienbock病）、舟骨缺血性坏死即（Preiser病）、马德隆畸形（Madelung畸形）、尺腕关节撞击综合征等。

Watson和Ballet发现腕关节退行性骨关节炎的好发部位为舟骨周围，常见的形式是舟月关节进行性塌陷（SLAC）。SLAC腕分为3期：1期，桡舟关节桡侧部分退行性改变；2期，整个桡舟关节退行性改变；3期，波及整个桡舟关节和头月关节的退行性改变。腕关节退行性关节炎的另一种常见形式是与陈旧性舟骨骨折不愈合相关的舟骨周围关节炎，称为舟骨不愈合进行性塌陷（SNAC）。SNAC腕也分为3期：1期，桡舟关节桡侧部分退行性改变；2期，涉及桡舟关节和舟头关节的退行性改变；3期，涉及桡舟关节、舟头关节和头月关节的退行性改变。如果SLAC腕和SNAC腕的关节炎表现最终累及桡月关节，病变涉及桡腕关节和腕中关节，表现为广泛性腕关节炎，则都归为4期。SLAC腕和SNAC腕退行性改变的模式相似，但不同的是在SNAC腕中，舟骨近极对应的桡骨关节面直到后期才会发生关节炎的表现，在早期关节可保持完好。

腕关节舟骨-大多角骨-小多角骨（STT）关节炎是相对常见的腕关节退行性骨关节炎，通常认为STT关节炎是原发性的，也认为与孤立的舟月韧带损伤有关。SLAC 2期有时会累及STT关节，第1腕掌关节炎的晚期也会累及STT关节。

多数腕关节创伤后导致的退行性改变均累及桡腕关节，桡骨远端涉及舟骨窝和月骨窝的关节内骨折是主要的原因。Kienbock病的后期也会引起桡腕关节退行性改变，在Lichtman分期法的第5期，伴有桡腕关节和腕中关节的退行性改变并发生腕骨塌陷。

炎症性关节炎的最常见形式是类风湿性关节炎。初期主要影响桡腕关节和桡尺远侧关节。Flury将发生在腕关节的类风湿性关节炎分为3类：①桡月关节的关节强直；②破坏桡腕关节和腕中关节；③韧带不完整或骨缺损引起的腕骨尺侧移位。

神经肌肉紊乱导致的腕关节屈曲挛缩对上肢功能会产生严重的影响，对于可自行控制肢体的患者采取全腕关节融合术改善腕关节屈曲状态，可取得很好的疗效。

一、腕关节部分融合术

（一）局限性腕关节融合术的历史

1924年，Thornton报告了首例局限性腕中关节融合术的病例。

1967年，Peterson和Lipscomb提出了腕骨间融合术的概念。

1983年，Chamay 报告了桡月关节融合术。

1984年，Watson 和 Ballet 报告了腕骨间融合术治疗 SLAC 腕。

1991年，Pisano 报告了舟头关节融合术。

1992年，Minamikawa 提出头月关节和 STT 关节融合术理想的舟骨矢状角。

2000年，Calandruccio 报告头月关节融合合并舟三角骨切除术。

局限性腕关节融合术经过学者们的不懈努力，对于一些特定条件的最合理的融合方式已经形成了一些共识，但对于一些特别的疾病和病理条件，采取怎样的融合方案仍然存在争议。

（二）局限性腕关节融合术的基本原则

无论融合桡腕关节还是腕中关节，局限性腕关节融合术的技术都是相似的。不仅手术入路基本相同，手术中遵循的原则也基本相似。

1. 原则上仅融合病变关节，以获得最大的术后活动范围。

2. 维持融合腕骨的外径，一般保留部分掌侧关节，以维持正常的关节间隙和腕骨的高度。

3. 腕骨应融合在正常的生理位置，防止在背伸嵌入段不稳定（DISI）或掌侧嵌入段不稳定（VISI）位置融合，以避免撞击。

4. 尽量完全去除软骨下硬化骨，应用高质量的骨移植材料，争取尽可能大的融合面积和愈合概率。

5. 应用坚强的内固定材料以满足术后早期功能活动，防止关节僵硬。

（三）舟骨切除、腕中关节融合术（四角融合术）

舟骨切除四角融合术是2期、3期 SLAC 腕和 SNAC 腕重建的重要术式，切除病变舟骨，融合头骨-月骨-三角骨-钩骨，以使腕关节稳定并拥有一定的活动度。腕关节的活动是基于完好的桡月关节，因此桡月关节炎性改变或存在腕骨尺侧移位是本手术的禁忌证。在此术式中完全纠正 DISI 尤为重要，以避免腕关节背伸时与桡骨远端背侧缘撞击并保留一定的屈曲活动度。Tunnerhoff 发现在侧位 X 线片上，月骨与桡骨相对位置与腕关节背伸有相关性，月骨位置矫正后患者腕关节屈伸活动范围改善更明显。

舟骨切除四角融合术在目前报告的文献中取得了极其满意的疗效。术后患者疼痛完全缓解比例可达30%以上，关节屈伸活动度可达健侧的50%以上，桡、尺偏活动度可达健侧的60%左右，握力可接近健侧的80%。80%的患者可恢复原来工作，并对疗效感觉满意。

1. **手术技术** 以 Lister 结节为中心作直切口或弧形切口，从第3伸肌腱鞘管切开伸肌支持带，将拇长伸肌腱牵向桡侧并浅置于皮下，将指总伸肌腱牵向尺侧并显露腕背侧关节囊，于第4伸肌腱鞘管深部紧贴桡骨处显露并切除骨间后神经的关节支。平行于桡腕间背侧韧带和腕骨间背侧韧带，以三角骨为顶点切开关节囊，将关节囊瓣向桡侧掀起，并向近端和远端掀起，充分显露腕关节（Mayo 关节囊瓣）。纵向牵引腕关节，直视下评估桡月关节是否存在关节炎，确认桡月关节完好后检查腕中关节的情况，才能做出融合腕中关节的决定。先切除舟骨，并尽量保护周围的韧带结构，不必追求完整地切除舟骨。可用手外科专用骨刀和咬骨钳将舟骨凿成碎片后摘除，注意保护掌侧桡舟头韧带，以免造成术后腕骨尺侧移位。然后用咬骨钳或小骨刀将头月关节、头钩关节、月三角关节和三角钩关节的软骨面去除，暴露软骨下骨后，用磨钻仔细清除软骨下骨，直至显露正常的松质骨。小心操作以保持腕骨的外形，可保留掌侧的关节面，以维持正常的腕骨间隙和腕骨高度。在进行固定之前矫正月骨的任何旋转移位（包括DISI或VISI）是非常重要的步骤。首先在月骨背侧打入克氏针作为操作杆，矫正月骨旋转移位，在术中透视的监测下确定月骨复位于中立位后，自桡骨打入克氏针，临时固定月骨。随后确定头状骨和月骨的相对位置，将头状骨和钩骨向尺侧牵拉，使头状骨位于月骨窝内，从侧方直视月骨复位，确定头状骨和月骨之间的三维位置满意后，可打入克氏针临时固定，以维持位置，并在透视下监测位置满意。自髂骨或桡骨远端切取松质骨，在头月关节、月三角关节、三角钩关节和头钩关节间坚实充填植骨，再用另外2枚克氏针分别固定三角钩关节和月三角关节，最后拔除月骨背侧的控制针和维持月骨复位的桡月关节之间的克氏针。如果决定单纯应用克氏针固定，可在头月关节和三角钩关节间分别再打入1枚克氏针，以加强内固定的效果。

2. 内固定的方式　除克氏针固定外，还有用克氏针联合U形加压螺钉以及融合钢板固定的报告。由于我们没有应用U形加压螺钉和融合钢板的经验，我们更推荐的是应用空心加压螺钉以及无头加压空心螺钉进行腕中关节的融合固定。在复位月骨旋转并复位头月关节后，在头月关节和三角钩关节各打入1枚导针，透视下确认导针位于腕骨的中央后分别拧入空心螺钉，加压固定后可拔除所有克氏针，确认固定牢靠坚强后可允许早期功能锻炼（图12-5-1）。

3. 术后处理　术毕建议仔细并坚固地缝合关节囊和腕背韧带，腕关节用支具固定于中立位。术后第2天可开始手指的主动活动，术后2周可进行有限的腕关节屈伸活动，术后6周拍片确定愈合后可进行支具保护下的主、被动关节活动。

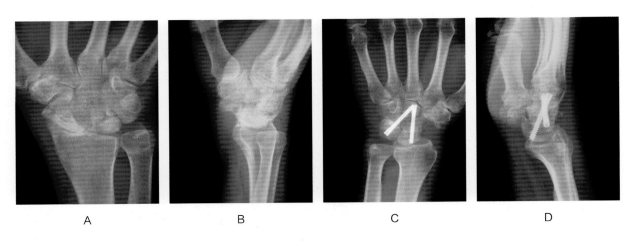

图12-5-1　SLAC 2期，病变累及桡舟关节，行舟骨切除四角融合术

A、B. 术前X线正侧位片　C、D. 术后X线正侧位片

（四）舟骨切除、头月关节融合术（或附加三角骨切除术）

尽管舟骨切除四角融合术取得了令人满意的疗效，已经成为治疗2期、3期SLAC腕和SNAC腕的经典术式，但从理论上讲，舟骨切除后仅融合头月关节，可通过融合更少的关节而使手术简化，减少手术损伤，更有利于维持腕中关节高度，明显减少术中的植骨量，其优点是显而易见的。临床应用的效果也证实同四角融合术相比，在活动度、握力及术后疼痛的缓解度上没有明显差异，腕关节的桡、尺偏活动度的保留大于四角融合术。尤其对于3期SLAC腕和SNAC腕，由于此期出现了头状骨和月骨之间的关节病变，舟骨切除、头月关节融合术是替代近排腕骨切除而保留腕关节活动度

的有效方法。随着临床病例的增多，舟骨切除四角融合术的并发症问题日益得到重视，已有文献报告四角融合术后继发尺腕关节撞击综合征引起腕尺侧疼痛，四角融合术后继发腕骨尺侧移位也有报告。但临床上仍然很少应用舟骨切除、头月关节融合术这种形式的腕骨融合术，其原因主要是认为四角融合术的骨接触面积更大，融合率更高，因此更加推荐。

虽然早期的文献报告中明确证实四角融合术的融合率明显高于头月关节融合术，但近年来文献报告的结果显示，单纯融合头月关节已经取得了和四角融合术相近的融合率，甚至在腕关节桡、尺偏活动度的保留上优于四角融合术。探究原因，主要是近年来内固定已经逐渐由克氏针固定改变为空心加压螺钉固定，使得头月关节融合术的融合率取得了明显的提高。因此我们有理由相信，在可取得和四角融合术相似疗效的同时，头月关节融合术可确实维持腕高，对桡、尺偏活动度的保留度更高，术后腕关节尺侧疼痛的风险更低，手术操作更加简单，植骨量更少，应该是更值得推荐的手术方式。另外，Calandruccio报告了舟三角骨切除、头月关节融合术，术后腕关节屈伸活动度为53°，桡、尺偏活动度为18°，握力和捏力分别为健侧的71%和75%，14例患者中仅有2例发生不愈合。由于对此类术式我们没有类似的经验，但从理论上分析，术后保留活动度的增多应该是此术式的优势所在。

手术采用同四角融合术类似的手术入路，其他步骤类似，仅去除头状骨近端和月骨的关节软骨和软骨下骨。由于月三角关节和头钩关节的存在，腕骨高度得以完好地保留，中间遗留的空隙充分填充松质骨。术中对合头月关节面，透视确认腕骨的位置满意后，用克氏针临时固定，维持头月关节复位。可屈曲腕关节，显露月骨近端关节面，打入导针，顺行空心螺钉固定；也可自头状骨向近端逆行打入导针，逆行空心螺钉固定。一般需要打入2枚3.0 Acutrack无头加压空心螺钉，以保证充分加压和坚强固定。我们更加推荐使用桡背侧方入路，切除桡骨茎突后从侧方容易地切除舟骨。舟骨切除后，可从侧方显露头月关节，之后的操作同上述手术方法。此入路可更好地保护舟骨掌侧韧带，避免术后腕骨尺侧移位的风险。不必显露过多的关节，以减小创伤和继发的不稳定风险（图12-5-2）。

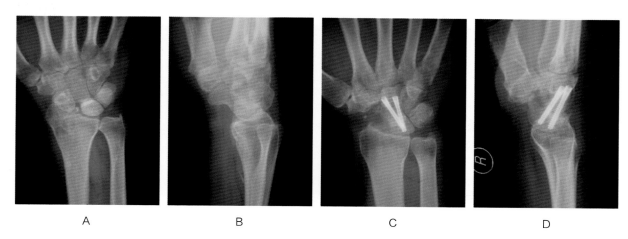

A	B	C	D

图 12-5-2 SLAC 3期，病变累及桡舟关节及头月关节，行舟骨切除、头月关节融合术

A、B. 术前X线正侧位片　　C、D. 术后X线正侧位片

（五）桡月关节融合术

桡月关节融合术的适应证包括创伤性关节炎或类风湿性关节炎引起的桡月关节炎、腕骨尺侧移

位和月骨掌侧脱位，尤其对于创伤性或类风湿性腕骨尺侧移位是绝对适应证。通过融合桡月关节，重建桡腕关节正常的对应关系和腕关节的高度。由于月骨和桡骨远端月骨窝的解剖形态以及桡月关节炎后出现关节软骨硬化，在进行桡骨和月骨相对应关节面的准备时可能会面临困难，融合后必须注意恢复月骨的正常高度，因此融合时进行充分的结构性髂骨植骨是必须的。采用有效和坚强的内固定是提高融合率的有效手段，也有助于术后早期康复锻炼以恢复功能。

桡月关节融合术术后可保留至少50%的腕关节活动度，术后可获得相对稳定的关节，同时很好地维持了腕骨的高度，可获得满意的疼痛缓解率。但术后恢复的时间较长，患者可能需要9～12个月的康复期以适应新的关节，术后不能从事重体力劳动，否则可能引起疼痛。如果手术一定时间后，腕中关节出现继发性退行性改变，可能需要行全腕关节融合术。

手术采用标准纵行切口，显露腕关节，保持第4伸肌腱鞘管完整地向尺侧牵开，于Lister结节尺侧切除1cm以上的骨间后神经，沿腕骨间背侧韧带和桡腕间背侧韧带切开关节囊，显露腕骨结构。首先探查头月关节，确认关节完好后才能决定是否继续融合桡月关节。于月骨背侧打入1.2mm克氏针作为操纵杆协助月骨复位，在复位过程中充分屈伸腕关节可辅助复位。在桡骨和月骨间植入结构性髂骨，术中透视确认月骨处于中立位或轻度屈曲位，而且腕关节的高度得到恢复，用克氏针经桡骨背侧临时固定桡骨和月骨，可以经克氏针拧入无头空心钉固定。手术中无论从桡骨背侧还是经月骨背侧角打入克氏针并获得良好的桡月固定位置都是非常困难的，切除部分三角骨近端可获得相对简单的螺钉固定通路，或者应用微型钢板螺钉或U形钉固定桡骨和月骨，这样取得相对牢固的固定效果会相对容易一些（图12-5-3）。

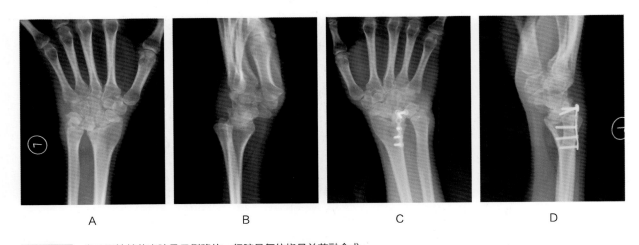

A   B   C   D

图12-5-3 类风湿性关节炎腕骨尺侧移位，行腕骨复位桡月关节融合术

A、B. 术前X线正侧位片　　C、D. 术后X线正侧位片

（六）舟头关节融合术

舟头关节融合术最初的适应证是作为舟骨旋转半脱位时稳定舟骨的手术方式，与STT关节融合同为舟月不稳定的治疗选择之一。对于Kienbock病早期病例，可通过舟头关节融合术降低月骨压力；对于晚期病例，作为月骨摘除后稳定舟骨和维持腕骨高度的手段。也有学者将舟头关节融合术应用于舟骨慢性不愈合的治疗中，作为舟骨植骨后稳定舟骨远端或近端的辅助治疗手段。舟头关

融合术后屈伸活动受限的程度与STT关节融合术基本相似，关节活动受限的程度取决于融合时舟骨是否复位至相对于桡骨屈曲30°～57°。与其他局限性关节融合术类似，舟头关节融合术后的活动范围是健侧的50%～60%，握力大约可达健侧的80%，不愈合率为13%～18%。

手术采用标准纵行切口，显露腕关节，保持第4伸肌腱鞘管完整地向尺侧牵开，于Lister结节尺侧切除1cm以上的骨间后神经，沿腕骨间背侧韧带和桡腕间背侧韧带切开关节囊，显露腕骨结构。首先观察桡腕关节，确认桡舟关节完好。如果月骨存在背伸不稳定，首先要复位头月关节，克氏针临时固定。舟骨的复位至关重要，按压舟骨近极，用1.2mm克氏针作为操纵杆提拉舟骨远极，克氏针临时固定，透视确认可以达到舟骨复位至桡舟角在40°～50°。去除舟头关节背侧关节面，保留掌侧关节面，以维持腕骨正常间隙，髂骨或桡骨切取松质骨，加压充填与融合间隙内，舟头关节分别打入两枚导针，透视确认位置合适后置入两枚2mm无头加压螺钉固定关节，注意不必过度加压，以免使正常关节间隙消失（图12-5-4）。

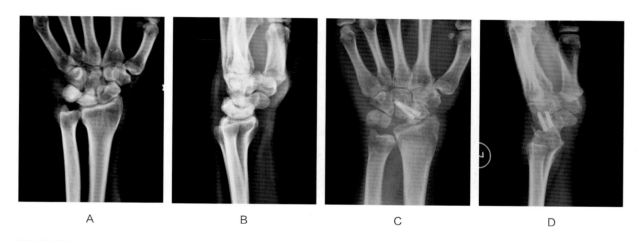

| A | B | C | D |

图12-5-4 月骨缺血性坏死3A期，行月骨摘除、舟头关节融合术

A、B. 术前X线正侧位片　　C、D. 术后X线正侧位片

（七）STT关节融合术

STT关节融合术对于原发性STT关节退行性骨关节炎是绝对的适应证，尽管这种原发性关节炎并不常见，一般认为与焦磷酸钙沉积有关。STT关节融合术与舟头关节融合术一样，可用于治疗舟月关节不稳定引起的舟骨旋转半脱位，作为稳定舟骨的治疗选择。对于Kienbock病早期病例可通过STT关节融合降低月骨压力，重建月骨血运。STT关节融合术后的应力传导会引起桡舟关节退变和症状加重，因此桡舟关节退行性改变是相对禁忌证。术前评估应包括完全桡偏和尺偏的STT关节X线片，以确认舟骨是否存在过度移动。桡偏时舟骨出现过度屈曲和旋前，融合术后可能出现桡舟关节半脱位，关节成形术更加适合。尺偏时STT关节间隙增大，融合术后患者的活动明显受限，舟骨远极切除更加适合。Watson报告STT关节融合术可获得良好的功能和疼痛缓解，活动范围可达健侧的50%～70%，握力平均为健侧的90%。STT关节融合术后发生桡骨茎突撞击的可能性大增，因此桡骨茎突切除术作为附加手术显得尤为重要。

手术采用腕关节桡背侧桡骨茎突远端横行切口，保护桡神经浅支和头静脉，横行切开关节囊，切除桡骨茎突5mm，观察并确认桡舟关节完好，不存在退行性改变。沿拇长伸肌腱切开伸肌支持带远端，于桡侧腕长、短肌腱之间横行切开关节囊达STT关节，用磨钻和咬骨钳去除大多角骨、小多角骨和相对舟骨的关节软骨及硬化的软骨下骨，仅去除大、小多角骨间近端1/2的关节面以维持关节间隙。自大多角骨和小多角骨远端分别打入1.2mm克氏针，不穿出关节面，腕关节桡偏背伸复位舟骨并用骨膜起子维持舟骨和大、小多角骨间隙，将克氏针打入固定，使舟骨侧位片位于屈曲55°位，以获得最大限度的术后活动范围。自髂骨或桡骨取松质骨植骨彻底充填STT关节间隙后，经导针拧入空心螺钉固定或钢板螺钉固定。缝合关节囊和伸肌支持带，缝合皮下组织和皮肤，长臂管型石膏固定，腕关节轻度桡偏背伸，前臂中立位屈肘90°。术后3周改为短臂管型石膏固定，3周后去除石膏并拍摄X线片，显示骨折愈合后可开始腕关节活动（图12-5-5）。

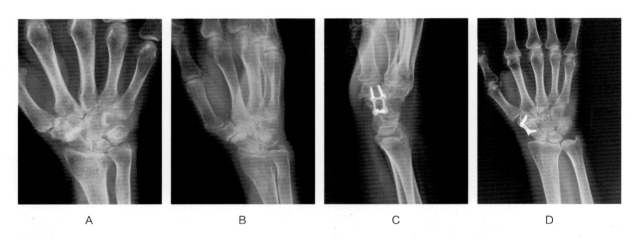

A   B   C   D

图12-5-5 原发性STT关节退行性骨关节炎，行STT关节融合术钢板螺钉内固定

A、B. 术前X线正侧位片   C、D. 术后X线正侧位片

（八）桡舟月关节融合术（合并舟骨远极切除术）

桡舟月关节融合术适用于创伤后桡腕关节广泛关节软骨破坏或继发创伤性关节炎，也可用于炎症性关节炎或软骨溶解引起的桡腕关节及近排腕骨破坏。此类患者如果腕中关节面完好，无活动性感染，桡舟月关节融合术应该是较好的治疗选择。通过融合桡腕关节并保留腕中关节的活动度获得相对无痛的关节，同时可保留一定的腕关节活动度。融合桡舟月关节同时切除舟骨远极，可明显提高术后关节活动度。Garcia-Elias报告桡舟月关节融合术后，腕关节屈伸活动范围是70°、桡偏15°、尺偏15°。Nagly证实术后屈曲32°、伸直35°、桡偏14°、尺偏19°。不愈合率为30%，恢复时间需要9～12个月。

手术采用标准纵行切口，显露腕关节，保持第4伸肌腱鞘管完整地向尺侧牵开，于Lister结节尺侧切除1cm以上的骨间后神经并凿除Lister结节，将关节囊纵行切开并掀起。首先观察腕中关节，确认腕中关节软骨面完好，复位月骨至中立位及复位舟骨至屈曲位45°，自桡骨打入克氏针，分别临时固定并透视下确认。去除舟骨、月骨和桡骨远端的关节软骨及软骨下硬化骨，切取髂骨或桡骨，植骨于月骨关节间隙内，充填满意后打入克氏针，拧入空心钉固定或利用桡骨远端锁定钢板进行固定。此时可合并进行舟骨远极的切除，以进一步增加关节的活动度。术后短臂石膏固定4～6周，6～8周确认愈合后开始进行腕关节活动（图12-5-6）。

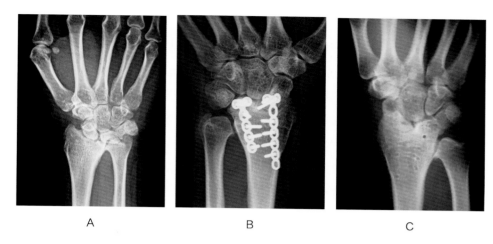

图 12-5-6 腕骨尺侧不稳定或腕骨尺侧移位，行桡舟月关节融合术

（九）舟月头关节融合术（合并舟骨远极切除术）

这种术式最初由 Viegas 提出，将舟骨近极与头状骨和月骨进行局限性融合，同时切除舟骨远极和桡骨茎突，目的是治疗与舟骨骨折不愈合相关的骨关节炎，尤其适合 SNAC 2 期的病例和舟月分离晚期的病例。由于 SNAC 2 期的病例桡舟关节受累出现较晚，而舟头关节的退变反而出现得较早，通过本术式可完全保留相对较完好的桡腕关节，同时加入了重置和控制月骨位置的内容，解决了晚期舟骨不愈合的问题，因此是一种比较合理和疗效肯定的术式。

手术采用的手术入路与其他局限性腕关节融合术相似，切开关节囊显露腕骨后，首先要判定舟月分离或舟骨不愈合及退行性改变的位置和分期，确认桡舟关节面软骨是否完好是手术进行的关键。切除舟骨远极（不是全切），保护掌侧韧带。用磨钻和咬骨钳去除舟月关节、舟头关节和头月关节的软骨和软骨下骨。透视下在舟骨和月骨分别打入克氏针作为操纵杆，矫正舟骨掌屈和月骨背伸，克氏针固定舟月关节、舟头关节和头月关节，并在关节间隙植入松质骨填满间隙。如果舟骨近端骨块较小，可另用皮质-松质混合骨条植入背侧以稳定融合体。长臂拇人字形石膏固定 6～8 周直至骨愈合（图 12-5-7）。

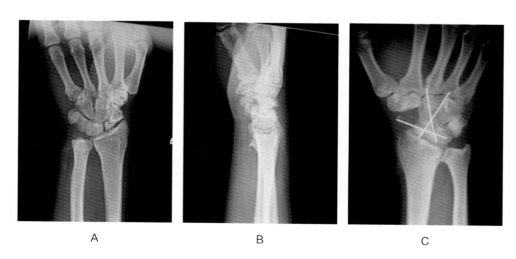

图 12-5-7 舟骨骨折不愈合、舟骨碎裂，行舟骨远极切除、舟月头关节融合术

A. 术前 X 线正位片　B. 术前 X 线侧位片　C. 术后 X 线片

（十）舟月关节融合术

对于慢性舟月关节不稳定或舟骨旋转半脱位，从理论上讲，舟月关节融合术是最符合逻辑的手术方式，然而事实并非如此。由于不同的人舟骨活动范围各异，导致舟月关节融合术后的结果并不确定。舟、月骨间较小的接触面积和头状骨引起的分离应力将导致较高的不愈合率，对于舟骨高度活动的患者更是如此，获得愈合的可能性极低。即使 Hom（1991）报告的 7 例行舟月关节融合术的病例中仅有 1 例患者不愈合，但由于报告的病例极少，手术的结果依然是难以预测的。有报告称，舟月关节融合术的不愈合率可达到 60% 以上，因此未被证实是一种满意的治疗方式。近来有学者认为，只要舟、月骨满意复位，即使不能达到骨性愈合，纤维愈合的强度依然可达到治疗的需要。Rosenwasser 报告用 Herbert 螺钉固定舟月骨治疗亚急性舟月分离，舟月关节不做融合，可允许少量关节活动，术后无螺钉松动或脱出，术后无复位丢失和不稳定，但长期的疗效仍然有待观察（图12-5-8）。

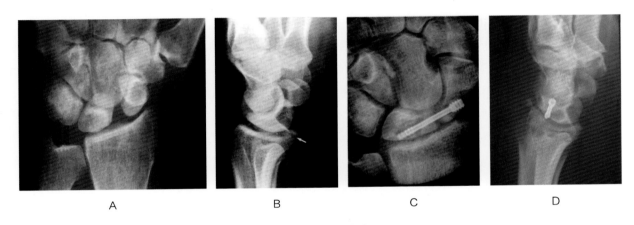

A	B	C	D

图12-5-8 舟月关节不稳定晚期不能复位，行切开复位、舟月关节融合术

A、B. 术前X线正侧位片　　C、D. 术后X线正侧位片

（十一）月三角关节融合术

对于先天性月三角关节融合不全引起疼痛和有症状的月三角关节分离性不稳定以及晚期继发于尺腕关节撞击综合征引起的月三角关节炎的病例，月三角关节融合术是非常好的适应证。如果存在腕中关节炎和VISI，是行月三角关节融合术的禁忌证。月三角关节接触面积小且要承受尺腕关节的应力，可以预期的是不愈合率可达 30% 以上，术后丧失的活动度为 30%～40%。由于月三角关节融合术的有效性不可预测，可预先从小切口打入导针，拧入空心钉，将月三角关节固定，4～6 周后检验融合效果。如果效果满意，则行切开手术，去除螺钉，重新处理关节面，植骨，空心钉固定。手术前应排除患者存在尺腕关节撞击综合征，如果存在，则需要纠正后再行月三角关节融合。

手术采用经过第 5 伸肌腱鞘管的纵行背侧切口，牵开小指固有伸肌腱，掀起第 4 伸肌腱鞘管，显露月三角关节。用磨钻、咬骨钳及小骨刀去除月骨和三角骨关节软骨及软骨下骨，注意保留月三角关节的掌侧部分以维持关节间隙。取髂骨或桡骨远端松质骨植入关节间隙，打入导针临时固定，透视下确认复位良好和对线合适后拧入无头加压空心螺钉。如果对稳定性有疑问，可加用一枚克氏针固定月三角关节。术后拇人字形石膏固定6~8周，其间可进行手指屈伸活动和握力训练。骨折愈合后可进行完全的功能锻炼，4~5个月内避免剧烈运动。

二、全腕关节融合术

无论是退行性关节炎还是创伤性关节炎、炎症性关节炎，当病变进展到一定程度，侵犯到桡腕关节及腕中关节，甚至波及腕掌关节时，患者腕关节活动明显受限且存在明显的疼痛，严重影响腕关节功能和生活质量。此时通过全腕关节融合术将患者腕关节置于更有功能的位置并获得无痛的关节，可能是唯一可靠的手术方式，尤其对于有力量要求的患者意义更加重大。

（一）全腕关节融合术的历史

1918年，Steindler首先应用全腕关节融合术来稳定脊髓灰质炎（即小儿麻痹症）和痉挛性偏瘫患者的腕关节。1920年，Ely应用全腕关节融合术治疗腕关节结核。1923年，Gill发明了应用桡骨远端皮质-松质骨滑移的方法提供稳定的融合。1967年，Wood提出了改良的Gill腕关节融合术，包括加压钢丝固定技术，将桡骨远端皮质-松质骨块旋转180°，移植桥接桡腕关节和腕中关节。同年，Haddad-Riordan腕关节融合技术被发明，这种技术将皮质-松质骨块移植于桡腕关节和腕中关节及第2、3腕掌关节的沟槽内。1971年，Carroll和Dick描述了腕骨背侧皮质剥除髂骨切取皮质-松质骨块植骨腕关节融合技术。同年，Mannerfelt和Malsmsten报告了应用斯氏针进行髓内固定，对类风湿性关节炎患者进行腕关节融合的技术。1972年，Meuli首先报告了采用九孔背侧加压钢板的AO技术进行腕关节融合，之后经过Larsson、Wright和Mc Murtry、Hastings等人的不断改良，背侧加压钢板AO技术已经成为腕关节融合术中应用最为广泛的技术。

（二）腕关节融合接骨板固定的全腕关节融合术

1974年，AO指南推荐使用背侧加压接骨板固定并取髂骨植骨来获得腕关节融合。1983年，Wright和Mc Murtry改良并推荐此技术。之后，此技术得到进一步改进，AO组织发展并推出全套植入物系统，适用于原发性或继发性骨性关节炎以及骨质良好的炎性关节炎的患者，也可应用于腕关节部分融合或全腕关节置换失败的病例，以及桡骨远端和腕骨由于肿瘤创伤或感染造成明显骨丢失后的重建。

手术采取标准的腕关节背侧入路，通过Lister结节作直切口，近端达桡腕关节以近4cm，远端达第3腕掌关节以远4cm。保护桡神经浅支和尺神经背支，在Lister结节上方切开伸肌支持带，开放第3腕背鞘管，将拇长伸肌腱向尺侧牵开。骨膜下掀起第2伸肌间室牵向桡侧，掀起第4伸肌间室牵向尺侧，显露桡骨远端，切除骨间背侧神经有助于控制术后疼痛。用骨刀切除Lister结节和第3掌骨基底背侧皮质以获得良好的关节显露，切开背侧关节囊，显露桡腕关节、腕中关节和第3腕掌关节。切除桡骨远端、舟骨月骨远近端关节面、头状骨、钩骨和第3腕掌关节的关节软骨和软骨下骨至松质骨。当近排腕骨塌陷或骨量明显不足时，也可切除近排腕骨，行桡骨-头状骨-掌骨融合来获得全腕关节融合。这种方法简化了融合步骤，减少了移植骨的使用，同时避免了潜在的尺骨撞击。在放置融合接骨板前，应用高速磨钻切除部分腕骨的背侧皮质，有助于钢板的摆放。所有需要融合的关节周围均填塞松质骨，可切取髂骨或桡骨远端背侧取植骨。将腕关节置于屈伸中立位，根据近排腕骨是否切除、是否存在腕部骨缺损以及患手的大小，选取合适长度的接骨板并决定是否需要预弯，以获得更好的钢板与骨的贴合。从最远端的螺钉孔开始拧入2.7mm螺钉，固定接骨板与掌骨，必须精确地将接骨板放置于掌骨背侧中线，以避免发生旋转，并获得最大限度的抓握力。掌骨钻孔固定其余螺钉后，拧入固定头状骨的松质骨螺钉。当螺钉将头状骨拉近接骨板时，注意螺钉的长度，防止螺钉进入腕管。复位并纠正腕骨和桡骨远端的对线，将接骨板用3.5mm螺钉加压固定于桡骨（图12-5-9）。

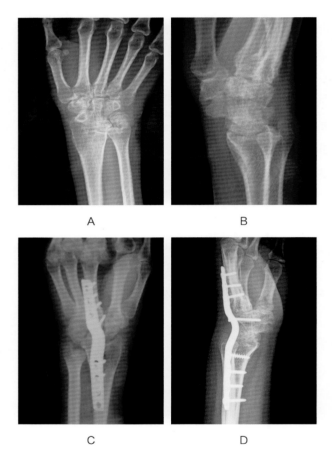

图12-5-9 全腕关节骨性关节炎，桡腕关节、腕中关节均受累，AO钢板全腕关节融合术

A、B. 术前X线正侧位片　C、D. 术后X线正侧位片

　　使用腕关节融合、接骨板固定并局部骨移植的全腕关节融合术可获得接近100%的愈合率，Larsson报告的23例和Weiss和Hastings报告的28例不愈合率均为0。不愈合最常发生在第3腕掌关节，预防的措施是完全去除第3腕掌关节背侧80%的关节软骨直至松质骨。近期的临床证据表明，全腕关节融合术可以不融合第3腕掌关节，Nagy和Buchler报告的81例去除AO钢板的全腕关节融合术的病例中，47例融合第3腕掌关节的病例中有20例第3腕掌关节不愈合，而34例桥接第3腕掌关节未行融合的病例中，仅有1例有疼痛症状。如果第3腕掌关节不进行融合，二期取出内固定，可防止内固定松动和疲劳骨折，但仍然有第2、3腕掌关节退行性改变的风险。植骨材料可从桡骨远端或髂骨切取皮质-松质骨块植入各个关节，人工骨和同种异体骨应该谨慎选择。

　　闭合伤口时，将桡骨远端骨膜和背侧腕关节囊覆盖于钢板之上，以及骨膜下掀起第4间室都有助于为内固定物提供隔离，减少上方伸肌腱磨损。也可将伸肌支持带横行切开，将远端部分移位于伸肌腱深层，将伸肌腱与钢板隔开。伤口放置引流管，24小时后可拔除。第一次换药后，可将石膏更换为可拆卸矫形支具，可每日拆下支具后进行手指功能锻炼，支具固定至X线片显示愈合为止。

（三）腕关节髓内针固定的全腕关节融合术

类风湿性腕关节炎和某些炎症性腕关节炎会导致明显的骨质疏松或骨质减少的情况，这种情况往往是进行性的。在这种情况下采用AO钢板进行融合是不合适的。1971年，Mannerfelt和Malsmsten报告了针对类风湿性关节炎患者行全腕关节融合术，采用髓内针技术。后来这项技术由Millender和Nalebuff推广并得到广泛应用。

手术采取标准的腕关节背侧入路，显露腕关节后，过度掌屈腕关节，使桡腕关节充分显露。去除关节软骨，露出软骨下骨后，评估桡骨远端的髓腔，以便选择型号合适的斯氏针。一般选用3/16的斯氏针即可。用电钻将斯氏针经腕骨逆行打入，自第2、3掌骨间隙钻出。作皮肤切口，使斯氏针彻底钻出后再逆向钻入，直至斯氏针近端通过桡骨远端关节面。对斯氏针重新定向后，用锤子将其送入桡骨远端髓腔，再将腕关节复位。斯氏针充分进入近端后，在远端皮下将其切断。如果需要植骨，可以从桡骨远端获得或利用切除的尺骨远端填充。一般情况下不需要大量的骨移植。Feldon介绍了另一种改良的技术，采用两支较小的斯氏针（3/32）放置于第2、3掌骨间隙中，可明显增强关节融合的旋转稳定性。术后处理与钢板固定相同。类风湿性关节炎患者的愈合时间一般需要8～10周。

（李忠哲）

第六节

肘关节融合术

　　肘关节由肱骨远端和桡骨、尺骨近端的关节面组成，包括肱尺关节、肱桡关节和桡尺近侧关节。肱尺关节由肱骨滑车与尺骨滑车切迹构成，肱桡关节由肱骨小头与桡骨头凹构成，桡尺近侧关节由桡骨环状关节面与尺骨桡切迹构成。肱尺关节为滑车关节；肱桡关节为球窝关节，但受到尺骨限制，不能绕矢状轴运动；桡尺近侧关节为圆柱关节。三个关节在同一关节囊内，但彼此可以独立运动。

　　肘关节作为上臂与前臂的力学连接，在上肢的运动中具有非常重要的作用。肘关节融合致肘关节活动障碍，将对患者的生活、工作产生极大的影响。目前对于肘关节疾病及损伤，首先考虑选择肘关节融合以外的其他治疗方法。最适合肘关节融合的是结核性关节炎，其次是肘关节骨折后所致的骨不连、关节不稳定，以及化脓性关节炎等，后来也应用于战争炮火或其他原因导致的肘关节严重损伤及血管、神经、软组织损伤。肘关节融合会极大地影响肘关节的活动度，无论肘关节融合于何种角度都无法适应所有的活动。1999 年，J South Orthop Assoc 实验证明，单侧肘关节融合采用屈肘 90°位，如果需要进行双侧肘关节融合，优势肘融合在屈肘 110°位，非优势肘融合在屈肘 65°位，此角度选择能够满足患者较多基本日常生活活动。需要按照患者的性别、年龄、工作性质和生活习惯选择最佳角度进行手术治疗。可在术前用支具或夹板固定，进行模拟，选择最佳的角度来实施手术。

一、适应证

1. 感染性疾病致关节疼痛、关节软骨面严重破坏、畸形、肘关节强直在非功能位（如反复的化脓性关节炎、结核性关节炎）。

2. 不适合行肘关节成形术、关节置换术，如存在长段骨缺损、肘部屈肌瘫痪等情况。

3. 肘关节成形术或关节置换术失败后。

二、禁忌证

1. 同侧肢体邻近关节骨性强直。

2. 12岁以下儿童。

3. 对侧肘关节已存在强直为相对禁忌证。

三、手术方法

肘关节融合术一般采用仰卧位或侧卧位，臂丛神经阻滞麻醉或全身麻醉。

肘关节融合的术式有1932年报告的Hallock术式、1946年报告的Steindler术式、1952年报告的Brittain、Staple术式等，以及其他几种术式，现介绍如下。

（一）Steindler术式（图12-6-1）

1. 手术步骤　采用肘关节后外侧切口，切口起自肘上10cm，止于尺骨鹰嘴下2.5cm，骨刀切下肱三头肌在尺骨鹰嘴的止点，彻底切除病变组织，去除鹰嘴半月切迹及肱骨远端的软骨面，清理软骨下骨面。胫骨近端切取大小为9cm×1.5cm的移植骨块。在鹰嘴尖处作一骨槽，此骨槽可容纳移植骨块。屈肘，将骨块插入骨槽，伸肘关节至需要融合的角度，将其固定于肱骨后方骨床内，用1～2枚螺钉将植骨块固定于肱骨上，骨松质填塞肱尺关节。

2. 术后处理　自腋窝至掌指关节用石膏将肘关节固定于屈曲90°、前臂中立位，将石膏对开，以防肿胀引起血管、神经损伤等。术后2周拆线，并更换紧密贴合的石膏。术后8周可更换一钢板支跨的弹性皮革袖套固定，长度自上臂至掌，直至骨性愈合。

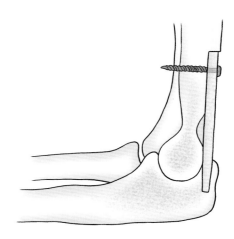

图12-6-1　Steindler术式示意图

（二）Brittain术式（图12-6-2）

1. 手术步骤　屈肘90°，于肘后作12.5cm的纵行切口，起自鹰嘴，沿肱三头肌腱中央上行。沿切口逐步分离至骨面，保护尺神经，在鹰嘴突上钻取2个纵行排列的3.2mm直径的孔，孔的间距为1.3cm，第1孔距鹰嘴尖6mm，用骨刀凿通连接两孔。将骨刀向近端打入，骨刀方向与肱骨纵轴一致并稍斜向前方，向近端延伸7.5cm。以同样的方法在肱骨鹰嘴窝近端钻孔，在保留第1把骨刀的同时，在与尺骨长轴一致、与肱骨长轴基本垂直稍向后的方向打入第2把骨刀，通过保留第1把骨刀，打入第2把骨刀时可以避开前一把骨刀，从而避免植骨块在第1把骨刀的隧道中被阻挡。肘关节应该被第2把骨刀完全固定。取出第1把骨刀，更换更加厚实的骨刀，轻轻摇动骨刀并扩大植骨孔，用持骨钳将骨块送入1.3cm以上，然后将其打入植骨通道。在第2个孔道内以同样的方法打入第2块植骨，由于打入的植骨较紧，局部骨面可能发生一些碎裂，如果事先打孔，就可避免严重劈裂。不应试图经小切口将植骨块通过下方的鹰嘴插入或上方的肱骨插入，因为这样操作会造成骨碎裂而致操作失败。

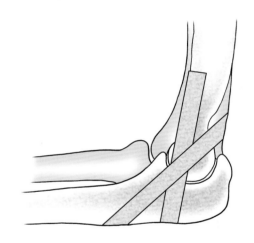

图12-6-2　Brittain术式示意图

2. 术后处理　同Steindler术式。

（三）Arafiles术式（图12-6-3）

1. 手术步骤　以鹰嘴为中心，行肘后正中直切口，向近端和远端各延伸7cm，显露并保护尺神经，切开肱三头肌腱并剥离。切除病变组织，将伸肌和屈肌联合腱各自在肱骨内、外上髁止点处剥离。将肱尺关节脱位，清除附着于肱骨远端5～7cm范围内所有的软组织，切除桡骨头，清除前方滑膜组织，用摆锯将鹰嘴修成三角形，然后用钻头、手术钳、骨刀在肱骨鹰嘴窝形成三角形的间隙，以容纳修整好的鹰嘴。调整间隙角度，使肘关节达到要求的屈曲角度，将鹰嘴的骨端插入肱骨鹰嘴窝已预置好的腔隙中，去除多余的骨质，防止在皮下形成尖锐的突起。去除所有残留软骨，将切除的内、外上髁和鹰嘴的骨块作植骨，填充所有腔隙。由肱骨至尺骨斜行自上向下拧入一枚骨螺钉，扩大肱骨皮质钻孔，使螺钉起到滑动加压作用，螺钉方向可斜向内侧或外方，缝合肱三头肌腱，将尺神经移至肘前皮下，止血，逐层缝合切口。

2. 术后处理　长臂石膏固定肘关节至术后3个月，再用可拆卸夹板固定1个月，术后尽早行肩、手功能锻炼。

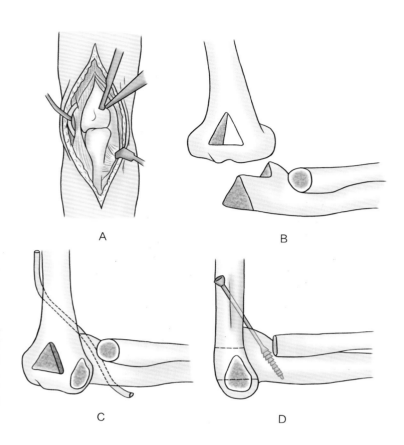

图 12-6-3 Arafiles 术式示意图

A. 游离保护尺神经，自鹰嘴游离并切开肱三头肌腱，后路滑膜切除　B. 切除桡骨头，切除前路滑膜，修整鹰嘴，肱骨远端凿出三角孔　C. 鹰嘴插入肱骨远端三角孔内，用螺钉固定，内、外上髁切除，尺神经前移，术中碎骨片移植于鹰嘴周围间隙　D. 融合术完成后侧位观察显示螺钉固定位置

（四）Staple 术式（图 12-6-4）

1. **手术步骤**　纵行切开肘关节后方软组织，分离并保护尺神经，进行尺骨鹰嘴截骨。切开肱三头肌并向两侧牵拉，连同尺骨鹰嘴一同翻向上方。切除肘关节表面的软骨，对肱骨远端进行截骨，使截骨后的骨面与尺骨端的骨面位于同一水平。取自体髂骨块植骨，使移植骨与肱骨远端的残余骨面充分接触，用单枚螺钉固定于植骨块上端，将鹰嘴放回原位，第 2 枚螺钉贯穿鹰嘴，将植骨块下端与尺骨进行固定。

2. **术后处理**　同 Arafiles 术式。

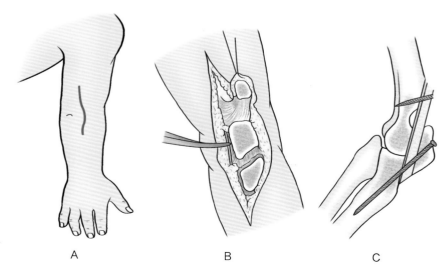

图 12-6-4 Staple 术式示意图

A. 切口　B. 鹰嘴尖截骨形成植骨床
C. 植骨于肱骨和尺骨

（五）Muller术式（图12-6-5）

1. **手术步骤** 自后侧显露肘关节，切除肱骨远端及鹰嘴所有病变软组织及滑膜，将尺骨近段修整成方形平台，并将肱骨远端切割成与之相适应的形状。切除桡骨头，用一枚斯氏针自鹰嘴打入肱骨髓腔，暂时固定所需的融合位置，在尺骨鹰嘴与肱骨前皮质方向一致地横穿入另一枚斯氏针，取出打入髓腔的斯氏针，代以加垫的骨松质螺钉，然后在肱骨上打入另一枚横向的斯氏针，安装外固定架并加压。放置引流管，逐层缝合。

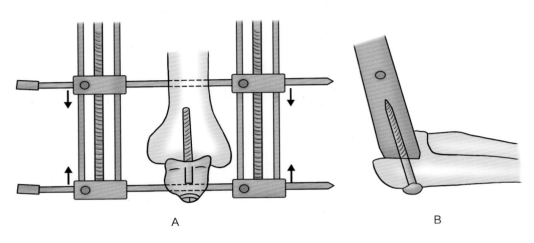

A   B

图 12-6-5 Muller术式示意图

2. **术后处理** 术后6~8周后去除固定架及斯氏针，更换长臂石膏固定至临床及X线均显示融合牢固。

（六）Spier术式（图12-6-6）

1. **手术步骤** 采用后方切口显露肘部，清理关节，切除桡骨头，修整鹰嘴及肱骨远侧骨端，折弯8~12孔AO接骨板，使其达到肘部屈曲角度的要求，将接骨板按照标准AO技术固定于肱骨后侧，骨端加压。如有必要，可加用骨松质螺钉，在融合部位植骨。

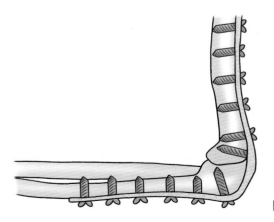

图 12-6-6 Spier术式示意图

2. **术后处理** 术后以长臂石膏固定，2周后拆线，更换更加贴合的石膏持续固定至融合牢固，术后1年内不能取出钢板和螺钉。部分学者报告称，采用加压钢板固定可以不做其他术后固定。

四、术后并发症及注意事项

（一）并发症

肘关节融合术可能存在血管神经损伤、伤口感染、伤口部位皮肤坏死、骨融合部位延迟愈合或不愈合、畸形等并发症。

（二）注意事项

1. 精准操作，避免出现劈裂骨折。

2. 注意保护尺神经。

3. 避免损伤肘关节前方的血管、神经。

肘关节融合术是目前临床较少进行的手术。报告的病例数较少，有完整随访的病例更少。但作为一种补救性手术，具有改善患者生活质量的意义。

（向湘松）

参考文献

［1］曹显科，康庆林. 指间关节处理对再植指运动功能恢复的影响［J］. 中华物理医学与康复杂志，2001，23（4）：224-225.

［2］BRUTUS J P, PALMER A K, MOSHER J F, et al. Use of a headless compressive screw for distal interphalangeal joint arthrodesis in digits: clinical outcome and review of complications［J］. J Hand Surg Am, 2006, 31（1）：85-89.

［3］TOMAINO M M. Distal interphalangeal joint arthrodesis with screw fixation: why and how［J］. Hand Clin, 2006, 22（2）：207-210.

［4］SONG J H, LEE J Y, CHUNG Y G, et al. Distal interphalangeal joint arthrodesis with a headless compression screw: morphometric and functional analyses［J］. Arch Orthop Trauma Surg, 2012, 132（5）：663-669.

［5］IWAMOTO T, MATSUMURA N, SATO K, et al. An obliquely placed headless compression screw for distal interphalangeal joint arthrodesis［J］. J Hand Surg Am, 2013, 38（12）：2360-2364.

［6］MATSUMOTO T, NAKAMURA I, MIURA A, et al. Distal interphalangeal joint arthrodesis with the reverse fix nail［J］. J Hand Surg Am, 2013, 38（7）：1301-1306.

［7］MINTALUCCI D, LUTSKY K F, MATZON J L, et al. Distal interphalangeal joint bony dimensions related to headless compression screw sizes［J］. J Hand Surg Am, 2014, 39（6）：1068-1074.e1.

［8］MELAMED E, POLATSCH D B, BELDNER S, et al. Simulated distal interphalangeal joint fusion of the index and middle fingers in 0° and 20° of flexion: a comparison of grip strength and dexterity［J］. J Hand Surg Am, 2014, 39（10）：1986-1991.

［9］DAROWISH M, BRENNEMAN R, BIGGER J. Dimensional analysis of the distal phalanx with consideration of distal interphalangeal joint arthrodesis using a headless compression screw［J］. Hand（N Y）, 2015, 10（1）：100-104.

［10］RIGOT S K, DIAZ-GARCIA R, DEBSKI R E, et al. Biomechanical analysis of internal fixation methods for distal interphalangeal joint arthrodesis［J］. Hand（N Y）, 2016, 11（2）：221-226.

［11］施海峰，芮永军，吴柯，等. 陈旧性锤状指的手术治疗［J］. 中华手外科杂志，2017，33（4）：264-265.

［12］SWANSON A B, GROOT S G. Osteoarthritis in the hand［J］. Clin Rheum Dis, 1985, 11（2）：393-420.

［13］LEIBOVIC S J, STRICKLAND J W. Arthrodesis of the proximal interphalangeal joint of the finger: comparison of the use of the Herbert screw with other fixation methods［J］. J Hand Surg Am, 1994, 19（2）：181-188.

［14］UHL R L. Proximal interphalangeal joint arthrodesis using the tension band technique［J］. J Hand Surg Am, 2007, 32（6）：914-917.

［15］DOMALAIN M, EVANS P J, SEITZ W H Jr, et al. Influence of index finger proximal interphalangeal joint arthrodesis on precision pinch kinematics［J］. J Hand Surg Am, 2011, 36（12）：1944-1949.

［16］索岩，张展，杨光，等. 微型钛板螺钉与交叉克氏针融合近指间关节的比较研究［J］. 中华手外科杂志，2012，28（5）：290-291.

［17］CAPO J T, MELAMED E, SHAMIAN B, et al. Biomechanical evaluation of 5 fixation devices for proximal interphalangeal joint arthrodesis［J］. J Hand Surg Am, 2014, 39（10）：1971-1977.

［18］WEI D H, STRAUCH R J. Dorsal surgical approaches to the proximal interphalangeal joint: a comparative anatomic study［J］. J Hand Surg Am, 2014, 39（6）：1082-1087.

［19］SATTESON E S, LANGFORD M A, LI Z. The management of complications of small joint arthrodesis and arthroplasty［J］. Hand Clin, 2015, 31（2）：243-266.

［20］ARAUZ P, SISTO S A, KAO I. Experimental study of the optimal angle for arthrodesis of fingers based on kinematic analysis with tip-pinch manipulation［J］. J Biomech, 2016, 49（16）：4009-4015.

［21］ARAUZ P G, SISTO S A, KAO I. Assessment of workspace attributes under simulated index finger proximal interphalangeal arthrodesis［J］. J Biomech Eng, 2016, 138（5）：051005.

［22］易敏，王斌，刘峰，等. 轴向空心加压螺钉融合手指近指间关节的临床研究［J］. 中华手外科杂志，2017，33（3）：229-230.

［23］ARAUZ P，CHELLO K，DAGUM A，et al. Biomechanics and pinch force of the index finger under simulated proximal interphalangeal arthrodesis ［J］. J Hand Surg Am，2017，42（8）：658.e1–658.e7.

［24］勒安民，汪华桥. 骨科临床解剖学 ［M］. 济南：山东科学技术出版社，2010.

［25］韦加宁. 韦加宁手外科手术图谱 ［M］. 北京：人民卫生出版社，2003.

［26］SAM W. W. Operative techniques in orthopaedic surgery ［M］. 2nd ed. Philadelphia，Pa：Lippincott Williams & Wilkins，2015.

［27］CALANDRUCCIO J H，GELBERMAN R H，DUNCAN S F，et al. Capitolunate arthrodesis with scaphoid and triquetrum excision ［J］. J Hand Surg Am，2000，25（5）：824–832.

［28］VIEGAS S F，PATTERSON R M，PETERSON P D，et al. Ulnar–side perilunate instability: an anatomic and biomechanic study ［J］. J Hand Surg Am，1990，15（2）：268–278.

［29］PALMER A K，WERNER F W，MURPHY D，et al. Functional wrist motion: a biomechanical study ［J］. J Hand Surg Am，1985，10（1）：39–46.

［30］WATSON H K，BALLET F L. The SLAC wrist: scapholunate advanced collapse pattern of degenerative arthritis ［J］. J Hand Surg Am，1984，9（3）：358–365.

［31］FLURY M P，HERREN D B，SIMMEN B R. Rheumatoid arthritis of the wrist. Classification related to the natural course ［J］. Clin Orthop Relat Res，1999，（366）：72–77.

［32］CHAMAY A，DELLA S D，VILASECA A. Radiolunate arthrodesis. Factor of stability for the rheumatoid wrist ［J］. Ann Chir Main，1983，2（1）：5–17.

［33］PISANO S M，PEIMER C A，WHEELER D R，et al. Scaphocapitate intercarpal arthrodesis ［J］. J Hand Surg Am，1991，16（2）：328–333.

［34］WATSON H K，WOLLSTEIN R，JOSEPH E，et al. Scaphotrapeziotrapezoid arthrodesis: a follow–up study ［J］. J Hand Surg Am，2003，28（3）：397–404.

［35］ROSENWASSER M P，MIYASAJSA K C，STRAUCH R J. The RASL procedure: reduction and association of the scaphoid and lunate using the Herbert screw ［J］. Tech Hand Up Extrem Surg，1997，1（4）：263–272.

［36］GILL D R J，IRELAND D C R. Limited wrist arthrodesis for the salvage of SLAC wrist ［J］. J Hand Surg Br，1997，22（4）：461–465.

［37］WOOD M B. Wrist arthrodesis using dorsal radial bone graft ［J］. J Hand Surg Am，1987，12（2）：208–212.

［38］WRIGHT C S，MCMURTRY R Y. AO arthrodesis in the hand ［J］. J Hand Surg Am，1983，8（6）：932–935.

［39］WEISS A P，HASTINGS H 2nd. Wrist arthrodesis for traumatic conditions: a study of plate and local bone graft application ［J］. J Hand Surg Am，1995，20（1）：50–56.

［40］NAGY L，BÜCHLER U. AO–wrist arthrodesis: with and without arthrodesis of the third carpometacarpal joint ［J］. J Hand Surg Am，2002，27（6）：940–947.

［41］GREEN D P，HOTCHKISS R N，PEDERSON W C，et al. Green's operative hand surgery ［M］. 5th ed. Philadelphia，PA：Elsevier Churchill Livingstone，2005：2049–2136.

［42］MORREY B F.，SANCHEZ S J，MORREY M E.. Morrey's，the elbow and its disorders ［M］. 5th ed. Philadelphia，PA：Elsevier，2017.

［43］FORNALSKI S，GUPTA R，LEE T Q. Anatomy and biomechanics of the elbow joint ［J］. Tech Hand Up Extrem Surg，2003，7（4）：168–178.

［44］KOLLER H，KOLB K，ASSUNCAO A，et al. The fate of elbow arthrodesis: indications，techniques，and outcome in fourteen patients ［J］. J Shoulder Elbow Surg，2008，17（2）：293–306.

［45］BILIC R，KOLUNDZIC R，BICANIC G，et al. Elbow arthrodesis after war injuries ［J］. Mil Med，2005，170（2）：164–166.

［46］NAGY S M 3rd，SZABO R M，SHARKEY N A. Unilateral elbow arthrodesis: the preferred position ［J］. J South Orthop Assoc，1999，8（2）：80–85.

［47］TANG C，ROIDIS N，ITAMURA J，et al. The effect of simulated elbow arthrodesis on the ability to perform activities of daily living ［J］. J Hand Surg Am，2001，26（6）：1146–1150.

［48］OTTO R J，MULIERI P J，COTTRELL B J，et al. Arthrodesis for failed total elbow arthroplasty with deep infection ［J］. J Shoulder Elbow Surg，2014，23（3）：302–307.

［49］RASHKOFF E，BURKHALTER W E. Arthrodesis of the salvage elbow ［J］. Orthopedics，1986，9（5）：733–738.

［50］REICHEL L M，WIATER B P，FRIEDRICH J，et al. Arthrodesis of the elbow ［J］. Hand Clin，2011，27（2）：179–186.

［51］MCAULIFFE J A，BURKHALTER W E，OUELLETTE E A，et al. Compression plate arthrodesis of the elbow ［J］. J Bone Joint Surg Br，1992，74（2）：300–304.

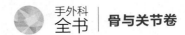

［52］卡内尔，贝蒂. 坎贝尔骨科手术学［M］. 王岩，主译. 12版. 北京：人民军医出版社，2013.

［53］邱贵兴，戴尅戎. 骨科手术学［M］. 4版. 北京：人民卫生出版社，2016.

［54］SHEEAN A J，TENNENT D J，HSU J R，et al. Elbow arthrodesis as a salvage procedure for combat-related upper extremity trauma［J］. Mil Med，2016，181（8）：773-776.

［55］SONG D J，WOHLRAB K P，INGARI J V. Anterior ulnohumeral compression plate arthrodesis for revision complex elbow injury: a case report［J］. J Hand Surg Am，2007，32（10）：1583-1586.

［56］GALLO R A，PAYATAKES A，SOTEREANOS D G. Surgical options for the arthritic elbow［J］. J Hand Surg Am，2008，33（5）：746-759.

［57］中华医学会. 临床技术操作规范——手外科分册［M］. 北京：人民军医出版社，2005：64.

［58］王澍寰. 手外科学［M］. 北京：人民卫生出版社，1978：353.

［59］丁自海，裴国献. 手外科解剖与临床［M］. 济南：山东科学技术出版社，1993：118.

［60］顾玉东，王澍寰，侍德. 手外科手术学［M］. 上海：复旦大学出版社，1999：317.

［61］沃尔夫，霍奇基斯，佩德森，等. 格林手外科手术学［M］. 田光磊，蒋协远，陈山林，主译. 6版. 北京：人民军医出版社，2012：11.

第 十 三 章

关节成形术

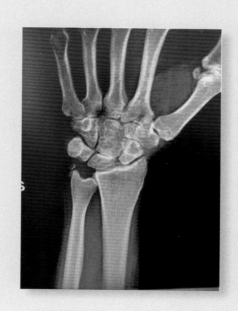

■ 第一节
指间关节成形术

指间关节为滑车关节，在拇指只有一个指间关节，其他各指有两个指间关节，即近指间关节与远指间关节。拇指指间关节由近节指骨头及远节指骨基底组成，远指间关节由中节指骨头及远节指骨基底组成，近指间关节由近节指骨头及中节指骨基底组成，指骨头有两个髁及髁间凹，指骨基底有两个凹，与两个髁相对应，两个凹2间有中央嵴，与髁间凹相对应。指间关节的关节囊松弛，周围有侧副韧带、掌板、指深屈肌腱及指骨腱膜加强。侧副韧带起自指骨头侧面的圆形压迹，止于指骨基底侧面的结节，副侧副韧带位于侧副韧带的掌面，起于侧副韧带起点的稍下方，止于掌板侧缘和指骨基底的侧方。指间关节可做屈伸运动和轻微的被动侧方运动（图13-1-1）。

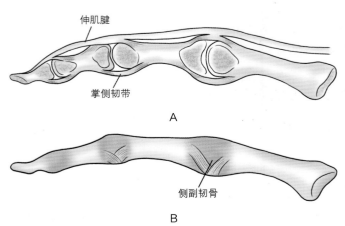

图 13-1-1　远指间关节解剖示意图

A. 侧面剖面观　B. 侧面外观

一、指间关节切除成形术

手指关节成形术的指征包括关节不匹配，伴有疼痛、畸形及关节僵直。关节成形术的种类有很多，从单纯关节切除到水泥型人工关节表面置换。需要注意的是，关节融合一直都是除关节置换外的一个重要选择，特别是关节周围的骨量有限或软组织有严重损伤或很难达到软组织平衡。

关节切除成形术最早于1954年被报告，由Taber描述了Carroll的近指间关节切除成形术（图13-1-2）。尽管有学者报告使用部分伸肌腱或掌板置入关节内，弹性硅胶衬垫仍然是目前关节切除成形术最常用的方法。长柄的弹性硅胶衬垫可以置于所有指间关节，如果手术适应证及患者选择合适，术后的效果会非常令人满意。

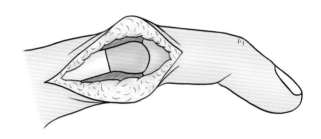

图13-1-2 指间关节切除成形术示意图

（一）远指间关节成形术

很少应用。

（二）近指间关节成形术

1. 适应证　各种原因引起的近指间关节畸形或活动障碍。

2. 禁忌证

（1）伴有全身性疾病不能耐受手术者。

（2）局部软组织条件不良或局部有感染病灶者。

3. 手术方法及步骤

（1）麻醉：根据手术需要选择合适的麻醉方法。

（2）体位：根据手术需要选择合适的体位。

（3）切口：根据手术需要选择合适的切口，一般多选择关节背侧弧形切口。

（4）手术操作

1）切开一侧中央腱束。

2）楔形切除近节指骨头，并切除中节指骨基底关节面软骨。

3）牵引下早期活动关节。

4. 注意事项　指间关节一般不适宜做单纯关节切除成形术，因其桡尺侧无骨间肌控制，术后关节不稳定，且术后关节活动度不够理想，仍有酸痛感觉。

二、指间关节掌板成形术

很多学者均报告过利用掌板远侧的纤维软骨重建中节指骨掌侧关节面的方法及效果，特别是在其他方法不适用的时候。尽管这种方法被许多学者所推崇，但我们认为这种方法的临床效果不如半钩骨移植的方法稳定。Wuey报告的改良掌板成形术，将骨折块清除后以指浅屈肌腱的一部分肌腱填入骨缺损中，并没有特意纠正关节面的不平整。

（一）手术技巧

以近指间关节为中心，顶点位于侧正中线，作横向的 V 形切口，显露 A₂～A₄ 滑车，切除两滑车之间的屈肌腱鞘管，以引流管牵开屈肌腱。如果关节已经复位，这时不过伸指间关节，则很难看清关节面骨折的情况。切除部分侧副韧带（注意保留止点位于掌侧的部分），可以更好地过伸指间关节，显露骨折部位。保留的止点用于与稍后前移的掌板边缘缝合。只有完全显露指间关节两侧的关节面，才能确定骨折如何复位及固定。

如果骨折块比较粉碎或有明显压缩，完全复位骨折会有一定的困难。清除附着于掌板的骨折块，将中间指骨掌侧缺损的部分修成与指骨纵轴相垂直的横槽，保持骨折压缩明显的部分作为掌板的支撑。游离掌板的纤维软骨，允许其前移4～6mm，填充骨折缺损部位。越是急性损伤的病例，掌板前移越容易。对陈旧性的损伤，可能需要切除部分限制韧带（图13-1-3）。将前移到中节指骨的掌板用缝线及抽出的钢丝在掌板的边缘锁边缝合，穿过在指骨上打好的孔，固定到指骨缺损的边缘（图13-1-4）。用Keith针由掌侧至背侧在骨缺损边缘钻孔（图13-1-5），尽量将掌板固定在残留关节软骨的边缘，再将针由背侧接近三角韧带中央穿出，以避免过度牵扯侧束。在钢针穿过伸肌腱时，将远指间关节屈曲30°，避免拉紧伸肌腱。拉紧缝线将掌板前移，填充至骨缺损处。

拍摄X线侧位片确定完全复位，并记录保持关节复位状态下的最大屈曲角度。尤其是对于陈旧性骨折脱位的病例，可能会有背侧关节囊的瘢痕化和挛缩，需要进行松解。在确定完全复位后，拉紧抽出皮肤（可以在背侧皮肤

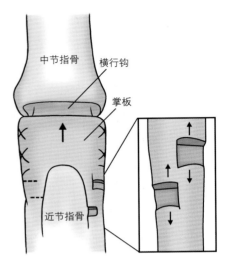

图 13-1-3　沿限制韧带作几个切口，使掌板前移至骨缺损处

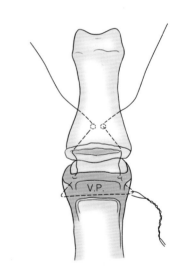

图 13-1-4　在掌板边缘锁边缝合，穿过在指骨上打好的孔，固定到指骨缺损的边缘

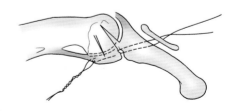

图 13-1-5　用Keith针由掌侧至背侧在骨缺损边缘钻孔

作很小的切口）的缝线，固定在纽扣或垫片上，再次确认没有拉到侧腱束。

将掌板的两侧与保留的侧副韧带缝合，以确保掌板的宽度覆盖整个指骨基底及两侧髁，并提供三维的稳定性。如果关节复位后过于松弛，应当加强缝合掌板两侧与侧副韧带，尽管出现这种情况的概率很小。克氏针固定关节于屈曲20°～30°位。另外，如果关节软骨缺损比较大，需要进行植骨或用切除的骨折块回填支撑前移的掌板。

（二）术后处理

术后立即进行远指间关节的活动训练。术后3周拔除克氏针，在背伸阻挡支具的保护下进行屈指训练。术后4周进行无限制的主动伸直练习。如果术后5周主动伸直没有完全恢复，则用动态牵引伸直支具加以辅助训练。术后8周的4～6个月时间内，可以在胶带保护下进行体育活动。手指的肿胀可能会持续数月。

（三）术后效果

Eaton和Malerich报告了26例急性及陈旧性近指间关节骨折脱位用掌板成形术治疗的病例，经过平均10年的随访，7例在伤后6周内进行手术，术后平均活动度为95°，有6°的屈曲挛缩；而17例在伤后6周进行手术，术后平均活动度为78°，有12°的屈曲挛缩；只有3例患者在重体力劳动时才感到疼痛。其他学者报告的病例随访结果均相当满意。

（四）手术要点

1. 术前评价

（1）确定背侧关节面是否有压缩。

（2）手术适应证：骨折脱位累及关节面40%以上，无法进行切开复位内固定者。

2. 技术要点

（1）掌侧作横向的V形切口。

（2）切除侧副韧带后，过伸关节。

（3）去除粉碎的骨折块，将压缩的关节面复位。

（4）尽可能在指骨近端钻孔，注意避开侧束。

（5）复位关节，确定掌板前移的长度。

（6）屈曲远指间关节，拉紧缝线，拍片确定屈曲位和伸直位下关节的平整度。

（7）穿针固定关节于屈曲20°～30°位，约3周时间。

3. 缺点

（1）未处理稳定但有压缩的背侧关节面。

（2）抽出缝合可能会伤及侧束。

（3）掌板未充分展开。

（4）由于背侧结构的影响，不能充分正常地屈曲。

4. 术后处理

（1）克氏针固定关节3周，支具保护。

（2）术后3周将克氏针拔除。

（3）背伸阻挡支具限制活动1～3周，允许无限制地掌屈活动。

（4）如果需要，5～6周使用动力背伸支具。

5. 并发症

（1）再移位：没有完全复位、抽出缝合失败或缺乏足够的保护导致过度背伸活动，都可能造成关节背侧脱位。固定关节的克氏针伤及缝线是抽出缝合失败的一个原因。解决这个问题的一个方法是在穿过 Keith 针后，在引入抽出缝线之前固定好克氏针。做好临床及影像学随访有助于降低这些并发症发生的可能性。

（2）成角畸形：当中节指骨压缩性骨折在指骨两侧不对称或指骨掌侧缺损的骨槽与指骨纵轴不完全垂直时，中节指骨远端会出现成角畸形。尽管这种成角畸形实际上并不明显，而且对功能的影响不大，但它常影响患者对手术的满意度，之后可能需要截骨手术才能矫正。

（3）屈肌腱挛缩：将近指间关节固定于超屈曲位30°，术后5周如果不进行牵引，有可能造成伸直受限。这种问题如果注意到就不会发生。即使进行早期功能训练及正规手外科康复治疗，还是有一部分患者会发生近指间关节的屈曲挛缩。

（4）远指间关节僵直：在抽出缝合时，如果没有充分屈曲远指间关节或钢针穿过中节指骨背侧伸肌腱的同时拉紧了侧束，会导致远指间关节屈曲活动受限。有些改良的方法会减少这种情况的发生，比如掌板两侧的缝线分开后，在皮肤深层打结，或用缝合锚钉替代抽出缝合。在术后尽早进行远指间关节的主动活动训练对于获得最大的活动度是非常必要的。

三、软骨膜移植成形术

当关节周围有足够的骨量时，对损伤的关节面可以进行软骨膜移植。软骨膜移植成形术最早由 Engkvist、Jackson、Skoog 等于20世纪70年代报告，当时是作为治疗年轻患者创伤性关节炎除关节置换外的另一重要选择，但报告的结果却令人失望。其他学者也报告过使用伸肌支持带进行关节表面置换。最近有关软骨膜移植的长期随访结果显示，这种方法效果不佳，仅仅在理论上成为除关节置换术或关节成形术之外的另一选择。

（许玉本　张红星　尚驰）

■ 第二节
掌指关节成形术

　　因创伤、炎症或退行性改变造成手部关节软骨破坏或缺损，导致手部关节畸形和功能障碍者常见。由于软骨的再生能力极差，且掌指关节正常运动对手的整体功能的发挥极为重要，故不应行关节融合术，而常用关节成形术或人工关节置换术等方法改善手部关节的功能。掌指关节周围有骨间肌及掌板维持稳定性，故关节才能保留部分功能，改善疼痛症状。术前应仔细检查，以免因软组织瘢痕挛缩、屈伸肌及肌腱缺损、手内在肌功能不良等影响手术的效果。

　　掌指关节成形术的适应证为：①第2～5指掌指关节创伤性关节炎，且关节强直者。②掌指关节严重背屈或侧方畸形，已构成关节半脱位或全脱位，经松解或牵引不能恢复功能者。③类风湿性关节炎造成的关节挛缩畸形。

　　手术一般采用臂丛神经阻滞麻醉，具体方法如下。

一、侧副韧带反折填充关节成形术

　　手术采取关节背侧弧形切口，纵行切开指伸肌腱扩张部，切开背侧关节囊及侧方的韧带，截除僵直的关节；将近节指骨基底修成凹面，掌骨头修成锥形或楔形。轻轻地牵引手指，骨断端应有1cm的间距。将两侧的侧副韧带反折到骨端之间，相互缝合在一起，阻止骨断面直接接触。在远节指骨横行穿入克氏针，将其两端裸露于皮肤外面，然后实施骨牵引，以防止术后因软组织挛缩而使假关节间隙变窄或骨性融合再度发生。在牵引下，关节可以进行早期功能锻炼。术后，关节屈伸运动幅度一般较理想，但手的握力较正常减弱。

二、肋软骨膜移植关节成形术

这是一种修复掌指关节软骨缺损和破坏的可取方法。肋软骨膜移植关节成形术的手术适应证主要是创伤性关节炎和退行性关节炎，以及部分类风湿性关节炎和先天性畸形。我们认为，外伤造成的掌指关节软骨破坏或缺损引起关节疼痛和功能障碍者，只要存在或能修复其肌腱动力，都可采用肋软骨膜移植关节成形术。若肌腱严重损毁无法修复或掌指关节有广泛瘢痕，则不宜行此种手术。有专家认为，软骨膜移植关节成形术的指征主要是疼痛，僵直而没有疼痛的关节则不宜手术，因为术后关节活动范围的增加常不满意。

1. 术中注意事项

（1）关节软骨面应当彻底切除，直至出现出血的松质骨为止。要注意保持骨端的正常形态（掌骨头的凸面和指骨基底部的凹面相对应）。骨端有畸形者，应在切除软骨面的同时修整骨端，使其接近正常的关节形态。

（2）移植的软骨膜必须妥善固定在骨端上并完全覆盖整个松质骨面。否则术后软骨膜的移动、皱褶会使松质骨面外露，使软骨形成不平整或不完全。鉴于掌指关节体积小，位置深，软骨膜的缝合比较困难，故可将软骨膜与附近的骨膜和关节囊缝合。

（3）掌指关节两侧软骨面均被切除者，为防止术后产生骨性关节强直，必须在两片软骨膜间置入硅胶膜。

（4）手术时常常剥离或切断一侧侧副韧带及部分关节囊以方便操作，手术结束前应尽量修复侧副韧带，保持关节的稳定性。

2. 手术方法 臂丛神经阻滞麻醉下，在伤指掌指关节背侧作弧形切口，沿伸肌腱的一侧切开伸肌腱帽，切开并剥离关节囊，显露两骨端。根据软骨面损伤的情况，用小骨刀切除掌骨头和指骨基底部的全部软骨面，直至出现出血的松质骨为止。将骨端修整成关节的正常形态，并用骨锉磨光骨端。切除关节内的瘢痕和病变组织，并在局部麻醉下在同侧胸部作平行于第6或第7肋软骨的横切口，切开肌肉，显露肋软骨，用骨膜剥离子小心地剥离软骨膜，按所需大小切取1～2片软骨膜。将软骨膜平整地覆盖在掌骨头和指骨基底部的骨端松质骨上，软骨膜的生发层朝向关节腔，并将软骨膜妥善地与骨膜缝合固定。两移植物间置入1片硅胶膜。缝合关节囊及侧副韧带，修复伸肌腱帽，缝合皮肤。术后石膏托固定掌指关节于半屈曲位，3～4周后开始功能锻炼。

（许玉本 白杰）

第三节
腕掌关节成形术

腕掌关节是由远排4块腕骨（大多角骨、小多角骨、头状骨和钩状骨）与5个掌骨的近侧基部连接而成，共有5个关节。第1腕掌关节也称拇指腕掌关节，是大多角骨与第1掌骨基底部连接构成的双凹槽鞍状关节，具有特别高的稳定性，作为拇指的关键性关节，在两个运动轴上能做较大范围的活动，沿横贯第1掌骨底的额状轴可做屈、伸运动，在矢状轴上可完成内收、外展运动，伸直为0°，屈曲可达20°～50°，内收为0°，外展可达40°，可做轻微旋转，在屈、展动作接近终了时，可以产生15°～20°的旋前运动。只要拇指腕掌关节保持功能位，指间关节能充分活动，拇指即能保持良好的功能，但拇指腕掌关节也是骨关节炎的常发部位。拇指腕掌关节炎是一种非常普遍的疾病，在妇女和老年人群中的发病率较高，在41～50岁的人群中的患病率估计为13%，大于60岁人群的发病率是23%～39%，71～80岁人群中发病率增加到68%。随着老年人口的快速增长，腕掌关节炎呈增加趋势。拇指腕掌关节炎的临床表现为软组织肿胀和骨质增大，引起手部疼痛、僵硬、肌肉无力、畸形、握力和手部功能丧失，致残性较高，严重影响患者的生活质量。

目前对于腕掌关节炎广泛应用的分级系统是Eaton和Glickel在1967年提出的第1腕掌关节炎放射学分期系统，并于1987年对该分期系统进行了修订，修订后的Eaton-Glickel分类法分为Ⅰ～Ⅳ期。Ⅰ期：未见腕掌关节间隙狭窄，无囊肿形成或软骨下变化，此阶段可能由于关节滑膜炎、积液或腕掌关节松弛引起关节间隙扩大；Ⅱ期：轻微的腕掌关节间隙狭窄，有骨赘或直径小于2mm的游离体，此阶段至少有1/3的腕掌关节间发生半脱位；Ⅲ期：腕掌关节间隙狭窄，出现骨硬化及囊性变化，骨赘大于2mm，超过1/3的腕掌关节间发生半脱位；Ⅳ期：腕掌关节间恶性退变，包括实质性半脱位、关节间隙狭窄和软骨下囊肿、硬化，伴有舟骨大多角骨关节间隙狭窄、囊性或硬化变化（图13-3-1）。

　　对于疼痛较轻的腕掌关节炎患者，可以通过保守治疗减轻疼痛并改善手部活动功能。保守治疗包括口服药物、矫形器矫正、关节内注射皮质类固醇、理疗、关节保护、关节活动调整、作业疗法等。对于经保守治疗后疼痛症状没有缓解、手部功能受限的腕掌关节炎患者，需要考虑手术治疗。腕掌关节成形术已经广泛应用于治疗Ⅱ期及更严重的腕掌关节炎患者，包括单纯部分或全部大多角骨切除术、大多角骨切除韧带重建并肌腱团填塞成形术、肌腱悬吊成形术、假体植入成形术、腕掌关节融合术等，其中大多角骨切除韧带重建并肌腱团填塞成形术在拇指腕掌关节炎中最为常用。随着微创技术的发展，关节镜下大多角骨切除术在Ⅱ期和Ⅲ期腕掌关节炎患者中的应用也有所增加。

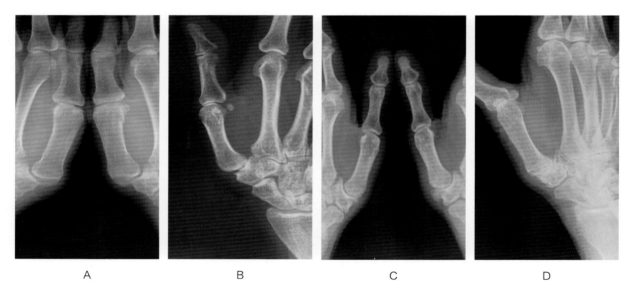

图13-3-1 第1腕掌关节炎Eaton-Glickel分期

A. Ⅰ期　B. Ⅱ期　C. Ⅲ期　D. Ⅳ期

一、大多角骨切除韧带重建并肌腱团填塞腕掌关节成形术

　　用于治疗拇指腕掌关节炎最传统的手术方法是由Gervis等在1949年提出的大多角骨切除成形术。该手术简单且手术时间较快，术后患者疼痛得到缓解，取得了令人满意的效果，是治疗拇指腕掌关节炎的有效手术。大多角骨全部切除后，一般使用克氏针固定来增加拇指关节的稳定性，创建大多角骨空间。克氏针通过拇指基底部穿过大多角骨空隙进入舟骨的远端进行固定，使掌骨基底远离舟骨。但术后存在大多角骨高度丢失、捏力丧失等问题，因此有研究者在此基础上对腕掌成形术进行了改进。

　　前斜韧带在拇指腕掌关节炎的病理过程中起着重要作用，重建前斜韧带是基底关节稳定的基础，Eaton在1973年提出了重建拇指腕掌关节的前斜韧带的方法，通过应用自体桡侧腕屈肌腱重建前斜韧带。该方法需要在拇指掌骨基底建立骨道，将自体桡侧腕屈肌腱肌条穿过骨道后重建前斜韧带，在关节活动范围内稳定拇指腕掌关节。桡侧腕屈肌前斜韧带重建术后，95%的Ⅰ期和Ⅱ期腕掌关节炎患者取得了优良的结果，表现为较少疼痛或没有疼痛发生，握力与对侧相等，关节表面没有退变；74%的Ⅲ期和Ⅳ期腕掌关节炎患者取得了优良的结果。经过13年随访，X线检查结果显示，所有Ⅰ期和82%的Ⅱ期患者未见关节退变，说明桡侧腕屈肌前斜韧带重建后的结果与关节损伤的程度直接相关，适用于Ⅰ期或Ⅱ期拇指腕掌关节炎患者。随后有研究应用Eaton的方法对25例Ⅰ期和17例Ⅱ期腕掌关节炎患者进行了桡侧腕屈肌前斜韧带重建，经过5.2年随访，所有Ⅰ期腕掌关节炎患者结果优良，没有疼痛发生，且恢复关节稳定性和手部捏、握力；82%的Ⅱ期腕掌关节炎患者也取得了类似的结果。一项15年的长期随访结果也显示，桡侧腕屈肌前斜韧带重建后，90%的患者对手术结果满意。

肌腱团填塞成形术于1970年由Froimson等提出，在大多角骨全部或部分切除后获取掌长肌腱或桡侧腕屈肌腱等肌腱移植物，团成球形后插入大多角骨切除间隙，以维持大多骨空间，解决了大多角骨切除后掌骨沉陷的问题。植入的材料除了肌腱移植材料外，还有同种异体材料、硅胶材料和聚丙烯材料等（图13-3-2）。一项临床随机对照试验对60例拇指腕掌关节炎患者分别进行大多角骨切除桡侧腕屈肌腱团填塞成形术和大多角骨切除人真皮胶原同种异体移植物填塞成形术，术后12个月显示，接受大多角骨切除桡侧腕屈肌腱团填塞成形术的患者手功能调查表总分从51分显著增加到83分，同种异体移植物填塞组的患者总分从53分增加到76分。两组随访结果相似，都有并发症发生，但同种异体移植物填塞对肌腱的刺激较大。相对于传统的肌腱移植材料，生物材料的应用有较高的并发症，如滑膜炎的发生。单纯大多角骨切除和大多角骨切除并硅胶材料填塞成形术的患者，疼痛缓解率分别为90%和95%。大多角骨切除后应用或不应用硅胶材料填塞在治疗腕掌关节成形术的结果上没有差异。

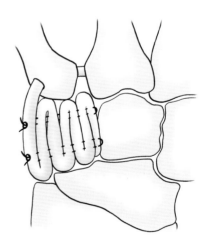

图13-3-2 植入肌腱移植材料维持大多角骨间隙示意图

1986年，Burton等提出了韧带重建并肌腱团填塞成形术。在大多角骨切除后，获取桡侧腕屈肌腱肌条，将获取的肌条穿过掌骨基底部的骨道，在拇指牵拉和外展状态下拉紧，然后与其自身和外侧骨膜固定，剩余肌条插入大多角骨切除后的间隙，用于支撑和稳定第1掌骨基底部（图13-3-3）。韧带重建并肌腱团填塞成形术在稳定拇指关节、缓解疼痛、改善手部力量方面可取得预期的结果，术后能显著改善手部捏力、增加抓握力，恢复手指功能，患者满意度较高。随着时间的推移，关节稳定性没有改变，不需要翻修手术。用于重建的肌腱材料多来自桡侧腕屈肌腱，拇长展肌腱和桡侧腕长伸肌腱也可用作供体部位。有研究应用桡侧腕长伸肌腱进行韧带重建并肌腱团填塞成形术，结果显示随访42个月，92%的患者对结果满意，拇指捏力和握力有所改善，拇指基底疼痛缓解、保证拇指良好的活动度。韧带重建后桡侧腕长伸肌填塞可以用于拇指腕掌关节炎的治疗，特别是当桡侧腕屈肌不可用或不可取时。

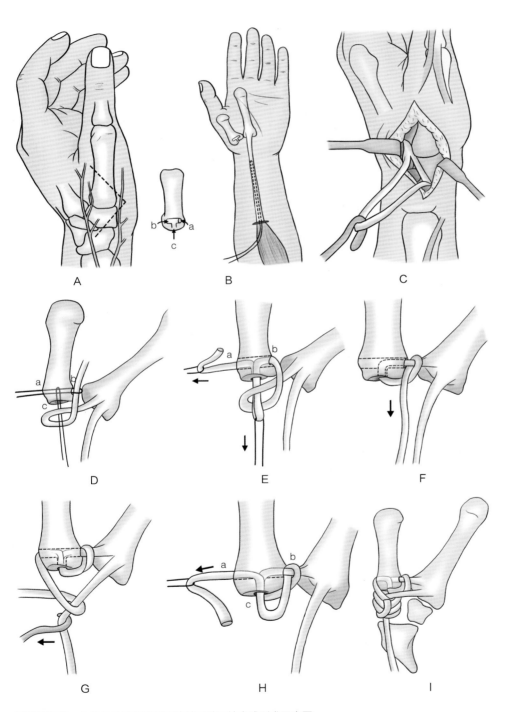

A　　　　　　　　B　　　　　　　　C

D　　　　　　　　E　　　　　　　　F

G　　　　　　　　H　　　　　　　　I

图 13-3-3　大多角骨切除韧带重建并肌腱团填塞成形术示意图

A. 切除大多角骨　B、C. 获取桡侧腕屈肌腱肌条　D～H. 肌条穿过掌骨基底部的骨道，在拇指牵拉和外展状态下拉紧，与自身及外侧骨膜固定　I. 剩余肌条插入大多角骨切除后的间隙目前大多角骨切除韧带重建并肌腱团填塞成形术是外科医生治疗拇指腕掌关节炎的首选，但与单纯大多角骨切除的比较结果显示，单纯大多角骨切除后，克氏针固定在术后消除疼痛、增加患者满意度、保持活动范围、增加手部握力及捏力等方面与大多角骨切除韧带重建并肌腱团填塞成形术的结果无显著差异。也有报告显示韧带重建并肌腱团填塞成形术后的并发症较高，单纯大多角骨切除的患者10%有并发症发生，而前者的并发症高达21%，包括瘢痕压痛、肌腱粘连或破裂、感觉改变以及复杂的局部疼痛综合征。

二、拇长展肌悬吊腕掌关节成形术

拇长展肌悬吊腕掌关节成形术由Thompson等提出，最初是用于关节成形术失败后的翻修手术，目前已经成为拇指腕掌关节炎的治疗方法之一。拇长展肌悬吊腕掌关节成形术的目的是在大多角骨切除后，利用拇长展肌悬吊重建掌骨间韧带，将拇长展肌背侧束于近端分离，穿过在拇指掌骨基底和第2掌骨基底的骨道，与桡侧腕长伸肌固定，维持大多角骨的高度，保留了桡侧腕屈肌以维持关节的稳定性。在大多角骨切除后，拇长展肌悬吊腕掌关节成形术可以明显缓解疼痛，改善桡侧和掌侧外展，增加手部捏力和握力。一项对16例接受大多角骨切除并拇长展肌悬吊腕掌关节成形术的患者与51例大多角骨切除并肌腱团填塞腕掌关节成形术患者的10年随访结果显示，前者术后关节退变及大多角骨空间沉陷的发生较少。拇长展肌悬吊腕掌关节成形术需要固定装置进行固定，传统的固定方法为Pulvertaft编织缝线固定、克氏针或拉力螺钉固定。Pulvertaft编织缝线可以提供韧带固定的初始稳定性，但缝合需要较大的背侧切口。与Pulvertaft编织缝合相比，拉力螺钉固定后可以维持较大的大多角骨空间高度，不易发生掌骨向舟状骨沉陷的状况，有较好的关节稳定性，其缺点为可能损伤桡浅神经且不美观。

近年来，大多角骨切除后用纽扣形缝合（suture-button）装置迷你钢丝进行悬吊关节成形，成为拇指腕掌关节骨性关节炎的治疗选择。该装置用两个不锈钢按钮将纤维钢丝编织缝线固定于第1、2掌骨，进行前斜韧带重建以保证稳定性，并防止大多角骨切除后掌骨下沉（图13-3-4）。纽扣

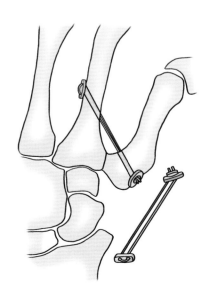

图13-3-4 纽扣形缝合悬吊关节成形术

形缝合悬吊关节成形术用于拇指腕掌关节骨性关节炎短期效果良好，Yao等对14例接受纽扣形缝合悬吊关节成形术的腕掌关节炎患者进行了5年中期随访，平均随访64个月，臂、肩、手功能障碍评分（DASH）提高到58.2，掌侧和桡侧外展与未手术侧百分比为105%和97%、捏力和握力与未手术侧百分比为107%和102%，并维持了大多角骨空间高度。随着时间推移，手部功能和活动范围持续改善，疼痛缓解，获得满意的结果。此外，纽扣形缝合悬吊关节成形术不需要应用克氏针固定，允许拇指早期运动，加快恢复，达到术后即刻关节稳定性。大多角骨切除并拇长展肌悬吊与纽扣形缝合悬吊关节成形术相比，两者在捏力、握力、手部功能和运动范围上没有差别，但后者手术时间更短，平均手术时间为93分钟，且侵袭性更小，减少了肌腱获取和移植引起的供体部分并发症。有研究者在尸骨模型上对大多角骨切除韧带重建并肌腱团填塞成形术与纽扣形缝合悬吊关节成形术进行了生物力学比较，以2.27~9.07kg（5~20 ib）递增负荷模拟生理捏力，结果发现在模拟生理捏力状态下，后者的大多角骨空间高度高于前者，且能有效对抗掌骨沉陷。但应用纽扣形缝合悬吊关节成形术可能引起拇指掌骨半脱位、第2掌骨骨折及拇长伸肌断裂，长期疗效需要进一步研究。

三、关节镜下腕掌关节成形术

关节镜手术为一种微创手术，可以在高倍镜下实现关节可视化，减少对重要韧带复合体的破坏。小关节的关节镜手术的应用已有数十年的历史，并已经用于治疗腕掌关节炎。对于早期腕掌关节炎患者，可以应用关节镜进行清创手术或滑膜切除术，关节镜下关节囊热挛缩，可以很好地缓解疼痛。对于晚期腕掌关节炎患者，关节镜下大多角骨部分切除并肌腱团填塞成形术可以减少手术侵袭性，维持关节空间和稳定性，术后患者疼痛得到缓解。关节镜下腕掌关节成形术保留了开放式手术牺牲的关节囊和重要的韧带，不需要固定或韧带重建，可以促进早期恢复，成功率较高。

一项对23例接受了关节镜下大多角骨部分切除并肌腱团填塞的拇指腕掌关节炎患者的2年随访结果显示，术后患者疼痛明显缓解，疼痛评分静息状态下为1.0±0.7，活动状态下为1.3±0.9，手指运动度明显增加，伸展为20°，屈曲为35°，术后指捏力为90%，增加了运动范围和捏力。另一项关节镜下大多角骨部分切除并拇长展肌韧带重建治疗49例拇指腕掌关节炎患者的3.6年随访结果显示，83.5%的患者对手术满意，96%的患者拇指关节稳定，74%的患者无疼痛，平均恢复时间为4.5个月，有4例患者发生桡神经支刺激，1例患者出现桡侧腕屈肌腱炎。关节镜侵袭性较少，可以同时治疗韧带松弛。关节镜下大多角骨全切或部分切除并纽扣形缝合悬吊成形术可以提高患侧指捏力，极少数患者<6%需要进行翻修手术。

胶原蛋白、聚乙烯醇水凝胶、Artelon和聚L-乳酸等材料也已用于关节镜下腕掌关节成形术。有研究者对9位腕掌关节炎患者应用了关节镜下大多角骨部分切除并Artelon假体植入，平均随访23.4个月，所有患者手部运动度全部恢复，随访1年后手指捏力是对侧的59%±19.1%，没有并发症发生，1例有滑膜炎症状的患者采用皮质类固醇注射成功治疗，关节镜下大多角骨部分切除并Artelon假体植入治疗Eaton Ⅱ期和Ⅲ期腕掌关节炎的短期效果良好。该方法作为一种微创治疗方法，是Eaton Ⅱ期和Ⅲ期腕掌关节炎患者的良好选择，术后注射皮质类固醇可以减少炎症反应发生。关节镜下腕掌关节成形术植入合成材料的并发症发生率较高，而且合成材料的应用会增加患者的经济负担。另有研究显示，关节镜下腕掌关节成形术植入或不植入生物材料都可以获得满意效果，且不植入生物材料的并发症较低。关节镜下腕掌关节成形术治疗拇指腕掌关节炎是一种不具有侵袭性的手术方法，可加快术后恢复过程，但目前仍为短期结果，还需要更多长期随访结果。

四、腕掌关节融合术

腕掌关节融合术是一种治疗腕掌关节炎的可靠手术，一般采用克氏针、张力带、钢板、加压螺钉、髓内螺钉和其他髓内装置进行固定，术后可获得关节稳定性，疼痛缓解，患者满意度较高（图13-3-5）。有研究应用钛四角板进行大多角骨关节融合，术前臂、肩、手功能障碍评分为64，术后为25；术前视觉模拟评分为6，术后降至2；51例患者获得优良结果，15例患者获得良好结果，4例患者术后结果较差；所有患者都有手部运动能力轻度丢失。有研究对40岁以上女性腕掌关节炎患者分别应用腕掌关节融合术和大多角骨切除韧带重建并肌腱团填塞成形术进行治疗，5年随访结果显示，大多角骨切除韧带重建并肌腱团填塞成形术后疼痛明显缓解，手部功能持续改善，握力和捏力明显增加，结果优于腕掌关节融合术。另有研究显示，锁定钢板腕掌关节融合术与大多角骨切除韧带重建并肌腱团填塞成形术在抓力和捏力、患者报告结局和手术功能测试上没有显著差异，但锁定钢板腕掌关节融合术后骨不连的发生率为26%，且有需要翻修手术的风险。与大多角骨切除韧带重建并肌腱团填塞成形术相比，锁定钢板腕掌关节融合术未见明显优势。

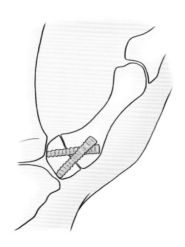

图13-3-5 腕掌关节融合术示意图

腕掌关节融合术的并发症较多，与大多角骨切除韧带重建并肌腱团填塞成形术相比，大多角骨掌骨关节融合的中度和重度并发症更多，高达71%。腕掌关节融合术的主要问题是硬组织植入物失效，邻近关节退变和运动丧失，容易发生骨不愈合。克氏针固定腕掌关节融合术后骨不连的发生率达20%，应用钢板和螺钉进行拇指腕掌关节融合术，硬组织植入物移位的发生率为23%，有27%的患者需要二次翻修手术，翻修率较高。目前，腕掌关节融合术也在不断改进，使用锁定钢板可以有效地减少骨不连的发生，使骨不连的发生率减少到7%，捏力明显增强。锁定钢板在融合时提供刚性固定，早期结果良好，可以最大限度地减少并发症的发生。

腕掌关节融合术为大多角骨和第1掌骨基底部提供了稳定的融合，允许拇指外展和对掌，使握力恢复，拇指稳定，外形美观。但考虑到腕掌关节融合术的并发症和骨不连的发生率较高，要应用到有具体适应证的患者。对于拇指腕掌关节的稳定性和强度要求较高的年轻的重体力劳动者，以及由创伤引起的继发性骨关节炎患者或者腕掌关节成形术失败的患者，可以考虑应用腕掌关节融合术。

五、腕掌关节假体植入成形术

目前有多种假体已用于拇指腕掌关节炎的治疗。理想的腕掌关节假体需要有足够的稳定性，能够提供足够的运动功能范围，在关节上应力分布均匀，并且具有良好的生物相容性（图13-3-6）。第一代拇指腕掌关节假体植入成形术植入的假体是由Swanson提出的硅胶大多角骨假体。植入大多角骨假体后可以维持拇指长度，改善拇指力量和耐力，提供即刻的稳定性，保护关节生物力学，避免掌骨沉陷，维持大多角骨空间，减小由掌骨缩短引起的掌骨关节过伸。Swanson硅胶大多角骨假体植入治疗拇指腕掌关节炎没有感染和硅胶滑膜炎发生，经过2～5年随访，患者主观满意度较高，在静息状态和少量活动时没有疼痛发生，但繁重劳动时仍有疼痛发生，指捏力和运动范围没有明显不同，短期内功能结果相似。有关硅胶假体植入、腕掌关节融合以及大多角骨切除韧带重建并肌腱团填塞成形的比较结果认为，三者在患者满意度、缓解疼痛、改善手部运动范围上没有差异，腕掌关节融合术的并发症和翻修率较高。与大多角骨切除韧带重建并肌腱团填塞相比，大多角骨切除后植入硅胶大多角骨假体可以减少轴向和径向移位，维持大多角骨空间，但植入硅胶大多角骨假体后导致拇指旋转增加。此外，植入硅胶大多角骨假体后会发生松动不稳，假体半脱位达到61.4%。

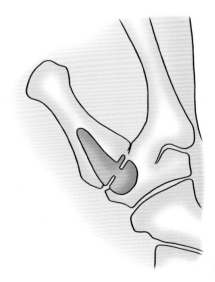

图13-3-6 腕掌关节假体植入成形术示意图

近年来用于腕掌关节成形的假体还有热解碳假体和Artelon假体，Artelon是可降解聚脲氨酯材料，具有良好的生物相容性，作为腕掌关节填塞生物材料可以保证关节的机械强度。有研究显示，植入Artelon假体后腕掌关节炎患者疼痛缓解，手指侧捏力、三指捏力较术前明显增加，没有滑膜炎和异物反应发生。一项单中心队列研究显示，用Artelon假体对13位患者行Artelon假体植入成形术，与40例接受拇长展肌悬吊成形术的患者进行比较，术后臂、肩、手功能障碍评分分别为25和20，疼痛评分分别为38和28；采用Artelon假体植入成形术的患者有8位对手术满意，采用拇长展肌悬吊成形术的患者有32位对手术满意；握力与对侧手掌百分比分别为82%和92%，捏力分别为61%和86%；掌侧和桡侧外展无变化。由此可见，Artelon假体植入成形术并不优于拇长展肌悬吊成形术，可能与前者手术费用较高有关。与大多角骨切除韧带重建并肌腱团填塞成形术的比较结果显示，37%的应用Artelon假体植入成形术的患者需要进行二次翻修手术，且植入后并发症较多，患者满意度较低，不能有效缓解疼痛。由于Artelon假体植入成形术在缓解疼痛和患者满意度方面都较大多角骨切除韧带重建并肌腱团填塞成形术差，因此限制了Artelon假体的应用。

热解碳作为新型材料在矫形外科中有广泛的应用。热解碳假体植入关节成形术可以有效缓解疼痛，提高腕掌关节的稳定性，使手部和腕部的感知性、手部捏力、握力和运动范围都明显改善。一项对29例腕掌关节炎患者行大多角骨切除后热解碳假体植入关节成形术的10年随访结果显示，96.6%的患者对手术满意，术后关节运动范围改善，尤其是拇指对掌运动，术后捏力为5.9kg，握力为24.2kg，术后恢复日常活动的时间为7天，臂、肩、手功能障碍评分为19.9，有2例发生假体脱位，不需要进行翻修手术，假体存活率为100%。另有相反的结果认为，与肌腱悬吊关节成形术相比，植入热解碳假体能维持更高的握力、捏力和运动范围，但术后并发症较高，多为舟大小多角骨关节炎，并有较高的关节翻修率。关节假体用于拇指腕掌关节炎可因松动发生而导致植入失败，有50%的患者X线片显示假体松动，早期无菌性松动率较高，这是造成植入失败的主要原因。假体植入后还会发生假体塌陷、断裂，假体不稳、失效，异物炎症反应和磨损，因此腕掌关节假体植入成形术的长期随访结果较少，不能对假体存活率和术后手部功能改善情况提供令人信服的结果。

美国手外科学会（ASSH）对所有会员有关拇指腕掌关节炎手术治疗方式的选择进行了问卷调查，共有823份调查问卷纳入分析，结果显示应用广泛的手术方式是大多角骨切除韧带重建并肌腱团填塞成形术（占37.44%）。26.38%的5年经验的医生采用了肌腱悬吊成形术。另一项对ASSH的2326名活跃会员关于拇指腕掌关节炎的治疗选择的问卷调查显示，共有1156位医生返回了问卷，主张对于疼痛较轻的患者继续保守治疗；对Eaton III期拇指腕掌关节炎患者，719位医生行大多角骨切除韧带重建并肌腱团填塞成形术。由此可见，大多角骨切除韧带重建并肌腱团填塞成形术是手外科医生治疗晚期拇指腕掌关节炎的首选。单纯大多角骨切除术作为治疗腕掌关节炎的经典手术，与大多角骨切除韧带重建并肌腱填塞成形术相比，在缓解疼痛、恢复手部功能和拇指力量上没有差别，附加的韧带重建并肌腱团填塞成形术并不优于单纯大多角骨切除术，且大多角骨切除韧带重建并肌腱团填塞成形术后常常发生瘢痕压痛、肌腱粘连或断裂、感觉改变等，单纯大多角骨切除术的副作用则较少。同样，腕掌关节假体植入成形术、关节融合术与大多角骨切除韧带重建并肌腱团填塞成形术相比未见明显优势，关节融合术有较高的骨不连发生率，腕掌关节假体植入成形术可能发生假体松动、断裂等多种并发症。因此，到目前为止没有证据表明一种手术方式优于另一种手术方式，各种手术方法术后结果差异较小，需要更多的开展多中心临床随机对照研究且经过长期随访进行验证。

（王继宏　温树正）

第四节
腕中关节和桡腕关节成形术

腕关节的多平面运动对于实现手部正常功能起着至关重要的作用，由创伤、关节炎或不稳定等原因引起的腕部疼痛，会通过神经反射抑制前臂肌肉的功能，导致手部、腕部甚至整个上肢无力。腕部原发性骨关节炎引起的疼痛相对少见，临床常见的是舟骨周围关节的退行性改变，更为常见的是创伤、不稳定和脱位、结晶沉积或炎症后继发的腕关节炎，不常见的原因包括脑性瘫痪、关节贯通伤、血友病、感染或软骨溶解等。为了达到控制疼痛的目的，可采用腕关节融合术、腕关节假体植入成形术或腕骨切除术。几十年来，部分腕关节和全腕关节融合术被认为是解决疼痛最可靠的方法，但要牺牲腕关节的活动度。随着科技发展，关节假体日益成熟，腕关节假体植入成形术也开始不断应用于临床。由于逐年、连续的文献报告，尤其是和部分腕关节融合术临床疗效的比较研究，使得近排腕骨切除术（proximal row carpectomy，PRC）摆脱了自提出以来受到的一些质疑，逐渐被临床所公认，并与部分腕关节融合术一起成为晚期腕关节炎的主要治疗方法。

1944年，Stamm首先报告应用近排腕骨切除术治疗各种腕关节炎，其创意来自Lambrinude的"把一个复合腕关节转换为简单的铰链关节"，但当时这是一个有争议的手术。1965年，Cave曾强烈反对近排腕骨切除术。然而许多研究显示，近排腕骨切除术可取得良好的效果。过去15年的临床研究证实，近排腕骨切除术后的大多数腕关节都会有一个无痛的运动范围，使患者能够进行日常生活活动。尽管运动范围和握力无法恢复正常，但临床结果仍优于腕关节融合术。

一、适应证

近排腕骨切除术不适用于炎性腕关节疾病，如类风湿性关节炎或感染性关节炎。主要适应证是创伤后腕关节炎，如慢性舟月韧带撕裂或舟骨骨折不愈合引起的SLAC腕或SNAC腕。

在腕关节炎早期退行性改变不明显、影像学检查没有发现时，可仅仅表现为滑膜炎引起的腕关节活动范围减少及疼痛。随着桡腕关节和腕中关节的退行性进展，腕关节活动范围逐渐减少直至完全僵硬，但是腕关节的屈曲和伸展受限程度往往比腕关节X线片所反映的严重程度要轻。腕关节的桡偏角度降低和疼痛程度与桡舟关节的退行性改变相关。

腕关节退行性关节炎的最常见的模式是SLAC腕。SLAC腕分为3期：Ⅰ期，桡舟关节最桡侧的退行性改变；Ⅱ期，整个桡舟关节的退行性改变，并可累及STT关节；Ⅲ期，退行性改变累及整个桡舟关节以及头月关节受累（图13-4-1）。桡腕关节和腕中关节的退行性关节炎常见的是舟骨骨折不愈合相关的SNAC腕。SNAC腕也分为3期：Ⅰ期，桡舟关节的退行性改变；Ⅱ期，累及桡舟关节和舟头关节的退行性改变；Ⅲ期，桡舟关节、舟头关节以及头月关节的退行性改变（图13-4-2）。

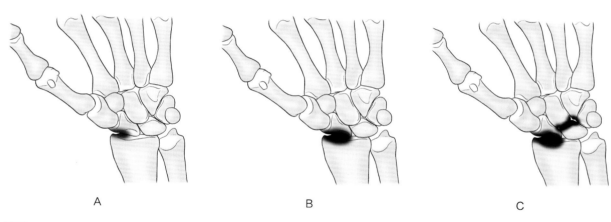

A   B   C

图13-4-1 SLAC腕分期示意图

A. Ⅰ期，桡舟关节最桡侧的退行性改变   B. Ⅱ期，累及整个桡舟关节的退行性改变   C. Ⅲ期，退行性改变累及整个桡舟关节以及头月关节受累

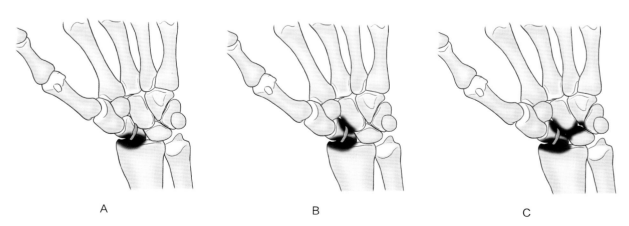

A   B   C

图13-4-2 SNAC腕分期示意图

A. Ⅰ期，桡舟关节的退行性改变   B. Ⅱ期，退行性改变累及桡舟关节和舟头关节   C. Ⅲ期，桡舟关节、舟头关节以及头月关节的退行性改变

腕关节退行性关节炎通常从桡舟关节开始,逐渐累及腕中关节,如果关节炎局限于桡骨和舟骨间关节,近排腕骨切除术可取得满意疗效;一旦关节炎累及腕中关节,涉及头状骨、舟骨体和月骨关节面,则舟骨切除四角融合术更为适合(表13-4-1)。

表13-4-1　SLAC腕及SNAC腕不同分期的治疗

分期		病变情况	术式选择
SLAC腕	Ⅰ期	关节炎局限于桡舟关节最桡侧,即桡骨颈突和舟骨远端关节面	桡骨茎突切除术
	Ⅱ期	关节炎累及整个桡舟关节,并可累及STT关节	近排腕骨切除术或舟骨切除四角融合术
	Ⅲ期	关节炎累及整个桡舟关节,并累及头月关节在内的腕中关节	舟骨切除四角融合术
SNAC腕	Ⅰ期	关节炎局限于桡舟关节	桡骨茎突并舟骨远近端切除术、近排腕骨切除术或舟骨切除四角融合术
	Ⅱ期	关节炎累及桡舟关节和舟头关节	近排腕骨切除术或舟骨切除四角融合术
	Ⅲ期	关节炎累及整个桡舟关节、舟头关节和头月关节	舟骨切除四角融合术

SLAC腕Ⅰ期,可行桡骨茎突切除术。SLAC腕Ⅱ期,桡舟关节完全受累,可以考虑行近排腕骨切除术或各种形式的腕关节融合术。关于这两种术式如何选择的问题,需要医生和患者充分沟通,在缓解疼痛的同时,根据患者的个人倾向来选择,是偏重于恢复腕关节活动范围还是偏重于恢复腕部的力量。通常认为,与舟骨切除四角融合术相比,近排腕骨切除术预期可以更好地恢复运动范围,但是可能要牺牲腕部的力量。Wagner等报告了一组45岁以下患者行近排腕骨切除术和舟骨切除四角融合术的11年长期随访结果,两种术式在缓解疼痛和并发症方面没有明显差异,舟骨切除四角融合术后腕关节平均屈伸活动范围是54°,手握力恢复至健侧的65%,而近排腕骨切除术后腕关节平均屈伸活动范围是73°,手握力恢复至健侧的54%。

二、手术方法

患者腕关节炎疼痛明显,非手术治疗无效时,就可以考虑手术治疗。手术沿Lister结节远端做5cm左右的横行切口,或在第4伸肌室表面做纵行切口。切开皮下组织至腕伸肌支持带。锐性剥离伸肌支持带表面尤其是桡侧的软组织,切断从桡浅神经至腕关节的任何小分支,并游离后侧骨间神经,切除其关节支。Z形切开伸肌支持带,辨认拇长伸肌腱和指总伸肌腱,在第3间室和第4间室的间隙进入。切开关节囊时,以桡侧为蒂切取关节囊软组织瓣,并向桡侧翻开。如果关节囊受损,也可从中间纵行切开后分别向两侧翻开,显露舟骨与桡骨远端之间的关节间隙。这时要检查头状骨的关节面软骨受累情况,如果头状骨关节面完好无损,可行近排腕骨切除术(图13-4-3)。

用小骨刀行舟骨截骨后取出舟骨近端,尽量使用咬骨钳小心地咬除舟骨,不要损伤桡舟头韧带。腕关节掌屈,用巾钳夹住月骨向上提拉,切除附着在月骨上的腕关节掌侧韧带。取出月骨后,用巾钳再次夹住三角骨,锐性剥离三角骨尺侧和掌侧附着物,并切除三角骨。最后牵拉增大腕关节间隙,切除剩余部分舟骨。大多数情况下是不需要切除桡骨茎突的。一旦近排腕骨被切除后,头状骨会自动复位到桡骨远端关节面的月骨窝内。有文献主张近排腕骨切除术后行克氏针固定,笔者认

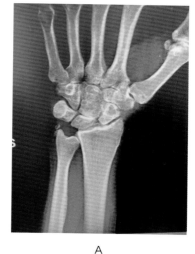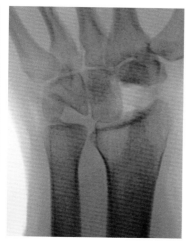

图13-4-3 术中评估头状骨关节面

A. 术前评估为 SLAC 腕 Ⅲ 期，拟行舟骨切除四角融合术 B. 术中评估头状骨关节面尚完整，改行近排腕骨切除术

为如果韧带保留完好，关节囊行紧缩缝合后是不需要内固定的。术后掌侧石膏托固定腕关节于背伸5°～10°位，伤口愈合拆线后去除石膏托，开始使用支具固定，鼓励患者每天拿下支具行关节活动范围及力量的功能锻炼，一般术后康复期在4个月左右。

对于 SLAC 腕 Ⅱ 期，如果头状骨关节面完好，笔者一般优先考虑近排腕骨切除术而不是舟骨切除四角融合术。越来越多的临床医生相信近排腕骨切除术的长期效果优于舟骨切除四角融合术，并且手术适应证也在逐渐放宽。还有报告，当头状骨有<5mm的骨缺损时，取切除后的月骨或三角骨的骨软骨移植，然后行近排腕骨切除术，短期结果满意，但还需要长期大量的随访证明。

三、预期结果和并发症

与所有外科手术一样，都要告知患者存在表浅或深部感染的可能性，但近排腕骨切除术属于清洁级手术，只要围手术期及术中处置得当，感染率很低。Green 综合文献中行近排腕骨切除术的122例患者，手术失败而需要二次腕关节融合术的有12例（约占10%），其中只有4例可以确定合理的病因：2名患者因近排腕骨切除术时没有意识到头月关节已有明显的关节炎表现；1名患者术后发生明显的桡骨茎突撞击症；另1名患者在手术时被无意中切断了关键的桡舟头韧带，是最明显的失败原因。近排腕骨切除术后的预期结果是腕关节恢复到大约70°的活动范围和50%～60%的手握力，虽然一部分患者不能从事重体力劳动，但绝大多数患者术后疼痛缓解程度都是令人满意的，能够重返工作岗位。从患者的长期随访结果来看，影像学证据表明头状骨和桡骨远端关节面的磨损较慢，且大部分上述关节面磨损的患者并没有腕部疼痛的主诉，而是慢慢失去了一些腕关节活动范围。对于主诉有疼痛的患者，也可以通过腕关节融合术来解决。目前比较新的手术方式是二次行骨软骨移植，修复磨损的关节面。在欧洲，外科医生正在使用热解碳材料的假体置换头状骨头部，以避免腕关节融合，也许在数年后，这可能成为一个标准的手术方式。

（阮洪江）

参考文献

［1］WILDER F V，BARRETT J P，FARINA E J．Joint-specific prevalence of osteoarthritis of the hand［J］．Osteoarthritis Cartilage，2006，14（9）：953-957．

［2］EATON R G，GLICKEL S Z．Trapeziometacarpal osteoarthritis. Staging as a rationale for treatment［J］．Hand Clin，1987，3（4）：455-471．

［3］CANTERO T R，VILLAFAÑE J H，VALDES K，et al．Effect of immobilization of metacarpophalangeal joint in thumb carpometacarpal osteoarthritis on pain and function. A quasi-experimental trial［J］．J Hand Ther，2018，3（1）：68-73．

［4］EATON R G，LANE L B，LITTLER J W，et al．Ligament reconstruction for the painful thumb carpometacarpal joint: a long-term assessment［J］．J Hand Surg Am，1984，9（5）：692-699．

［5］LANE L B，EATON R G．Ligament reconstruction for the painful "prearthritic" thumb carpometacarpal joint［J］．Clin Orthop Relat Res，1987，（220）：52-57．

［6］FREEDMAN D M，EATON R G，GLICKEL S Z．Long-term results of volar ligament reconstruction for symptomatic basal joint laxity［J］．J Hand Surg Am，2000，25（2）：297-304．

［7］MARKS M，HENSLER S，WEHRLI M，et al．Trapeziectomy with suspension-interposition arthroplasty for thumb carpometacarpal osteoarthritis: a randomized controlled trial comparing the use of allograft versus flexor carpi radialis tendon［J］．J Hand Surg Am，2017，42（12）：978-986．

［8］AMADIO P C，MILLENDER L H，SMITH R J．Silicone spacer or tendon spacer for trapezium resection arthroplasty—comparison of results［J］．J Hand Surg Am，1982，7（3）：237-244．

［9］BURTON R I，PELLEGRINI V D JR．Surgical management of basal joint arthritis of the thumb. Part II. Ligament reconstruction with tendon interposition arthroplasty［J］．J Hand Surg Am，1986，11（3）：324-332．

［10］KING P J，EGLSEDER W A JR，HOUSE H O．Exterior carpi radialis longus tendinoplasty for thumb basal joint arthritis［J］．Am J Orthop（Belle Mead NJ），2001，30（3）：213-219．

［11］DOWNING N D，DAVIS T R．Trapezial space height after trapeziectomy: mechanism of formation and benefits［J］．J Hand Surg Am，2001，26（5）：862-868．

［12］DAVIS T R，BRADY O，BARTON N J，et al．Trapeziectomy alone, with tendon interposition or with ligament reconstruction?［J］．J Hand Surg Br，1997，22（6）：689-694．

［13］VERMEULEN G M，BRINK S M，SLIJPER H，et al．Trapeziometacarpal arthrodesis or trapeziectomy with ligament reconstruction in primary trapeziometacarpal osteoarthritis: a randomized controlled trial［J］．J Bone Joint Surg Am，2014，96（9）：726-733．

［14］THOMPSON J S．Complications and salvage of trapeziometacarpal arthroplasties［J］．Instr Course Lect，1989，38：3-13．

［15］POMARES G，DELGRANDE D，DAP F，et al．Minimum 10-year clinical and radiological follow-up of trapeziectomy with interposition or suspensionplasty for basal thumb arthritis［J］．Orthop Traumatol Surg Res，2016，102（8）：995-1000．

［16］ZLOTOLOW D A，JACKSON D M，PELLEGRINI V D JR．Interference screw fixation versus Pulvertaft weave in a simulated early-motion suspensionplasty protocol［J］．J Hand Surg Am，2011，36（5）：875-880．

［17］YAO J，CHEAH A E．Mean 5-year follow-up for suture button suspensionplasty in the treatment of thumb carpometacarpal joint osteoarthritis［J］．J Hand Surg Am，2017，42（7）：569.e1-569.e11．

［18］AVANT K R，NYDICK J A，WHITE B D，et al．Basal joint osteoarthritis of the thumb: comparison of suture button versus abductor pollicis longus suspensionplasty［J］．Hand（N Y），2015，10（1）：80-84．

［19］DESAI M J，BROGAN D M，RICHARD M J，et al．Biomechanical comparison of suture-button suspensionplasty and LRTI for basilar thumb arthritis［J］．Hand（N Y），2016，11（4）：438-443．

［20］SONODA L A，JONES N F．Failed suture button suspensionplasty of the thumb carpometacarpal joint salvaged using pyrocarbon arthroplasty［J］．J Hand Surg Am，2017，42（8）：665.e1-665.e4．

［21］SEETHARAMAN M，VITALE M A，DESAI K，et al．Extensor pollicis longus rupture after mini tightrope suspensionplasty

［J］．J Wrist Surg，2016，5（2）：143-146．

［22］MENON J．Arthroscopic management of trapeziometacarpal joint Arthritis of the thumb ［J］．Arthroscopy，1996，12（5）：581-587．

［23］CHUANG M Y，HUANG C H，LU Y C，et al．Arthroscopic partial trapeziectomy and tendon interposition for thumb carpometacarpal arthritis ［J］．J Orthop Surg Res，2015，10：184．

［24］DESMOINEAUX P，DELAROCHE C，BEAUFILS P．Partial arthroscopic trapeziectomy with ligament reconstruction to treat primary thumb basal joint osteoarthritis ［J］．Orthop Traumatol Surg Res，2012，98（7）：834-839．

［25］LANDES G，GASPAR M P，GOLJAN P，et al．Arthroscopic trapeziectomy with suture button suspensionplasty: a retrospective review of 153 cases ［J］．Hand（N Y），2016，11（2）：232-237．

［26］PARK M J，LEE A T，YAO J．Treatment of thumb carpometacarpal arthritis with arthroscopic hemitrapeziectomy and interposition arthroplasty ［J］．Orthopedics，2012，35（12）：e1759-e1764．

［27］COBB T K，WALDEN A L，CAO Y．Long-term outcome of arthroscopic resection arthroplasty with or without interposition for thumb basal joint arthritis ［J］．J Hand Surg Am，2015，40（9）：1844-1851．

［28］ADAMS J E．Does arthroscopic débridement with or without interposition material address carpometacarpal arthritis? ［J］．Clin Orthop Relat Res，2014，472（4）：1166-1172．

［29］JIMÉNEZ D V，CECILIA L D，PORRAS M M，et al．Arthrodesis of the thumb carpometacarpal joint using a quadrangular plate: surgical technique and long-term results of 70 patients ［J］．Eur J Orthop Surg Traumatol，2017，27（7）：909-915．

［30］SPEKREIJSE K R，SELLES R W，KEDILIOGLU M A，et al．Trapeziometacarpal arthrodesis or trapeziectomy with ligament reconstruction in primary trapeziometacarpal osteoarthritis: a 5-year follow-up ［J］．J Hand Surg Am，2016，41（9）：910-916．

［31］HIPPENSTEEL K J，CALFEE R，DARDAS A Z，et al．Functional outcomes of thumb trapeziometacarpal arthrodesis with a locked plate versus ligament reconstruction and tendon interposition ［J］．J Hand Surg Am,2017,42（9）：685-692．

［32］FORSETH M J，STERN P J．Complications of trapeziometacarpal arthrodesis using plate and screw fixation ［J］．J Hand Surg Am，2003，28（2）：342-345．

［33］KAZMERS N H，HIPPENSTEEL K J，CALFEE R P，et al．Locking plate arthrodesis compares favorably with LRTI for thumb trapeziometacarpal arthrosis: early outcomes from a longitudinal cohort study ［J］．HSS J，2017，13（1）：54-60．

［34］TÄGIL M，KOPYLOV P．Swanson versus APL arthroplasty in the treatment of osteoarthritis of the trapeziometacarpal joint: a prospective and randomized study in 26 patients ［J］．J Hand Surg Br，2002，27（5）：452-456．

［35］TAYLOR E J，DESARI K，D´ARCY J C，et al．A comparison of fusion, trapeziectomy and silastic replacement for the treatment of osteoarthritis of the trapeziometacarpal joint ［J］．J Hand Surg Br，2005，30（1）：45-49．

［36］LURIA S，WAITAYAWINYU T，NEMECHEK N，et al．Biomechanic analysis of trapeziectomy, ligament reconstruction with tendon interposition, and tie-in trapezium implant arthroplasty for thumb carpometacarpal arthritis: a cadaver study ［J］．J Hand Surg Am，2007，32（5）：697-706．

［37］ZSCHÖCK H A，REIK M，WÖLFLE O，et al．Treatment of basal joint osteoarthritis by Swanson´s trapezium implant arthroplasty ［J］．Handchir Mikrochir Plast Chir，2015，47（1）：7-16．

［38］NILSSON A，LILJENSTEN E，BERGSTRÖM C，et al．Results from a degradable TMC joint Spacer (Artelon) compared with tendon arthroplasty ［J］．J Hand Surg Am，2005，30（2）：380-389．

［39］JÖRHEIM M，ISAXON I，FLONDELL M，et al．Short-term outcomes of trapeziometacarpal artelon implant compared with tendon suspension interposition arthroplasty for osteoarthritis: a matched cohort study ［J］．J Hand Surg Am，2009，34（8）：1381-1387．

［40］BLOUNT A L，ARMSTRONG S D，YUAN F，et al．Porous polyurethaneurea (Artelon) joint spacer compared to trapezium resection and ligament reconstruction ［J］．J Hand Surg Am，2013，38（9）：1741-1745．

［41］AGOUT C，ARDOUIN L，BELLEM è re P．A ten-year prospective outcome study of Pi2 pyrocarbon spacer arthroplasty in carpometacarpal joint osteoarthritis ［J］．Hand Surg Rehabil，2016，35（4）：255-261．

［42］VITALE M A，HSU C C，RIZZO M，et al．Pyrolytic carbon arthroplasty versus suspensionplasty for trapezial-metacarpal arthritis ［J］．J Wrist Surg，2017，6（2）：134-143．

［43］KOLLIG E，WEBER W，BIELER D，et al．Failure of an uncemented thumb carpometacarpal joint ceramic prosthesis ［J］．J Hand Surg Eur Vol，2017，42（6）：599-604．

［44］DEUTCH Z，NIEDERMEIER S R，AWAN H M．Surgeon preference, influence, and treatment of thumb carpometacarpal arthritis ［J］．Hand（N Y），2018，13（4）：403-411．

［45］WOLF J M，DELARONDE S．Current trends in nonoperative and operative treatment of trapeziometacarpal osteoarthritis: a survey of US hand surgeons ［J］．J Hand Surg Am，2012，37（1）：77-82．

［46］WAJON A，CARR E，EDMUNDS I，et al. Surgery for thumb (trapeziometacarpal joint) osteoarthritis ［J］. Cochrane Database Syst Rev，2009，(4)：CD004631.

［47］CALANDRUCCIO J H，GELBERMAN R H，DUNCAN S F，et al. Capitolunate arthrodesis with scaphoid and triquetrum excision ［J］. J Hand Surg Am，2000，25 (5)：824-832.

［48］CLENDENIN M B，GREEN D P. Arthrodesis of the wrist-complications and their management ［J］. J Hand Surg Am，1981，6 (3)：253-257.

［49］CULP R W，MCGUIGAN F X，TURNER M A，et al. Proximal row carpectomy: a multicenter study ［J］. J Hand Surg Am，1993，18 (1)：19-25.

［50］FITZGERALD J P，PEIM C A，SMITH R J. Distraction resection arthroplasty of the wrist ［J］. J Hand Surg Am，1989，14 (5)：774-781.

［51］KNIRK J L，JUPITER J B. Intra-articular fractures of the distal end of the radius in young adults ［J］. J Bone Joint Surg Am，1986，68 (5)：647-659.

［52］WATSON H K，BALLET F L. The SLAC wrist: scapholunate advanced collapse pattern of degenerative arthritis ［J］. J Hand Surg Am，1984，9 (3)：358-365.

［53］WAGNER E R，WERTHEL J D，ELHASSAN B T，et al. Proximal row carpectomy and 4-corner arthrodesis in patients younger than age 45 years ［J］. J Hand Surg Am，2017，42 (6)：428-435.

［54］GREEN D P，PERREIRA A C，LONGHOFER L K. Proximal row carpectomy ［J］. J Hand Surg Am，2015，40 (8)：1672-1676.

［55］IMBRIGLIA J E，BROUDY A S，HAGBERG W C，et al. Proximal row carpectomy: clinical evaluation ［J］. J Hand Surg Am，1990，15 (3)：426-430.

［56］INGLIS A E，JONES E C. Proximal-row carpectomy for diseases of the proximal row ［J］. J Bone Joint Surg Am，1977，59 (4)：460-463.

［57］PFAEFFLE J，BLANKENHORN B，STABILE K，et al. Development and validation of a computed tomography-based methodology to measure carpal kinematics ［J］. J Biomech Eng，2005，127 (3)：541-548.

［58］TOMAINO M M，MILLER R J，COLE I，et al. Scapholunate advanced collapse wrist: proximal row carpectomy or limited wrist arthrodesis with scaphoid excision? ［J］. J Hand Surg Am，1994，19 (1)：134-142.

［59］MARCUZZI A，OZBEN H，RUSSOMANDO A. The use of a pyrocarbon capitate resurfacing implant in chronic wrist disorders ［J］. J Hand Surg Eur Vol，2014，39 (6)：611-618.

［60］BELLEMÈRE P，MAES C C，LOUBERSAC T，et al. Pyrocarbon interposition wrist arthroplasty in the treatment of failed wrist procedures ［J］. J Wrist Surg，2012，1 (1)：31-38.

第 十 四 章

关节置换术

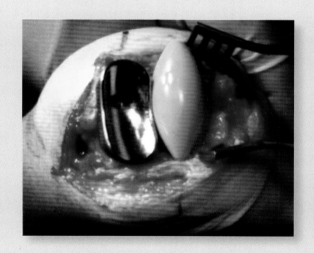

第一节
近指间关节和掌指关节置换术

近指间关节和掌指关节置换术多用于骨关节炎和类风湿性关节炎患者。相对而言，这两类患者关节周围软组织条件相对较好，术后疼痛和关节活动度改善明显。

Swanson 于 20 世纪 60 年代设计了一种弹性的铰链式假体，治疗结果较关节成形术更为可靠。这种硅胶假体可起到内部支具的作用，植入后不仅可以保持力线，还可以刺激局部组织产生类似关节囊样组织包裹假体。可弯曲的假体柄在髓腔内滑动，假体本身及瘢痕组织共同提供关节的稳定性及力线，同时允许一定范围的活动。1975 年，出现了改进型硅胶弹性体，其抗磨损能力提高 4 倍。目前临床上所用的硅胶假体研发于 20 世纪 80 年代，该假体是增加了抗疲劳/裂隙的扩展阻力的假体。

除弹性假体外，临床上还有另外两种假体，分别是金属的铰链型假体和第三代假体。最早用于手部关节置换的铰链型假体是较简单的单轴假体，后来逐渐进化为多轴假体。材料有金属、陶瓷及多聚体成分。金属铰链型假体早期的临床结果尚满意，但晚期的畸形复发、脱位及松动也限制了该型假体的应用。第三代假体包括表面置换型假体及弹性铰链型假体，以及最近研究较多的碳纤维掌指关节假体。碳纤维掌指关节假体以一个无限制的互相咬合的半球状头部沟槽和偏斜的杆部来重建骨关节结构，假体本身是各向同性碳纤维涂层的石墨基底，其抗磨损特性类似于陶瓷，因而强度更高，持久性更好。但该型假体对关节周围韧带以及肌肉的条件要求比较苛刻，软组织条件对于保持关节稳定性及手术最终成功至关重要，因此该型关节表面置换对于类风湿性关节炎患者有一定的局限性。

弹性铰链型假体是目前最常用的近指间关节和掌指关节假体，该型假体置换手术简单，价格合理。目前有三种弹性假体可供选择：Swanson 假体、SBI（small bone innovation）弹性假体以及 Neuflex假体。上述三种假体的手术方法基本相同，下面以掌指关节弹性假体置换术为例，介绍弹性铰链型假体的手术置换方法。

一、适应证

掌指关节疼痛明显，屈伸活动范围<30°。

二、手术方法

具体步骤如下（图14-1-1）。

1. 切口的选择。单关节置换为掌指关节背侧纵行切口，多关节置换为掌指关节背侧横行切口。

2. 掀起皮瓣，显露伸肌腱，切开尺侧矢状束，并向桡侧牵开伸肌腱。纵行切开关节囊，显露掌指关节。

3. 近端截骨。

（1）截骨部位：掌骨头截骨部位在侧副韧带起点以远，掌骨头最宽处，保留完整侧副韧带。

（2）截骨方向：垂直掌骨轴线，并掌倾5～10°，以防止术后假体背侧脱位。

4. 远端截骨。

（1）截骨部位：近节指骨基底仅截平关节面，并切除关节软骨。

（2）截骨方向：垂直近节指骨轴线。

5. 截骨后关节检查。牵开关节时，截骨后间隙1cm；轴向挤压关节时，骨面能够接触。

6. 放置假体（Swanson弹性假体）。

（1）扩髓：确定手指的轴线，并牢靠固定手指。手持扩髓器，按照手指轴线扩髓。示、中、小指从近节指骨开始扩髓，由2号开始，依次增加直径进行扩髓；掌骨髓腔也扩至相同的直径。环指掌骨髓腔较细，因此掌骨髓腔直径决定了所用假体的型号。从掌骨开始扩髓，近节指骨髓腔也扩至相同的直径。

（2）放置假体试模：关节间隙内放置假体试模，并屈伸活动掌指关节，确定假体型号合适并且无假体脱位。

（3）安装金属衬垫：紧密地安装金属衬垫，防止假体磨损。

（4）放置假体：用无齿镊夹持假体，放置于关节间隙内。

7. 牢固缝合关节囊。

8. 修复尺侧矢状束，保持伸肌腱位于关节背侧中央。

9. 缝合切口，术毕石膏掌托固定掌指关节于伸直位。

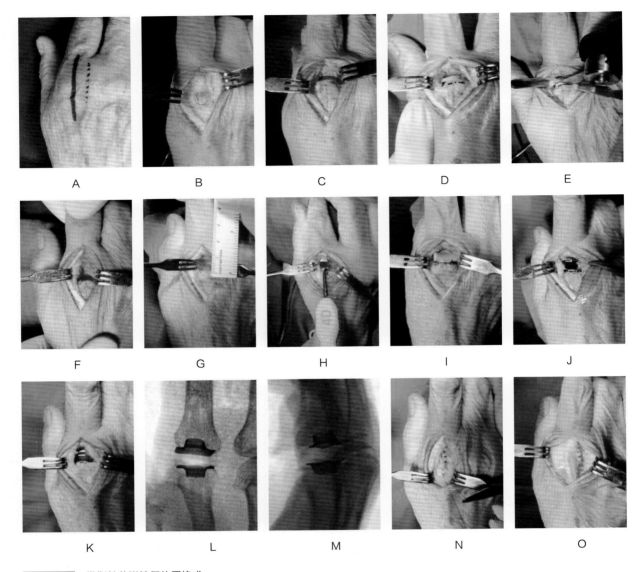

图 14-1-1 掌指关节弹性假体置换术

A. 掌指关节背侧纵行切口　B. 切开尺侧矢状束，向桡侧牵开伸肌腱，可见背侧关节囊破损　C. 纵行切开关节囊，充分显露掌指关节　D. 掌骨头截骨线　E、F. 微型摆锯截除掌骨头，切除近节指骨基底的关节软骨　G. 放置假体前掌指关节间隙宽度约1cm　H. 近节指骨扩髓，确定型号后行掌骨扩髓　I. 放入假体试模，检查假体是否稳定　J 放置金属衬垫　K. 放置假体　L、M. 透视检查金属衬垫和关节的位置　N. 牢固缝合背侧关节囊　O. 修复尺侧矢状束，保持伸肌腱位于背侧中央

三、术后处理

1. 术后2周内，石膏掌托或支具固定掌指关节于伸直位。

2. 术后4周，掌指关节背侧伸直位弹性支具固定。支具保护下掌指关节主动屈曲、被动伸直。

3. 术后6周，开始非持重的屈伸功能锻炼。

（杨勇）

腕掌关节置换术

当腕掌关节出现严重病变，包括骨关节炎、创伤性关节缺损等情况时可考虑关节置换术，但也仅限于拇指腕掌关节。理论上关节置换术保留了拇指序列的骨性基础，不需取自体移植物，技术操作简单、快捷，缺点是靠韧带重建来稳定关节难度较大，有再次脱位的风险，长期随访效果差，因此腕掌关节置换术在临床上应用并不广泛。由于第2～5腕掌关节活动度不大，出现病变需手术干预时往往选择关节融合术进行处理，无须行关节置换术，目前未见有第2～5腕掌关节置换的文献报告。

一、适应证

有症状的拇指腕掌关节骨关节炎即有手术的指征。拇指腕掌关节骨关节炎的确切发病因素尚不明确，大致与退变、劳损、创伤有关，病理机制为关节软骨面的退行性改变，严重者形成骨赘而引起关节的研磨样疼痛。多见于中老年女性，可造成关节疼痛、半脱位、拇指内收畸形及无力，严重影响手的功能。诊断主要依据临床表现和X线片检查。根据X线的表现可将拇指腕掌关节骨关节炎分为4期：Ⅰ期，关节轮廓正常，由于关节韧带松弛或关节积液，可能使关节间隙增宽；Ⅱ期，关节间隙轻度狭窄，软骨下骨质稍有硬化，可出现2mm以下的骨赘或游离体，舟骨大多角骨关节正常；Ⅲ期，关节间隙明显狭窄或消失，伴有囊性变、骨硬化和2mm以上的游离体，有不同程度的半脱位，但舟骨大多角骨关节不受累；Ⅳ期，关节间隙完全消失，形成大的骨赘及明显的软骨下硬化，伴有舟骨大多角骨关节的骨关节炎改变。临床症状的严重程度并不一定与分期相一致，其中Ⅱ期、Ⅲ期为关节置换术的相对适应证，Ⅰ期、Ⅳ期则为绝对禁忌证。

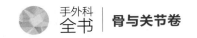

二、手术方法

由于Swanson硅胶大多角骨假体植入后会发生严重的晚期并发症，如假体脱位、断裂、假体周围腕骨磨损、囊性变以及硅胶性滑膜炎等，因此限制了它的应用。虽然Swanson在1985年开始使用钛制假体，105例患者随访效果满意，但少有其他学者的报告。有学者报告拇指腕掌关节置换术后16年完好率为72%～89%，但有12%～25%的翻修率，且目前使用的球窝关节的动力学与拇指腕掌关节不同，不适合拇指腕掌关节的置换。近期Semere等报告了一组较长期假体应用的随访病例（51例64指），表明在行羟基磷灰石涂层假体置换术10年后，仍有91%的假体在位，这其中70%的患者X线检查有异常表现，但由于症状轻微或无症状，无须手术干预，总体效果满意。

不同假体的置换手术方法大致相似：采用臂丛神经阻滞麻醉或全身麻醉，取拇指腕掌关节背侧入路，逐层切开，直至关节囊。用骨凿去除大多角骨远端关节面约2mm，在第1掌骨基底及大多角骨背侧凿出2个凹槽，目的是使植入的假体能与周围骨面相平，并与骨松质直接接触。假体置入关节成形后的腔隙内用骨锚钉或骨松质钉固定，关节囊包埋假体后缝合加强，闭合切口。拇指石膏外固定，5周后关节开始逐渐功能锻炼。

三、术后并发症及处理

（一）桡神经感觉支损伤

术者需熟知手术部位局部解剖，术中小心分离，轻柔牵拉。如果术中损伤，需要及时修复。

（二）医源性掌骨基底骨折

术中小心操作，骨凿的切缘尽量远离拇指腕掌关节。如出现骨折，需要给予相应的固定。

（三）假体松动及脱出

术中假体须牢靠固定，关节囊紧密缝合。如有脱出，需要行翻修手术或改行关节成形术或融合术。

综上所述，拇指腕掌关节原发性骨关节炎为关节置换术的适应证，但在目前的文献报告中其应用是有争议的，远较关节成形术的应用为少，其主要原因为关节置换术后早期出现的无菌性松动及关节半脱位导致的高失败率（＞50%），使术后早期不得不去除假体，少有长期随访的报告。有些学者的观点是：在目前阶段应用关节置换术并非不可以，但应该慎重，毕竟该技术尚未成熟，而且有报告采用其他类似的手术比如关节成形术，也可以取得相似的效果。

（李秀忠）

全腕关节置换术

　　腕关节是人体上肢最为复杂和重要的关节之一，正常手功能的维持依赖于腕关节良好的灵活性与稳定性。腕关节疾病临床上比较多见，类风湿性关节炎和创伤性关节炎等均可累及腕关节，表现为腕关节疼痛、畸形、活动受限以及不同程度的功能障碍，严重影响患者的日常生活。对于晚期病例，从理论上讲，随着医学和科技的发展，全腕关节置换术既可缓解疼痛，又能改善腕关节功能，是当前对腕关节活动有特殊要求或对关节功能要求高的患者最合适的选择，但由于存在假体寿命有限，术后软组织不平衡、脱位、粘连等不足，总体来说其应用并不广泛。

　　1890年6月9日，德国的Themistocles Gluck教授在柏林为1例腕关节结核的患者做了象牙全腕关节置换术，由于结核感染，结果失败了。尽管如此，随着技术、方法及人工腕关节的不断改进，人工腕关节置换术开始了其漫长的发展历程，其应用逐渐广泛，Themistocles Gluck也因此被誉为骨与关节外科假体研究的先驱者。

　　现代的人工全腕关节可追溯到1962年Swanson设计的假体（图14-3-1），该假体为一种由桡骨端、腕骨端的两个柄及中间柔韧的硅树脂铰链组成，用于替代类风湿性关节炎、创伤性关节炎、退行性关节炎的桡腕关节。虽然Kistler等经长期随访研究发现，硅胶假体植入后出现的并发症较多，主要包括假体沉降、骨质吸收、异物肉芽肿及腕关节周围巨大囊性变等，但Swanson硅胶假体的出现仍为腕关节炎的外科治疗提供了除腕关节融合术以外的选择，为现代人工腕关节的设计与发展奠定了重要的基础。

　　由于一体式设计的硅胶假体易断裂，改进的人工腕关节将桡骨组件与腕骨组件分开设计成球窝式或半球形铰链式。Meuli设计的球窝式人工全腕关节（图14-3-2）及Volz设计的半环式人工腕关

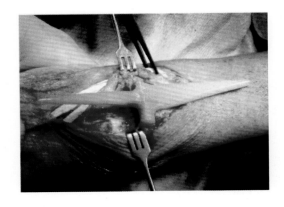

图 14-3-1 Swanson 腕关节假体

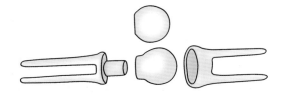

图 14-3-2 球窝式人工全腕关节示意图

节（图 14-3-3）均包括远端组件和近端组件，远端组件设计有两个可插入固定于第 2、3 掌骨髓腔内的分叉状柄。这两种假体在术后早期均可有效缓解疼痛，并在改善腕关节活动方面疗效显著，但术后晚期均易出现严重的关节变形、不平衡、脱位等问题。随后，Meuli 改进了最初设计的假体，MWP Ⅲ型人工全腕关节（图 14-3-4）问世。该假体由钛、铝、铌合金制成，关节球表面衬以钛的氮化物，球窝由超高分子聚乙烯制成。改进后的假体具有更好的平衡性，但术后晚期假体组件松动现象依然是较普遍的并发症。

为了改善人工腕关节的稳定性，解决术后易脱位的问题，设计上的改进措施包括：采取偏置设计，使人工关节在屈伸和尺桡偏方向上的活动更加接近正常腕关节；使用螺钉，将腕骨组件更加稳定地固定在腕骨上；使用超高分子聚乙烯材料的球形关节面，以提高关节稳定性等。这类假体包括 Trispherical 人工全腕关节、Biaxial 人工全腕关节和 Universal 人工全腕关节等。

最新一代的人工腕关节如 Universal Ⅱ型人工全腕关节、Re-Motion 人工全腕关节、Maestro 人工全腕关节等已率先在欧洲使用（图 14-3-5）。它们在设计上将腕骨组件通过螺钉固定于腕骨上，并且在非骨水泥固定的假体表面采用多孔涂层以获得更好的骨长入。相比之前大部分采用骨水泥固定的假体，采用非骨水泥固定方式的假体提高了耐用性，并且可降低翻修时对骨质的破坏程度。

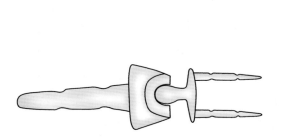

图 14-3-3 半环式人工腕关节示意图

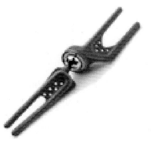

图 14-3-4 MWP Ⅲ型人工全腕关节

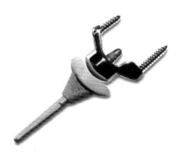

图 14-3-5 Maestro 人工全腕关节

一、适应证

类风湿性关节炎引起的疼痛、畸形及功能障碍是最主要的手术适应证。除非患者的工作、生活对腕关节活动有特殊需要，在一般情况下，对退行性关节炎及创伤性关节炎宜采用较为保守的方法，如关节融合术等。如有桡侧腕伸肌功能缺失，预计无法修复时，应放弃该手术。在有局部骨质严重缺失以及化脓性关节炎病史时，尽量不要采用全腕关节置换术。

近年来随着新型假体的出现，全腕关节置换术逐渐成熟，适应证也越来越广，包括上肢多个关节受累、对保留腕关节活动有特殊要求的患者和两侧腕关节均受累或肩肘关节同时受累的类风湿性关节炎患者。

创伤后腕关节炎患者多为年轻人，但并非全腕关节置换术的合适人选，因为这部分人的腕关节常常要承受比较大的应力。与此类似，骨关节炎患者如果对生活方式要求较高，也不是理想的人选。有高度反应性滑膜炎的类风湿性关节炎患者出现严重的骨侵蚀或关节过度松弛、假体不稳定和松弛的可能性较大，最好采用关节融合术。另外，肌腱断裂、畸形严重或有神经源性功能障碍也是全腕关节置换术的禁忌证。

综上所述，全腕关节置换术的适应证：①手的功能尚好，或有手术恢复的可能；②X线片上腕骨广泛破坏，有足够的骨块固定假体；③肘关节功能基本良好；④背侧腕伸肌功能基本良好；⑤腕背部皮肤完好无损，最好有一些皮下脂肪，关节没有感染性病变；⑥病变导致明显疼痛和功能障碍，患者愿意合作；⑦术后不需从事重体力劳动。禁忌证包括：①活动性风湿病患者；②年轻患者，特别是骨骺尚未闭合者；③重体力劳动者；④关节有感染灶或近期有感染史的患者；⑤伴有难以重建的手部功能障碍，估计行腕关节置换术后无助于功能改善者。

二、手术方法

尽管因假体设计不同手术方法有所不同（具体可参照假体安装说明），全腕关节置换术的基本步骤比较接近。可参考如下步骤：取腕背部正中直切口，依次切开皮肤及皮下组织，直至伸肌支持带，注意保护尺神经和桡神经的感觉支。于腕背侧伸肌支持带尺侧Z形切断支持带，将支持带向桡侧分离牵开，显露腕背侧伸肌腱。在第3、4伸肌腱间室之间游离，分别向尺侧、桡侧牵开指伸肌腱及拇长伸肌腱，显露腕关节背侧关节囊。如有必要，可行伸肌腱鞘切除术。桡侧腕短伸肌必须保持完整，桡侧腕长伸肌应该功能完好。将关节囊作U形切开，形成一个矩形关节囊筋膜瓣，并将其向远端的基部逆行掀起，显露腕关节。最大限度地屈腕，以暴露关节面，必要时可行桡腕关节和桡尺远侧关节滑膜切除术。如果存在桡尺关节炎或桡骨远端破坏严重，可行尺骨头切除术。自Lister结节桡侧距桡骨背侧边缘5mm处插入导向杆，透视确认导向杆放置在髓腔中心位置。然后安装试模，确定截骨平面并完成桡骨截骨。再次插入导向杆，并以扩髓器扩髓，装好试模。如果舟骨和三角骨因为活动而妨碍腕骨截骨，则以克氏针固定。月骨可以用锐性分离法去除，也可以用咬骨钳咬除。用电钻在头状骨中央打孔，安装导向杆和试模，准确定位后截除约1mm厚的部分钩骨、头状骨以及约一半的舟骨、三角骨。装上试模并打孔固定。装上的假体关节应该是稳定的，并且能够进行屈伸各35°的活动。在活动中假体松紧应该适中。在放置正式假体前，应在桡骨截骨面的背侧钻3个小孔，以3-0聚酯线穿过小孔以备用。截除的腕骨碎片塞入残余腕骨之间的空隙，以获得关节内融合的效果。然后安装正式假体，用桡骨下端背侧的3根缝线缝合关节囊。最后修复伸肌支持带，表面覆盖桡侧腕长、短伸肌腱和拇长伸肌腱，彻底止血后关闭切口。石膏托外固定，3天后在医生指导下开始无负荷的功能锻炼，2周后拆线，4周后开始逐渐负荷，行功能锻炼。术后应避免有害应力和强度过大的运动。

（一）术前评估和准备

术前应对患者进行功能评估，了解患者详细的活动情况，包括家庭环境、爱好和娱乐。对于那些无法忍受三期支具制动的患者，应该考虑行保留关节的术式。风湿性关节炎患者还应该进行包括颈椎在内的全面的术前评估。拍摄清晰的腕关节正侧位片，仔细测量并确定关节活动的旋转中心。在前后位X线片上，桡骨部假体不应超过桡骨茎突的边缘，腕骨部假体不应超过腕骨截骨线2mm。为了降低感染和创面延迟愈合的风险，术前应暂停使用免疫抑制剂。为减少术中和术后的出血量，术前10天和术后5天内应停用或减少非甾体抗炎药的剂量。

影像学评估还包括评价骨和关节的质量、腕骨被侵蚀和破坏的程度、尺骨腕部的移位状况、掌骨的半脱位和桡尺远侧关节的脱位等情况。麻醉方法一般选用臂丛神经阻滞麻醉，取仰卧位，在止血带控制下进行手术。

（二）手术技术（Universal Ⅱ型假体）

经腕背侧正中纵行切口切开，将伸肌支持带和第4伸肌鞘管内的肌腱牵向尺侧，第2和第3伸肌鞘管牵向桡侧。确认桡骨远端和桡腕关节的背侧关节囊，并将关节囊掀起（图14-3-6）。

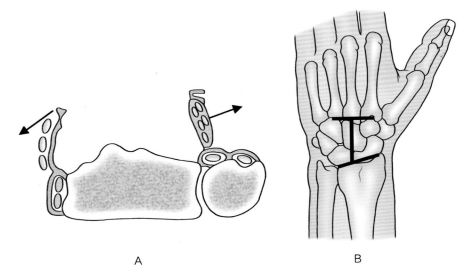

图 14-3-6 沿第3掌骨切开，向远、近端延伸，以利于腕关节的显露

A. 掀起第4伸肌鞘管，行腕关节融合 B. 掀起背侧关节囊

可以使用两种方法，反T形切口切开，形成两个基底在远端的筋膜瓣；或者从桡骨边缘掀开背侧桡月三角韧带，形成基底在尺侧的筋膜瓣。沿着腕骨间背侧韧带的远端边缘切开，并将其从桡侧分离，保留其尺侧在钩骨和三角骨上的止点。保留关节囊的目的是覆盖假体，并在假体和伸肌腱之

间提供一层组织。切除舟骨近端1/2、月骨和三角骨。在切除舟骨近端以及测量腕侧假体大小时，用针将舟骨远端与远排腕骨临时固定会有帮助。桡骨远端用于检查是否存在骨缺损，尤其是月骨窝。经桡骨的桡背侧在Lister结节下方5mm、沿着Lister结节走行打入一枚中央导针。透视确认在矢状面和冠状面导针的置入位置均与皮质平行。沿中央导针插入截骨导向器，临时克氏针固定桡骨侧导向器，然后切除桡骨远端（图14-3-7）。再次插入髓内导针，以允许插入空心锉扩髓（图14-3-8）。然后插入合适大小的桡骨侧假体试模。

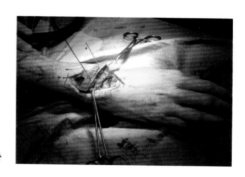

图 14-3-7 导向器植入，桡骨远端截骨

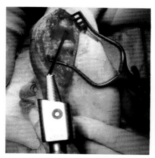

图 14-3-8 空心锉扩髓

A

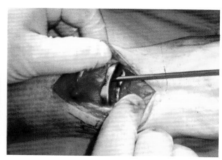

B

做完桡骨准备后，可行远端假体准备。使用导向器经头状骨的头部打入克氏针至第3掌骨，再次透视确认克氏针位于第3掌骨和头状骨内，并且矢状面和冠状面上对线良好（图14-3-9）。

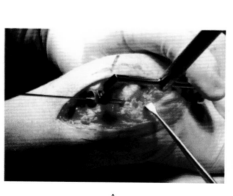

A

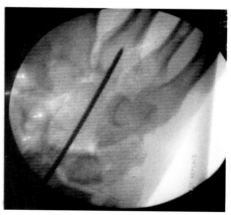

B

图 14-3-9 远端假体准备

经导针插入空心钻，至合适的深度后移除导针和空心钻。远端对线导向器插入钻孔处。放置截骨导向器，克氏针临时固定（图14-3-10）。

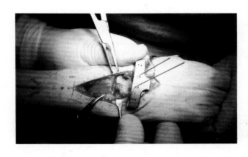

图14-3-10 放置远端截骨导向器

透视确认截骨导向器的位置后，去除恰当量的头状骨头部和剩下的舟骨。如果需要的话，可去除部分钩骨。移除导向器后插入远端假体试模（图14-3-11）。

掌骨对线导向器置于第2掌骨来引导螺钉经接骨板拧入第2掌骨。类似地将对线导向器置于第4掌骨来引导钩骨螺钉的置入（图14-3-12）。螺钉必须位于钩骨内但不能穿过第4腕掌关节（可活动）。

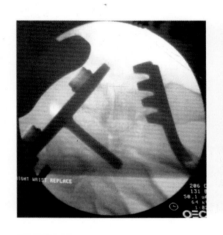

图14-3-11 截骨后置入试模

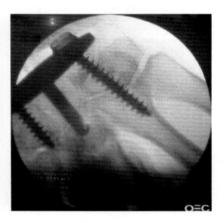

图14-3-12 拧入第2掌骨螺钉和钩骨螺钉

放入聚乙烯中央部件，评估活动范围和关节稳定性。评估轴向分离尤为重要，以确认关节不会过度松弛而导致脱位。远端假体有标准的尺寸，这样可以获得合适的张力。如果假体太大影响伸直，应采用小一点的假体。如果无法做到，必须去除2mm的桡骨远端。当假体大小满意后，移除试模，置入最终的假体（图14-3-13）。

可以使用或不使用骨水泥安置假体。融合远排腕骨来支持腕骨侧假体接骨板。确认活动范围，尤其是背伸范围足够后关闭切口。关闭关节囊，检查各伸肌腱。如果总伸肌腱中置并对线核实后，关闭浅筋膜和皮肤。如果肌腱有偏向假体长轴尺侧的倾向，应该恰当地中置肌腱以平衡假体（见后面的叙述）。

石膏固定2周后拆线，并开始控制下的早期活动，包括屈伸活动以及桡尺偏活动。3个月时，腕关节的活动范围恢复并处于平台期。

允许腕骨间一定度数的旋后和旋前。Universal Ⅱ型假体无法吸收腕骨的旋转，许多类风湿性关

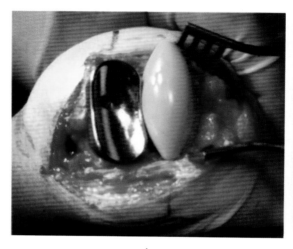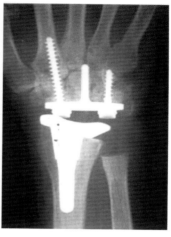

A   B

图 14-3-13 置入聚乙烯中央部件，评价关节稳定性，置入最终假体

节炎患者需要腕骨间一些度数的旋后、旋前活动以适应较差的前臂旋转活动。另外，行再活动假体准备和放置时，常保留桡骨的关节缘，这样就保留了关节囊的附着点。活动范围的期望值为掌屈20°，背伸30°～40°，桡尺偏范围为25°。偶尔见到的类风湿性关节炎患者，其桡骨远端关节面明显变形，可使得再活动假体的放置更加困难。

患者和物理治疗师应注意假体置换存在的潜在风险。术中应仔细操作，使用截骨导向器进行精确的骨准备，重要的是术中应反复透视拍片确保正确的对线，尽可能减少早期和中期的机械性失效。

（三）手术要点（Universal Ⅱ型假体行全腕关节置换术）

1. 适应证

（1）全腕关节融合（包括桡腕关节和腕中关节融合）的低要求患者。

（2）既往有限融合失败者。

（3）类风湿性关节炎和其他炎性关节病或关节畸形患者，合并腕骨尺侧移位不稳定。

（4）SLAC 模式低要求的老年关节炎患者。

（5）腕骨缺血性坏死的患者。

2. 技术要点

（1）术前仔细评估腕管综合征的症状，即使症状轻微，术中也应同时行松解手术。

（2）以术前的影像学摄片作为模板，指导选择合适大小的假体。

（3）如果难以掀起包含第4伸肌腱鞘管的连续的关节囊骨膜管，无法获得良好的显露时，可以松解第4伸肌腱鞘管，游离出肌腱，并牵向尺侧。

（4）打开关节囊时能否看见整个桡骨远端非常重要，有时伸肌腱会妨碍视野。

（5）显露桡骨远端并游离第1伸肌腱鞘管。

（6）去除近排腕骨、舟骨的近端1/2以及三角骨的一部分，以显露桡骨远端和远排腕骨。

（7）术中摄片检查桡骨导针在矢状面和冠状面的对线情况。

（8）测量3次，进行1次截骨。

（9）对于尺骨移位的类风湿性关节炎患者，去除部分桡骨茎突有利于对线。

（10）摄片检查桡骨侧假体的插入。

（11）摄片检查腕骨导针的对线情况。

（12）远排腕骨的准备包括中央栓和螺钉的精确放置。

（13）为确保远端假体的稳定，必须行腕骨间融合术。

（14）骨水泥固定是一种选择。

（15）目标活动范围是背伸40°、掌屈20°、桡偏10°和尺偏15°。

3. 易犯的错误

（1）关节过度填塞会导致活动明显受限。

（2）如果月骨窝前唇的去除和处理失败，并且腕关节仍处于正常位置，将导致急性腕管综合征。

（3）不论哪种假体类型，月骨窝缺损往往会造成对假体的不良支撑。

（4）术前侧位片显示腕关节极度掌侧半脱位以及桡尺侧腕伸肌腱断裂，都是全腕关节置换术的禁忌证。

（5）在完成手术关闭伤口前，必须拍X线片确认尺骨头和桡骨侧假体间不可能有碰撞。

4. 术后护理

（1）大量敷料包扎制动3～5天。

（2）支具制动10～14天。

（3）在治疗师的指导下开始主动、轻柔的锻炼计划4～6周，为了达到舒适的目的，在锻炼期间应使用支具固定。

（4）6～8周时增加活动量，但避免重复的强力活动（如敲锤等），并避免重的体力活动和接触性运动。

（5）进一步的术后护理包括鼓励患者早期行有计划的、渐进的、有目的的、结构性的康复锻炼，鼓励他们获得适合他们生活方式的活动范围。

5. 人工关节的保护　告诉患者避免有压力的和不连贯的活动，对于假体的长期生存是至关重要的。

6. 需要告诉患者的其他事宜　炎性关节病患者行腕关节置换术可以很好地缓解疼痛，但试图恢复正常的活动范围是不适宜的，因为这会增加脱位的风险。腕关节活动范围的期望值为背伸25°～35°、掌屈30°～40°、桡偏10°和尺偏15°。对于患有严重类风湿性关节炎的患者，活动范围会比期望的差，但获得的活动范围对于改善日常活动能力很有意义。术后恢复期为6～8周，但直到假体植入术后1年，腕关节仍会继续改善。假体置入中期（1～5年）存在不稳定的风险，假体松动的发生率取决于时间和活动水平。目前尚没有骨关节炎患者行Universal Ⅱ型假体置换术的长期随访结果。

三、术后并发症及处理

全腕关节置换术最常见的并发症是软组织不平衡、关节不稳定、假体松动和感染。

(一)软组织不平衡

软组织不平衡在球窝型假体和铰链型假体中很常见，主要因肌腱损伤、腕骨高度改变或假体位置不当引起，可造成腕关节屈曲和尺偏畸形。术后出现尺偏畸形者，可试行尺侧腕屈肌腱切断和（或）将尺侧腕屈肌腱止点移位至第3掌骨或第4掌骨。术中截骨时可保留三角骨的完整性，在术后形成骨挡以预防腕关节尺偏的发生。新一代假体改良了设计，在桡尺骨方向上关节面较宽，从而减少了软组织不平衡的发生。

(二)关节不稳定

关节不稳定主要是由于软组织不平衡和（或）关节松弛造成的，非限制性关节接触面小，更易脱位。新一代假体在不限制关节活动的情况下增大了接触面，以提高关节的稳定性。关节不稳定可以有许多办法补救，如重建关节囊、更换加厚的关节面及重新植入假体等。若关节不稳是无法控制的滑膜炎造成的，就应行关节融合术。

(三)假体松动

假体松动一般发生在假体腕骨部分。新一代假体结合了腕骨间融合术，增加了对假体腕骨部的支撑，从而减少了松动的发生。严重的滑膜炎既可引起腕骨部假体松动，也可引起桡骨部假体松动。挽救性手术可以选择翻修术或腕关节融合术。无菌性假体松动如果骨块足够多或者能够植骨，可以选择翻修术。进行翻修术时，增厚的滑膜必须广泛切除，否则腕关节屈曲将会发生困难，从而影响假体的取出。如果有腕骨下沉，则不但应该延长伸肌腱、屈肌腱，而且需植骨以重建腕部结构。

(四)感染

全腕关节置换术后的感染虽不常见，但一旦发生，像所有外科手术一样，后果将十分严重，此时应及时采取切除性关节成形术，或待感染控制后改行关节融合术。

Swanson假体植入后并发症较多，故仅限于多关节类风湿性关节炎的患者，在类风湿活动度较低的情况下使用。术后并发症包括：假体断裂、腕关节不平衡、尺偏畸形、功能丧失等；硅胶性滑膜炎是另一种常见并发症。患者可出现局部复发性疼痛、肿胀和僵硬等症状，X线片检查可发现假体周围骨质有囊性变化，组织学特征是异物反应及骨质破坏。硅胶性滑膜炎以及反复的压应力、剪切力可使假体逐渐变形。此时应取出假体，进行关节融合或更换新一代假体。

（李秀忠）

第四节
桡尺远侧关节置换术

桡尺远侧关节是前臂旋转的重要结构，尺骨头在前臂旋转时的旋转及滑动是保证前臂旋转的前提条件，任何原因（如创伤或慢性疾病等）造成的尺骨头缺损和桡尺远侧关节炎都会直接导致严重的前臂旋转功能受限及腕关节尺侧疼痛。临床上对于严重的桡尺远侧关节炎患者采用尺骨头切除术，能缓解腕部疼痛和改善功能。若术后出现因尺骨残端不稳定而导致的桡尺骨撞击，会再次出现腕部疼痛伴旋转活动受限等症状，可采用桡尺远侧关节假体置换术，能有效地缓解桡尺骨撞击和恢复负荷传导，从而改善功能及降低疼痛症状。

很早就有临床医生对桡尺远侧关节假体及桡尺远侧关节置换术进行了探索及尝试，其中硅胶假体最早被应用于临床，术中假体置换术结合软组织重建术，能较好地恢复关节的稳定性，并在短期内取得较好的临床疗效。但是，由于硅胶假体有效时间短，最终仍然出现症状复发，并诱发硅胶性滑膜炎，因此硅胶尺骨头假体在临床上已被淘汰。

经过无数临床医生的努力，近年来，改良的桡尺远侧关节假体已经应用于临床，大体有以下几种类型：带有或不带有无扩张的颈领全尺骨头、部分尺骨头、非连接型全桡尺远侧关节以及连接型桡尺远侧关节。桡尺远侧关节置换术的适应证也从原来的尺骨头切除术后复发的患者扩展到尺骨头严重粉碎性骨折无法手术修复的患者，以及桡尺远侧关节严重关节炎的患者。

Van Schoonhoven 等对23例桡尺远侧关节不稳定的患者采用尺骨头假体置换术后，患者症状明显改善，早期获得较好的关节稳定。随访发现症状复发者2例，予假体再次更换后症状消失。随访发现所有患者尺骨头柄下存在1～2mm的骨质吸收，并且乙状切迹均出现轻度塑形，短期随访效果满意。

金属尺骨头假体由模块和尺骨头组成，为治疗尺骨颈缺损设计了扩展型颈领。目前该金属尺骨头假体已经有了较大程度的发展，对于新鲜的、粉碎的、无法手术修复的尺骨头骨折，以及硅胶假体置换术后症状复发、创伤后严重的桡尺远侧关节炎、严重的类风湿关节炎、部分或完全尺骨头切除后症状复发者均适用。该假体设计有 TFCC、尺侧腕伸肌腱鞘和尺腕韧带附着的部位，增加了桡尺远侧关节的稳定性，安放假体柄时通常不需要骨水泥固定。一项对 17 例患者应用 19 个假体治疗桡尺骨靠近、碰撞或关节炎的前瞻性研究表明，术后疼痛评分下降 50%，握力提高 16%，前臂旋转功能较术前无明显变化。大多数患者在此前已进行了多次手术。本组中有 2 例患者分别在术后 7 个月和 14 个月失效。对于桡尺远侧关节炎的初次治疗有专门设计的部分尺骨头置换术。其理念是尺骨头的关节表面置换，对于稳定桡尺远侧关节的软组织应保留。此类假体不适用于尺骨正变异＞3mm 和此前进行过尺骨头切除关节成形术的患者。在尸体标本的研究中，此类假体与原尺骨头紧密匹配且稳定性好。

Scheker 及其合作者设计了一种替代尺骨头和乙状切迹的假体，这是一个球窝关节。为适应前臂旋转时的尺骨变异，桡骨部分在尺骨部分上可进行轴向移位，远端凹窝的接骨板为乙状切迹的部分。采用钉栓和螺钉将该接骨板固定于桡骨远端，聚乙烯球体为尺骨部分，其下方为插入尺骨髓腔的栓柄。聚乙烯球体可以在栓柄上沿轴向自由滑动，但滑移则无法完成。为了稳定缺乏骨性结构和韧带支持的远侧桡尺关系是此类复杂假体的设计初衷。对于桡尺远侧关节部分或完全破坏者，包括枪击伤、摩托车祸伤和治疗创伤后关节炎，过多地切除了尺骨远端时可采用该假体。Scheker 等对 23 例曾在部分或完全尺骨头切除术前至少进行过一次手术的患者进行了假体置换，平均随访时间 15 个月，最长 40 个月。所有患者疼痛均完全缓解，术后旋前和旋后功能正常，抬起重物的能力平均 6.35kg（14lb）。为减少松动的风险，建议不要超过 11.34 kg（25lb）。据报告没有并发症发生，但有 1 例患者因怀疑感染而将假体取出。

对于非常严重的桡尺远侧关节损伤，假体置换术能够起到理想的效果。但由于假体应用临床时间短，远期效果仍不明确。前臂旋转时，假体并不能提供桡尺远侧关节的正常滑移，因此高位假体和骨应力及其导致的假体松动是远期可能存在的问题。由于大多数情况下仅通过尺骨头假体和软组织重建即可获得良好的临床效果，因此乙状切迹假体的适应证仍不十分明确。

随着桡尺远侧关节置换术经验的逐渐增加，生物力学试验表明，假体置换术可使桡尺远侧关节的运动学恢复接近正常，更适用于部分或完全尺骨头切除术后所致的桡尺骨撞击的患者。术后腕部疼痛或桡尺远侧关节不稳定情况会明显改善，但桡尺远侧关节置换术后，大多数患者仍遗留腕部不同程度的不适症状。对于多次手术的患者，要想获得假体周围良好的软组织平衡极其困难，剧烈活动后常常会出现暂时的轻度疼痛和肿胀，但因骨关节炎而行部分尺骨头置换术的患者通常程度较轻。尽管存在这些问题，根据现阶段的短期随访发现，采用假体置换术治疗桡尺骨碰撞较其他术式并发症更少，并且其效果更可预见。但由于桡尺远侧关节置换术起步较晚，目前暂无长期的随访结果证明，完整地评估其价值还需要更长期的随访研究。

一、适应证

1. 部分或完全尺骨头切除术后桡尺骨碰撞，出现严重的腕部疼痛及功能受限者。

2. 严重的桡尺远侧关节炎（风湿性关节炎、骨关节炎、创伤后关节炎等）。

3. 其他：尺骨远端骨肿瘤、尺骨头严重粉碎性骨折无法手术修复等尺骨头无法保留者。

二、手术方法

（一）技术要点

1. 切口采用尺侧入路或背侧入路均可。采用背侧切口入路时，支持带和关节囊应保留尺侧宽大的蒂部组织瓣。

2. 充分保护骨质上附着的软组织。

3. 尺侧腕伸肌腱鞘的完整性应予以保留，术中应仔细操作。

4. 尺骨截骨平面在术前应提前根据模板确定，术中根据情况适当调整。

5. 为获得桡尺远侧关节的稳定性，术中必要时对乙状切迹进行加深和塑形。

6. 安装测试柄前，应对尺骨进行扩髓处理。

7. 预安放尺骨头试模假体，并检查其稳定性。

8. 安装最终假体后应再次检查其稳定性。

9. 软组织稳定结构后，将TFCC和尺侧腕伸肌腱鞘缝合固定至假体。

10. 关节囊应仔细修复。

（二）手术步骤

采用背侧切口入路，将带尺侧蒂，包括关节囊和支持带的组织瓣从尺骨头掀起，尺侧腕伸肌腱鞘的完整性必须保留。尺骨头和尺骨颈软组织的松解范围取决于使用的假体和关节的松弛度，若桡骨畸形愈合，为获得桡尺远侧关节的稳定性，建议先行截骨矫形术，之后再进行假体置换术。手术必须矫正由于创伤或关节炎所致的乙状切迹明显畸形。假体磨损桡骨的风险会随着软骨下骨的破坏而增加。术中为避免关节装填过度，对于软组织的张力，选择尺骨头假体的直径进行适当调整。对于全桡尺远侧关节置换术，放置尺骨头假体前应先根据术前测量及术中情况放置桡骨尺侧钢板。为了使假体更加稳定，缝合时支持带组织瓣可向桡侧延伸。术后长臂支具固定2周，之后短臂石膏或支具再固定至少2周，此后采用可拆卸的支具再固定4周。力量和运动功能的训练，应在腕关节和前臂活动的恢复后逐步进行。

对于部分尺骨头置换术，常采用较小的手术切口。在尺骨头背侧，纵行切开第5、6伸肌间室，第5伸肌间室于尺骨颈近端2cm和尺骨茎突远端2cm之间切开。牵开小指固有伸肌腱，显露桡尺远侧关节背侧关节囊。L形切开背侧关节囊，尺骨颈纵行切开，远端沿乙状切迹延伸至背侧桡尺远侧韧带处。平行于背侧桡尺远侧韧带，并向尺侧延伸至尺侧腕伸肌腱鞘为横行部分，尺侧腕伸肌腱鞘要保留其完整性。尺骨头应牵向背侧，TFCC在尺骨隐窝附着处作锐性切断，剩余附着部分应保留。用小的Hohmann牵开器将尺骨头置于下方，将其向背侧抬起，尺骨隐窝处用尖锥推进至尺骨干。用不同型号的扩髓器扩髓，直至在髓腔中与骨皮质接触。为了使尺骨尺侧缘摆放正确，扩髓器的手柄上常安装截骨导向器。用小型摆锯切除关节面。假体试模的尺侧应与尺骨头的切除部分相匹配，假体在加压下插入。为防止假体松动，假体柄应与周围髓腔广泛接触，桡尺远侧关节囊和伸肌支持带应逐层缝合，小指固有伸肌腱置于桡尺远侧关节浅层皮下。

在以前的手术病例中，有学者首选在桡侧腕伸肌和尺侧腕伸肌之间的尺侧入路，以便假体置入和更好地保留关节囊。于尺骨远端骨膜下将尺侧腕伸肌腱鞘和TFCC及尺腕韧带一同掀起。TFCC、尺侧腕伸肌腱鞘和尺腕关节囊通过假体上的小孔缝合固定。康复情况与背侧入路部分中描述的相同。

1. 术前设计　术前根据X线片测量并制定手术计划，合理选择假体的大小及放置的位置（图14-4-1）。

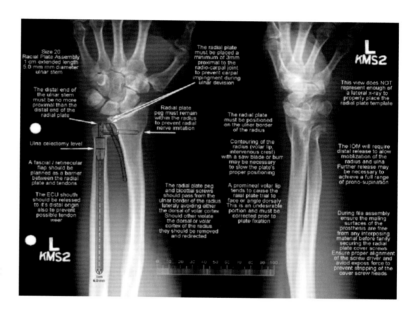

图 14-4-1　根据X线片测量并制定手术计划，合理选择假体的大小及放置的位置

2. 术中操作　根据前面所述的手术步骤，切开并显露关节囊，置入合适的关节假体（图14-4-2，图14-4-3）。

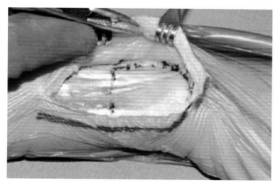 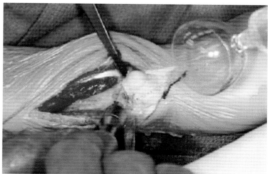

A

B

图 14-4-2　术中切开并显露关节囊

A. 切口设计　B. 显露关节囊

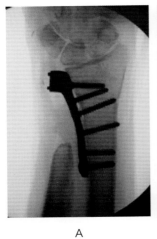
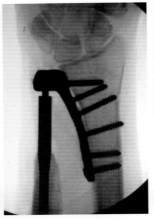
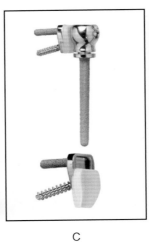
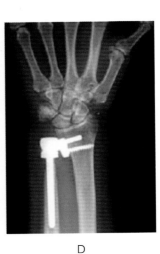

| A | B | C | D |

图14-4-3　测量后安装假体

A、B. 假体置入后的效果　C、D. 另一种假体及置入后的效果

3. 不同假体的选择

（1）组装式桡尺远侧关节假体（图14-4-4）。

（2）铰链式桡尺远侧关节假体（图14-4-5）。

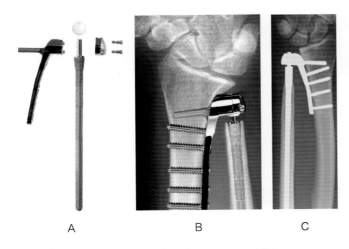
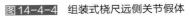

| A | B | C |

图14-4-4　组装式桡尺远侧关节假体

A. 组装式桡尺远侧关节假体　B、C. 置换术后正侧位X线片

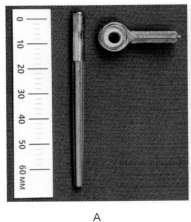
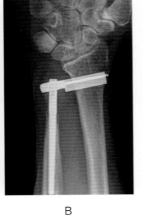

| A | B |

图14-4-5　铰链式桡尺远侧关节假体

A. 铰链式桡尺远侧关节假体　B. 置换术后X线片

（3）尺骨头假体（图14-4-6，图14-4-7）。

（4）部分尺骨头置换假体（图14-4-8）。

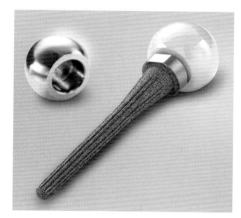
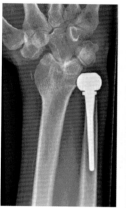
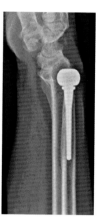

图 14-4-6 尺骨头假体

A. 尺骨头假体 B、C. 置换术后正侧位X线片

A   B   C

图 14-4-7 另一种类型的尺骨头假体

A. 置换术前X线片 B. 置换术后X线片显示桡、尺骨排列良好

A   B

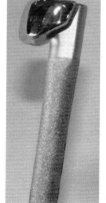
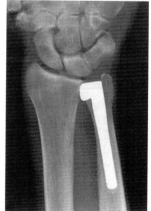
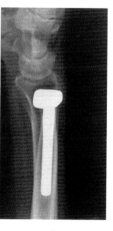

图 14-4-8 部分尺骨头置换假体

A. 部分尺骨头置换假体，设计仅更换尺骨头的关节面部分 B、C. 置换术后正侧位X线片

A   B   C

三、注意事项及术后处理

（一）注意事项

1. 对于乙状切迹有缺陷者，术中应进行加深或塑形处理，以提高桡尺远侧关节的稳定性。

2. 关节僵硬和关节半脱位的发生可能是将软组织附着于假体过多、过紧造成的，术中应注意避免。

（二）术后处理

1. 术后石膏或长臂支具固定2周，2周后改为腕关节支具固定4周以上。

2. 拆除外固定后开始力量训练，4周内仍需避免用力旋转。

3. 康复锻炼必须遵循循序渐进、逐步恢复主动活动的原则，这点对于存在不稳定趋势或乙状切迹需要再塑形者尤其重要。

（杨顺）

肘关节置换术

Mellen和Phalen在1947年首次报告了肘关节置换术，他们用丙烯酸假体置换了肱骨远端，属于半肘关节置换。现代肘关节置换术开始于Dee在1972年植入的骨水泥铰链式假体。在Dee之后，人们对肘关节生物力学、手术技术以及假体材料和设计方面有了更加深入的认识。现在铰链式和非铰链式全肘关节置换最早被用于治疗类风湿性关节炎的老年患者。尽管此类患者中并发症的发生率很高，但恰当地选择患者后总的成功率还是令人满意的。目前全肘关节置换术只适用于活动量较低的老年患者或因为疼痛或不稳定导致功能严重受限的患者。在不远的将来，进一步改进假体设计和手术技术将使这项技术适用于需求更高的年轻患者。

一、适应证

肘关节置换术的目的是消除疼痛，恢复肘关节的活动度和稳定性，适应证的选择必须考虑两方面的因素，即患者的选择和假体的选择。一个稳定的、无痛的肘关节若保留功能范围的活动度是不需要关节置换的。肘关节软组织条件差或存在感染风险是肘关节置换的禁忌证。

全肘关节置换术的首选适应证是关节疼痛、不稳和双侧肘关节强直。类风湿性关节炎伴有X线片可见的关节破坏，严重到单纯施行桡骨头切除术和滑膜切除术不能奏效时，特别是因肘关节疼痛性不稳和疼痛性僵硬造成活动受限的患者，通常被认为是手术适应证。肘关节因骨性强直和纤维性强直，固定于一个功能极差的位置，也被认为是肘关节置换术的适应证。早期肱骨远端关节内无法修复的骨折或晚期创伤后关节炎也是手术适应证。对于肘关节类风湿性关节炎，只有在内科治疗失败且病变发展到出现骨质改变、滑膜切除术不能解决问题的阶段，才考虑用关节置换术。由肘关节不稳导致的肌肉无力和不适，可以作为手术的相对适应证。

在选择假体时要根据肘关节周围关节囊-韧带结构的状态、肌肉组织的完整性和肘关节组织的保留情况作综合判断。通常组织保留越多，肘关节越稳定，就越适合采用表面关节假体置换术或非限制性假体置换术。对于肘关节稳定，韧带和关节囊组织有损伤，肌肉萎缩和骨组织缺失过多的患者，应更多地采用限制性假体。

二、手术方法

大部分半限制铰链式假体是由一个高分子聚乙烯假体衬套和钛制的肱骨、尺骨部分组成的，有7°的旋转度和边对边松弛度。肱骨和尺骨假体柄的形态适合各自的髓腔。肱骨假体柄呈三角形，基底部相当于肱骨下骨髓腔又宽又扁的部位，假体呈扁平状。粗大的假体柄有助于牢靠固定。假体的长柄、外形和柄远侧前部的凸缘增加了假体柄的抗扭转能力。切除肱骨髁间骨组织时必须小心，以便能紧密地置入肱骨假体。肱骨假体和尺骨假体依靠一个连接装置来固定。如有需要，可暂时去除假体的关节轴，使人工关节铰链分开；也可分别插入各部分假体，再连接起来。假体分左、右两侧，同时具备相应的试模。如果正确地置入假体，假体的旋转中心接近肘关节的解剖中心。但这种假体相对较大，对体形较小的患者来说可能是缺点，偶然需要定制假体。

1. 体位与入路　手术应在层流手术间完成。患者取仰卧位，患肢置于胸前，同侧肩下垫一沙袋。患肢消毒、铺单，必须显露整个肘部和前臂，以便于正确地置入假体。使用消毒止血带，抬高患肢以驱血数分钟，将止血带充气。显露肘关节时对肱三头肌的处理有很多种方法，传统的有Bryan-Morrey入路。我们建议采用Gschwend提出的肱三头肌纵行劈开入路，自尺骨近端锐性游离至止点。无论采取哪种入路，都需要预先将尺神经轻轻游离并加以保护，术毕时将尺神经前置。

经肱三头肌入路伸肌装置完好时，置换就更容易，可将术后肱三头肌破解和功能障碍的风险降到最低。在肘两侧松解侧副韧带，将前臂外旋，使肘关节脱位，显露肱骨远端。

2. 肱骨端的准备　用摆锯去除肱骨滑车中部，打开肱骨髓腔。用磨钻在鹰嘴窝的顶部探出髓腔。去除鹰嘴窝的骨皮质，开孔，使能插入髓腔锉。在准备肱骨远端时，保留肱骨髁上内、外侧部分。在准备骨质的过程中，利用肱骨髁上内、外侧柱作为参照，确保获得满意的方向和对线。采用T形手柄，将导向柄插入髓腔，去除手柄，装上截骨板，将其侧臂置于左、右侧合适的位置，使侧臂恰好位于肱骨小头上，这样截骨的深度正好合适。安装截骨板，用摆据在肱骨滑车和肱骨小头上截骨。如果骨质疏松，则用截骨板作导向，以电刀在骨质上做记号。用咬骨钳咬除截骨面上不平整的骨组织。要避免损伤内、外侧髁上柱，以防骨折。小心地去除多余的骨组织，每次去除少许，反复插入试模，直至假体的边缘恰好与肱骨小头滑车的肱骨髁上关节面边缘齐平。同时要保证试模的旋转中心和肘关节自身的中心相匹配。在肱骨上髁和肱骨远侧扩大部刮除松质骨，将肱骨远端扁平区的髓腔掏空，以便紧密地容纳肱骨假体柄的肩部。这样可使骨水泥固定的效果满意。

3. 尺骨端准备　切除鹰嘴尖，用高速磨钻去除软骨下骨和松质骨，确认尺骨髓腔。去除鹰嘴尖部多余的骨组织，造出一个切迹，以便能往尺骨髓腔中置入一系列尺骨髓腔锉。根据需要选用合适的右侧或左侧尺骨成形锉。选择大小适合的成形锉，用高速磨钻去除冠突周围的软骨下骨。

4. 试模　当尺骨近端和肱骨远端均准备完毕，插入一个试模，完全屈伸肘关节以判断假体是否合适。若完全伸直有限制，则松解前关节囊，再次评估试模，直至肘关节能完全伸直。在最终完成假体植入和骨水泥固定前，置入试模，以检查桡骨头是否与假体发生撞击。若有撞击，则应切除桡骨头。从之前切除下的肱骨滑车关节面取一植骨块，置于肱骨假体远端前凸面的后方。植骨块通常厚 2～3cm、长 1.5cm、宽 1cm。自肱骨远侧前部骨膜下剥离肱肌，以便放置植骨块。

5. 骨水泥　用脉冲冲洗器仔细冲洗肱骨和尺骨髓腔，并擦干髓腔。在肱骨和尺骨髓腔中分别植入髓腔塞，用带软管的骨水泥枪将骨水泥注入髓腔（应在骨水泥聚合早期注入骨水泥）。往尺骨髓腔中注入骨水泥时要留下 1～2cm 的髓腔空隙，以便容纳插入假体时反流的骨水泥。首先插入尺骨假体，并尽可能地插到尺骨冠突，应使尺骨假体的旋转中心与尺骨鹰嘴乙状窝的中心重合。去除假体周围多余的骨水泥。往肱骨髓腔中注入骨水泥，留下约 1cm 的髓腔间隙，以便容纳反流的骨水泥。在骨水泥尚软时插入肱骨假体，使两部分假体可以形成关节，并能置入锁定枢轴针。把之前准备的植骨块放在骨膜和肱骨远端前方皮质之间，在这一位置上，部分植骨块被肱骨假体的前部凸缘覆盖。插入两部分假体之间的连接轴针，建立关节连接，用一个分叉的锁定环锁死。听到锁定环就位时的咔嗒声，继续将肱骨假体敲进肱骨，使假体的旋转轴与正常解剖状态下的旋转轴在一个水平面上。通常在假体前翼与鹰嘴窝前缘骨质齐平时可完成这步操作。检查植骨块，确定植骨块仍稳定在假体的前翼和肱骨之间。

6. 修复伸肌装置　如果在暴露时剥离了肱三头肌腱，则在尺骨鹰嘴钻多个 X 形孔，连续锁定缝合修复肱三头肌伸肘装置，再经过鹰嘴横行加固肱三头肌腱，固定缝合。用可吸收缝线缝合肱三头肌的其余部分。将前臂伸直，等待骨水泥变硬，小心地去除多余的骨水泥。

7. 松止血带，彻底止血　在切口深部留置一引流管。肘关节至伸直位，用厚棉垫包裹，加压包扎。为了减轻对肘后切口的压迫，使用长臂石膏前托固定。若喜欢患肘于屈曲 90°位制动，就必须加厚长臂石膏后托的衬垫，避免压迫切口。

三、疗效评估

目前评价全肘关节置换术后效果的方法已经标准化了。Mayo 肘关节功能评分综合考虑了疼痛、活动度、关节稳定性及日常生活功能，常用于比较不同肘关节手术技术的疗效。但是目前临床上最关心的是肘关节置换术后的人工关节生存率。现在有长期（10～20 年）的半限制性和非限制性全肘关节假体置换术的效果报告。据 Norwegian 关节置换数据库的资料，5 年生存率为 90%，10 年生存率 81%。在回顾这些关节置换术的结果时，几个概括性的结论是肯定的。当综合考虑可以获得的限制性和半限制性假体的报告时，有平均为 75% 的满意率。不仅如此，生活质量的指标在术后也得到改善。若排除早期铰链式关节设计的报告，满意率达到 90%。当用肘关节置换术治疗风湿性关节炎时效果最好，满意率可达 90%。相比而言，治疗创伤后遗症的效果就要差一些。

（一）非限制性全肘关节置换术

现在，非限制性全肘关节假体及其衍生产品被广泛使用。对于非限制性表面关节置换术，据报

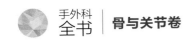

告总的平均水平疗效满意率约为85%。如果病例选择和手术技术满意，90%的患者可获得满意的疗效。

类风湿性关节炎患者是最大的应用非限制性假体治疗的群体。Trail等回顾了309例因类风湿性关节炎接受Souter-Strathclyde假体植入的病例，建议加强肱骨假体，在32例假体翻修中，25例是由于肱骨假体松动导致的。尽管放射透亮线在肱骨和尺骨假体中分别达到100%和8.9%，使用Kudo 3型全肘关节假体16年后，仍达到90%的生存率，Mayo评分平均由43分提升至77分。

所用这些假体中均存在尺神经麻痹、深度感染、伤口并发症、关节强直、不稳定等问题。对于以上各种假体，包括新近才进入市场的非铰链式假体，人们越来越关注的是肱骨和尺骨假体周围的放射透亮线。最近的多个研究显示，半限制性假体的生存率较非限制性假体的更长。

（二）半限制性全肘关节置换术

半限制性全肘关节置换术治疗类风湿性关节炎已有详细的研究。早期研究显示，85%的患者获得好的疗效，生存率为92%，并发症的发生率相对较高（14%）。最近的一项对比非限制性全肘关节假体和半限制性全肘关节假体治疗类风湿性关节炎的研究报告显示，前者的5年和10年生存率分别是93%和76%，后者的5年生存率是100%；前者的松动率（18%）和不稳定率（9%）都较高，这也是生存率低的原因。另外一些研究也表明，半限制性假体优于非限制性假体。

全肘关节置换术治疗老年患者肱骨远端骨折已被证明是有效的。对于65岁以上的女性患者，小碎块多的粉碎性骨折或骨质较差，且伴有并发症如类风湿性关节炎、骨质疏松、糖尿病及其他需要使用激素的患者，对比内固定术，全肘关节置换术近期效果更好。一个多中心、随机前瞻性研究显示，对比内固定术和全肘关节关节置换术，治疗老年患者移位的肱骨远端关节内骨折，随访2年，发现采用关节置换术改善功能更佳。

创伤性关节炎也是全肘关节置换术的一种扩大适应证。一项报告显示，全肘关节置换术后平均68个月，41例患者中有83%获得优良结果，失败的原因通常是由于那些更年轻和活跃的患者过度使用假体所致。同样，这组患者最新的平均9年的随访发现，70%的患者假体仍在，68%的患者结果优良。另外一些学者报告了全肘关节置换术治疗创伤后遗症的经验，总体说来，可以达到功能的稳定。但假体的生存率，特别是应用于年轻患者时仍然值得担忧。在这种情况下，小于60岁的患者行全肘关节置换术要谨慎。

四、术后并发症及处理

（一）术后并发症

据报告，全肘关节置换术的并发症总发生率为43%，其中翻修率为18%，永久性并发症的发生率为15%；围手术期死亡率为0.6%，常因心脏并发症所致。所报告的感染率从0至11.5%，平均为5%~6%。类风湿性关节炎患者术后感染率高于创伤后遗症患者，经久不愈的伤口渗出提示深部感染，可能需要取出假体。在一项创伤性关节炎肘关节假体置换术后失败机制的分析研究中，笔者发现早期（＜5年）感染是失败的最主要原因，中期（5~10年）袖套磨损是最常见的并发症，晚期（＞10年）并发症少见，但有假体松动和骨折的情况发生。

有报告聚乙烯衬垫磨损出现在全肘关节置换术后，但仅占翻修原因的很少一部分。造成袖套磨损的原因包括患者年龄较轻、男性、创伤性关节炎、术后关节畸形、髁上不愈合和高活动水平。假体的位置不良可以引起生物力学改变。

和髋关节、膝关节置换术相似的溶骨性反应同样会出现在肘关节置换术中。在16个取出假体的肘关节假体研究中，可见多种磨损形式，包括非对称性的肱骨和尺骨假体接触面磨损和金属对金属产生的碎屑。另外的研究表明，在肘关节翻修术中发现聚乙烯颗粒、骨水泥和金属碎屑，因此研究者认为全肘关节置换术后骨溶解是一个多因素的结果。

限制性肘关节置换术的主要并发症是假体松动，通常见于肱骨假体。半限制性假体置换的早期肱股假体松动也是最常见的返修原因，但随着假体设计的改良、手术技术的改变和对肘关节解剖及其功能的进一步了解，目前假体松动率已经下降到5%以下。一项研究指出，短柄半限制性假体比长柄假体的翻修时间要早些，但平均7年的随访发现，肱骨柄假体松动率较低，大约为2%。20世纪90年代添加骨水泥涂层后，尺骨假体松动和骨溶解增加，但随着等离子涂层处理假体表面的出现而逐渐减少。

肘关节不稳（包括关节脱位或半脱位），是非限制性假体置换术后最主要的需要翻修的并发症，发生率为9%～10%。非限制性假体完全脱位的比例在5%以下，并且和手术方法有关。恰当地平衡内、外侧韧带复合体，保留前关节囊和三角肌可以防止假体脱位。

（二）术后处理

术后当晚抬高肘关节，保持肘关节高于肩关节，静脉常规使用抗生素一次。术后次日拔出引流管，并去除原来的厚加压敷料，更换为轻便敷料，每日夜间使用伸直位支具固定于最大伸直位，以避免发生屈曲挛缩。术后7～10天，在疼痛可忍受的范围内开始被动屈伸肘关节。使用领袖式悬带制动患肢，由职业理疗师对患者日常活动给予指导。为了保护修复的肱三头肌腱，3个月内避免主动伸肘运动。经肱三头肌腱入路可以早期被动活动，活动要在舒适、可忍受的范围内进行。避免力量练习。术后前3个月内应避免用患肢提拎超过2.27kg（5lb）的重物。

（许光跃）

参考文献

［1］CAPPELLE H G，DEUTMAN R，HORN J R. Use of the Swanson silicone trapezium implant for treatment of primary osteoarthritis: long-term results ［J］. J Bone Joint Surg Am,2001，83（7）：999-1004.

［2］SWANSON A B，GROOT S G，DEHEER D H，et al. Carpal bone titanium implant arthroplasty. 10 years′ experience ［J］. Clin Orthop Relat Res，1997，（342）：46-58.

［3］CAPPELLE H G，ELZENGA P，HORN J R. Long-term results and loosening analysis of de la Caffini è re replacements of the trapeziometacarpal joint ［J］. J Hand Surg Am，1999，24（3）：476-482.

［4］SEMERE A，VUILLERME N，CORCELLA D，et al. Results with the Roseland(Ⓡ) HAC trapeziometacarpal prosthesis after more than 10 years ［J］. Chir Main，2015，34（2）：59-66.

［5］KOLLIG E，WEBER W，BIELER D，et al. Failure of an uncemented thumb carpometacarpal joint ceramic prosthesis ［J］. J Hand Surg Eur Vol，2017，42（6）：599-604.

［6］KOLLIG E，BIELER D，FRANKE A. Replacement of the thumb carpometacarpal joint: Current importance of endoprosthetics for operative treatment of rhizarthrosis ［J］. Unfallchirurg，2016，119（12）：1007-1014.

［7］MCBEATH R，OSTERMAN A L. Total wrist arthroplasty ［J］. Hand Clin，2012，28（4）：595-609.

［8］RITT M J，STUART P R，NAGGAR L，et al. The early history of arthroplasty of the wrist. From amputation to total wrist implant ［J］. J Hand Surg Br，1994，19（6）：778-782.

［9］SWANSON A B，GROOT S G，MAUPIN B K. Flexible implant arthroplasty of the radiocarpal joint. Surgical technique and long-term study ［J］. Clin Orthop Relat Res，1984，（187）：94-106.

［10］KISTLER U，WEISS A P，SIMMEN B R，et al. Long-term results of silicone wrist arthroplasty in patients with rheumatoid arthritis ［J］. J Hand Surg Am，2005，30（6）：1282-1287.

［11］VOLZ R G. The development of a total wrist arthroplasty ［J］. Clin Orthop Relat Res，1976，（116）：209-214.

［12］DENNIS D A，FERLIC D C，CLAYTON M L. Volz total wrist arthroplasty in rheumatoid arthritis: a long-term review ［J］. J Hand Surg Am，1986，11（4）：483-490.

［13］NAIR R. Review article: Total wrist arthroplasty ［J］. J Orthop Surg（Hong Kong），2014，22（3）：399-405.

［14］CAVALIERE C M，CHUNG K C. Total wrist arthroplasty and total wrist arthrodesis in rheumatoid arthritis: a decision analysis from the hand surgeons' perspective ［J］. J Hand Surg Am，2008，33（10）：1744-1755，1755.e1-e2.

［15］FITZPATRICK C K，RULLKOETTER P J. Influence of patellofemoral articular geometry and material on mechanics of the unresurfaced patella ［J］. J Biomech，2012，45（11）：1909-1915.

［16］沃尔夫，霍奇基斯，佩德森，等. 格林手外科手术学 ［M］. 田光磊，蒋协远，陈山林，主译. 6版. 北京：人民军医出版社，2012.

［17］SAVVIDOU C，MURPHY E，MAILHOT E，et al. Semiconstrained distal radioulnar joint prosthesis ［J］. J Wrist Surg，2013，2（1）：41-48.

［18］EWALD T J，SKEETE K，MORAN S L. Preliminary experience with a new total distal radioulnar joint replacement ［J］. J Wrist Surg，2012，1（1）：23-30.

［19］CALCAGNI M，GIESEN T. Distal radioulnar joint arthroplasty writh implants: a systematic review ［J］. Efort Open Rev，2016，1（5）：191-196.

［20］GRONINGEN J M，SCHUURMAN A H. Treatment of post-traumatic degenerative changes of the radio-carpal and distal radio-ulnar joints by combining radius, scaphoid, and lunate (RSL) fusion with ulnar head replacement ［J］. Eur J Plast Surg，2011，34（6）：465-469.

［21］SCHNEEBERGER A G，KING G J，SONG S W，et al. Kinematics and laxity of the Souter-Strathclyde total elbow prosthesis ［J］. J Shoulder Elbow Surg，2000，9（2）：127-134.

［22］ARMSTRONG A D，DUNNING C E，FABER K J，et al. Single-strand ligament reconstruction of the medial collateral ligament restores valgus elbow stability［J］. J Shoulder Elbow Surg, 2002, 11（1）: 65-71.

［23］KING G J, ZARZOUR Z D, RATH D A, et al. Metallic radial head arthroplasty improves valgus stability of the elbow［J］. Clin Orthop Relat Res, 1999,（368）: 114-125.

［24］GSCHWEND N, SCHEIER N H, BAEHLER A R. Long-term results of the GSB III elbow arthroplasty［J］. J Bone Joint Surg Br, 1999, 81（6）: 1005-1012.

［25］CONNOR P M, MORREY B F. Total elbow arthroplasty in patients who have juvenile rheumatoid arthritis［J］. J Bone Joint Surg Am, 1998, 80（5）: 678-688.

［26］MANSAT P, MORREY B F. Semiconstrained total elbow arthroplasty for ankylosed and stiff elbows［J］. J Bone Joint Surg Am, 2000, 82（9）: 1260-1268.

上肢骨关节功能的康复

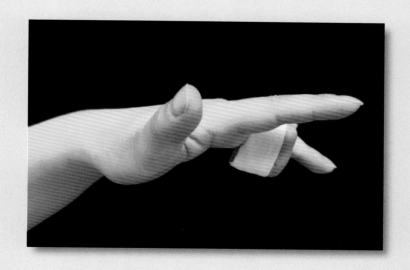

第一节
上肢（手）功能康复的常用治疗技术

康复医学是一门临床医学，以研究功能障碍的预防、评定和康复治疗为主要任务，以改善躯体功能、提高生活自理能力、改善生活质量为目的。学科的内容包括康复预防、康复评定和康复治疗。

上肢（手）是运动器官，在人类生活工作中极为重要，因此上肢（手）的功能康复显得尤为必要。上肢（手）的功能障碍主要是肌肉萎缩、关节僵硬、肌腱粘连、瘢痕挛缩，也有一部分是神经损伤造成的运动和感觉功能障碍。上肢（手）功能的康复就是在临床诊疗和功能评定的基础上，运用物理疗法、作业疗法等综合手段，改善或代偿患肢的功能，促进患者回归社会，提高生活质量。

（一）物理治疗

物理治疗是指利用运动、手法及人体生理对物理因子（如光、电、热等）作出的反应，以达到舒缓疼痛、预防及纠正功能障碍的目的，使患者肌力、活动能力、协调性及功能得到最大限度的恢复和提升。

1. 运动治疗　运动治疗运用力学的原理，缓解患者症状或改善患肢功能，是物理治疗中最基本、最基础的一种康复手段。在上肢骨关节的功能康复中，运动治疗可缓解疼痛，改善关节活动度，纠正畸形，增强肌力，增强耐力，增加柔软度，加强运动的协调性，提升运动专项技术，提高日常生活能力，增强患者信心。

（1）关节活动度训练：常用于防止挛缩和粘连形成，恢复和改善关节功能。广泛用于骨折固定后、关节脱位复位后、肌腱修复后、关节炎及肢体瘫痪等情况。

在上肢骨关节康复中，为维持正常的关节活动度训练，每天应运动或活动关节3次，每次使所有关节至少做10次全范围的活动。开始时，由治疗师操作，逐渐指导患者自行训练。如患者身体虚弱或伤口疼痛等，治疗师可给予助力，使关节活动达到全范围。被动关节活动度训练要在患者可以耐受的范围内进行，手法宜轻柔。过度的被动训练会加重组织损伤，产生疼痛，引起水肿，影响活动关节。在关节活动度训练前可以采用热疗（如蜡疗等）改善软组织的延伸，减轻治疗中的不适感，增强治疗效果。治疗后，患者不应有过度疼痛。

在关节急性炎症期、不稳定的骨折、神经肌腱修复术后等严格制动期内，禁止行关节活动度训练。

（2）肌力训练：上肢骨关节疾病或损伤可导致肌肉功能障碍，在治疗中因疼痛、制动等原因导致运动减少，也可引起肌肉失用性改变，导致肌肉功能障碍。因此，肌力训练需贯穿整个治疗工作的全过程。物理治疗师应根据患者肌力水平选择合适的肌力训练：

1）肌力为0级时，宜进行电刺激疗法、被动运动及传递冲动训练（即患者在思想上用力试图做肌肉收缩运动）。被动运动与传递冲动训练结合进行，效果较好。

2）肌力为1～2级时，宜进行电刺激疗法或肌电生物反馈电刺激疗法。此时肌肉已经有一定的肌电活动，肌电生物反馈电刺激疗法效果较佳，同时配合助力运动训练和其他免荷运动训练。

3）肌力为3～4级时，宜进行徒手抗阻力训练和各种器械的抗阻力训练。抗阻力训练时应采用正确的体位和姿势，一般肢体置于抗重力位，保持近端稳定性，训练时应注意防止代偿过度。

4）耐力较差的肌肉群宜进行肌肉耐力训练。

在进行肌力训练时，肌肉对外来的刺激即运动负荷会不断适应，一旦适应就不会快速生长。为此，训练时要不断地加大负荷（强度、运动量等），给肌肉以更新、更大的刺激，这就是要不断地超过原来的负荷至超负荷。超负荷的刺激要适当，应控制在患者能够耐受的范围内，防止受伤和过度训练。

2. 手法治疗

（1）关节松动术：是在关节活动允许的范围内，用关节的生理运动和附属运动进行针对性强的手法操作技术，属被动运动手法，是治疗运动器官疾病的基本技术。生理运动如屈、伸动作等可以主动完成，也可被动完成；附属运动包括挤压、转动、滑移、旋转等，一般不能主动完成，需要在治疗师或健侧肢体的帮助下完成。澳大利亚治疗师Maitland迅速发展了关节松动技术，并形成了独立的关节松动术系统，也称澳氏手法或Maitland手法。下面就以此手法为例，说明关节松动术的应用方法。

1）运动方向：治疗平面是一个假设的平面，平行于关节面，垂直于关节面中点旋转轴线。用治疗平面作为对照，不同手法施力方向不同。

分离或牵引的治疗手法：施力方向是平行或垂直于治疗平面。

滑动手法：施力方向平行于治疗平面。

滚动手法：施力方向沿着治疗平面变化。

2）手法分级和治疗意义。

Ⅰ级：治疗者小范围、节律性地来回松动患者关节。

Ⅱ级：治疗者在患者关节活动允许的范围内，大范围、节律性地来回松动关节，但不接触关节

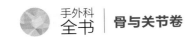

活动起始和终末端。

Ⅲ级：治疗者在患者关节活动允许的范围内，大范围、节律性地来回松动关节，每次均接触到关节活动的终末端，并能感到关节周围软组织的紧张。

Ⅳ级：治疗者在患者关节活动的终末端，小范围、节律性地来回松动关节，每次均接触到关节活动的终末端，并能感到关节周围软组织的紧张。

Ⅴ级：闪动力，即治疗师在关节活动终末端给予一个快速的推力。

治疗意义：Ⅰ、Ⅱ级治疗疼痛引起的关节活动受限，Ⅲ级治疗关节疼痛伴僵硬，Ⅳ级治疗周围组织粘连、挛缩引起的关节活动受限，Ⅴ级主要治疗关节僵硬明显的病例。

3）治疗时间及反应。

治疗时间：每一种手法重复3～4次，每次治疗的总时间为15～20分钟，每天或隔天治疗1次。

治疗反应：轻微的疼痛是正常的治疗反应，通常4～6小时消失。如疼痛第2天仍未消除甚至加重，说明手法太强，须立即调整强度或暂停治疗1天。如3～5次治疗后症状仍无缓解甚至加重，需重新评估并调整治疗方案。

4）适应证：主要是力学因素引起的关节功能障碍，包括关节疼痛、肌肉紧张及痉挛、可逆性关节活动降低、关节活动受限或功能性关节制动。

5）禁忌证：包括关节活动过多、关节渗出增加、急性感染性关节炎、肿瘤、未愈合的关节内骨折。

（2）牵伸手法：是运用外来（徒手或借助器械）的轻微超过组织的阻力，延长挛缩的软组织。牵伸的目的主要是增加软组织的伸展性，降低肌张力，改善或恢复关节活动度。牵伸的方法有被动牵伸（手法牵伸或机械牵伸）和主动抑制（主动肌收缩-放松牵伸、拮抗肌收缩-放松牵伸-拮抗肌收缩）。牵伸的方向应与挛缩的方向相反，采用低强度长时间持续的牵伸效果较好。在关节急性炎症、不稳定性骨折、神经肌腱修复术后制动期，禁止应用牵伸手法。

3. 物理因子治疗　物理因子治疗是应用天然或人工物理因子的物理能量，通过神经、体液、内分泌等生理调节机制，达到预防和治疗疾病的目的。常用的方法包括声疗（最常用的有超声波疗法）、光疗（红外线光疗、激光治疗等）、水疗、电疗（直流电疗、低频电疗、中频电疗、高频电疗）、冷疗、热疗（热敷、蜡疗）等。

在手外科骨与关节疾病的治疗中，综合应用各种物理因子治疗，对减轻疼痛、消除肢体肿胀、控制感染、促进创面修复、软化瘢痕、改善功能和减轻后遗症等有明显的作用。

（二）作业治疗

手外科患者面临的主要问题是由于各种损伤、疾病、退化等导致骨、关节及邻近的组织受损或畸形，从而影响患者执行日常生活及工作活动的功能。作业治疗就是针对患手的功能障碍，从日常生活活动、生产性作业活动和闲余文化活动中选出一些有助于患手功能和技能恢复的作业，让患者参与适应性活动，并按指定的要求进行训练，以逐步恢复患手最大的功能。手外科骨与关节功能康复的作业治疗主要从以下三个方面进行。

1. 日常生活训练　如穿衣、梳洗、用餐、书写等。

2. 轻度作业活动训练　如治疗性娱乐、绘画、剪纸、编织等活动，达到减轻水肿、增强关节活动度、增强肌力、改善眼手协调能力的作用。

3. **重度作业活动训练** 根据患者原先的职业和现有的功能情况，选择适当的工作作业活动，如金工、木工等，进行增强肌力、耐力和协调性的强化训练，为患者重新就业做职业前的训练。

（三）康复支具

康复支具已广泛应用于骨折、关节脱位、关节畸形等方面。在上肢骨关节功能康复中，康复支具主要有以下几个方面的作用。

1. 控制肌肉—骨骼活动节段的固定，改善关节活动范围。

2. 代偿部分手功能。

3. 功能重建术后的固定。

4. 防止和矫正关节韧带等软组织挛缩，防止继发性畸形。

5. 保护和承托损伤的软组织，减少疼痛，促进康复痊愈。

康复支具可分为静态型、动力型及功能性支具三种。前两种以支具的形态及对伤病的作用为分类准则，功能性支具则主要用来帮助患者处理日常生活活动的需要，如利用支具固定餐具或其他辅助器等。随着临床的需要，康复支具的设计可变得非常复杂，一个支具内可包括动力、静态及功能三个元素的两个或全部。

（马云淼）

第二节
上肢骨关节疼痛的康复

疼痛的康复是上肢骨关节功能康复中面临的重大课题，有数量庞大的患者以疼痛症状为主诉到手外科就诊。此外，手外科的术后镇痛也非常重要。疼痛的处理除了药物、外科手段及心理治疗外，还需要适当的康复治疗，防止因疼痛迁延造成恶性循环并阻碍患者进行康复治疗，更要帮助有长期疼痛的患者融入社会。

理想的疼痛治疗目标是使疼痛完全消除，但在实际临床工作中往往不能实现。在不能完全消除疼痛的情况下，治疗目标是使疼痛控制在可以忍受和相对舒适的水平，首先改善因疼痛引起的休息及睡眠障碍问题，然后尽量减轻肢体静息时的疼痛，最后是减轻肢体活动时的疼痛，逐步让患者恢复正常的生活。

（一）物理治疗

物理治疗在疼痛的康复中扮演着重要角色，是除了药物外保守治疗的一个重要手段。物理治疗师要与手外科医生密切沟通，了解患者疼痛的原因及具体情况，经过详细及全面的评估后，为患者设定减缓疼痛的目标并制订物理治疗计划。在为患者减轻疼痛的同时，还要注意维持或改善肌力、关节活动度及手功能等。

1. **物理因子治疗**　包括热疗、冷疗、磁疗、透皮神经电刺激、体外冲击波疗法、超声波疗法、光疗等，通过改善循环、缓解肌肉紧张、减轻肿胀、减缓疼痛等信息传输到脑部等原理来减轻患者的疼痛感。

2. **运动治疗**　运动治疗可舒缓紧张的肌肉，增加关节柔软度，增加血液循环，改善肌肉疼痛。物理治疗师要为患者制订运动训练处方，让患者依序以适当的运动方式（等长运动、等张运动、非抗阻力运动、抗阻力运动、开链式运动、闭链式运动等）和强度（每天运动训练的次数和时间）进行训练，以改善疼痛并减轻关节僵硬，降低肌肉萎缩的发生率。

3. **手法治疗**　包括关节松动术、牵伸手法等，通过改善关节位置、松动粘连组织、减轻神经压迫、缓解肌肉痉挛等原理，使患者的疼痛得到缓解。

（二）作业治疗

作业治疗师要具体了解患者疼痛的时间、性质、程度、部位等，来评估疼痛对日常作业活动（包括生活自理和工作、休闲活动）造成的影响，然后制订相应的治疗作业活动，让患者在生活及工作中尽量减少疼痛及预防疼痛的发展，如教导患者保护关节的技术，以正确的姿势进行转移、拾物、搬运等。

（三）康复支具

合适的支具可在不妨碍其他关节活动的情况下保护患者受损的关节，在减轻疼痛的同时也为患者提供完成日常作业活动以及康复训练的条件。功能性支具能代偿患者部分受损的功能，帮助患者在不引起疼痛或减小疼痛程度的情况下完成作业活动。

（马云淼）

第三节
上肢关节活动度的康复

多种病理因素可导致上肢骨关节活动度异常，如外伤、感染、自身免疫性疾病、关节退行性病变、运动关节的肌肉病理状态、长期制动等。关节活动度异常的康复目标为：缓解疼痛，保护关节，维持或增加关节稳定性，预防或减轻关节周围软组织的挛缩和粘连，预防或减轻肌肉萎缩，促进肌力恢复，促进关节活动度的恢复。康复中在关注关节活动度的同时，还要关注患者整体情况和功能，协助患者尽早恢复日常生活、工作能力，重新融入社会。

（一）物理治疗

各种类型的病变或损伤等使关节周围软组织渗出并导致粘连，又因疼痛使关节活动度减小或不充分，使粘连进一步恶化，从而导致关节不稳、畸形、挛缩、僵硬。物理治疗师应与手外科医生密切沟通，尽早介入，详细评估患者情况，然后制订个性化的循序渐进的物理治疗计划。

1. 物理因子治疗　在急性期，可使用冷疗减轻水肿，紫外线照射减轻关节炎症；在慢性期，可使用蜡疗、磁疗等温热疗法，改善软组织血液供应，镇痛并缓解关节周围组织的紧张和挛缩。

2. 运动治疗　在损伤或疾病治疗的各个过程中，在不加重患者关节损伤及不加重患者疼痛的前提下，尽早教导患者主动活动，并为患者进行轻柔的关节被动活动，以维持关节周围肌肉、肌腱、韧带等的灵活性，提高关节稳定性，缩短功能康复时间，提高康复效果。在进行运动治疗的过程中，应根据患者运动后的治疗反应如疼痛的程度及持续时间等，及时调整运动强度与运动时间，避免运动治疗的并发症。

3. 手法治疗　包括牵伸手法、Maitland手法等，通过改善关节位置、松动关节周围软组织粘连挛缩、缓解肌肉痉挛等原理维持关节稳定性，改善关节活动度。

（二）作业治疗

关节活动度受损，患者在作业活动中将受到各种限制。作业治疗师要详细了解患者关节活动障碍的原因、程度等，评估关节疾病对日常作业活动包括生活、工作、休闲活动能力等造成的影响，制订相应的治疗性作业活动。教导患者采用正确的作业姿势，更好地利用未受累的关节完成工作并且避免过度使用受损的关节（如受损关节在利手，可进行利手转移性训练），教导患者如何在工作中保护关节、避免损伤，如教导患者利用手掌代替手指承重等。

（三）康复支具

静态型支具可保护患者受损的关节，控制患肢异常活动，矫正畸形，保持肢体处于良好的功能位置。动力型支具可辅助或加强受损肌肉，提供不同程度的早期制动式活动，在减轻疼痛的同时也为患者提供完成日常作业活动以及康复训练的条件。如手指挛缩，可采用克服畸形的静态型支具和加强关节活动、增强肌力的动力型支具，手外伤后及肌力不足的患者可采用以弹簧、橡皮筋为动力的动力型矫形器增强手指功能和肌力。

（马云淼）

第四节
前臂、腕和手部骨折的康复

前臂、腕和手部骨折后，在不同阶段有不同的康复目标。在早期是控制水肿和疼痛，适当制动，促进组织愈合，防止肌腱粘连，维持关节活动度，防止肌肉萎缩；在后期是增加关节活动度，处理已经产生的粘连，提高肌力和耐力，提高手部灵活性和恢复功能性能力，逐渐恢复工作所需要的手部功能。为达到满意的功能恢复，一般分为以下四个阶段进行康复治疗。

（一）第一阶段：炎症期

一般伤后第1周为炎症期，骨折处未见骨痂生长，不稳定骨折仍然容易移位，不可提重物。此阶段康复治疗的重点是：

1. **控制水肿，防止并发症**　过度水肿会损伤周围组织未受损的细胞，延缓愈合时间。水肿的处理原则是制动、冷敷、加压、抬高。指导患者用健侧手托住患侧肘关节，抬高过头，进行主动握拳-放松练习；休息时抬高患肢；行内固定者可进行向心性按摩，帮助消肿和使用压力手臂套或手套等。

2. **关节活动度训练**　保守治疗的患者，非制动关节可进行全范围主动伸屈活动。如有活动受限，可用健侧手或通过治疗师帮助患者进行循序渐进的被动活动训练。除孟氏骨折和盖氏骨折外，已行稳定内固定的手术患者在术后第2天即可开始邻近关节的主动伸屈活动，同时行前臂旋前旋后活动。注意每个动作都要轻柔缓慢地进行。

3. **肌力训练**　行稳定内固定的患者，可在术后第2天开始肌力训练，主要进行三角肌、肱二头肌、肱三头肌及前臂肌肉的等长收缩，防止肌肉萎缩。

（二）第二阶段：修复早期

伤后第2～3周为修复早期，此时骨痂开始生长，骨折端仍然很脆弱，仍不可提重物。此阶段的康复治疗重点是：

1. **继续消肿** 已行稳定内固定的患者可继续使用压力手臂套或手套以消肿；手术缝线一般术后2周拆除，如果瘢痕明显，压力套也能起到控制瘢痕的作用。保守治疗的患者可小心地暂时性移开外固定的石膏或支具，戴上合适的压力套，再佩戴石膏托或支具。轻柔地向心性按摩、冷热交替浴等可促进血液回流，减轻软组织水肿。

2. **关节活动度训练和肌腱滑动训练** 保守治疗的患者，继续非制动关节的全范围主动活动，有活动受限的，继续用健侧肢体或在治疗师的帮助下被动活动训练。手术治疗的孟氏骨折和盖氏骨折可暂时性地去除外固定，在健侧肢体或治疗师的帮助下行轻柔的肘关节和腕关节的伸屈活动，但仍不允许行前臂旋转活动。其他已行稳定内固定手术的患者，逐渐加大邻近关节的活动至全范围活动。桡骨远端骨折、腕骨骨折及掌指骨骨折易导致肌腱粘连，在此阶段除指骨骨折保守治疗固定伤指外，需进行肌腱滑动训练，如半握拳和全握拳交替练习、手内肌模式（屈掌指关节，伸指间关节）和手外肌模式（勾拳）交替练习、单独屈伸远指间关节和手指轮流屈伸活动练习、手指内收和外展练习。

3. **肌力训练** 以抗阻肌力训练模式为主。可使用阻力加在肱骨远端的弹力带或沙袋等，进行肩关节抗阻肌力训练；可用橡皮筋、弹力带、海绵球等，进行手部轻抗阻肌力训练。进行肌力训练时要循序渐进，并注意骨折类型，如前臂中段以远骨折，可进行肘关节抗阻肌力训练，但阻力须加在骨折线近侧。

4. **瘢痕管理** 患者在手术切口愈合后，用温水短时间地浸泡患肢使痂皮脱落，开始进行瘢痕按摩，夜间使用硅酮贴。

5. **作业治疗** 可进行轻度力量的日常生活训练和作业活动。如前臂骨折患者，可进行打字等使用到非固定关节但对受伤部位没有造成负荷和剪力的活动，腕骨骨折患者可进行用筷子进食、在木板上钉钉、书写等活动。

（三）第三阶段：修复期

伤后4～7周为修复期，一般保守治疗者骨折处可见明显骨痂生长，手术内固定者骨折线开始模糊。此阶段康复治疗的重点是：

1. **关节活动度训练和肌腱滑动训练** 保守治疗的患者若骨痂生长不满意，可继续应用适当的支具或矫形器保护骨折端，但应间歇性地去除外固定，行固定关节伸屈活动训练。骨痂生长满意及稳定内固定的患者，可进行上肢各关节的全范围活动训练和前臂旋前旋后活动训练。如关节活动受限，可进行关节松动术及牵伸手法技术治疗。治疗活动前热敷或热疗、活动后冷疗可提高治疗效果，并能缓解疼痛。肌腱粘连的患者继续进行肌腱滑动训练。掌指骨骨折接骨板内固定后，伸肌迟滞（掌指关节和近指间关节主动背伸受限）是常见的并发症。近指间关节伸肌迟滞者可把掌指关节固定于屈曲位进行主动伸指间关节活动，掌指关节伸肌迟滞者可在指间关节屈曲位下着重训练背伸掌指关节活动。

2. **肌力训练** 可加大抗阻肌力训练的强度。前臂骨折的患者可进行肩部中度力量的抗阻肌力训练，进行握力器训练、捏力训练等手部肌力训练。腕骨骨折内固定治疗的患者，可进行腕部等长抗阻肌力训练，也可用轻度力量的弹性握力训练球进行握力训练；非内固定的患者，可在合适支具的保护下进行握力训练，先从捏橡皮泥开始，逐渐过渡，6周左右开始握力器训练。掌指骨骨折的患者，可以用橡皮筋或Thera-Band的弹性训练网行单个手指的肌力训练，也可用弹力训练球进行轻柔的握力训练。

3. 作业治疗　可逐渐增加作业活动的强度，恢复简单的日常生活活动。根据患者伤前的职业特点选择合适的功能训练方式，增强手部肌力，提高手功能的协调性和灵活性，为工作适应性模拟训练做准备。

（四）第四阶段：塑形期

伤后第8～12周为塑形期，骨痂开始缓慢塑形，骨折线模糊或消失。此阶段康复治疗的重点是：

1. 关节活动度训练　进行上肢各关节全范围的活动训练。如关节活动受限或肌腱挛缩导致关节活动幅度不足，可对受限关节行关节松动术和牵伸手法进行治疗；可配置动力型支具或静态型支具如伸腕伸指矫形器、屈指手套等，改善关节活动度和牵伸肌腱。治疗活动前热敷或热疗，活动后冷疗。

2. 肌力训练　继续进行渐进性的抗阻肌力训练。

3. 作业治疗　逐渐恢复常规的日常生活活动，进行适当的家务活动和工作适应性模拟训练。

（马云淼）

参考文献

[1] LEUNG P C，WAN C Y. Splinting in hand surgery [J]. J Hong Kong Physiongtherapy Association，1979，Volume 3：13-20.

[2] WONG J M. Management of stiff hand: an occupational therapy perspective [J]. Hand Surg，2002，7（2）：261-269.

[3] 李世荣，杨东运. 压力疗法治疗烧伤后瘢痕 [J]. 中国临床康复，2002，6（8）：1086-1087.

[4] 王澍寰. 手外科学 [M]. 第3版. 北京：人民卫生出版社，2011.

[5] 沃尔夫，霍奇基斯，佩德森，等. 格林手外科手术学 [M]. 田光磊，蒋协远，陈山林，主译. 6版. 北京：人民军医出版社，2012.

[6] 窦祖林. 作业治疗学 [M]. 第2版. 北京：人民卫生出版社，2013.

[7] 陈启明，戴尅戎. 骨关节医学与康复 [M]. 北京：人民卫生出版社，2015.

[8] 周俊明，劳杰，王涛. 上肢手功能康复手册 [M]. 上海：世界图书出版公司，2017.